U0204030

耳鼻咽喉头颈外科手术麻醉

主编　沈　霞　缪长虹

编委（以姓氏笔画为序）

于慧前	方　芳	冉　国	乔　晖	刘卫卫
刘婷洁	孙志荣	李卫星	沈　霞	陈元杰
陈恺铮	张　旭	秦敏菊	夏俊明	贾继娥
陶智蔚	缪长虹			

人民卫生出版社
·北京·

版权所有，侵权必究！

图书在版编目（CIP）数据

耳鼻咽喉头颈外科手术麻醉 / 沈霞，缪长虹主编
. —北京：人民卫生出版社，2023.12
ISBN 978-7-117-35793-7

Ⅰ. ①耳… Ⅱ. ①沈… ②缪… Ⅲ. ①耳鼻喉外科手
术–麻醉学②头部–外科手术–麻醉学③颈–外科手术–
麻醉学 Ⅳ. ①R614

中国国家版本馆 CIP 数据核字（2023）第 244135 号

人卫智网	www.ipmph.com	医学教育、学术、考试、健康，购书智慧智能综合服务平台
人卫官网	www.pmph.com	人卫官方资讯发布平台

耳鼻咽喉头颈外科手术麻醉
Erbiyanhoutoujingwaike Shoushu Mazui

主　　编：沈　霞　缪长虹
出版发行：人民卫生出版社（中继线 010-59780011）
地　　址：北京市朝阳区潘家园南里 19 号
邮　　编：100021
E - mail：pmph @ pmph.com
购书热线：010-59787592　010-59787584　010-65264830
印　　刷：北京盛通印刷股份有限公司
经　　销：新华书店
开　　本：787 × 1092　1/16　印张：22
字　　数：520 千字
版　　次：2023 年 12 月第 1 版
印　　次：2024 年 1 月第 1 次印刷
标准书号：ISBN 978-7-117-35793-7
定　　价：158.00 元

打击盗版举报电话：010-59787491　E-mail：WQ @ pmph.com
质量问题联系电话：010-59787234　E-mail：zhiliang @ pmph.com
数字融合服务电话：4001118166　E-mail：zengzhi @ pmph.com

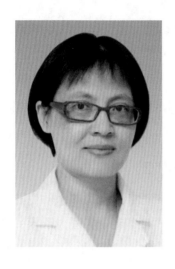

沈 霞

副教授、主任医师、博士研究生导师。

复旦大学附属眼耳鼻喉科医院麻醉科麻醉学博士、科室行政副主任。

有 25 年临床麻醉经验,擅长眼科和耳鼻咽喉头颈外科手术麻醉。主要从事全身麻醉与认知功能障碍的基础与临床研究,以及困难气道管理的临床研究。作为课题负责人承担国家自然科学基金 3 项。作为第一作者或通信作者发表学术论文 40 余篇,其中 SCI 收录论文 30 余篇。

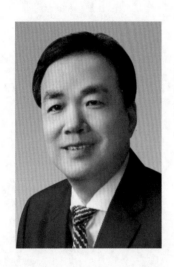

缪长虹

主任医师、二级教授、博士研究生导师,上海市领军人才,上海市"优秀学科带头人",国家重点研发计划首席科学家。

复旦大学附属中山医院麻醉科主任、复旦大学上海医学院麻醉学系主任、上海市围手术期应激与保护重点实验室主任。

兼任:中国心胸血管麻醉学会副会长

中国医师协会麻醉学医师分会副会长

中国抗癌协会麻醉与镇痛专业委员会主任委员

中国研究型医院学会麻醉学分会副主任委员

中华医学会麻醉学分会常务委员

上海市医学会麻醉学分会主任委员

作为课题负责人先后承担:国家自然科学基金 5 项、科技部重点研发计划 1 项、科技部重点专项子课题 1 项、国家教委基金 1 项、国家重点基础研究发展计划子课题 1 项、上海领军人才计划 1 项、上海申康医院发展中心课题 2 项、上海市卫生健康委员会重点学科建设项目 1 项、上海市科学技术委员会课题 5 项,研究经费超过 4 000 万元。

2018 年获得上海市科学技术进步奖一等奖。近 5 年作为通信作者发表 SCI 收录论文 80 余篇。

序 言

耳鼻咽喉头颈外科手术是一个重要的手术领域，其专科麻醉管理具有一定难度和特色。目前国内的现状是，不仅详细介绍耳鼻咽喉头颈外科手术麻醉的教科书稀缺，而且在大多数的麻醉专业书籍中关于耳鼻咽喉头颈外科麻醉的内容通常还和眼科手术麻醉相关内容放于同一章节中，往往因受限于篇幅而很难就专业性极强的耳鼻咽喉头颈外科手术麻醉提供翔实的信息。本书编写的初衷就是为了让这些专业性极强的内容得到更充分详尽的阐述，以填补相关领域出版的空白。

耳鼻咽喉头颈外科的患者困难气道发生率高，部分手术中麻醉与外科共用气道。本书阐述的气道管理要义是所有麻醉医师共同关注的核心技能：高风险急诊手术（如儿童气道异物取出术、喉乳头状瘤切除术、喉梗阻的气管切开等）麻醉管理方面的内容，是本书关注的重点之一；随着鼻颅底和侧颅底肿瘤手术、儿童耳郭整形手术、头颈外科机器人手术等术式的展开，外科逐步突破既往的手术禁区，创新术式，其手术麻醉的管理细节和精要也尤为关键，这些特色和前沿的内容也可以在这本专业性很强的书中查阅到。

多位编者所在的复旦大学附属眼耳鼻喉科医院是国内第一家也是唯一一所三级甲等眼耳鼻喉科专科医院，在复旦版《中国医院专科声誉排行榜》中连续 12 年蝉联榜首。编者所在医院拥有一批国内优秀的手术团队，如鼻颅底和侧颅底肿瘤手术团队、儿童耳郭整形手术团队、头颈外科机器人手术团队等。在本书编写过程中，我们还邀请了本院手术医师和其他医院的麻醉医师共同参与。本书综合了编者们的临床经验和临床科研发现，也参阅了有关处理这些复杂手术操作的专家意见，从而确保了本书在耳鼻咽喉头颈外科手术的麻醉管理中的规范性与前瞻性。此外，诸位编者还认真听取了多方意见，力求做到措辞准确以及对待同一问题观点表达严谨一致。

希望本书对参与耳鼻咽喉头颈外科手术麻醉管理的专科麻醉医师提供有益的帮助，最终保障患者在手术过程中的安全性和舒适性。

中国科学院院士

2023 年 10 月

前　言

1846 年 10 月 16 日,美国牙医 William Thomas Green Morton 为患者 Gilbert Abbott 实施乙醚麻醉,由著名外科医师 John Collins Warren 成功切除下颌部肿瘤。这是第一例成功的麻醉公开演示,标志着现代麻醉医学时代的到来。自此,麻醉成了手术不可或缺的组成部分。麻醉医师以减少患者痛苦为使命,以提升患者的生存质量为目标,不断探索实践,使得麻醉手段愈发多样,麻醉安全性日渐提升,但麻醉医学的相关从业者并不满足,进而将探索和研究的方向转向更细分和专精的领域。

以笔者团队所在的复旦大学附属眼耳鼻喉科医院为例,作为一家以“头脸”为主要治疗范围的专科医院,也对麻醉提出了更为精细化的要求。耳鼻咽喉头颈解剖结构复杂,且有多种生理功能;手术部位多在腔隙深部,手术野小,操作困难;显微外科手术操作更精细,难度更大;手术又常与麻醉共享气道;咽喉头颈科疾病常累及气道或压迫气管,这些均对麻醉提出特殊要求,这也是本书希望阐述、解决、探讨的主要内容,书中大多数案例都是本院在临床实践中积累的具有代表性的实例,希望能够对相关从业者或者对耳鼻咽喉头颈专科麻醉有兴趣的学子有所帮助。本书共分十章,内容涵盖耳鼻咽喉头颈外科手术的普适麻醉管理原则、择期手术和急诊手术的麻醉、新开展的介入手术和机器人手术的麻醉、围术期特殊情况处理及手术室危机事件防范和处置。

第一章除本概论外,包括了上呼吸道解剖、耳鼻咽喉头颈外科手术的术前评估、困难气道的评估和管理、特殊患者的麻醉以及术中神经监测的麻醉管理五部分内容。

熟悉上呼吸道和头颈部的解剖对安全实施耳鼻咽喉头颈外科手术的麻醉至关重要。与其他患者不同,此类患者的解剖变异或病理改变集中于上呼吸道,影响麻醉医师对气道的掌控和管理。麻醉医师对患者进行术前评估的重要任务包括和外科医师讨论特定患者的术前准备,尤其是人工气道的建立方案和路径。对于困难气道的评估和管理,充分体现了“有效的团队合作是手术成功的关键”这一宗旨。手术中麻醉医师和外科医师共用气道,外科医师需要对手术部位充分暴露以完成手术,麻醉医师负责为患者供氧和通气。麻醉医师除做好份内工作外(详尽的术前访视、充分的气道工具准备和熟练运用),还应认识到外科医师是建立气道的专家,是麻醉科医师的合作伙伴。随着学科专业化的精进,相较于耳鼻咽喉头颈科医师,麻醉医师更多地扮演了内科医师的角色,麻醉医师需掌握特殊人群的生理知识和病理改变。耳鼻咽喉头颈外科手术中婴幼儿和高龄老人的比例大于其他外科,麻醉医师应该对于婴幼儿、高龄老人以及有内科并发症患者的术前准备给予建议。术中神经监测是保障相关手术顺利进行和避免医源性损伤的重要措施。麻醉医师要了解耳鼻咽喉头颈外科手术中常用神经监测的类型、原理以及影响神经监测的相关因素。

2 第二章呈现了我院具有特色的耳鼻咽喉头颈外科急诊手术的麻醉管理,每一节都向读者呈现了相关的急诊案例,包括:①术后出血,如鼻出血、咽部出血、喉部术后出血;②感染急诊手术;③喉阻塞;④食管异物和气管异物;⑤儿童复发性喉乳头状瘤;⑥颈部开放性外伤。呼吸道相关的出血对麻醉医师提出了挑战,在尝试控制气道时麻醉医师面临的困难包括:血液和分泌物阻挡插管视线,患者可能因吞咽血液导致饱胃,大量失血导致低血容量休克,颈部手术后出血压迫气管使得插管更加困难。麻醉医师应能够熟练使用软镜、可视喉镜、可视/盲探管芯等各类气道管理工具。咽喉头颈部感染导致完全或部分气道阻塞的情况并不少见,常需要清醒插管甚至紧急气道干预,麻醉医师要熟悉处理此类急诊手术的各种措施。对于儿童复发性喉乳头状瘤,完全性气道梗阻是麻醉医师和外科医师最为担心的状况,会有严重的不良后果发生。麻醉医师应与外科医师进行及时有效的沟通和协作,甚至随时做好心肺复苏的准备。食管异物取出术是非常短小的急诊手术,通常不需要进行气管插管,但是需要进行充分的术前预给氧;行食管异物取出术的老年患者多伴有内科并发症,对麻醉医师提出了挑战。儿童气道异物取出术具有极高的手术麻醉风险,术中外科医师和麻醉医师共享狭小的气道,且儿童氧储备小,术前可能已伴发肺部的病理改变和通气血流比例失调,患儿在围术期易出现严重低氧甚至心搏骤停的情况。颈部开放性外伤患者除气道受损外还可能伴有颈部气肿、气胸、血胸甚至心包压塞和低血容量性休克等,围术期死亡率高。麻醉医师通常是开展高级生命支持的主要实施者。

3 第三章包括了耳显微手术、耳内镜手术、人工耳蜗植入术、颈静脉球鼓室副神经节瘤手术、听神经瘤手术和耳郭整形手术的麻醉六部分内容。

耳显微手术是非常精细的手术。麻醉管理要点在于为手术提供清晰稳定的镜下视野、确保术中面神经监测的有效进行、保证术后平稳快速苏醒和减少术后恶心呕吐等不良事件的发生。耳内镜手术是耳显微手术技术的发展,对手术视野的要求更高。为达到近乎无血的手术视野,外科医师会局部使用血管收缩药物肾上腺素和持续灌流技术,麻醉医师应警惕相关的不良反应。不管是婴幼儿还是老年人,人工耳蜗植入术都是有效改善听力的确切手段。该手术婴幼儿麻醉管理原则同其他婴幼儿外科手术,麻醉医师应关注听力损失婴幼儿的术前分离焦虑,并采取程序性镇静分离手段。苏醒期的关注重点在于预防呼吸道不良事件。对于有分泌功能的颈静脉球鼓室副神经节瘤,需要多学科的通力合作。麻醉管理要点包括术前充分准备、术中循环管理和术后快速平稳苏醒,并关注肿瘤切除后相关并发症的处理。听神经瘤手术的麻醉管理原则同其他神经外科手术的麻醉管理。术中需要进行听神经和面神经等神经监测。丙泊酚全凭静脉麻醉是听神经瘤切除术首选的麻醉方案。患者术后早期拔管有利于及早进行神经系统评估。耳郭整形术多见于 6~10 岁的儿童,需进行耳郭整形手术的儿童多伴有其他的颌面部畸形,是困难气道的高发群体。手术需截取患儿肋软骨进行自身移植,术后疼痛程度高,应进行阿片类药物复合肋间神经阻滞等多模式镇痛。

4 第四章包括常规鼻内镜手术、鼻内镜下复发性鼻咽癌切除术、经鼻内镜鼻颅底肿瘤切除术、鼻咽纤维血管瘤手术以及哮喘患者鼻内镜手术的麻醉管理五部分内容。

得益于光学技术和立体定位技术的发展,内镜下耳鼻咽喉头颈外科学已经不限于鼻道和邻近的鼻窦结构。目前鼻内镜手术范围已经拓宽至鼻颅底肿瘤切除,麻醉管理的难度和重要性也日益突显,包括保证患者绝对制动、创造良好的手术视野、减少术中出血、内环境的稳定等。内镜下复发性鼻咽肿瘤切除术的麻醉管理难点在于对气道和循环的管理。此类患者的头颈部放疗史是困难气道的危险因素,无论麻醉诱导期气管插管还是苏醒期气管拔管对麻醉医师来说都是挑战。此外,鼻咽部肿瘤可能侵犯颈内动脉,术中可能出现无法预料也无法控制的出血。对于经蝶窦入路垂体瘤切除术,麻醉医师除考虑手术本身,还需考虑疾病相关的神经内分泌功能改变对机体的影响。较经鼻侧切开路径,鼻内镜下鼻咽纤维血管瘤切除术的优势是减少创伤和出血。该手术的特点是出血快速而凶猛,加大了麻醉医师对循环管理的难度。其次,慢性鼻窦炎的患者多伴有下呼吸道黏膜病变、气道高敏或哮喘,为此类患者的气道管理增加了难度。

5 第五章主要包括儿童腺样体和扁桃体手术、阻塞性睡眠呼吸障碍手术、儿童气道重建手术、支撑喉镜下显微喉镜手术、下咽和喉开放手术的麻醉五部分内容。

咽喉科病变由于均涉及气道,气道管理是麻醉工作的核心。此外,病变种类繁多,手术范围多变,患者年龄跨度大,麻醉管理方案应随手术及患者自身情况调整。行腺样体和/或扁桃体切除术的患儿术前可合并下呼吸道感染,术前应进行充分评估。苏醒期气道管理也非常重要,并警惕术后出血。因阻塞性呼吸睡眠暂停行手术治疗的患者多体型肥胖,伴呼吸道梗阻和睡眠模式的改变。诱导时应采用斜坡位并充分去氮储氧,给药剂量按照校正体重计算,术中采用保护性机械通气。术后完全清醒后拔管,术后镇痛应滴定使用阿片类药物。气道狭窄的病因可为先天性或后天性。麻醉医生需了解病因和气道狭窄的程度。手术中,麻醉医师应密切关注手术进程,和外科医师沟通并协商气道管理方案。如外科医师术后即刻封堵气切口,则应在拔除气管导管时注意观察患者的呼吸情况。支撑喉镜下显微手术的特点是手术短小,喉镜置入时刺激剧烈容易诱发迷走反射。麻醉管理的原则是在支撑喉镜置入和悬吊时维持充分的麻醉深度,术中使用短效的药物维持麻醉,在激光手术中做好气道防护。气道燃烧是一种致命的并发症,多发生于气管切开和气道激光手术的过程中,需遵循美国麻醉医师协会制定的"手术室气道燃烧紧急处理流程"。行下咽和喉开放手术的患者多为老年患者,常伴有内科并发症,术前应进行充分评估和准备。对于行部分喉切除和全喉切除术的患者,需了解肿瘤的位置和大小,明确是否存在气管插管困难。对于因喉阻塞已在术前行气管切开的患者应了解气管切开实施的时间,如气管切开时间短于一周,在更换为气管导管时有丢失气道的危险,需在外科医师的协助下进行。

6 第六章在介绍头颈外科手术麻醉的特点的基础上,分别介绍了甲状腺、腮腺、甲状舌管囊肿手术,咽旁间隙肿物手术,颈动脉体瘤切除术的麻醉。

头颈外科手术种类繁多,涵盖常规的甲状舌管囊肿手术,精准的甲状腺和腮腺手术、先进的经口机器人手术和需要大面积游离皮瓣重建的头颈癌手术等。对于头颈癌患者,术前评估应重点关注气道和可能引起术中并发症的疾病。头颈癌大多与吸烟和饮酒有关,故患者常合并心肺疾病、肝脏疾病和其他可能影响围术期安全的疾病。高危患者的气道管理策略应与外科医师共同讨论,而且气道管理全程都应有外科医师的参与。头颈外科手术中需要麻醉医师实施适度控制性降压。甲状腺手术中需要进行喉返神经监测,腮腺手术中需要进行面神经监测,麻醉医师要考虑神经肌肉阻滞剂的使用方案。麻醉苏醒应确保患者平稳苏醒拔管,必要时应与外科医师共同制定拔管方案,并且应考虑可能的术后气道并发症风险,如喉痉挛、拔管后气道水肿、术后气道梗阻、需要再次插管等。

7 第七章和第八章分别阐述了耳鼻咽喉头颈外科介入手术和机器人手术的麻醉,这两类都是新兴手术,对麻醉管理提出了新挑战。

耳鼻咽喉头颈外科患者行介入手术的目的包括:①评估病变与周围血管神经的位置关系;②判断瘤体血供情况;③判断相关血管阻断后,对应脑供血区域的血供代偿情况;④栓塞瘤体主要供血动脉,为外科切除做准备。由于介入手术室常远离中心手术室,麻醉医师在术中远离患者,麻醉管理存在一定的安全隐患。麻醉医师还需做好自身辐射防护和处理患者造影剂过敏等。机器人外科手术系统是一种高级机器人平台,经口机器人手术为头颈部肿瘤患者提供了一种新的手术治疗方案。手术机器人实施经口口咽部(尤其软腭部、扁桃体及舌根部)、咽喉部良恶性肿瘤切除术以及鼾症手术等,对麻醉医师的挑战不仅包括气道管理,还包括人工气腹和体位变化对患者的影响以及发生危机事件时团队合作下的对患者进行施救。目前,经口机器人手术治疗头颈部肿瘤在世界范围内仍然处于起步阶段,麻醉医师要与时俱进,和外科团队共同为提高患者的生活质量而努力。

8 第九章主要介绍了麻醉医师需要关注的围术期特殊情况,包括术前焦虑、术中知晓、术后躁动及谵妄、术后镇痛、术后恶心呕吐的处理等。

焦虑是围术期最为常见的情绪问题。术前焦虑会增加麻醉药物用量,加剧术后疼痛,使术后镇痛药物需求增加,术后谵妄风险增加,术后并发症及病死率升高。在加速康复外科(ERAS)理念深入人心的当下,临床医师既要关注手术患者的生理应激,也要关注其心理应激,并采取有效的防治举措。耳鼻咽喉头颈外科手术患者是发生术中知晓的高危人群。麻醉医师应该从术前访视开始着手防范术中知晓的发生。术后躁动通常发生于全身麻醉后苏醒期。术后谵妄通常发生于术后1~7天内。无论是术后躁动还是术后谵妄,相关的机制尚不明确。行耳鼻咽喉头颈外科手术的患者是术后躁动的高危人群,可能与术后窒息感有关。耳科手术患者听觉功能的损害以及术后发生恶心呕吐也是术后躁动的危险因素。苏醒期躁动不仅会伤害患者自己还可能会伤害相关的医护人员,而且术后躁动的老年患者发生术后谵妄和认知功能损害的风险增加。麻醉医师应了解术后躁动的危险因素,并积极采取防治措施。耳鼻咽喉头颈外科手术患者,尤其中耳手术患者,是术后恶心呕吐的高危人群。术后恶心呕吐会对患者感官、身心都造成不利影响,阻碍术后康复。剧烈的呕吐甚至可能导致患者水电解质紊乱、手术创口裂开、吸入性肺炎等不良结果。对于耳鼻咽喉头颈外科手术患者,阿片类药物的使用要权衡术后镇痛过犹不及的尴尬境界。过量的阿片类药物可能影响呼吸功能,不足则影响患者的康复。

9 第十章主要阐述了外力故障导致的危机事件(如激光手术中气道失火、突发麻醉机通气故障、围麻醉期突发停电停氧气)及心搏呼吸骤停等。

手术室是医院的重点科室,加强防范、杜绝危机事件就是杜绝事故、减少差错、确保患者手术安全的保障。气道着火是耳鼻咽喉头颈外科激光手术中最棘手的并发症。气道着火预防措施的重点在于针对气道燃烧的三要素,即可燃物、助燃气体以及火源,气道导管是可燃物,氧气是助燃气体,激光是火源,围术期需要采取措施同时针对该三要素,将气道着火的风险降到最低。一旦发生气道着火,主要是灭火后的对症治疗,治疗术后并发症。麻醉机突发故障会直接威胁患者的生命安全。麻醉机通气相关问题的预防措施在于规范全面的使用前检查。如果术中麻醉机突发故障,首要原则是保障患者通气,然后在寻求帮助的同时自行尝试修复故障,需要麻醉医师有基础的机械故障知识。围麻醉期停电停气会导致维持和监护患者机体功能的重要仪器设备不能工作,直接威胁患者生命安全。因此每个医疗单位需要建立一套符合各自条件的行之有效的术中突发停电停气的应急管理流程,以便将突发事件的危害降到最低。无论是耳鼻咽喉头颈外科择期手术还是急诊手术,均可能发生心脏骤停事件。需要麻醉医师找出相关原因并立刻采取心肺复苏流程,即一套完整的协调行动,维持患者的"生存链"。麻醉医师应该熟练掌握并不断更新学习最新的国际指南。

以上是对本书内容的简要介绍和概括。我们科室通过线上线下相结合的培训将气道管理经验传播到全国各地,我们也想借此书来分享耳鼻咽喉头颈外科的专科麻醉管理经验,希望能够通过各种途径获得各位读者的反馈,不断地交流和沟通,持续改进和夯实我们的临床麻醉业务和水平。

沈 霞

2023 年 10 月 13 日

特别鸣谢

（以姓氏拼音为序）

所有为图书提供帮助的朋友

胡春波　刘洪君　陆维莎　薛期能　郑会宝　周学华

所有给予指导的专家

戴春富　韩　朝　何培杰　黄伟洛　李华伟　李文献
刘　全　任恒磊　舒易来　王武庆　吴春萍　薛　凯
麻醉科全体医护人员

耳鼻咽喉头颈
外科手术 麻醉

目　录

第一章

总　论

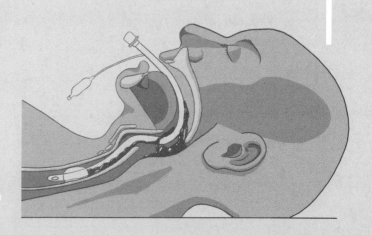

第一节　上呼吸道解剖

要点

1. 熟悉上呼吸道解剖学对安全实施耳鼻咽喉头颈外科手术的麻醉至关重要。

2. 根据手术方式的不同和上呼吸道的结构改变,麻醉医师对不同类型手术的患者采取不同的麻醉方式。

3. 加强麻醉医师与临床医师间的沟通与共识,促进团队间的合作是保证手术成功的关键。

【概述】

患者安全问题越来越被视为现代卫生保健的一个至关重要的组成部分。熟悉上呼吸道解剖、变异和病理改变是每个耳鼻咽喉头颈外科医师和麻醉医师的基本职业素养,也是保证患者安全的关键要素。因此,加强麻醉医师与临床医师间的沟通与共识,促进团队间的合作是保证手术成功的关键。

根据手术方式的不同和上呼吸道的结构改变,麻醉医师对不同类型手术的患者采取不同的麻醉方式,具体的麻醉方式包括常规经口气管内插管、经鼻气管内插管、纤维内镜下清醒气管内插管,甚至是清醒气管切开术后辅助麻醉等。

现代医学技术的发展,尤其是影像学的发展为选择合理的气道管理方案提供了非常重要的辅助手段。现代手术室中应用计算机成像系统可以实时监控患者的气道情况,并与患者术前的气道影像对比,观察插管中气道的具体改变,真正实现实时安全的气道管理方案。但必须牢记的是,患者的实际情况复杂多变,仅依靠术前的影像学方案是远远不够的。因此,熟悉上呼吸道解剖学对安全实施耳鼻咽喉头颈外科手术的麻醉至关重要。

下面将从鼻及鼻咽解剖、口腔及口咽解剖、喉及喉咽解剖、头颈解剖四个部分详细介绍上呼吸道解剖特点、解剖变异和病理学改变等对麻醉方式选择的影响。

一、鼻及鼻咽解剖

鼻及鼻咽位于颅面正中部,是人体的感觉器官之一,是上呼吸道的门户,承担着重要的生理功能(图 1-1-1)。

(一)外鼻

外鼻(external nose)由骨和软骨构成支架,外覆以软组织和皮肤。

1. 外鼻骨性支架　包括额骨鼻突部、鼻骨、上颌骨额突等共同组成。额骨鼻突与鼻骨相连,成为鼻骨的支撑点。鼻骨成对,其上缘、外侧缘和下缘分别与额骨、上颌骨额突、鼻外侧软骨上缘连接,鼻骨后面的鼻骨嵴与额嵴、筛骨垂直板和鼻中隔软骨连接。鼻骨下缘、上颌骨额突内缘和

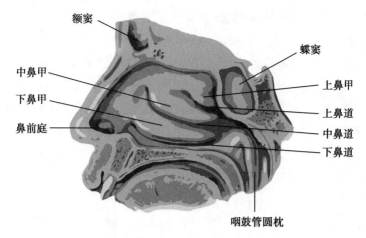

图 1-1-1　鼻及鼻咽解剖示意图

上颌骨腭突游离缘共同围成梨状孔,鼻骨下缘为梨状孔的最高点。

2. 外鼻软骨支架　主要由鼻外侧软骨、大翼软骨、小翼软骨、籽状软骨等共同组成,外鼻软骨借助致密的结缔组织附着在梨状孔边缘,各软骨之间也通过结缔组织连接,弹性很大,不易畸形。

外鼻骨性结构在不同的种族之间具有一定的差异性,由于其属于骨性结构,不能自由张开或收缩;而鼻翼由 U 型软骨组成,具有较强的收缩性和自由活动度,术前对患者的外鼻的骨性支架和软骨支架进行评估,对经鼻气管内插管或经鼻纤支镜辅助下插管具有一定的指导意义。

(二) 鼻腔

鼻腔(nasal cavity)由鼻中隔分为左右鼻腔,每侧鼻腔为一前后开放的狭长腔隙,冠状切面呈三角形,顶部较窄,底部较宽,前起于前鼻孔,后止于后鼻孔。每侧鼻腔分为鼻前庭和固有鼻腔两部分。

1. 鼻前庭　鼻前庭位于前鼻孔和固有鼻腔之间的空腔,是鼻腔的最前段。它起于鼻缘,止于鼻内孔(或称鼻阈)。大翼软骨呈弧形隆起,是鼻前庭的支架。鼻内孔较前鼻孔狭小,是鼻腔的最狭窄处。麻醉医师术前对鼻内孔的评估有助于经鼻气管内插管的顺利实施。

2. 固有鼻腔　固有鼻腔简称为鼻腔,前界是鼻内孔,后界是后鼻孔,由外、内、顶、底四壁组成。

(1) 鼻腔外侧壁:解剖结构复杂,与鼻窦炎的发病关系密切。鼻腔外侧壁的骨性结构包括上颌骨、泪骨、下鼻甲骨、筛骨、腭骨垂直板及蝶骨翼突。术前充分了解是否存在鼻甲肥大、鼻甲反张、泡状鼻甲、鼻腔息肉和肿瘤等生理和病理特点,对麻醉方式的选择具有重要意义。

(2) 鼻腔内侧壁:为鼻中隔,由骨部和软骨部二部分组成。鼻中隔偏曲对麻醉医师经鼻插管造成一定的困难,术前需检查患者是否有鼻中隔偏曲,及其偏曲的程度和位置,有助于决定哪个鼻孔插管。另外,鼻中隔前部是由筛前动脉、筛后动脉、蝶腭动脉、腭大动脉和上唇动脉吻合形成的毛细血管丛,称为科氏区,因此,插管应该尽量避开此区域,避免造成鼻出血。

(3) 鼻腔顶壁:呈穹窿状,空间狭小,分为三段:①前段为额骨鼻部及鼻骨的背侧面,呈倾斜上升走势;②中段为分隔颅前窝与鼻腔的筛骨水平板,又称筛板,呈水平状走势;③后段为蝶窦前壁,呈倾斜向下走势。

（4）鼻腔底壁:即硬腭的鼻腔面,与口腔相隔。前3/4由上颌骨腭突组成,后1/4由腭骨水平部组成。因为鼻腔顶壁狭窄,筛前动脉和筛后动脉也经过鼻腔顶壁,因此经鼻插管时,应尽量贴着更为宽敞的鼻腔底部,避免直接在相对狭窄的鼻腔顶壁操作。在经鼻插管操作前可先应用血管收缩剂及局麻药物处理鼻黏膜,减轻鼻黏膜充血,扩大鼻腔,减少出血和减缓患者不适感等,具体药物包括麻黄碱、去氧肾上腺素、羟甲唑啉等。经鼻插管成功后导管放置应避免压迫鼻翼皮肤,以防长时间压迫影响皮肤微循环导致鼻翼皮肤坏死。

（三）鼻咽

鼻咽（nasopharynx）又称上咽,是上呼吸道的一部分。鼻咽前界为后鼻孔,顶壁为蝶骨体和枕骨底部,后界平 C$_{1-2}$ 水平,鼻咽顶部和后壁互相移行相连,两壁之间无明显界线,呈圆拱形,合称为顶后壁。鼻咽下界与口咽相通,前下界为软腭,吞咽时软腭与咽后壁接触使鼻咽与口咽完全隔开。

鼻咽不仅是麻醉通道的重要组成部分,也是耳鼻咽喉的重要解剖结构。鼻咽后上壁的黏膜下有丰富的淋巴组织,称咽扁桃体,即腺样体,在婴幼儿较为发达,6~7岁时最大,一般10岁以后逐渐萎缩。因此,麻醉医师在腺样体手术时,应充分评估腺样体的大小,选择合适的麻醉方式。鼻咽的左右侧壁各有一个咽鼓管咽口,其后上方形成隆起,称咽鼓管圆枕。圆枕后方与咽后壁之间形成凹陷,称咽隐窝,为鼻咽癌好发部位。麻醉医师在对鼻咽癌或鼻咽其他肿瘤的患者进行术前评估的时候,应该充分考虑肿瘤的位置、大小和性质,选择适合的气道管理方案。

二、口腔及口咽解剖

（一）口腔

口腔是一个多功能的器官,具有消化器、呼吸器、发音器和感觉器的生理功能。口腔前壁外缘于皮肤和唇的交界处,后壁经咽峡与咽相连;侧壁为面颊内黏膜,上壁为硬腭及向后延伸的软腭,分隔了口腔和鼻腔、鼻窦;底壁为黏膜和肌肉等结构。口腔分为两部分,牙列与唇颊之间为口腔前庭,牙列以内为固有口腔。口腔内有牙、舌等器官。操作时注意避免牙齿损伤或脱落,尤其是对于张口困难的患者以及老人、儿童等牙齿易损人群。

上颌骨和下颌骨的形态和咬合关系评估对麻醉至关重要,当上、下颌牙咬合时,口腔前庭与固有口腔之间可借第三磨牙后方的间隙相通。临床上当患者牙关紧闭时,可借此通道置开口器或插管,注入药物或营养物质,同时防止舌的咬伤。

上腭由前2/3的硬腭及后1/3的软腭两部分组成,硬腭在腭前部有骨质部分,由上颌骨腭突和腭骨水平部组成;软腭在腭后部有肌肉可活动部分,由腭帆张肌、腭帆提肌、腭舌肌、腭咽肌、悬雍垂肌等肌肉组成。软腭后缘正中突出部为悬雍垂。如若肿瘤侵犯到软腭,在操作过程中应避免触及软腭及硬腭,以免质脆肿瘤组织破坏、出血,尽量防止操作过程引起肿瘤细胞种植或播散。

口腔下方为舌和口底部。舌由舌体和舌根两部分组成。前2/3为舌体活动度大,后1/3为舌根活动度小,参与咽前壁的构成。舌根上有淋巴组织团块,称舌扁桃体。舌系带在舌腹面中线基底部,两侧有下颌下腺开口,其发育异常,可限制舌的活动,常造成吮吸、咀嚼及言语障碍,如舌系带短缩,可作系带修整术予以矫正。口底多间隙感染(又称 Ludwig 咽峡炎)的患者可能由于口腔底部感染、肿胀加剧,使舌体被迫推向后方导致上呼吸道梗阻,导致难以经口插管,建议在清醒状态下行气管切开后再行插管。

(二)口咽

口咽(oropharynx)又称中咽,是口腔向后方的延续,其上界是硬腭水平,下界至会厌上缘水平,后壁平对 C_2、C_3 水平(图 1-1-2)。口腔与口咽通过咽峡相接,咽峡是由上方的悬雍垂和软腭游离缘、下方舌背、两侧腭舌弓和腭咽弓所围成的环形狭窄部分,向前与口腔相通。腭舌弓又名前腭弓,腭咽弓又名后腭弓,两弓之间为扁桃体窝,腭扁桃体即位于两者中间。扁桃体过度肥大一定程度上影响经口咽插管,因此需要术前充分评估腭扁桃体的大小,另外扁桃体恶性肿瘤的患者麻醉插管需要避开患侧插管,避免造成出血和肿瘤播散。

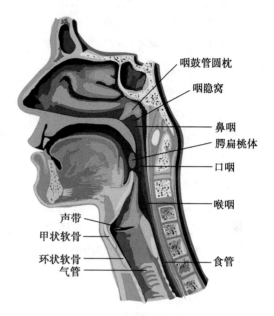

图 1-1-2　口咽部解剖示意图

两侧腭咽弓后方各有纵行条索状淋巴组织,称为咽侧索。咽壁是由黏膜层、黏膜下层、咽颅底筋膜、上层和中上层的缩肌以及颊咽筋膜组成。颊咽筋膜的后方是咽后间隙,这个潜在的间隙前为颊咽筋膜,后为椎前筋膜,上起颅底枕骨部,下连后纵隔齐 $C_{3\sim4}$ 平面。

三、喉及喉咽解剖

(一)喉

喉(larynx)是由咽演化而来,居颈前正中,舌骨下方,上通喉咽,下接气管,是由软骨、肌肉、韧带、纤维结缔组织及黏膜等构成的锥形管状器官。喉上端为会厌上缘,下端为环状软骨下缘,前为舌骨下肌群,后为咽及颈椎的椎体,两侧为颈部的大血管神经束、甲状腺侧叶。在成年男性约相当于 $C_{3\sim6}$ 平面,高约 8cm,在女性及儿童位置稍高。喉不仅是呼吸道的重要组成部分,也是重要的发音器官,具有呼吸、发声、保护、吞咽等重要的生理功能(图 1-1-3)。

1. 喉的软骨　主要构成喉支架的软骨共有 11 块,形状大小不同。喉内单个较大软骨包括甲状软骨、环状软骨及会厌软骨;成对而较小的软骨包括杓状软骨、小角软骨、楔状软

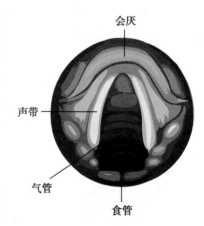

图 1-1-3　喉及喉咽解剖示意图

骨。此外，尚有数目不定的籽状软骨及麦粒软骨。环状软骨由在中线融合的左右两块方骨构成，正面观呈凸起的 V 形，男性相较女性更为突出，即日常说的"喉结"，亦是颈部手术中重要的手术标志。环状软骨上宽下窄，其形近似叶状，窄段称为会厌软骨柄，下端借甲状会厌韧带连接甲状软骨，甲状软骨连接处为甲状软骨交角内面。环状软骨为喉内呈环形的软骨，为气道中唯一完整的软骨环，对于保持呼吸道通畅尤为重要。环甲膜桥架于环状软骨与甲状软骨之间，紧急气道管理时可经环甲间隙进行环甲膜切开术。正确评估喉内软骨对于气管切开具有重要的作用。另外，充分了解喉部恶性肿瘤的累及部位不仅关系到耳鼻咽喉头颈外科医师的手术方式的选择，也对麻醉医师的气道管理具有重要的影响。

2. 喉的肌肉 喉外肌将喉与周围结构相连，包括附着于颅底、舌骨、下颌骨、喉及胸骨的肌肉，均成对存在。以舌骨为中心可分为舌骨上肌群和舌骨下肌群。舌骨上肌群包括二腹肌、茎突舌骨肌、下颌舌骨肌和颏舌骨肌等。舌骨下肌群包括胸骨舌骨肌、胸骨甲状肌、甲状舌骨肌和肩胛舌骨肌。喉外肌的作用是使喉体上升或下降，同时使喉固定，并对吞咽发音起辅助作用。喉部的血供主要来源于喉上动脉、环甲动脉和喉下动脉。喉上动脉和环甲动脉来源于颈外动脉分支的甲状腺上动脉，喉上动脉在喉上神经的前下方穿过甲状舌骨膜进入喉内。喉下动脉由甲状腺下动脉分支而来，随喉返神经于环甲关节后方进入喉内。

3. 喉腔 喉软骨支架围成的管状空腔称为喉腔，以声带为界可进一步分为声门上区、声门区、声门下区三个部分。

（1）声门上区：位于声带上缘以上。声门上区的前壁为会厌软骨，侧壁为杓会厌襞，后壁为杓状软骨。其上口呈三角形，称为喉入口；位于声带上方与声带平行的淡红色组织称为室带；介于喉入口和室带之间的部分称为喉前庭，上宽下窄，前壁较后壁长。吞咽时会厌软骨将喉关闭，对防止食物及口腔分泌物误入呼吸道起重要作用。声门上区肿瘤手术时可采用清醒状态下纤维支气管镜辅助下插管。

（2）声门区：位于声带之间，包括两侧声带、前连合、后连合和杓状软骨。声带由声韧带和声带肌肉构成，不仅是重要的发声器官，也是防止误吸和保持呼吸通畅的重要结构。新生儿声带长度为 2.5~3mm，成年男性声带长度为 17~21mm，成年女性声带长度为 11~17mm。声带前端起始于甲状软骨板交角的内面，两侧的声带与此融合成前连合。声带后端附着于杓状软骨的声带突，可随声带突的运动张开或闭合。当声带张开时呈现为一个等腰三角形的裂隙，称为声门裂。声门裂的后 1/3 介于两侧杓状软骨声带突之间称为软骨间部，又称后连合（图 1-2-3）。环杓后肌是唯一可支配声带外展的肌肉，如双侧环杓后肌麻痹则会有发生窒息的风险；环杓侧肌、杓状肌可使声带内收关闭声门裂；环甲肌可使声带紧张度增加，也起到些许使声带内收的作用；甲杓肌收缩时可使杓状软骨内转，以缩短声带使声门裂关闭。喉内除环甲肌受喉上神经支配外，其他喉内肌均受喉返神经支配，二者均为迷走神经的分支。声门区可操作空间特别狭小，肿瘤患者该区的操作空间更加狭小，因此术前应该充分评估是否可以插管、是否清醒插管，或者是否应该气管切开后再行气管内插管等。

（3）声门下区：为声带下缘至环状软骨上缘部分的喉腔，此区上小下大，黏膜组织疏松，炎症时易发生水肿，常引起喉阻塞。创伤、坏死性肉芽肿性血管炎（Wegener 肉芽肿）、特发性气道狭窄等可引起气道狭窄尤其是声门下区的气道狭窄,因疾病进展缓慢患者呼吸功能调节常可代偿。若气道严重狭窄,可采用面罩通气或喷射通气直至狭窄状态缓解,或在气道扩张充分后进行气管插管。

(二) 喉咽

喉咽(laryngopharynx)又称下咽。上起会厌软骨上缘,逐渐缩小形如漏斗,下至环状软骨下缘平面接食管入口,该部位有环咽肌环绕。后壁平 C_{3-6} 平面;前面自上而下有会厌、杓会厌襞和杓状软骨所围成的入口,称喉入口,经此通喉腔。下咽包括咽后壁、环后区、梨状窝 3 个部分。在会厌前方,舌会厌外侧襞和舌会厌正中襞之间,左右各有两个浅凹称会厌谷,异物易嵌顿停留于此处。在喉入口两侧各有两个较深的隐窝即为梨状窝,梨状窝下端为食管入口,喉上神经内支经此窝入喉并分布于其黏膜下。两侧梨状窝之间,环状软骨板之后称环后隙。

喉或气道狭窄时插管须充分评估狭窄位置和程度,选用合适气管导管尺寸,同时避免强硬插管损伤气道黏膜、加重气道狭窄甚至引起急性喉头水肿,必要时可行环甲膜切开建立气道。在行上呼吸道相关手术时,要充分考虑肿瘤的大小、位置、侵犯范围及呼吸道畅通程度,同时结合手术操作空间需要,与术者充分沟通制订全面的插管计划,以保障手术顺利进行。

四、颈部解剖

颈部连接头部和躯干,包含脊髓及其伴行的神经、血管及腺体等。上界为下颌骨下缘、下颌角、乳突尖、上项线和枕外隆凸的连线;下界为胸骨上切迹、胸锁关节、锁骨和肩峰至 C_7 棘突的连线。以颈部两侧斜方肌前缘为界,分为位于前方的固有颈部和位于后方的项部。

颈部前方正中有呼吸及消化道的颈段,两侧有纵行的大血管、神经和淋巴结,在器官和血管神经周围有多层筋膜包绕,筋膜之间充填疏松结缔组织,形成筋膜间隙。以颈椎为支柱,颈部诸肌不仅使头颈部产生复杂、灵活的运动,而且也参与呼吸、发音、吞咽和呕吐等功能,头颈部的伸、屈和旋转可改变颈部器官的相对位置关系,不仅对手术中寻找解剖标志有影响,也直接关系到麻醉插管的难易程度。

固有颈部可见胸锁乳突肌、胸骨上窝、锁骨上窝、甲状软骨(喉结)、环状软骨等体表标志,解剖上以胸锁乳突肌前、后缘为界,划分为颈前区、胸锁乳突肌区及颈外侧区。颈前区又分为舌骨上区和舌骨下区,舌骨上包括颏下三角和下颌下三角,舌骨下区包括颈动脉三角和肌三角。颈动脉三角位于胸锁乳突肌上份前缘、肩胛舌骨肌上腹和二腹肌后腹之间。颈总动脉左右各一,左侧起自主动脉弓,右侧起自头臂干,颈总动脉与颈内静脉、迷走神经共同包裹于颈动脉鞘内,经胸锁关节后进入颈部,于颈动脉三角区域分为颈内动脉和颈外动脉(图 1-1-4)。

1. 颈部的肌肉 颈部肌肉众多,主要包括胸锁乳突肌、舌骨上肌群、舌骨下肌群。胸锁乳突肌位于颈部两侧,起自胸骨柄前面和锁骨的胸骨端,二头会合斜向后上方,止于颞骨的乳突,肌束向上后外方走行,止于乳突外面,由副神经及第 2~4 颈神经前支支配。舌骨上肌群包括二腹肌、茎突舌骨肌、下颌舌骨肌、颏舌骨肌 4 对肌肉。舌骨下肌群包括胸骨舌骨肌、肩胛舌骨肌、胸骨甲状肌、甲状舌骨肌,该肌群可牵拉舌骨和喉向下,甲状舌骨肌也可在吞咽时向上提喉(图 1-1-5)。

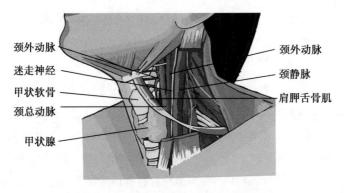

图 1-1-4　颈动脉三角区（绘图　贾高干）

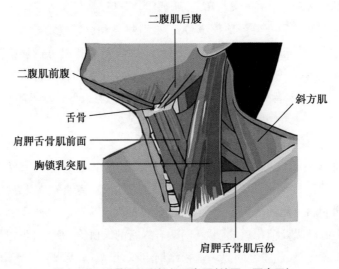

图 1-1-5　舌骨下肌群解剖示意图（绘图　贾高干）

2. 颈椎　颈椎共有 7 块，其椎体较小，呈椭圆形，内有脊髓通过。椎体两旁有横突，横突根部有横突孔，孔内有椎动脉、椎静脉以及交感神经穿行。上下关节突的关节近似水平位，使颈部能灵活运动。相邻颈椎由椎间盘和韧带相连接，形成生理性弯曲。颈深部肌群包括内肌群、外肌群协同作用完成曲颈、低头等动作。麻醉医师术前要判断颈椎的活动程度，避免对颈椎活动受限的患者进行过度的颈椎后仰和前屈。

3. 甲状腺　甲状腺是人体最大的内分泌腺，位于颈部 $C_1 \sim T_1$ 水平，整体呈 H 形，分为左右两叶及中间的峡部。甲状腺借筋膜形成的韧带固定在喉和气管壁上，因此可在吞咽时随喉上下移动。甲状腺过度肿大或甲状腺肿瘤过大时可压迫喉和气管或使其出现偏移，导致呼吸、吞咽困难，在建立气道时也增加了麻醉医师插管的难度。因此，对于甲状腺疾病的患者，麻醉医师也要术前充分评估气道是否受压、声带活动是否正常等，确保插管的顺利进行。

【总结】

恰当的麻醉管理是确保手术成功的重要保障，充分了解耳鼻咽喉头颈外科解剖结构是能够实现恰当的麻醉管理的基础要素。尤其是耳鼻咽喉头颈外科患者,其病变大部分位于麻醉插管的交通要道,增加了麻醉的难度,这对麻醉科医师有了更高的要求。因此,不管是常规经口气管内插管、经鼻气管内插管、纤维内镜下清醒气管内插管,甚至是清醒气管切开术后气管通气,都应该根据患者的情况,尤其是疾病情况,充分评估上气道解剖结构,制订个体化的麻醉方案。

(于慧前　贾高干)

参考文献

1. 黄选兆,汪吉宝,孔维佳. 实用耳鼻咽喉头颈外科学. 2 版. 北京:人民卫生出版社,2007.
2. 孔维佳,周梁. 耳鼻咽喉头颈外科学. 3 版. 北京:人民卫生出版社,2015.
3. GULYA A J. Anatomy of the temporal bone with surgical implications. Washington:Parthenon Pub. Group,1986.

第二节　耳鼻咽喉头颈外科手术的术前评估

要点

1. 常规术前评估内容。
2. 关注合并长期吸烟饮酒史、肥胖、阻塞性睡眠呼吸暂停、冠心病、外周动脉疾病、脑血管疾病、慢性气道梗阻引起肺动脉高压、肥胖带来的面罩通气/插管困难。
3. 关注疾病以及相关辅助治疗可能带来的气道问题:喉返神经受累;放疗后颈部活动受限;是否存在需要紧急处理的情况如喘鸣。

【概述】

耳鼻咽喉头颈外科手术与其他手术有所不同。在部分耳鼻咽喉头颈外科手术过程中,麻醉医师和手术医师可能共用气道,因此麻醉术前评估的内容不仅需要涵盖患者的术前条件,还要预估手术对患者术后的影响。

耳鼻咽喉头颈外科手术类型众多,手术的复杂性、时间、可能发生的并发症各异。例如累及气管、声门和声门下的手术,需要考虑建立人工气道时可能遇到的困难;术中使用激光的手术必须考虑到吸入气体的氧浓度以防发生"灾难性"的气道燃烧;鼻腔手术可能出现血和分泌物流入气道,要求患者在苏醒期保持呛咳反射的完整性。因此,针对患者术前条件的评估和预判手术对患者的影响显得尤为重要。

术前访视是开展麻醉的必要组成部分,主要达到以下目的:①建立与患者的相互信任关系,缓解患者及家属的焦虑情绪;②完成术前评估,制订麻醉计划,对需要进一步明确或优化的术前情况提出诊疗建议;③对患者进行宣教,告知围术期相关注意事项;④签署麻醉知情同意书。其中术前评估是术前访视的核心内容,为制订围术期麻醉管理计划提供重要信息,其根本目的在于降低围术期死亡率及并发症的发生率。

术前评估作为术前访视的关键环节,在麻醉前准备工作中占有重要地位,将于本节做重点阐述。

一、术前评估的一般方法

有效的术前评估是以病史和体格检查为基础,辅以有适应证的化验、影像学检查等,及其他专科医师的会诊意见。

1. 病史　病史包括现病史、既往史、家族史和系统回顾。和其他类型手术相似,通过现病史了解患者手术的原因以及外科疾病对患者生理功能的改变,了解手术的方案并预估对患者术后的影响;既往史需重点采集患者伴随的内科疾病,明确疾病的严重程度、稳定性、近期有无加重及治疗方案等,为围术期药物调整提供依据;此外了解既往患者麻醉史与家族史有助于发现需要改变麻醉计划的特殊问题,譬如困难气道与恶性高热;通过患者的运动耐受能力或活动耐量明确是否需要进行额外的麻醉前评估;通过全身各个器官的系统性回顾,重点关注心血管系统、肺、肝、肾、内分泌及神经系统的症状或疾病。

对于耳鼻咽喉头颈外科手术而言,还需额外关注某些特殊的病史。在现病史中必须考虑到疾病可能对气道产生的影响。例如,头颈部的放疗史提示患者可能会出现颈部活动障碍、颈部僵硬,影响声门的暴露和气管插管;又如,既往史中要记录患者是否合并阻塞性睡眠呼吸暂停(obstructive sleep apnea,OSA),是否出现过嘶哑(喉返神经损伤)或喘鸣(需要立即处理)等。以上对于制订人工气道计划具有非常重要的参考价值。

2. 体格检查　术前进行体格检查的目的是与病史互为补充和验证。体格检查可能会发现病史中表现不明显的异常,而病史也有助于麻醉医师实施针对性的体格检查。麻醉前的体格检查应至少包括生命体征(血压、心率、呼吸频率、体温及氧饱和度)与体型(身高及体重)的测定。有必要采用视、触、扣、听的标准技术对心肺以及患者伴随疾病相关的器官系统进行重点检查。

(1)心脏:了解患者是否合并先天畸形。部分先天畸形患者往往合并有其他系统异常。例如,Pierre Robin 综合征的患者常伴有室间隔缺损、动脉导管未闭、房间隔缺损等心脏畸形。

(2)呼吸系统:呼吸系统主要包括患者是否合并阻塞性睡眠呼吸暂停,是否合并慢性阻塞性肺疾病(chronic obstructive pulmonary disease,COPD)。慢性气道梗阻的患者可因缺氧而发展为肺动脉高压导致右心衰竭(肺源性心脏病)。此外,必须明确患者是否存在一些急性的病情改变,比如哮喘患者出现喘鸣,可能需要肺部干预治疗后再进行手术。

（3）神经系统：部分耳鼻咽喉头颈外科手术会涉及颅底以及中枢/外周神经系统，因此需根据手术操作进行有针对性的神经系统检查，如癫痫发作史等。

（4）心理评估和准备：对于耳鼻咽喉头颈外科手术，心理评估和准备非常重要，尤其是儿童患者。例如成人患者全喉切除术后会丧失语言功能；鼻息肉术后鼻腔填塞会改变患者的呼吸习惯；低龄儿童与家长分离产生焦虑等。术前充分的宣教和心理疏导能缓解不同年龄阶段患者的紧张情绪。

（5）麻醉相关因素：由于麻醉和外科医师经常需要共享气道，在耳鼻咽喉头颈外科手术中尤其有必要对患者的牙齿进行检查。查看气道情况是体格检查中最重要的部分之一。气道检查的内容应包括 Mallampati 分级（图 1-2-1）、颈部活动度、颈围、甲颏间距、张口度、体型以及其他颌面部相关畸形等。上述指标异常的患者并非一定存在困难气道，但在均正常的情况下，其出现困难气道的风险通常较低。有必要指出的是在 Mallampati 评分较好的情况下，增生的舌扁桃体和腺样体仍然会增加建立人工气道的困难程度。根据扁桃体的大小可以预测气道梗阻，尤其是在肥胖患者中。此外，先天性综合征的患儿也容易出现困难气道，例如唐氏综合征。

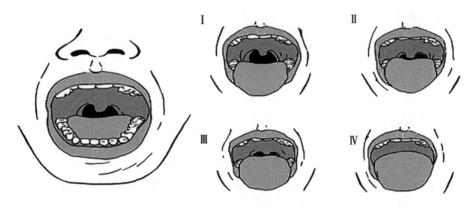

图 1-2-1　Mallampati 分级示意图

Ⅰ级．可见软腭、咽喉劈裂及整个悬雍垂；Ⅱ级．可见软腭、咽喉及部分悬雍垂；Ⅲ级．可见软腭及悬雍垂基底部；Ⅳ级．仅可见硬腭。

3. 术前的实验室与诊断性检查　大量研究已经证实，虽然术前的实验室与诊断性检查可以帮助麻醉医师筛查疾病并评估患者的手术耐受能力，但不必要的术前检查也会导致手术延迟或取消，增加患者因后续检查或治疗而面临的风险。因此，麻醉医师应根据患者病史、体格检查结果、手术方式及预计风险等选择对围术期治疗有益的项目进行术前检查。

二、围术期风险评估

除筛查与发现潜在疾病外，术前评估的另一项重要内容是评估患者的手术与麻醉风险。风险评估能够帮助围术期团队识别哪些患者可以从术前治疗中获益，哪些患者需要加强术后监护等级，或者考虑非手术治疗。目前临床上评估围术期风险最常用的方法是由美国麻醉医师协会（American Society of Anesthesiologists，ASA）制订的健康状况分级系统（physical status classification system），即 ASA-PS 分级（表 1-2-1）。研究表明 ASA-PS 分级与术后死亡率及严重并发症发生率相关，ASA-PS Ⅲ~Ⅴ级患者围术期死亡率与并发症发生率显著增加。虽然部分耳鼻咽喉头颈外科手术可选择日间手术，但多数日间门诊手术指南建议选择 ASA Ⅰ~Ⅱ级的患者。此外，由于中枢神经系统发育的不完善，25% 患儿术后 12h 内发生呼吸暂停，因此对于儿童患者日间门诊的年龄限制存在争议。

表 1-2-1　美国麻醉医师协会健康状况分级系统（ASA-PS 分级）

分级	定义
ASA Ⅰ级	正常健康患者
ASA Ⅱ级	合并轻度系统性疾病患者
ASA Ⅲ级	合并严重系统性疾病患者
ASA Ⅳ级	合并严重系统性疾病患者，且经常面临生命威胁
ASA Ⅴ级	濒死患者，不实施手术难以存活
ASA Ⅵ级	脑死亡患者，准备进行捐赠器官的切除

注：急诊手术需在相应分级后加标"E"。

特殊患者的术前评估：

1. 儿童　拟行耳鼻咽喉头颈外科手术的患者中儿童不在少数。和成人相比，儿童在生理和解剖方面都有许多差异。婴儿和成人呼吸道最狭窄处不同，前者位于环状软骨水平，后者位于声带水平。儿童的喉部位置（环状软骨在 C_4 水平）相对于成人（环状软骨在 C_7 水平）较高，一般到 13 岁时才达到成人水平。儿童喉呈漏斗状，因此应用无套囊的气管导管也能达到满意的密封效果。婴儿的会厌比成人大而且质地硬。婴儿的鼻孔小且容易因水肿、分泌物等阻塞。由于婴儿枕骨相对较大，使用肩垫可以协助伸展头部和张口。新生儿耗氧量为 6mL/（kg·min），并随年龄增长而逐步接近成人水平［3mL/（kg·min）］，因此儿童患者气管插管时对无呼吸的耐受时间小于成人。此外，由于交感神经系统比副交感神经系统成熟晚，因此儿童对于人工气道的置入反应更敏感。

2. 老年患者　随着社会老龄化的进程，越来越多的老年患者接受手术治疗。然而随着年龄的增加，老年人各系统的并发症呈上升趋势。因此，有必要对老年患者在手术前进行全面的评估。尤其要注意老年患者是否合并有虚弱、日常生活能力以及术前的认知功能。对于行中等或高风险手术的老年患者，推荐术前检查血红蛋白、肌酐和白蛋白。其他术前实验室检查基于共存疾病而不是年龄。

根据美国心脏病学院基金会和美国心脏协会制订的围术期指南，头颈外科手术被划分为中危手术，心脏并发症发生率为 1%~5%。根据该指南，对有活动性心脏疾病、诊断明确的心血管疾病或者年龄大于 50 岁的心脏病高危人群，应按照图 1-2-2 流程进行术前评估。

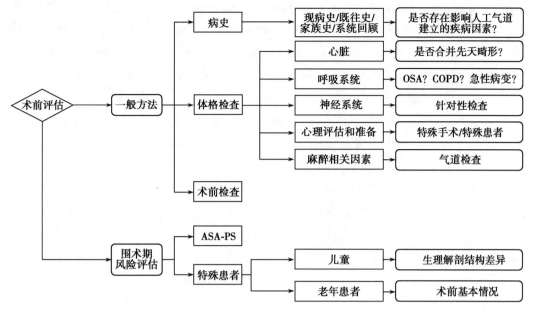

图 1-2-2 针对有活动性心脏疾病、诊断明确的心血管疾病或者年龄大于 50 岁的心脏病高危人群的心脏评估和治疗决策流程图

活动性心脏疾病指不稳定性冠状动脉综合征、失代偿性心力衰竭（NYHA Ⅳ级，恶化或新发的心力衰竭）、显著性心律失常、严重心脏瓣膜病变。对于有特定临床危险因素的患者，如果无创性检查可影响临床决策，应考虑在手术前进行该检查。特定的临床危险因素包括缺血性心脏病、代偿性或既往心力衰竭、糖尿病、肾功能不全和脑血管病。

【总结】

耳鼻咽喉头颈外科手术麻醉的术前评估流程需要更加注意与气道和手术流程相关的病史和体格检查。由于患者年龄分布的关系，需关注儿童患者的头面部解剖学特点以及老年人可能合并的多项非手术相关合并疾病。

（方　芳）

参考文献

1. 米勒. 米勒麻醉学：第 8 版. 邓小明，曾因明，黄宇光，译. 北京：北京大学医学出版社，2016.

2. 巴特沃斯，麦克，沃斯尼克. 摩根临床麻醉学：第 5 版. 王天龙，刘进，熊利泽，译. 北京：北京大学医学出版社，2015.

3. 莱文. 麻省总医院临床麻醉手册：第 8 版. 王俊科，于布为，黄宇光，译. 北京：科学出版社，2012.

4. BAIR A E, CARAVELLI R, TYLER K, et al. Feasibility of the preoperative Mallampati airway assessment in emergency department patients. J Emerg Med, 2010, 38（5）: 677-680.

5. OVASSAPIAN A, GLASSENBERG R, RANDEL G I, et al. The unexpected difficult airway and lingual tonsil hyperplasia: a case series and a review of the literature. Anesthesiology, 2002, 97（1）: 124-132.

6. WANG J H, CHUNG Y S, CHO Y W, et al. Palatine tonsil size in obese, overweight, and normal-

weight children with sleep-disordered breathing. Otolaryngol Head Neck Surg,2010,142（4）:516-519.

7. STENGER M M. Anesthesia for outpatient ear,nose,and throat procedures. // McGoldick K. Anesthesia for Ophthalmic and Otolaryngologic Surgery. Philadelphia:WB.Sanders:1992.

8. INFOSINO A. Pediatric upper airway and congenital anomalies. Anesthesiol Clin North Am,2002, 20（4）:747-766.

9. CHOW W B,ROSENTHAL R A,MERKOW R P,et al. Optimal preoperative assessment of the geriatric surgical patient:a best practices guideline from the American College of Surgeons National Surgical Quality Improvement Program and the American Geriatrics Society. J Am Coll Surg,2012,215（4）:453-466.

10. FLEISHER L A,BECKMAN J A,BROWN K A,et al. 2009 ACCF/AHA focused update on perioperative beta blockade incorporated into the ACC/AHA 2007 guidelines on perioperative cardiovascular evaluation and care for noncardiac surgery:a report of the American college of cardiology foundation/American heart association task force on practice guidelines. Circulation, 2009,120（21）:e169-276.

第三节　困难气道的评估和管理

要点

1. 耳鼻咽喉头颈外科手术气道管理的特殊性　手术患者困难气道发生率高;部分手术需要麻醉医师和外科医师"共用气道";急诊多见高危的气道手术;喉罩可用于绝大部分耳科和鼻科手术,提高喉罩麻醉管理水平可降低围术期气道不良事件的发生率。

2. 气道评估　关注病史,耳鼻咽喉头颈外科手术患者的气道困难多见于以下情况:先天解剖异常、打鼾或 OSA、头颈部放疗史、咽喉部肿瘤阻塞等;识别症状和体征,如声音嘶哑、呼吸困难、吞咽困难等;上唇咬合试验具有更高的特异性;辅助检查有助于进一步明辨气道结构异常,如颈侧位片、CT、电子/纤维喉镜检查等,而术前气道内镜检查可以由麻醉医师自行完成,是一种创伤小但能提供足够临床信息的方法。

3. 已预料困难气道的软镜引导下清醒插管　软镜引导下清醒插管是已预料困难气道管理的金标准,麻醉医师均应接受培训并熟练掌握;应制订详尽的实施计划并充分准备,与患者、助手和术者进行充分的沟通,就清醒插管的必要性和可行性达成共识;"镇静、局麻、氧合和操作

（sTOP）"是最重要的四个环节。

4. 未预料困难气道 对于未预料的困难气道,可遵循 2015 版 DAS 指南中的处理原则:优先考虑氧合;提高首次插管成功率,限制气道干预的次数;当发生"不能插管、不能氧合"的情况时,应建立颈前气道,推荐环甲膜切开术。

5. 共用气道手术的通气策略 建立一个有效的气道,同时保持病变可视和手术通路无阻是具有挑战的。要强调外科医师和麻醉医师共同研究并制订方案的重要性。麻醉通气策略可以分为密闭系统和开放系统两类。

6. 拔管计划 麻醉诱导前应完成简要拔管计划的制订。DAS 制订的成人围术期气管拔管指南提供了一个实用的结构化框架,倡导有策略、阶梯式的拔管。

【概述】

建立并保障气道通畅是麻醉实践的基石。气道管理困难可造成严重的并发症,如未能保证气道通畅,可在几分钟内造成缺氧性脑损伤,甚至死亡。ASA 有关医疗纠纷案件的统计数据显示,气道相关并发症是诉讼项目中第二常见的原因。

关于困难气道处理流程目前已有多部指南,且在持续更新中。2020 年发表于《欧洲麻醉学杂志》(*European Journal of Anaesthesiology*,EJA)的一篇研究,应用"临床指南研究与评估系统"对十六部困难气道管理指南进行了六个方面的对比分析,结果显示,综合评分最高的是英国困难气道学会(Difficult Airway Society,DAS)发布的 2015 版"成人未预料的困难气管插管管理指南"(以下简称 2015 版 DAS 指南),其优势在于清晰和实用。

本章节将主要遵循 2015 版 DAS 指南原则,兼顾其他指南和文献的补充,结合笔者所在单位丰富的临床实践,针对 ENT 手术气道管理的特殊问题进行重点阐述。

一、耳鼻咽喉头颈外科手术气道管理的特殊性

耳鼻咽喉头颈外科(以下简称 ENT)手术的气道管理有其特殊性:ENT 手术患者困难气道发生率高;某些 ENT 手术需要麻醉医师和手术医师"共用气道";ENT 急诊多见高危的气道手术;喉罩可用于绝大部分耳科和鼻科手术,提高喉罩麻醉管理水平可降低围术期气道不良事件的发生率。

(一) 困难气道发生率高

ENT 手术比其他外科手术更容易出现气道管理困难。2011 年,英国皇家麻醉医师学院和困难气道学会的第四次全国调查(the Fourth National Audit Project,NAP4)收集了英国近 300 万例麻醉患者的主要气道并发症资料,ENT 手术患者占气道管理相关并发症的近 40%,在因"无法插管无法通气"(can not intubate,can not ventilate,CICV)而需要建立紧急外科气道(emergency surgical airway,ESA)的病例中占比接近 75%。另有几项大型研究显示,ENT 患者的困难气管插管发生率可高达 7%~9%,至少是全部外科患者的 2~4 倍。

在 ENT 手术患者中,又以肿瘤患者发生气道管理困难的风险最高。表 1-3-1 列出伴有气道管理困难的 ENT 疾病,麻醉医师应熟识并在术前仔细评估气道,做好应对准备。

表 1-3-1　伴有气道管理困难的 ENT 疾病与情况

感染相关	肿瘤相关	创伤相关	其他情况
会厌炎	声门上/声门肿瘤	面部粉碎性骨折	头部外固定
Ludwig 咽峡炎（口底蜂窝织炎）	舌根肿瘤	喉部骨折	牙齿下颌矫形
咽后脓肿	口腔恶性病变	颌面部创伤	先天畸形
扁桃体周围脓肿	头颈部手术史	颈椎外伤	颈椎融合（强直性脊柱炎）
	头颈部放疗史	牙关紧闭	喉过高
		颞下颌关节损伤	声门上或声门下水肿

(二) 共用气道的手术

人类气道以环状软骨为界分为上呼吸道和下呼吸道。上呼吸道包括鼻腔、口腔和咽喉，下呼吸道由各级气管支气管树构成。很多 ENT 手术都需要麻醉医师和外科医师"共用气道"，其中喉部及气管手术尤其需要两科医师在气道处理方面进行密切协作。在处理气道问题的同时，也应该对对方的需求以及能力有深刻的理解和认识。本章节将介绍"共用气道手术的通气策略"，在本书后续章节中（第二章第五节"气道异物的麻醉"和第六节"儿童复发性呼吸道乳头状瘤的麻醉"，第五章第四节"支撑喉镜下显微喉镜手术的麻醉"）将针对具体手术进行详尽阐述。

(三) 急诊高危气道

ENT 急诊多见高危的气道手术，如儿童气道异物、儿童复发性喉乳头状瘤、喉阻塞等。此外，笔者所在医院的鼻颅底肿瘤诊治中心常接诊因鼻咽癌放疗后和鼻肿瘤术后鼻出血需要全麻手术止血的急诊患者，此类患者本就属于困难气道的高发人群，来势凶猛的动脉相关性鼻出血，使得本就棘手的气道问题雪上加霜（急诊手术的气道处理详见第二章）。处理急诊高危气道不但给麻醉医师和手术医师带来了技术和心理挑战，而且需要有效的沟通技巧（沟通对象也包括患者）。

面对急诊高危气道，应该确保有充分的准备，尤其是气道设备方面。笔者所在医院的每个手术区域均备有气道急救车（图 1-3-1，表 1-3-2）及各类插管工具（表 1-3-3）和气道装置（表 1-3-4）。ENT 医师应在气道处理前到场，并能够迅速得到紧急气管切开手术器械包，以及某种形式的支撑喉镜或硬质气管镜。应该特别注意的是，软镜的保养和清洁也很重要，以便在需要时能够随时取用。对麻醉医师而言，需要在平时不断地训练，熟练使用各类气道工具，才能在处理急诊气道时从容应对。

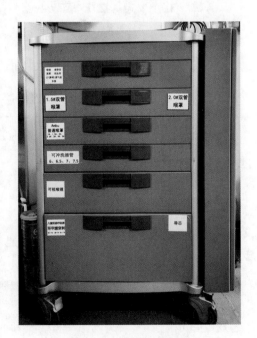

图 1-3-1　气道急救车

表 1-3-2　气道急救车内备用物品

备用物品	备用物品
简易呼吸器(儿童、成人)	普通喉镜(Macintosh 喉镜、Miller 喉镜、McCoy 喉镜)
普通面罩,软镜专用面罩	可视喉镜(配有儿童及成人一次性喉镜片)
口咽、鼻咽通气道(全部型号)	喉罩(双管喉罩和插管型喉罩的全部型号)
牙垫	气管导管(全部型号)及管芯
四头带	环甲膜穿刺套件
Magill 插管钳	环甲膜穿刺针(婴儿、儿童、成人各一套)

表 1-3-3　各类插管工具

各类插管工具
普通喉镜(Macintosh 喉镜、Miller 喉镜、McCoy 喉镜)
可视喉镜
盲探光棒
可视管芯
纤维支气管镜
电子软镜

表 1-3-4　各类气道装置

口咽、鼻咽通气道(全部型号)
经鼻声门上喷射通气及氧合装置
气管导管(普通导管,加强导管,鹰嘴导管,可冲洗导管)
喉罩(可弯曲喉罩,双管喉罩,插管喉罩及配套气管导管)
交换管芯
环甲膜穿刺套件(婴儿、儿童、成人各一套)
环甲膜穿刺针(婴儿、儿童、成人各一套)
手动喷射通气装置
经鼻湿化高流量通气机

（四）喉罩在耳鼻咽喉头颈外科手术中的应用

喉罩可用于绝大部分耳科和鼻科手术,也常见用于扁桃体腺样体切除术和甲状腺手术等。前瞻性和回顾性研究均表明,在 ENT 手术中使用喉罩通气降低了上呼吸道创伤和不良呼吸事件的发生率,有利于实施控制性降压,并且使得麻醉苏醒更快更平稳。

笔者所在医院自 2009 年开始应用喉罩,目前在全麻气道工具中,喉罩占比约 60%,超过了气管导管。在使用的所有喉罩中,80% 为可弯曲喉罩。可弯曲喉罩是喉罩发明人英国麻醉医师 Brain 为头颈部及上部躯干手术特别设计的,它的特点是具有管径更细、长度更长且有金属丝加强的通气管,这样的通气管抗挤压、防打折,可被固定于任何位置,且其移动不影响通气罩的位置。有此特殊的设计使得可弯曲喉罩既不影响手术视野,同时还可以防止通气罩移位。双管喉罩的密封性更好,并且具有引流管,可以防止反流误吸,因此它能承受更高的通气压力、应对更复杂的手术和患者情况。2015 版 DAS 指南提到,当多次插管失败时,Plan B 应首选以双管喉罩为代表的二代喉罩。

与其他外科手术不同,在 ENT 手术中,患者头部区域覆盖无菌手术铺单,掌控在外科医师手中。喉罩通气一旦出现问题,需要调整位置、重新置入甚至更换气管导管都尤为不便,这就对麻醉医师的管理水平提出了较高的要求。做好 ENT 手术的喉罩麻醉,需要注意以下几点:

1. 选择合适的喉罩型号　以产品说明书推荐的体重范围选择型号为基准,参考其他方法加以矫正。例如对于成人,男性选择 5 号喉罩,女性选择 4 号喉罩;超重或肥胖的成人患者按标准体重选择型号;还可以参考解剖结构,如甲颏间距。对于儿童,体重在 16~20kg 的儿童,选择 2.5 号喉罩;超重儿童按实际体重选择型号,体重偏低儿童按理想体重选择型号;还可参考儿童示、中、环三指的宽度来选择型号(图 1-3-2)。

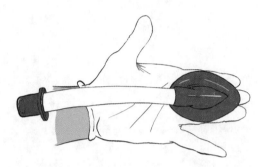

图 1-3-2　儿童示、中、环三指宽度对应通气罩宽度示意图

2. 置入前准备　用示指和中指将通气罩按压在洁净平整的表面,将罩内气体抽空塑形(图 1-3-3),通气罩背面涂以水溶性润滑剂,将患者头颈置于嗅物位。

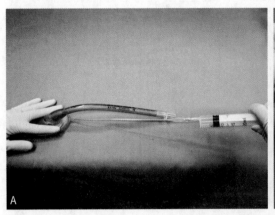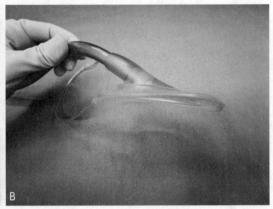

图 1-3-3　抽气塑形示意图

A. 左侧,抽气过程;B. 右侧,塑形效果。

3. 置入喉罩需要足够的麻醉深度,否则可能引起呛咳、喉痉挛、支气管痉挛、反流误吸等不良事件。对于成人,当托下颌不引起体动或心血管反应时,标志着已经达到置入喉罩所需的麻醉深度,对于儿童患者,当麻醉医师捏斜方肌不引起体动或心血管反应时,标志着已经达到置入喉罩所需的麻醉深度。

4. 使用示指引导的标准置入手法,并由助手帮助托起下颌。各文献报道的喉罩置入方法各不相同,除标准手法外,还有翻转置入、喉镜引导置入、保持罩囊部分充气状态置入等,关于最佳的喉罩置入方法存在争论。示指引导的标准置入手法是喉罩发明人 Brain 医师推荐的方法，其置入路线顺应生理曲线，符合喉罩的设计原理，在遇到困难的病例时用标准手法更容易放置到位。笔者所在的单位常规采取有助手托下颌的示指引导标准置入手法。助手托下颌可以使舌根和会厌离开咽后壁（视频1），为喉罩置入打开空间，提高喉罩置入成功率。标准置入手法需要接受规范的培训和练习（图 1-3-4）。

助手托下颌操作

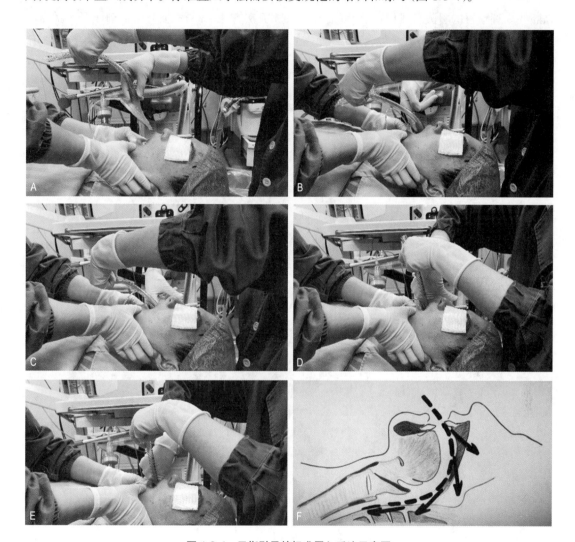

图 1-3-4 示指引导的标准置入手法示意图

A. 执笔式握持喉罩，助手托起患者下颌；B. 右手示指将通气罩抵住硬腭；C. 保持正中方向，沿腭咽曲线前行；D. 推送到底（直至遇到阻力）；E. 若仍未遇阻，可将示指逆时针旋转 90°，推送到位；F. 置入路线及用力方向示意图（本图由夏俊明绘制）。

5. 罩囊充气以达到"恰好密封"为目标　过度充气不利于密封，且增加气道并发症的发生率，研究表明过高的套囊压力与术后咽痛的发生率呈正相关。应常规监测套囊压力使其不高于 $60cmH_2O$（其说明书推荐不高于 $60cmH_2O$，也有研究推荐不高于 $40cmH_2O$），充气量也不应低于说明书最大充气量的四分之一，否则将丧失对下咽部的密封作用，如 5 号 LMA 喉罩至少要充 10mL

气体。在罩囊内压力可能发生改变时,应该再次确认压力,例如头位或体位改变后、长时间手术、使用笑气等,有条件时可于术中持续进行套囊压力监测。

6. 在手术开始之前,应确保喉罩处于良好的位置,确认其通气和密封功能良好。通气和密封功能可以通过观察胸廓起伏、规整的呼气末二氧化碳波形、满意的通气效果(通常在 PCV 下,以不高于 $15cmH_2O$ 的吸气压力可以达到 6~8mL/kg 的潮气量)、听诊颈部及剑突下胃部无漏气来判断。双管喉罩的引流管可以用于判断位置,具体方法有三——气泡试验、胸骨上凹压迫试验和置入胃管顺畅(视频 3)。此外,将软镜伸入通气管开口,可以观察对位情况,虽然有研究提示软镜定位与实际通气效果相关性欠佳,但是通过软镜可以直视声门区,有时候可发现一些特殊问题。

7. 妥善固定喉罩　由于患者头颈部覆盖铺单且要经受手术操作,ENT 手术中的喉罩尤其需要妥善固定。固定有两方面:一是对通气管的固定使得通气罩不容易移动,二是对螺纹管的固定,使得呼吸回路对通气管没有重力牵拉(图 1-3-5,视频 2)。

从喉罩置入到转运至苏醒室

通过双管喉罩判断位置

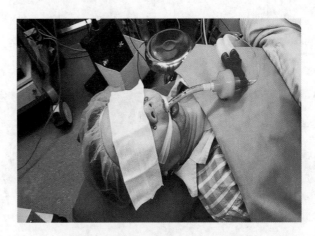

图 1-3-5　此例为鼻内镜手术时麻醉示意
使用防水丝绸胶布以对称的拉力将通气管固定于颞部,螺纹管通过约束带固定于床旁,通气管不应受重力牵拉。

8. 对喉罩麻醉而言,压力控制通气(pressure-controlled ventilation,PCV)是更好的选择。相比容量控制通气(volume-controlled ventilation,VCV),PCV 时气体分布更均匀,当潮气量相同时,PCV 下的气道压峰值要低于 VCV。喉罩有效通气的前提条件就是气道峰压小于喉罩的密封压,较低的气道峰压不但有利于减少气压伤,也有利于在术中维持稳定的喉罩通气。保留自主呼吸也是喉罩麻醉可选择的通气方式,但麻醉深度不易掌控,麻醉深度过浅不能有效抑制手术应激,麻醉过深则导致呼吸抑制。如果要将喉罩作为常规气道装置应用,使用肌松剂并控制呼吸更具有普适价值。对于 ENT 手术,尤其是鼻科等始终存在气道污染的手术,控制呼吸使得术中管理更容易。

9. 笔者医院行之有效的喉罩苏醒拔管流程如下:①手术结束后,将患者带管转运至 PACU,由麻醉医师指导麻醉护士进行苏醒期管理,这项举措不但有效提高了手术室周转速度,也使得苏醒时间相对充裕;②在转运过程中,应确保患者处于合适的麻醉深度,如果通气罩上方可能积存较多血液或分泌物,应该在足够的麻醉深度下提前吸引清除;③到达 PACU 后,为患者连接呼吸机通气,常规拮抗肌松,放置头高半卧位,提前松开固定胶带;④对于合作的成人和较大龄的合作儿童,推荐清醒拔除喉罩(视频 4),待患者完全清醒后,嘱张口拔除,通气罩内气体无需抽出,以便将分泌物带出口外;⑤对于不能配合的成人和低龄儿童,推荐镇静状态下主动拔除喉罩(视频 5),待自主呼吸恢复 15min 左右,通气足够后主动拔除喉罩,随后摆放侧卧位有利于气道通畅。

 拔除成人喉罩操作

 拔除儿童喉罩操作

二、气道评估

熟悉困难气道的预测因素并进行全面的气道评估可使麻醉医师识别潜在的困难气道,并提前制订合适的应对方案。气道评估的一般准则已见刊于各类出版物,本段内容重点阐述知识更新及 ENT 手术患者相关的内容。

(一)关注病史

病史涵盖患者最基本的信息,详询病史可以发现问题,继而重点关注。表 1-3-1 已列出合并有困难气道问题的 ENT 疾病。此外,既往有困难插管史是最能预见困难插管的因素,ENT 患者常需经历多次手术(例如显微喉镜手术、鼻内镜手术、儿童喉乳头状瘤切除术等),既往的气道处理过程可以提供重要的信息。应常规询问患者的睡眠状况,若有打鼾、呼吸睡眠暂停或者体位受限,均提示有不同程度的呼吸道梗阻,可能存在面罩通气困难。合并有近期上呼吸道感染、哮喘、慢性阻塞性肺疾病等呼吸系统相关疾病的患者,围术期气道相关并发症的发病率增加,制订气道管理计划时应考虑气道高反应带来的额外风险。

(二)识别症状和体征

ENT 手术患者常伴有特殊的气道相关临床症状和体征。

1. 声音嘶哑 声音嘶哑是由于不同原因引起声带增厚及僵硬程度增加,关闭相声门裂隙增大所致。引起声音嘶哑常见的原因有先天畸形、炎症、发音滥用、肿瘤、外伤及声带麻痹等。咽喉部病变的患者在术前会常规行电子/纤维喉镜检查,应关注其异常结果,而其他疾病的患者若有明显的声音嘶哑,应建议在术前行喉镜检查。术前评估时尤需警惕近期出现的发声状况改变。头颈部放疗、鼻咽肿瘤术后复发以及一些颅底肿瘤患者,伴有声音嘶哑可能提示喉返神经损伤甚至预示更严重的问题。

2. 呼吸困难 呼吸困难的患者主观上感到气体不足、呼吸费力,客观上表现为呼吸频率、深度及节律异常。呼吸困难一般分为:吸气性呼吸困难、呼气性呼吸困难、混合性呼吸困难。吸气性呼吸困难多由于上呼吸道狭窄或阻塞引起,严重时于胸骨上窝、锁骨上窝及剑突下发生凹陷称为三凹征,当肋间隙也发生凹陷时称为四凹征。呼气性呼吸困难由下呼吸道病变所致,表现为呼气费力,呼吸频率缓慢并伴有哮鸣音,无三凹征,常见于肺气肿、支气管痉挛等。ENT 手术患者最常见的是喉源性呼吸困难,即喉梗阻,是喉腔狭窄导致的吸气性呼吸困难伴高调吸气性喉鸣,同时伴有声音嘶哑,其严重程度分四级(表 1-3-5),Ⅲ级及以上需要急诊手术解除梗阻。

表 1-3-5　喉梗阻分级

分级	临床症状
Ⅰ级	呼吸困难仅在活动中出现
Ⅱ级	休息时出现呼吸困难并在活动中加重,睡眠和进食不受影响,没有烦躁不安
Ⅲ级	明显的吸气困难和喉鸣,胸骨上窝和锁骨上窝凹陷,睡眠和进食受到影响,烦躁不安
Ⅳ级	严重呼吸困难、发绀、定向力消失、昏迷

3. 吞咽困难　吞咽困难指食物通过口、咽或食管时有梗阻感,常见疾病有急性会厌炎或会厌脓肿等急性炎症、喉水肿、喉神经病变和咽喉肿瘤。建议出现吞咽困难的患者在术前行电子/纤维喉镜检查,并关注其异常结果。

(三) 体格检查

JAMA 杂志近期发表的一篇系统综述比较了多项体格检查方法预测困难插管的有效性,选出了排名前四的预测方法,位列第一的是上唇咬合试验。该试验将预测困难插管的准确率从 10% 提高到 60% 以上,其特异性远高于普遍使用的 Mallampati 分级。试验通过让患者用下门牙咬上唇来测试下颌运动范围(图 1-3-6)。结果分为 3 个等级:1 级,下切牙可越过上唇线;2 级,下切牙可咬住上唇,但不能越过上唇线;3 级,下切牙无法咬到上唇的任何部分,3 级提示困难插管可能性大。在没有牙齿的患者中,可以替换为上唇捕捉试验(upper lip catch test),评估下唇是否可以抬高以覆盖上唇线。其他三项评分高的方法分别为:颏舌距离短(<3~<5.5cm)、下颌后退(下颌角至颏尖距离小于 9cm 或外观小下颌)以及综合几项危险因素的 Wilson 风险总分(体重、头颈活动度、下颌活动度、下颌后退和龅牙)。

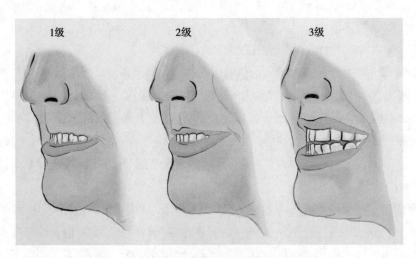

图 1-3-6　上唇咬合试验示意图

对于 ENT 手术患者,以下几种情况应重点关注:①头颈部有放疗史的患者,需要重点评估其张口度、头颈活动度、下颌活动度(通过上唇咬合试验);②颈部肿物患者,评估是否有颈前气道建立困难;③耳畸形、颅面畸形患者,评估颏舌距离、甲颏间距和颏退缩。

（四）辅助检查

1. X 线检查　X 线颈侧位片是一项非侵入性检查,对于儿童腺样体肥大和喉乳头状瘤的诊断和评估具有重要意义,从颈侧位片可以看到肿物大小以及和周围气道结构的毗邻关系。胸片结合胸透(呼吸时纵隔摆动)检查可以提高儿童气道异物的早期诊断率,CT 三维重建可以准确识别气道异物。对于咽后脓肿、咽旁间隙感染及颈深部感染的患者,CT 检查能够观测到咽后、咽旁及颈部气管旁组织的增厚,评估气道受压、移位的情况。

2. 电子/纤维喉镜　除传统的 X 线、CT 及 MRI 外,对于 ENT 手术患者,尤其是咽喉部肿瘤患者,电子/纤维喉镜检查可以提供重要的信息。喉镜检查通常在门诊检查室内完成,它为麻醉医师提供了插管路径的直观图像,正确地判读需注意以下几点:①对于复杂的气道结构改变,不仅要看图片,还应尽可能获得其录像,了解插管路径的动态变化;②喉镜检查时,患者清醒且端坐,其气道结构与仰卧位全麻诱导后的状态并不完全等同;③对于生长迅速的肿瘤,应关注喉镜检查的时间,若距离手术日间隔超过一周(甚至三天),咽喉部情况极有可能已经发生改变,应结合患者的症状和体征来判断,若近期有加重的气道梗阻或吞咽困难、明显的发声改变等,应建议复查喉镜,或者在手术室内用软镜行术前气道内镜检查。

3. 术前气道内镜　相比门诊检查室的电子/纤维喉镜检查,术前气道内镜检查(preoperative endoscopic airway examination,PEAE)可以由麻醉医师在准备室或手术室内自行完成,是一种创伤小但能提供充足临床信息的方法。PEAE 通常在清醒表麻下完成,优先选择经鼻腔入路(除外禁忌或特殊情况)。与 ENT 医师的检查关注点不同,PEAE 关注气道的另外 3 个方面(表 1-3-6)。PEAE 补充了通过症状体征及常规体格检查无法提供的直观信息,避免了潜在的灾难性后果,也可以减少不必要的清醒插管。

表 1-3-6　纤维/电子喉镜检查与 PEAE 获取的信息对比表

纤维/电子喉镜检查	PEAE
病变的程度和位置	能否从矢状面接近声门
能否保留喉功能	是否存在可能会干扰声门上通气装置放置的病变
是否需要紧急干预	是否存在可能被喉镜暴露损伤的病变

尽管气道评估非常重要,但是目前为止并不存在无缺点的评估工具。许多正在研究中的新评估模式虽然临床价值尚未明确,但是先进的科学技术一直是推动临床诊疗革新的重要动力。气道超声可以作为预测困难喉镜暴露的辅助手段,尤其是对于不合作和不稳定的患者,超声是一种很好的非侵入性气道评估工具。超声对困难气道的预测包括:舌骨无法显示、颏舌距离短、颈部气管前组织增厚以及舌头过大。除了气道评估,超声还可以帮助决策气管导管的型号、确认气管内插管以及指导紧急颈前气道的建立,如环甲膜切开术和气管切开术。此外,头颈部 CT/MRI 创建三维虚拟内镜图像,可用于已预见困难气道的管理,尤其是气道解剖复杂的患者。使用二维或三维面部分析来预测无法配合体检人群(例如儿童)的困难气道,可能为临床医师提供一种新方法。随着人工智能和机器学习的迅速发展,其与麻醉(特别是气道管理)的相关性越来越大。

人工智能和机器学习算法从大量复杂数据中识别模式的能力使其在麻醉气道管理中具有吸引力,可能会将气道管理带入一个新时代。

三、软镜引导下清醒气管插管

对于已知困难气道同时需要实施气管插管的患者,公认最为安全的方式是清醒气管插管(awake tracheal intubation, ATI)。纤维支气管镜/电子软镜(以下统称“软镜”)引导下气管插管是ATI的金标准。笔者团队所在的麻醉科是中华医学会认证的“气道管理培训基地”,在软镜引导下清醒气管插管的临床和教学实践方面均积累了丰富的经验。做好软镜引导下清醒气管插管不但需要熟练掌握运镜技巧,还应熟悉并做好整个流程的每个环节。DAS于2019年发布的成人ATI指南,将其关键环节总结为“sTOP”(小写s表示镇静并非必需),包括镇静(sedate)、局麻(topicalisation)、氧合(oxygenation)和操作(performance),笔者将结合该指南和本科室经验阐述软镜引导下清醒气管插管的技术要点。

(一) 准备事项

软镜引导下清醒气管插管应该在有计划、有准备的情况下实施。

1. 与患者沟通 清醒气管插管需要患者的配合,患者拒绝或沟通交流有障碍是清醒气管插管的禁忌证。麻醉前访视时应告知患者清醒气管插管的必要性和可行性,以及在实施过程中需要其配合的事项。

2. 团队准备 在所有气道干预措施中,ATI给操作者带来最大的心理压力。有信心的操作者会带给患者信任感,信心通常源于有丰富的经验并熟悉患者的病情。相反,如果操作者处于严重的压力之下,这些应激可能与表现不佳有关,增加了包括失败在内的并发症风险。操作者不应受到其他工作人员带来的时间压力的影响,因此,与外科医师、手术室护理人员、麻醉助理和熟练的麻醉同事进行计划和沟通是必不可少的。

3. 场所准备 ATI最好在手术室环境中进行,手术室内可以随时获得熟练的援助、药物和设备。对于高危患者(如严重气道阻塞、缺氧、呼吸衰竭或操作难度高),手术室具有更大的空间和即刻手术干预的条件,比麻醉准备室更有优势。当ATI在手术室外进行时(如重症监护室或急诊室),应尽可能创造相当的条件。

4. 设备准备 建议在ATI的全过程中建立心电图、无创血压、脉搏血氧饱和度和持续呼气末二氧化碳监测。工作空间的人体工程学对操作安全有一定影响,在开始操作之前应考虑优化患者、操作者和助手的位置,以及麻醉设备和监护仪的位置,这些设备都应该在操作者的直接视线之内。对于理想的操作者和患者体位尚无共识,但是让患者取坐位有生理和解剖学上的优势。需要准备就绪的设备和仪器包括:麻醉机、监护仪、吸氧装置、吸引器、注射泵、软镜、气道急救车和颈前气道手术器械包。

(二) 镇静和吸氧

建议应谨慎使用最低限度的镇静。ATI可以在没有镇静的情况下安全有效地进行,然而镇静可以减少患者的焦虑和不适,并增加配合度。理想的镇静效果是患者能对口头指令做出正常反应,而自主呼吸和心血管功能不受影响。过度镇静的风险包括呼吸抑制、气道丢失、缺氧、误吸及循环不稳定,对合并有严重气道梗阻的患者,用药要尤为警惕,因为清醒状态下尚能维持的气道张力会随着镇静药物的使用而有所降低,因此需要有一位麻醉医师专门负责镇静药物的滴定给药和监测。

笔者所在医院常规用药方案是:负荷量右美托咪定 0.5~1μg/kg 在 10min 内泵注,芬太尼 0.5~1μg/kg,阿托品 0.4~0.5mg。其中,阿托品并非常规用药,除非患者有明显增多的气道分泌物,且无阿托品使用禁忌。

吸氧应该在患者到达手术室时开始,并持续到镇静和操作的整个过程。如果可行,应该首选经鼻高流量吸氧(high-flow nasal oxygen therapy,HFNO)。

(三)局麻

有效的气道表面麻醉是 ATI 成功的关键。多项技术可用于气道局麻,如雾化吸入、喷雾、环甲膜穿刺注射及舌咽和喉上神经阻滞。推荐首选无创的方法,笔者所在医院常规采用"边走边喷"(spray as you go)的方法,利用喉麻管和软镜工作通道喷洒局麻药。

利多卡因是首选的局麻药物,总剂量不应超过 9mg/kg(肥胖者取瘦体重),在实践中很少需要如此高的剂量。一些研究表明,较低浓度的利多卡因与较高浓度的利多卡因一样有效,但较高的浓度会更快起效。笔者所在医院常规使用 2% 利多卡因。

表麻应由浅入深分步进行,依次麻醉鼻道(经鼻插管时)、舌根及口咽、声门上喉部、气管内,前一步表麻作用完善后,再行后一步表麻,避免诱发咽反射和剧烈呛咳。①经鼻插管时应麻醉鼻道,使用血管收缩剂(0.5% 去氧肾上腺素)进行鼻道黏膜收敛可降低鼻出血的发生率并使得鼻道通畅,用注射器将利多卡因与血管收缩剂混合,总量约 2mL,取更通畅的一侧鼻道缓慢滴入(患者仰卧或仰头);②舌根及口咽部宜由浅入深分步进行 2~3 次表麻,第一次使用注射器沿舌根洒入 2mL 利多卡因,嘱患者含漱,1min 后使用喉麻管沿舌根深入口咽部喷洒 2mL 利多卡因,嘱患者含漱后咽下(此步骤可重复 1 次);③使用软镜操作通道向声门上喉部喷洒 2mL 利多卡因,注射器内应至少有 2mL 空气随药液一并快速推出,以保证药液全部喷出工作通道,并在声门上喷洒均匀;④声门上表麻后 1min,软镜进入声门下,经工作通道滴入 2mL 利多卡因,速度不宜快,若快速喷入则药液会以水柱状射向隆突,而无法麻醉到声门下喉部及上段气管。

(四)优化条件及运镜技巧

软镜引导下清醒气管插管的成功率已被证明与资历无关,但与经验有关。有许多策略被用于技术培训,包括使用人体模型、模拟器、尸体和患者。所有麻醉医师都应该寻找一切机会获得并保持软镜引导下清醒气管插管技能。

患者取坐位有生理和解剖学上的优势,有利于气道结构的暴露,当患者处于仰卧位时,也可以创造条件使操作更容易。

1. 患者仰卧时,操作者可踩踏脚凳或降低手术床,以保证患者头部高度位于操作者髋部水平,以使操作时软镜得以伸直。

2. 患者仰卧时,头部取嗅物位,嘱其张口伸舌有利于打开操作空间,若配合,请患者自己轻拉住舌头避免回缩,当困难时,类似于甲状腺手术的颈过伸位有助于进一步打开空间。

3. 可嘱患者吞咽口水,避免分泌物污染镜头,软镜操作通道连接氧气有助于吹开前端分泌物保持镜头洁净。

4. 始终保持中线入路,镜体在空间的中间行走,避免擦碰气道结构,当迷失方向时,不宜冒进而应后退到能辨认的解剖结构处,优化条件后再次前进。

5. 当喉部结构无法显露时,嘱患者发声"啊~啊~",有助于抬起会厌,窥及声门。

(五) 置管

软镜过声门后,继续下行至能看到隆突,停留在隆突上方约 5 个气管软骨环处,悬停软镜,置入气管导管,直至在视野中看到导管尖端,方可退镜,若软镜进入气管过浅,易在置管过程中被带出气管,而过深则易刺激隆突。

1. **在气管导管过声门时,可能遇到阻力,做好以下细节有助于顺利置管**:①首选鹰嘴导管(Parker 导管),其尖端位于导管横截面中点,置管时紧贴软镜,不易被声门区结构阻挡;②软镜外径和气管导管内径差距应尽可能小,建议使用可满足患者通气的最小外径的气管导管;③充分润滑软镜和气管导管下段(套囊及以下);④当置管遇到阻力时,往往是导管尖端抵住了右侧环杓关节,此时应后退导管,逆时针旋转 90°(有效旋转)后再进管;⑤嘱患者深吸气,在吸气时进管。

2. **需要两点检查以确认气管内插管**:①软镜看到气管隆突、气管软骨环和气管导管尖端;②连接呼吸回路后看到正常的呼气末二氧化碳波形。只有当两点检查确认气管导管放置正确时,方可行全麻诱导。退出软镜时,须注意保持气管导管的正确位置不被移动。套囊充气时机的选择需权衡误吸、患者反应和导管移位的相对风险。

(六) 并发症和失败的处理

据报道,接受 ATI 的患者总体并发症发生率高达 18%,其发生是由于"sTOP"各环节处理不当所致。如果出现并发症,应确定其病因并进行适当处理。ATI 失败定义为非计划地从气道取出软镜或气管导管。建议尽量减少 ATI 的尝试次数,在开始 ATI 之前应考虑是否需要更有经验的支持,操作者应确保在第一次尝试之前对各环节进行优化。如果第一次尝试不成功,应重新评估并改善准备不充分的环节,并在继续第二次尝试之前求救。如果第二次尝试不成功,只有在条件可以进一步优化的情况下,才考虑第三次尝试。第四次也是最后一次尝试("3+1 次尝试"),只能由更有经验的操作者进行。每一次失败的尝试都可能对患者和操作者的信心产生不利影响,建议尽早寻求专家帮助。如果在"3+1 次尝试"后仍不成功,则应遵循 ATI 失败后处理方案。

ATI 失败后处理方案适用于在"3+1 次尝试"中未成功完成气管插管的罕见情况。立即行动应包括:呼救、确保使用 100% 氧气,并停止任何镇静药物。操作者应该"停下来思考",以确定后续的气道管理方案,同时也做好随时建立紧急颈前气道的准备。在 ATI 失败的情况下,默认操作应该是推迟手术。只有在必要的情况下,例如气道通畅度或通气功能受损、需要紧急手术或预计临床情况会恶化,才应立即进行气道管理。

在 ATI 失败后,若必须行气道管理,应首选经颈前气道清醒插管,包括环甲膜切开术或气管切开术,尽可能找最熟练的医师执行此操作。如果不合适或不成功,高风险的全麻诱导是唯一的选择。在这种情况下,操作者应根据 2015 年 DAS 指南,制订可实现的方案 A 到方案 D 气道管理策略。

四、未预料困难气道的处理

2015 版 DAS 指南针对成人未预料困难气道提出了处理原则和建议。其要点在于:优先考虑氧合,同时限制气道干预的次数,以最大限度地减少创伤和并发症,麻醉医师在实施主要操作技术之前应该有后备计划(图 1-3-7)。

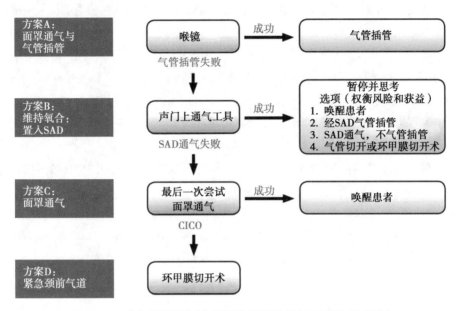

图 1-3-7 成人未预料困难气道的处理流程图(2015 版 DAS 指南)

1. 方案 A 提高首次插管成功率。所有患者应该常规预给氧,使呼末氧浓度达到 90%,诱导后应优化面罩通气条件,包括调整体位、运用口咽、鼻咽通气道以及充分的肌松。第一次插管应选择最熟悉的方法,推荐首选可视喉镜。ENT 手术患者常伴有特殊的气道情况,可视管芯也是经常选择的气道工具,尤其适用于颈部活动受限、张口度小、气道解剖结构异常或已预知的困难喉镜暴露患者。严格控制插管次数,减少毫无改进的重复操作,避免损伤。最多尝试 3+1 次,最后一次应留给专家。

2. 方案 B 当"3+1 次尝试"插管均失败后,应该马上启动方案 B。麻醉医师应保证氧合,置入声门上通气工具,推荐带有食管引流功能的二代喉罩。无论是否更换尺寸或者种类,尝试的次数同样限制在 3 次(本章节前文有关于喉罩麻醉管理的内容阐述)。如果喉罩能够维持氧合,建议此时"停下来,想一想",根据具体情况,有 4 种后续方案:①经喉罩插管;②行环甲膜切开或气管切开术;③在喉罩通气下完成手术;④唤醒患者。

3. 方案 C 当喉罩通气失败,可以最后再尝试一下面罩通气。麻醉医师应做双人面罩通气的努力,如果成功则唤醒患者,如果不能通气,应给予充分的肌松。给予充分肌松是以往指南中没有给出过明确意见的灰色区域,2015 版指南在循证的基础上明确提出,充分的肌松能够消除喉部的不良反射、提高胸廓顺应性,改善面罩通气。

4. 方案 D 紧急颈前气道。指南用更容易规范培训和操作的"手术刀环甲膜切开技术"取代了环甲膜穿刺术,因为后者不稳定,容易造成气压伤,并且依赖特殊的通气设备。环甲膜切开术使用手术刀和探条结合完成经环甲膜切开和置管,对工具的要求较低,成功率高。对于此项技术,指南特别强调了操作者应于平时接受定期培训,在模型上练习以熟悉流程和方法。

该指南旨在为潜在威胁生命的临床问题提供结构化的反应。在紧急情况下做出决策是困难的,限制气道干预的尝试次数,始终将氧合放在首位,鼓励宣布失败,这些措施可以帮助麻醉团队做出正确的决定,以最大限度地减少创伤和并发症。麻醉医师应该定期接受培训和演练,让整个团队都熟悉处理流程。

值得关注的是,在 2022 年发布的 ASA 困难气道新指南中,当发生不能插管不能氧合(CICO)的紧急气道情况时,除考虑建立颈前气道外,还将体外膜肺氧合(extracorporeal membrane oxygenation,ECMO)列为可选择的有创方法。对于一些严重困难气道的患者,如肿瘤堵塞或压迫气管、烧伤导致的困难气道、先天畸形或插管损伤导致的气管狭窄等,当气管插管或气管切开术都不安全或不可行时,ECMO 可能是维持全麻期间氧合安全有效的唯一方式。ECMO 的优势在于可以减轻肺部膨胀,避免使用高浓度氧气,从而保持肺的氧合功能,用于困难气道的急救处理时可以有效避免气道损伤,有助于人工气道的顺利建立。与体外心肺转流比较,ECMO 可持续时间长、血细胞损伤少、肝素使用少、出血事件发生率低。使用 ECMO 时应注意其是否出现全身并发症,主要包括神经系统事件(脑梗死、脑出血)、周围血管并发症(动脉夹层,假性动脉瘤)、认知功能障碍、感染、水肿、器官功能衰竭及缺氧等。由于 ECMO 辅助气道管理的案例较少,目前还没有关于其适应证和并发症的确切结论。

五、共用气道手术的通气策略

当需要在喉部声门区及气管内进行手术时,麻醉医师需要与手术医师共用一个解剖区域,两者的密切交流和配合是手术成功的基础。涉及的手术包括良性声带肿物切除术、早期的声带恶性肿瘤活检术、气道异物取出术等。

建立一个有效的气道,同时保持病变可视和手术通路无阻是具有挑战的。要强调手术医师和麻醉医师共同研究并制订方案的重要性。麻醉通气策略可以分为密闭系统和开放系统两类。

(一) 密闭系统

密闭系统指使用带套囊的气管导管保护下气道。对大部分的喉镜下声带手术,经口气管内插管是合适的,且对于易出血的病灶,带套囊的气管导管可以保护下呼吸道。一篇关于喉内镜手术的综述研究了 1 840 例手术,其中 98.5% 的手术都是在这一标准流程下顺利进行的。气管导管管径的选择以能满足通气的最小管径为优。气道导管对于声带前 2/3 区域的暴露影响不大,但影响后 1/3 区域(声带突、后连合、杓状软骨)的暴露。

(二) 开放系统

开放系统指不使用气管导管,往往是由于无法进行气管插管或者插管遮挡手术野,术中采取保留自主呼吸、窒息通气、喷射通气等策略。

1. 保留自主呼吸 这是一项具有挑战性的技术,要使未用肌松剂的患者喉部制动需要较深的麻醉,而深麻醉可能会导致呼吸暂停或者循环不稳定。在笔者所在医院,这一通气策略多用于儿童气道异物取出术,需要外科医师和麻醉医师的密切配合,以及精确的麻醉深度维持。理想的气道表面麻醉能降低气道反应性,有利于维持稳定的通气和制动。

2. 窒息通气　在传统的窒息通气方式下,外科医师和麻醉医师轮流使用气道。麻醉医师为患者全麻诱导插管后机械通气,在需要气道手术处理前拔管并把气道交付与外科,当需要再次通气时,麻醉医师再次插管或面罩通气,循环复始。窒息通气的优点在于有一个畅通无阻的不动的手术视野,明显的缺点在于反复插管有潜在气道水肿的风险,且间歇通气、间歇手术对患者生理和外科操作都存在不良影响。

近年来,一些新技术被用于延长安全窒息时间并减少二氧化碳蓄积,例如经鼻湿化高流量通气技术(transnasal humidified rapid-insufflation ventilatory exchange,THRIVE)。该装置通过经鼻导管输送流量高达 70L/min、浓度精确可调的氧气,且加温(37℃)加湿(100% 湿度)。THRIVE可提供一个低水平的持续气道正压,通过依靠流量的死腔冲洗进行气体交换。目前已有将THRIVE 安全用于共用气道类手术的报道,最长的呼吸暂停时间达 65min。

3. 喷射通气　喷射通气的使用已有超过 40 年的历史,因为回路开放,需要全凭静脉麻醉。使用喷射通气常常是因为麻醉设备阻碍外科手术区域。喷射通气下,声门上下结构都可以得到很好的显露,但是由于无法保护下气道,只能用于不涉及血管、感染和肿瘤的病变,并且要警惕气压伤的风险。喷射通气可以在声门上、声门下或经特殊的喷射通气设备来实施。

(1)声门上喷射通气:笔者所在科室使用 Manujet Ⅲ手动喷射通气装置,通过一根经鼻放置的喷射通气导管,在声带手术期间为患者实施声门上喷射通气(图 1-3-8)。需要注意的技术要点包括:①喷射导管开口对准声门,喷射通气时应看到明显的胸廓隆起;②确保足够的呼气时间以避免气体潴留;③给予充分的肌松以改善胸廓顺应性,减少通气阻力;④术毕清理血液和分泌物后置入气管导管或喉罩以待苏醒。

(2)声门下喷射通气:通过喉镜将一细管置入声门下 5~7cm 实施声门下喷射通气。与声门上通气相比较,声带运动更少,

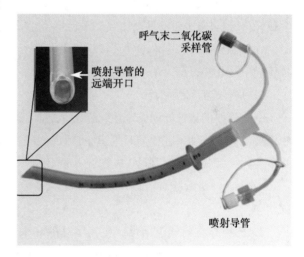

图 1-3-8　经鼻声门上喷射通气及氧合装置示意图

因此很少需要暂停通气,然而由于气体排出需要依赖上呼吸道,这就增加了气体潴留的风险。在长时间的手术后应插管或置入喉罩给予机械通气,纠正二氧化碳潴留。

(3)高频叠加喷射通气(superimposed high frequency jet ventilation,SHFJV):SHFJV 系统通过集成到喉镜中的两个喷射管口可同时提供高频和常频通气,高频常频叠加,形成脉冲式吸气压力平台以及呼气末正压,提高了通气和氧合的效率,改善了传统的高频喷射通气氧合不足和二氧化碳蓄积的问题。SHFJV 在喉气管狭窄患者的开放式通气支持中起着关键作用,同时为此类手术提供了更好的手术条件,包括喉激光手术和气管内支架植入术(图 1-3-9)。

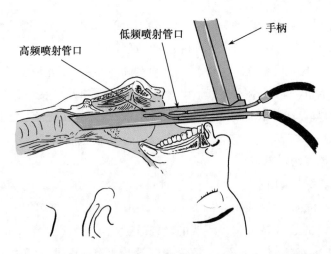

图 1-3-9　高频叠加喷射通气（SHFJV）示意图（绘图　刘洪君）

六、拔管策略

气管拔管是全麻苏醒过程中的关键步骤,这不是插管过程的简单逆转,因为条件往往不如麻醉开始时有利。解剖学和生理学的变化,加上时间压力和其他限制,给麻醉医师带来的挑战甚至超过了气管插管,对于手术区域多位于上呼吸道的 ENT 手术而言更是如此。虽然拔管后的问题多属轻微,但也有少量问题会造成严重后果,包括缺氧性脑损伤和死亡。

DAS 制订的成人围术期气管拔管指南提供了一个实用的结构化框架,倡导有策略、阶梯式地拔管(图 1-3-10)。

(一) 第一步:计划拔管

一个简要的拔管计划应该在麻醉诱导之前就制订完成。对气道和全身风险因素的评估是其中重要的内容。如果在诱导时气道正常且无并发症,手术结束时气道情况没有改变且不存在全身危险因素,则属于"低风险"拔管。

"高风险"拔管具有潜在并发症的风险,存在气道危险因素和/或全身危险因素。气道危险因素包括:

1. 已经存在的气道困难　包括明确的和未预料的困难气道,在诱导时就已存在,并且可能在术中恶化。此外,还包括肥胖和阻塞性睡眠呼吸暂停(OSA)患者,以及有反流误吸风险的患者。

2. 围术期气道恶化　诱导时气道正常,但因解剖扭曲或手术引起的创伤、出血、血肿或水肿以及一些非手术因素而变得难以管理。

3. 气道通路受限　气道通路在手术结束时受到限制,例如共用气道的手术,或者头颈部活动受限。

4. 全身危险因素　全身危险因素也可能使拔管变得复杂,包括呼吸功能受损、循环不稳定、神经/神经肌肉损伤、体温异常以及凝血功能、酸碱平衡或电解质紊乱。

"高风险"拔管在 ENT 手术中相当常见。首先,源于高困难气道发生率;其次,ENT 手术区

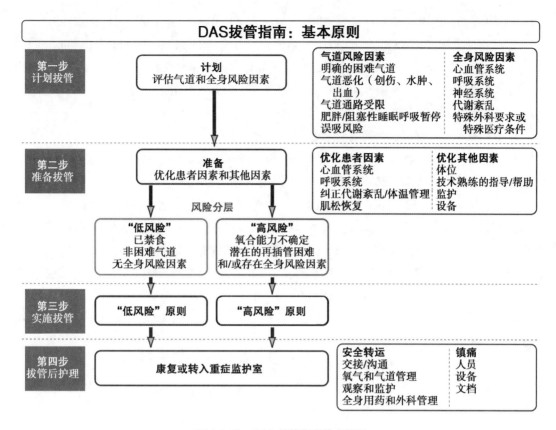

图 1-3-10　DAS 拔管指南基本原则

域多位于上呼吸道,或者共用气道,存在手术引起气道恶化的情况;此外,颌面整形术后的固定和加压包扎使得术后气道通路受限。

(二) 第二步:准备拔管

准备的目的在于优化拔管条件。在手术结束和拔管前应重新评估气道以最终确定拔管计划,并确定拔管失败时重新插管的最合适抢救计划。评估应遵循逻辑顺序:

1. **气道**　要考虑拔管后面罩通气是否可行。水肿、出血、创伤、异物和气道扭曲可以通过喉镜检查来评估。值得警惕的是,在喉镜检查中,气管插管的存在可能会给人以错误的乐观看法,而且水肿可能会进展得非常迅速。

2. **喉部**　漏气试验可用于评估声门下的气道状况。当气管导管的套囊放气时,正常情况下应出现明显的漏气音,若没有漏气音,则高度提示拔管不安全。

3. **下呼吸道**　下呼吸道中可能影响拔管安全的因素有:下呼吸道损伤、水肿、感染和分泌物。如果术中氧合不佳,应通过胸片检查等来排除支气管插管、气胸、肺气肿或其他肺部病变。如果气道抢救计划涉及气管造口术,则应确认颈前气道的可及性。

4. **优化全身因素**　建议使用肌松监测仪,以确保 4 个成串刺激(train-of-four stimulation,TOF)比值高于 90%,确认神经肌肉阻滞已完全逆转。与新斯的明相比,舒更葡糖钠对罗库溴铵(和维库溴铵)诱导的神经肌肉阻滞有更可靠的拮抗作用。心血管不稳定应该得到纠正,并确保足够的液体平衡。优化患者的体温、酸碱平衡、电解质和凝血状态，并提供足够的镇痛。

5. 优化后勤因素 拔管是一个可选的过程，应以可控的方式进行，并拥有与诱导时相同的监控、设备和获得帮助的条件。在安排手术排班表和计划接下一位手术患者时，应考虑到安全拔管所需要的时间。沟通是必不可少的，"高风险"患者可能需要额外的资源。

（三）第三步：实施拔管

1. 任何拔管技术都应最大程度地避免氧供的中断。

（1）建立氧储备（预氧合）：建议在 FiO_2（fraction of inspiration O_2, FiO_2）值为 1.0 的情况下进行预氧合，目标是将呼气末氧浓度提高到 0.9 以上或尽可能接近 FiO_2。

（2）患者体位：建议头高位（反 Trendelenburg）或半卧位拔管。

（3）吸引：建议在深麻醉状态时直视下（使用喉镜）吸引分泌物，以避免损伤口咽软组织。若下呼吸道分泌物增多，或留置有胃管，提前吸引下呼吸道和胃管也是有必要的。

（4）肺复张动作：接受全身麻醉的患者常发生不同程度的肺不张，肺泡复张动作如持续呼气末正压（positive end-expiratory pressure, PEEP）和肺活量呼吸，有助于逆转肺不张。在肺复张达到目标压力后同时放气和拔管，持续的充气会产生被动呼气，有利于随拔管排出分泌物，并可能减少喉部痉挛和屏气的发生率。

（5）防咬牙垫：牙垫可防止患者在苏醒时咬住气管导管或喉罩，用力吸气对抗阻塞的气道可迅速导致负压性肺水肿。若发生咬管，可抽空气管导管或喉罩的套囊，使得空气可以在气道装置周围流动，从而避免产生显著的负压。

（6）避免因气道刺激而产生并发症：拔管应在患者完全清醒或深麻醉下进行。清醒拔管通常更安全，而深麻醉拔管具有的优点（减少咳嗽、血流动力学更平稳等）被更高的上呼吸道梗阻发生率所抵消。在苏醒前将气管导管换成喉罩可以降低气道阻塞的风险。阿片类药物已被用于抑制咳嗽反射，首选输注瑞芬太尼，但需要谨慎权衡止咳的益处与呼吸抑制风险的增加。利多卡因可用于减少咳嗽，可以在插管时局部给药、注入气管套囊或在拔管前静脉注射。

2. 对于"高风险"患者，要做出的关键决定是拔管更安全，还是保留插管更好。如果认为拔管是安全的，清醒拔管或运用一些高级技术将克服"高风险"患者的大多数挑战。如果认为拔管不安全，应选择推迟拔管或行气管造口术（图 1-3-11）。

（1）高级技术之一：用喉罩替换气管导管。在足够的麻醉深度下，用喉罩替换气管导管，以维持通畅的、无刺激的气道，并保护气道不受血液和分泌物污染，继而清醒或深麻醉拔管。但这项技术对于再插管困难或有反流误吸风险的患者并不合适。

（2）高级技术之二：瑞芬太尼。在麻醉苏醒期间，气管导管的存在可能会引发咳嗽、躁动和血流动力学波动，这些反应在某些患者群体中是需要避免的，例如神经外科、颌面外科、整形外科患者以及患有严重心脑血管疾病的患者。输注超短效阿片类药物瑞芬太尼可以减轻这些不良反应，使患者在完全清醒服从指令的同时能够耐受气管导管。瑞芬太尼可在术中和苏醒期持续输注，也可专门用于拔管。成功使用的关键在于在拔管前很久就去除了麻醉中的镇静成分（吸入麻醉剂或丙泊酚），从而允许适当的瑞芬太尼滴定。文献中描述的剂量范围很广，应予以滴定以避免咳嗽或延迟苏醒。

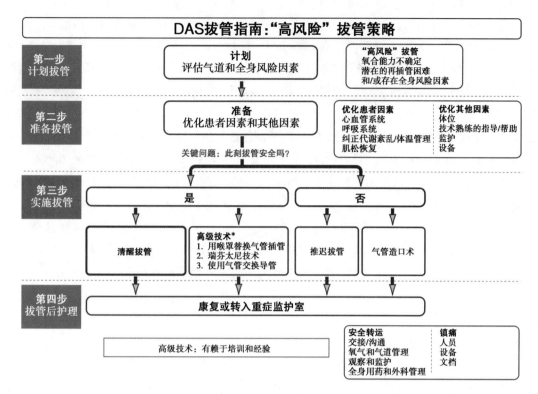

图 1-3-11 "高风险"拔管策略示意图(2012 版 DAS 拔管指南)

(3)高级技术之三:气道交换导管辅助拔管。对预计再插管困难的患者可以通过使用气道交换导管(airway exchange catheter, AEC)来降低风险,该装置在拔管前通过气管导管插入气管。AEC 是由半刚性耐热聚氨酯制成的细长中空管,通常尖端圆钝且有侧孔,不透射线,外表面有长度标记,且配有与麻醉回路兼容的可拆卸 15mm 接头,以及用于高频喷射通气的接头。当需要重新插管时,AEC 可以引导气管导管通过,并且可以用来供氧。

麻醉医师应该通过培训和定期的人体模型训练来熟悉这些高级技术。

3. 当气道受损的威胁非常严重时,不应该拔管。推迟拔管(数小时甚至数天)可能会使气道水肿消退,增加成功拔管的机会。将熟练、有经验的人员与最危险的时期相匹配可能是最好的选择,例如,不在深夜拔除困难气道患者的气管导管可能会更安全。

4. 当气道通畅性在术后相当长一段时间内均会受到影响时,应考虑气管造口术,例如既存的气道问题、手术性质(例如游离皮瓣重建)、肿胀、水肿或出血。决定取决于:①手术结束时气道受损的程度;②术后气道恶化的可能性;③气道急救的能力;④预期气道严重受损的持续时间。与长期使用气管导管相比,气管造口术降低了声门损伤的风险。麻醉医师和外科医师应该在手术计划中提前讨论这些问题,并作出决定。

(四) 第四步:拔管后护理

拔管后危及生命的并发症并不局限于术后即刻,如果术后恢复区离手术室很远或者患者情况不稳定,在转运期间应该持续给氧并监测。在高危病例中,应向接收团队简要介绍患者情况,并制订书面的气道管理计划。在康复期间密切观察患者是必要的,脉搏氧饱和度仪不足以用来监测通气,呼气末二氧化碳监测(特殊设计的面罩/鼻导管)有可能帮助早期发现气道梗阻。

需要警惕的信号包括早期的气道问题(喘鸣、气道梗阻、躁动)和手术问题(引流量增多、游离皮瓣灌注、气道出血、血肿形成和气道肿胀)。即使没有客观体征,也不能忽视烦躁不安或抱怨呼吸困难的患者,困难气道急救车应该立即可用,相关物品如用于拆开敷料和缝合线的简单手术器械也应立即可用。

气道受损的患者应在 ICU 接受监护,并给予高流量湿化氧气和呼气末二氧化碳监测。应该鼓励患者深呼吸和咳嗽以清除分泌物,在 OSA 患者中,鼻咽通气道可以克服上呼吸道梗阻。类固醇激素可减少直接气道损伤引起的炎性气道水肿,但对继发于静脉阻塞的机械性水肿无效。只要给予足够的剂量(相当于每 6h 100mg 氢化可的松),所有激素都同样有效。对于炎症性气道水肿的高危患者,应尽快开始使用激素,并持续至少 12h,在拔管前即刻给予单剂量激素是无效的。良好的镇痛能优化术后呼吸功能,剂量应谨慎滴定。有效的止吐也很重要。

为了患者将来的治疗,应将困难插管和拔管的处理记录在麻醉文书上,并为患者提供一份副本,给予其详细的解释。还应该告诉患者气道创伤可能出现的晚期并发症,并建议他们在病情发展时及时就诊。

【总结】

成功的气道管理需要丰富的知识和技能,特别是预测困难气道和制订气道管理计划的能力,以及应用一系列现有的气道工具执行该计划的能力。麻醉医师应不断培训和实践以提高这种能力,关注知识更新,积累实战经验,提高沟通技巧。

笔者所在科室依托笔者所在医院独有的学科优势,在困难气道管理领域倾注数十年心力,建设了标准化气道培训课程体系,目前正在运行的"全景气道(All-in-One)"线上线下融合式气道管理技能培训课程,已获得中国医师协会认证。登录团队网站(https://www.linaatp.com)可以看到气道工具培训的讲解视频和相关病例解析,这些资料将持续更新。

(夏俊明)

参考文献

1. 迈克尔.米勒麻醉学:第9版.邓小明,黄宇光,李文志,译.北京:北京大学医学出版社,2021.

2. 阿卜杜拉马勒克,道尔.耳鼻咽喉科手术麻醉.李天佐,李文献,译.上海:上海世界图书出版公司,2014.

3. FRERK C,MITCHELL V S,MCNARRY A F,et al. Difficult Airway Society 2015 guidelines for management of unanticipated difficult intubation in adults. Br J Anaesth,2015,115:827-848.

4. GALLART L,MASES A,MARTINEZ J,et al. Simple method to determine the size of the laryngeal mask airway in children. Eur J Anaesthesiol,2003,20(7):570-574.

5. DETSKY M E,JIVRAJ N,ADHIKARI N K,et al. Will this patient be difficult to intubate? The rational clinical examination systematic review. JAMA,2019,321(5):493-503.

6. AHMAD I,EL-BOGHDADLY K,BHAGRATH R,et al. Difficult Airway Society guidelines for

awake tracheal intubation（ATI）in adults. Anaesthesia，2020，75（4）：509-528.

7. REZAIE-MAJD A，BIGENZAHN W，DENK D M，et al. Superimposed high-frequency jet ventilation（SHFJV）for endoscopic laryngotracheal surgery in more than 1 500 patients. Br J Anaesth，2006，96（5）：650-659.

8. POPAT M，MITCHEL V L，DRAVID R，et al. Difficult Airway Society Guidelines for the management of tracheal extubation. Anaesthesia，2012，67（3）：318-340.

9. APFELBAUM J L，HAGBERG C A，CONNIS R T，et al. 2022 American Society of Anesthesiologists Practice Guidelines for Management of the Difficult Airway. Anesthesiology，2022，136（1）：31-81.

10. 庄旭辉，马武华. 体外膜肺氧合用于困难气道的研究进展. 临床麻醉学杂志，2021，37（09）：987-990.

11. 4th National Audit Project of the Royal College of Anaesthetists and the Difficult Airway Society. Major complications of airway management in the United Kingdom：Report and Findings，March 2011.

12. MERCHAN-GALVIS A M，CAICEDO J P，VALENCIA-PAYÁN C J，et al. Methodological quality and Thtransparency of clinical practice guidelines for difficult airway management using the appraisal of guidelines research & evaluation Ⅱ instrument：A systematic review. Eur J Anaesthesiol，2020，37（6）：451-456.

13. ROSENBLATT W，IANUS A I，SUKHUPRAGARN W，et al. Preoperative endoscopic airway examination（PEAE）provides superior airway information and may reduce the use of unnecessary awake intubation. Anesth Analg，2011，112（3）：602-607.

14. ADI O，FONG C P，SUM K M，et al. Usage of airway ultrasound as an assessment and prediction tool of a difficult airway management. Am J Emerg Med，2021，42：263.

15. MATAVA C，PANKIV E，AHUMADA L，et al. Artificial intelligence，machine learning and the pediatric airway. Paediatr Anaesth，2020，30（3）：264-268.

16. CHENG J，WOO P. Rescue microlaryngoscopy：a protocol for utilization of four techniques in overcoming challenging exposures in microlaryngeal surgery. J Voice，2012，26（5）：590-595.

17. PATEL A，R NOURAEI S A. Transnasal Humidified Rapid-Insufflation Ventilatory Exchange（THRIVE）：a physiological method of increasing apnoea time in patients with difficult airways. Anaesthesia，2015，70（3）：323-329.

18. SÜTTERLIN R，LOMAURO A，GANDOLFI S，et al. Influence of Tracheal Obstruction on the Efficacy of Superimposed High-frequency Jet Ventilation and Single-frequency Jet Ventilation. Anesthesiology，2015，123（4）：799-809.

第四节　特殊患者的麻醉

要点

1. 肥胖　肥胖患者对麻醉所造成的挑战可能有：①体型改变；②呼吸系统改变（功能残气量下降，肺不张等）；③合并阻塞性睡眠呼吸暂停（OSA）；④合并内分泌系统疾病（如糖尿病）；⑤合并循环系统疾病（如高血压）等。

2. 休克　在耳鼻咽喉头颈外科中，休克患者常见于鼻咽癌放化疗后动脉出血、大量鼻出血、鼻咽纤维血管瘤破裂出血。

3. 妊娠　妊娠期间手术概率估计为 0.75%~2.2%。最常见的手术为急性阑尾炎、急性胆囊炎、外伤等。妊娠期患者的麻醉方式首选区域阻滞，避免选用有致畸可能的药物，并严密监测患者的氧合及血压。

4. 合并内科疾病

- 高血压：围术期对高血压的治疗及关注集中在保护靶器官功能上。
- 糖尿病：围术期糖尿病的治疗目标是维持血糖在可接受范围，避免血糖过高或过低。
- 哮喘：哮喘患者的围术期管理要点是充分评估，预防发作。急性发作期患者若为择期手术，应推迟至症状缓解。
- 甲状腺功能亢进：甲状腺功能亢进患者行外科手术者，术前需要确认甲状腺功能恢复正常。若甲亢患者在甲状腺功能未正常时进行紧急手术，有发生甲状腺危象的风险。缺血性心脏病患者术前评估需综合心血管事件风险、患者体能状态、外科手术风险三方面因素。

【概述】

耳鼻咽喉头颈外科的患者人群分布广泛，患者存在各种并发症的情况很多。这些患者的围术期评估十分重要，一般来说，评估方法和处理原则与其他手术类别患者并无二般。在此，仅讨论耳鼻咽喉头颈外科患者中较为常见的几种并发症情况。

一、肥胖患者的麻醉

肥胖是一种多因素的慢性疾病。通常以体重指数（body mass index，BMI）来评估患者的体重状态，即患者的体重（kg）除以身高（m）的平方，BMI 单位为 kg/m^2。1998 年，世界卫生组织（World Health Organization，WHO）发布了肥胖标准，推荐以 BMI 和腰围作为肥胖的判断标准。为了更适用于亚太地区居民，WHO 肥胖专家顾问组划定了亚太区的肥胖界值（表 1-4-1）。

（一）肥胖患者对麻醉造成的挑战难点

其包括：①解剖和体型改变；②呼吸系统的改变；③合并循环系统疾病；④合并内分泌系统疾

表 1-4-1　WHO 划定的全球及亚太地区的肥胖程度分类标准（单位：kg/m^2）

肥胖程度	WHO	亚太地区
过瘦	BMI<18.5	BMI<18.5
正常	18.5≤BMI<25	18.5≤BMI<23
超重	25≤BMI<30	23≤BMI<25
轻度肥胖	30≤BMI<35	25≤BMI<30
中度肥胖	35≤BMI<40	30≤BMI<35
重度肥胖	BMI≥40	BMI≥35

病；⑤合并阻塞性睡眠呼吸暂停（obstructive sleep apnea，OSA）等。

1. 肥胖患者解剖和体型的改变　根据脂肪组织堆积部位的不同，肥胖可分为周围性肥胖和向心性肥胖。周围性肥胖者身材呈梨形，脂肪组织多堆积在下半身。向心性肥胖者身材呈苹果形，脂肪组织多堆积在上半身。相对而言，向心性肥胖患者的解剖和体型改变对麻醉造成的影响更大，主要包括以下几点：①口内脂肪组织聚积，导致咽腔狭窄；②气管外部脂肪组织堆积，压迫呼吸道；③气管前脂肪组织堆积，舌骨向后移位，导致会厌过度遮盖声门；④咽提肌群（颏舌肌、腭帆张肌等）扩张效果减弱，易有上呼吸道塌陷，易打鼾；⑤头颈部脂肪组织堆积，影响头颈活动度。

2. 肥胖患者呼吸系统的改变　肥胖患者的肺部容积减少，呼吸做功增加，肺部气体交换的能力也发生改变。肥胖患者呼吸系统发生的改变如下：

（1）潮气量（tidal volume，VT）：一般而言，正常或者稍有升高。

（2）补吸气量（inspiratory reserve volume，IRV）及补呼气量（expiratory reserve volume，ERV）：因多余的脂肪组织对胸廓及肺部软组织的扩张活动的限制，IRV 和 ERV 均有降低，其中 ERV 下降明显。

（3）残气量（residual volume，RV）：基本无变化。

（4）功能残气量（functional residual capacity，FRC）：减少。

（5）肺活量（vital capacity，VC）：减少。

（6）肺总量（total lung capacity，TLC）：减少。

（7）一氧化碳扩散容量（carbon monoxide diffusion capacity，DLCO）：单纯肥胖患者中 DLCO处于正常值状态。以此可区别于肺部自身病理改变而使肺功能测定值异常的患者。

（8）顺 应 性（respiratory system compliance，CRS；lung compliance，CL；chest wall compliance，CCW）：1/CRS=1/CL+1/CCW。肺顺应性 CL 正常；胸壁顺应性 CL 因脂肪组织增生和横膈上抬降低，故总体顺应性 CRS 降低。

（9）阻力（resistance）：肥胖患者呼吸系统总体阻力升高 30%。体位不同阻力升高不同。仰卧位时阻力升高多，可能与外部脂肪组织压迫喉上部有关。

（10）增加呼吸运动做功：肥胖患者呼吸运动做功增加，呼吸运动时耗氧量增加。这是因为呼吸系统顺应性降低，呼吸系统阻力增加，脂肪组织产生的吸气负荷增加。

3. 肥胖患者循环系统的改变　肥胖患者总血容量及循环血量增加，心输出量增加，每博输出量增加,心肌耗氧量增加。肥胖患者的高血压情况更普遍。其中,收缩期高压较舒张期高压更易出现。肥胖患者存在心室重构,向心性肥胖正常血压的患者由于慢性容量过负荷,导致离心性心室重构,最终心室腔扩大。肥胖患者合并高血压,由于收缩压和舒张压同时超负荷,可能出现早期心力衰竭。

4. 肥胖患者内分泌系统的改变　肥胖患者易有胰岛素分泌增加及外周组织对胰岛素敏感性降低而导致的胰岛素抵抗。若合并糖尿病,肥胖会加重糖尿病病情。继发性肥胖可能与甲状腺功能减退、Cushing病、胰岛素瘤、性腺功能减退以及下丘脑功能异常有关。

5. 肥胖与阻塞性睡眠呼吸暂停　详见第五章第二节。

（二）肥胖患者的麻醉管理

1. 诱导期气道管理注意点

（1）肥胖患者解剖和体型的改变,对麻醉的主要影响是气道建立和气道维持管理的难度增加:肥胖患者在轻至中度镇静的情况下就有可能出现呼吸道梗阻;在面罩通气时可能遇到困难;困难气道的发生率较高。有些学者认为,肥胖是导致插管困难的独立因素。此外,肥胖患者耐受无通气时间的长度随着超重程度加重而缩短,因此,在肥胖患者的诱导阶段,靶控输注技术由于用时较长,并不可靠,甚至是被限制的。

（2）肥胖患者诱导时需注意体位的调整。因斜坡位能改善肥胖患者的通气,并能改善气管插管时喉镜下视野的暴露,故推荐轻度斜坡位体位。肥胖患者诱导前应做好预给氧,在封闭良好的系统中吸入至少 3min 100% 氧气的潮气量,可延长患者去氧合时间。此外,诱导前适当的持续气道正压（5cmH$_2$O）可改善氧合,减少肺不张。

2. 术中气道管理注意点　应用肺保护性通气策略的潮气量 6~8mL/kg（校正体重）;应用适当的 PEEP 设定,一般可设为 10cmH$_2$O;间断进行肺复张,维持气道压 35~45cmH$_2$O,持续 30~60s;设定能维持氧饱和度的最小的吸入氧浓度,一般建议 40%~80%。

3. 肥胖患者术后拔管注意点　肥胖患者的拔管必须谨慎评估,在拔管时,需要有熟练掌握气道建立技术的麻醉医师在场,并且备好插管可能需要的器械和工具,以应对重新进行气管插管的风险。拔管指征包括:①患者清醒;②神经肌肉阻滞完全恢复;③呼吸频率在 10~30 次/min;④血流动力学平稳。

4. 肥胖患者的药物用量计算　肥胖患者的药物剂量需要进行调整,体重计算依据主要取决于药物的亲脂性。肥胖患者涉及的体重概念主要有:

（1）全体重（total body weight,TBW）:患者的实际体重。

（2）理想体重（ideal body weight,IBW）:从患者身高得出的理想体重值,男（kg）=（身高-100）（cm）,女（kg）=（身高-105）（cm）。

（3）瘦体重（lean body weight）:又称去脂体重,男（kg）=9 270×TBW/（6 680+21×BMI）,女（kg）=9 270×TBW/（8 780+244×BMI）。

（4）校正体重（adjusted body weight,ABW）:ABW（kg）=IBW+0.4（TBW-IBW）。

高亲脂性药物一般根据患者全体重计算,典型代表有丙泊酚(尤其是持续量,诱导量有时按照瘦体重计算)、苯二氮草类、琥珀酰胆碱、右美托咪定等。低亲脂性药物一般按照瘦体重计算,典型代表有维库溴铵、罗库溴铵、阿曲库铵、顺式阿曲库铵、阿芬太尼、吗啡等。另有一类高亲脂性药物,其分布容积不产生变化,剂量亦根据去脂体重计算,代表药物为瑞芬太尼。

二、休克患者的麻醉

有效循环血容量减少是多数休克发生的共同基础。根据休克的血流动力学特点,可分为低血容量性休克、心源性休克、分布性休克和心外梗阻性休克。根据休克发生的起始环节不同,可分为低血容量性休克、血管源性休克和心源性休克。

(一)休克的病理生理

各类休克共同的病理生理基础是有效循环血量不足,组织因灌注不良而发生氧供不足及氧摄取利用受限为特征的氧代谢障碍。

1. 微循环功能变化　各种病因导致的休克中,微循环障碍致微循环动脉血灌注不足,重要器官因缺氧而发生功能和代谢障碍,是它们的共同规律。休克时的微循环变化,大致可分为微循环缺血期、微循环淤血期和微循环凝血期。

(1)微循环缺血期(代偿期):低血容量性休克的血容量减少和血压降低、血管源性休克的致病微生物和毒素、心源性休克的心排出量减少等,通过不同机制引起交感-肾上腺髓质系统兴奋,血中儿茶酚胺含量显著升高,此外肾素-血管紧张素-醛固酮系统、血栓素 A2(thromboxane A2,TXA2)和前列环素(prostacyclin 2,PGI2),即 TXA2-PGI2 系统兴奋,皮肤和内脏的阻力血管发生强烈收缩,外周阻力增加,肌性微静脉和小静脉收缩,使血管容积缩小,迅速而短暂地增加回心血量。同时,由于毛细血管内压降低,组织间液重吸收进入血液循环增多,亦会增加回心血量。这些变化在血容量减少初期对维持有效循环血量、回心血量及血压有代偿意义,故称为代偿期。由于此时微血管收缩,局部组织苍白缺血,因此也称为缺血期。

(2)微循环淤血期(失代偿期):由于微动脉对代谢产物的敏感性强于微静脉,若休克不能及时控制,在持久缺血缺氧条件下,微动脉比微静脉先舒张,会出现毛细血管网内淤血。毛细血管网内淤血引起回心血量减少,血浆外渗导致血液浓缩、血流缓慢导致红细胞聚积,使休克恶化,形成恶性循环。

(3)微血管凝血期(弥散性血管内凝血期):休克晚期,血液逐渐浓缩,纤维蛋白原浓度增加,促进红细胞凝集,血液黏滞性增加,血流缓慢淤滞,代谢障碍加剧,代谢性酸中毒更加严重,这些条件均促进弥散性血管内凝血(disseminated intravascular coagulation,DIC)发生。DIC 一旦发生,微循环障碍将会更为严重,休克病情更为恶化,各脏器的功能代谢障碍更加严重,治疗困难极大,故本期又称休克难治期。

2. 血液流变学的变化

(1)红细胞比容(hematocrit,HT):休克早期由于组织间液向血管内转移,HT 降低;至微循环淤血期,由于微血管内静水压升高和毛细血管通透性增加,液体从毛细血管外渗至组织间隙,HT 升高。

(2)红细胞变形能力降低,聚集能力加强:红细胞变形能力下降原因有:①血液浓缩和组织缺氧引起的血液渗透压升高和 pH 降低,使得红细胞膜的流动性和可塑性降低;②三磷酸腺苷

（adenosine triphosphate，ATP）缺乏使红细胞不能维持正常的机构和功能。红细胞聚集能力加强的原因有：①血流速度变慢，切变率降低；②休克时红细胞表面负电荷减少，使得红细胞间互斥力降低，使得红细胞彼此靠拢发生聚集；③血液浓缩，HT 增加；④纤维蛋白原覆盖于红细胞表面，其浓度升高，使得红细胞相互聚积增加。

（3）粒细胞黏着和嵌塞：休克时粒细胞附着于小静脉壁，致使血流阻力增高和静脉回流障碍。还可见粒细胞嵌塞于血管内皮细胞核的隆起处或毛细血管分支处，增加了血流阻力，加重微循环障碍。

（4）血小板黏附和聚集：休克时，血小板黏附和聚集的主要原因如下。①血流缓慢，血管内皮完整性破坏，内膜下胶原暴露，为血小板黏附提供了基础；②损伤的内皮组织释放二磷酸腺苷（adenosine diphosphate，ADP）、TXA2 以及血小板活化因子（platelet activating factor，PAF），触发加重血小板聚集。

（5）血浆黏度增大：休克时，机体发生应激，体内合成纤维蛋白原多；另外，在微循环淤血期，液体从毛细血管外渗至组织间液，导致血液浓缩，血浆纤维蛋白原浓度增高。这些变化都可引起血浆黏度增大。

3. 细胞代谢的变化及功能结构的损害　休克时，细胞的代谢障碍、功能结构损害，既是组织低灌注和/或各种毒性物质作用的结果，又是引起各重要器官功能衰竭的原因。休克时细胞代谢的变化有糖酵解增强和脂肪代谢障碍。休克时细胞的损害及其可能的机制如下。

（1）引起细胞膜损害的机制：①能量代谢障碍（组织细胞缺血缺氧，ATP 生成不足；脂肪酸氧化受阻，蓄积于细胞内的脂肪酸和脂肪酰 CoA 与细胞内阳离子结合，直接对细胞膜脂类产生破坏）；②细胞内酸中毒（乳酸等代谢产物蓄积；组织低灌注，CO_2 不易排出；ATP 分解过程中产生 H^+；胞浆 Ca^{2+} 增多，进入线粒体并于其中磷酸结合，产生 H^+）；③氧自由基产生增多。

（2）造成线粒体损害的机制：①内毒素等毒性物质及酸中毒对线粒体各种呼吸酶直接抑制；②缺血导致线粒体合成 ATP 的辅助因子（烟酰胺腺嘌呤二核苷酸 NAD、辅酶 CoA 和腺苷等）不足和细胞内环境（pH、离子）改变；③氧自由基对线粒体膜的损坏等。

（3）引起溶酶体破裂的主要原因：①组织的缺血缺氧、酸中毒对溶酶体膜的直接破坏；②氧自由基对溶酶体膜磷脂的过氧化作用；③血浆补体被激活，刺激中性粒细胞释放溶酶体酶。

4. 器官功能的改变　休克所致的全身低灌注和缺血再灌注损伤是诱发机体出现失控性全身炎症反应并最终出现多器官功能障碍综合征（multiple organ dysfunction syndrome，MODS）的重要诱因。

（1）中枢神经系统功能的改变：休克早期，机体尚能通过代偿性调节维持脑的血供，一般没有明显的脑功能障碍。随着休克进一步发展，机体不能维持脑的血供，发生缺氧。大脑皮质对缺氧极为敏感，缺氧逐渐加重时，将由兴奋转为抑制（表情淡漠等），甚至发生惊厥和昏迷。皮质下中枢因严重缺氧也可发生抑制，呼吸中枢和心血管运动中枢兴奋性降低。

（2）心脏功能的改变：心源性休克伴有原发性心功能障碍外，其他各类型休克都可引起心功能的改变。休克早期心功能代偿性加强，此后心脏活动逐渐被抑制，甚至可出现心力衰竭。

休克过程中心功能改变的机制主要有：①冠脉血流量减少和心肌耗氧量增加；②酸中毒和高

钾血症(组织细胞破坏释放大量钾离子);③心肌抑制因子的作用(缺血缺氧使胰腺产生心肌抑制因子)。

（3）肾功能的改变:在休克早期,肾功能即有改变,临床表现主要为少尿(<400mL/d)或无尿(<100mL/d),发生的主要是功能性的急性肾功能障碍。当休克持续时间较长时,可出现急性肾小管坏死,发生器质性的肾衰竭。此时即使肾血流随着休克的好转而恢复,患者的尿量也难以在短期内恢复正常。

（4）肺功能的改变:随着休克的发展,肺功能也发生不同程度的改变,在休克早期,由于呼吸中枢兴奋,故呼吸加深加快,通气过度,导致低碳酸血症和呼吸性碱中毒;继之,由于交感-儿茶酚胺系统兴奋和其他血管活性物质的作用,可使肺血管阻力升高;如果肺低灌注状态持续存在,则可引起肺淤血、水肿、出血、局限性肺不张、微循环血栓形成和栓塞以及肺泡内透明膜形成等病理改变。

（5）肝和胃肠功能的改变

1）肝功能改变:低血压和有效循环血容量减少使肝动脉血液灌注量减少,从而引起肝细胞缺血缺氧,严重者可导致肝小叶中央部分肝细胞坏死。此外,门脉系统的血流量减少,也加重了肝细胞的缺血性损坏。同时,肝内微循环障碍和 DIC 形成,以及肠道产生的毒性物质经门脉系统进入肝脏,都对肝细胞产生直接的伤害作用。

2）胃肠功能的改变:休克早期因微小血管痉挛而发生胃肠缺血,继而可转变为淤血,肠壁因而发生水肿甚至坏死。胃肠的缺血缺氧还可使消化液分泌抑制,胃肠运动减弱。

(二) 休克患者麻醉管理

1. 休克患者处理原则　休克行手术治疗者多为急诊患者,麻醉医师需在短时间内迅速了解患者病史、全身情况、气道情况、实验室检查、影像学检查等,特别是休克的类型、病程和严重程度等。基本的处理原则如下。

（1）麻醉科医师在接诊时,如果患者已经出现明显的临床症状(心率快、血压低、皮肤湿冷等),应立即处理危及生命的紧急情况。

（2）建立静脉通路,用于快速输血输液及给予抢救药物。

（3）意识障碍患者应保持气道通畅,维持正常通气,通气功能障碍患者应紧急建立确切的人工气道,并注意预防返流误吸。

（4）因头面部或颈部损伤导致气道开放困难者,行气管切开。

（5）酌情给予氧疗和/或呼吸支持,改善通气和氧合功能。

（6）避免体温下降,防止微循环紊乱加重。

2. 休克患者液体复苏　除严重的心源性休克和梗阻性休克外,对大多数休克患者,及时进行适当的液体复苏,尽快恢复组织的有效灌注,是救治休克患者的首要措施。除非明确患者存在严重的低血容量性或分布性休克而需要短时间快速输注大量液体者,一般建议间断采用较为审慎的补液试验(一般在 10min 内快速输注 200~300mL 液体并判断治疗反应),以免造成输液过量。液体复苏的液体选择仍有争议,总体上,以林格液为代表的复方电解质溶液已成为包括失血性休克在内的多种类型休克患者的首选液体。

3. 耳鼻咽喉头颈外科手术常见休克原因　大量失血是耳鼻咽喉头颈外科手术患者最常见的休克原因,多见于急诊手术。常见的休克患者有鼻咽癌放化疗后动脉出血、大量鼻出血、鼻咽纤维血管瘤破裂出血。这些患者的处置,除了上述提到的休克相关处置之外,主要的治疗手段是通过手术解决出血问题,再通过液体治疗恢复机体组织的有效灌注。

三、妊娠患者的麻醉

妊娠期间所进行的非产科相关外科手术,常见的有卵巢囊肿切除、阑尾切除、乳腺手术、外伤等。妊娠患者行耳鼻咽喉头颈外科手术的情况并不多见。妊娠和分娩所伴随的多器官系统的生理改变影响产妇对麻醉的反应和麻醉方式的选择。

(一) 妊娠期各系统生理改变

1. 心血管系统　妊娠期间,患者黄体酮活性增加,一氧化碳和前列环素产生增多,此外机体对去甲肾上腺素和血管紧张素的反应下降,使得患者血管扩张。妊娠早期全身血管阻力降低可引起心输出量代偿性增加,以及肾素活性增加,引起水钠潴留。血浆容量从妊娠 4 周开始增加,妊娠 6~12 周时增加约 10%~15%,妊娠 28 周~34 周达到最大值,增幅为原有血容量的 30%~50%。心输出量与血浆容量同步增加,从妊娠 8 周增加 15%,到妊娠 28~32 周到达最大增幅 50%。妊娠 32 周起,患者心输出量基本维持稳定。临产和分娩过程中,心输出量进一步增加,至胎盘娩出后患者心输出量较产前水平增加 80%。在分娩后 24~48h,心输出量降至产前水平,并在产后 12~24 周恢复到妊娠前水平。除了血容量和心输出量的改变,患者也会因心脏负荷的增加导致心室肥大,继而出现(除主动脉瓣以外的)心脏瓣膜表现出轻度关闭不全。如发现主动脉瓣出现关闭不全,都要重视,并做进一步相关检查,因为这可能是心脏器质性病变所引起的。

2. 呼吸系统　妊娠期激素的变化使得胸腔韧带松弛,肋骨走向移至水平位,因此膈肌在妊娠早期即有膈肌上抬。这些变化使得胸腔的上下径减少,横径增加,在临产时,患者潮气量增加 40%。黄体酮的增加可使潮气量增加,呼吸频率加快,临产前分钟通气量将增加 50%。胸腔上下径减少使得补呼气量减少约 25%,残气量减少约 15%,而基础代谢率的增加使耗氧量增加 20%。这些变化使得妊娠患者的去氧合速度更快:①充分预给氧的正常非妊娠患者氧饱和度从 100% 降至 90% 以下约 9min;②健康临产妇的这个过程仅需 3~4min;③病态肥胖的孕妇,这个过程仅需 98s。

3. 血液系统　正常妊娠情况下,患者血液处于高凝状态,大部分凝血因子(I、Ⅶ、Ⅷ、Ⅸ、Ⅹ、Ⅻ)的活性都增加。妊娠患者发生深静脉血栓的风险性增高。正常妊娠的促凝状态可受到纤溶系统的显著激活及生理性抗纤溶物质的失活(凝血因子Ⅺ和Ⅻ活性降低)而达到平衡。这些变化使得妊娠期妇女更易发生消耗性凝血病。

4. 胃肠道系统　妊娠期间,黄体酮导致胃上移和肌肉松弛,食管下段括约肌肌张力降低。妊娠期胆汁分泌增加,激素水平的变化和胆汁酸成分的改变导致胆汁淤积。

5. 内分泌系统　妊娠期激素活性(黄体酮、雌激素、皮质醇)的增加引起胰岛素抵抗。这种胰岛素抵抗在分娩后迅速缓解。妊娠期雌激素活性高增加了甲状腺素(thyroid hormones)结合球蛋白的水平,使总三碘甲状腺原氨酸(T_3)和甲状腺素(T_4)水平增多,但不改变游离 T_3 和 T_4 水平。

（二）麻醉方式和麻醉药物

1. 麻醉方式　妊娠期患者的麻醉方式首选区域阻滞。由于耳鼻咽喉头颈外科手术部位位于头面部，全麻仍是最常见的麻醉方式。

2. 麻醉药物　妊娠期患者选用避免有致畸可能的药物。2015 年开始美国食品与药物管理局（Food and Drug Administration，FDA）开始应用新的分类标准代替 FDA 在 1979 制订的 A、B、C、D、X 的分类（表 1-4-2）。

表 1-4-2　FDA 颁布的妊娠期患者选用药物的分类标准

分类	标准
A 类	在有对照组的研究中，妊娠 3 个月的妇女用药未见到对胎儿的危害，可能对胎儿的影响微小，可用于孕妇。
B 类	在动物实验中无致畸性或者动物实验未见对胎儿有不良影响，但这些未在人群中被证实，可谨慎用于孕妇。
C 类	动物实验中有致畸性或能致胚胎死亡，但缺乏可靠的人群资料或没有进行人和动物的研究，只有在权衡了对孕妇的好处大于对胎儿的危害后方可应用。
D 类	对人类有明确的致畸作用，尽管有危害性，但孕妇用药后有绝对的好处，为挽救孕妇生命急需用药，又无其他可替代药品时考虑应用。
X 类	在动物和人的研究中表明有肯定的致畸证据或者有肯定的人类致畸证据，禁用于孕妇和备孕妇女。

新标准要求分类标签要包含在妊娠期及哺乳期应用药物的风险概要，并对支持该摘要的数据进行讨论，以及可以帮助医疗服务者进行处方决策及女性妊娠期、哺乳期用药咨询的相关信息。拟行耳鼻咽喉头颈外科手术的妊娠患者，可根据此表选取合适药物。

四、合并内科疾病患者的麻醉

（一）高血压

1. 定义　最新高血压定义为 2 次或以上测得血压值高于 130/80mmHg，最新的我国高血压分级分为两级，1 级高血压指血压在 140~159/90~99mmHg，2 级高血压指≥160/100mmHg。与其他类型手术相同，耳鼻咽喉头颈外科手术围术期应坚持高血压治疗，并根据药物类型调整药物方案。

2. 治疗　对于原发性高血压的治疗，主要依赖药物治疗。现在普遍认为应该在围手术期使用最有效的降压药物，以确保最佳的血压控制。抗高血压药物种类有：

（1）利尿药：包括噻嗪类、袢利尿药类、保钾利尿药类。

（2）肾上腺素能拮抗药：β 受体阻滞剂、$α_1$ 受体阻滞剂、α 和 β 受体阻滞剂、中枢性抗高血压药。

（3）血管扩张药：肼屈嗪。

（4）血管紧张素转化酶抑制剂。

（5）血管紧张素受体阻滞剂。

（6）钙通道阻滞剂：二氢吡啶类、非二氢吡啶类。

血压超过 180/120mmHg 是高血压危象的典型表现。根据患者有无急性或进行性的靶器官损害,可将高血压危象分为高血压急症和高血压亚急症。高血压急症患者有急性或进行性的靶器官损坏(高血压脑病、颅内出血、急性左心衰合并肺水肿、不稳定型心绞痛、主动脉夹层动脉瘤、急性心梗、子痫、肾功能不全等)。需要立即药物干预降低血压。高血压急症的治疗目标是迅速但又要逐步降低血压,除了主动脉夹层、嗜铬细胞瘤、(先兆)子痫需要在第一个小时内将收缩压降至 120mmHg(主动脉夹层)或 140mmHg(嗜铬细胞瘤、(先兆)子痫)以下,其余类型的高血压急症在第一个小时内血压下降不宜超过 25%,在后续时间内再逐步将血压降至目标水平。高血压亚急症患者有严重的血压升高,但未表现出靶器官损害的迹象。这些患者的短期预后无明显变化,建议在休息并观察的前提下,给予口服降压药物治疗,以期在数天内将血压逐渐控制。

脑卒中后的高血压需要特殊对待。对于急性缺血性脑卒中患者,80% 的患者伴有血压升高,特别是原有高血压的患者。在脑缺血症状出现后 90min 左右,患者血压常自行下降,可能急性期血压升高有助于增加缺血区域脑组织灌注。

耳鼻咽喉头颈外科手术操作精细,减少术野渗血,改善术野清晰度尤为重要。手术中麻醉医师常需要配合外科医师进行控制性降压治疗。与正常血压患者相比,高血压患者麻醉期间血压变化的幅度更大。合并高血压的患者,若在术中需要进行控制性降压的治疗,因其心脑血管更为脆弱,需要麻醉医师更为谨慎,一般其波动幅度控制在初始血压的 10% 范围内。

(二) 糖尿病

糖尿病患者行耳鼻咽喉头颈外科手术时的治疗与其他类型手术一致,维持血糖在可接受范围,避免低血糖或血糖过高。对于择期手术,应平衡低血糖风险和严格控制血糖的收益。在择期手术时,口服降糖药或胰岛素在术日不再使用,可应用含糖的补液及短效胰岛素调节血糖。一般认为围术期可接受的血糖值在 5.6~10mmoL/L。

对于糖尿患者的术前访视中,除了关注患者本身的血糖控制及治疗情况,还要关注糖尿病相关并发症的评估。应了解有无水电解质紊乱及酸碱失衡,对伴有器官(心、肾)功能损害者,应进一步了解其功能受损情况,完善相关检查(心电图、尿素氮水平、肌酐清除率、心脏运动负荷试验等)结果。

糖尿病患者在术中一般不输注含糖液体,以免出现高血糖。在手术过程中,需严密监测患者血糖值,必要时输注胰岛素控制血糖。若输注胰岛素,一般需要泵注维持,并与葡萄糖补液并用。无论是否使用胰岛素,糖尿病患者术中均需监测血糖浓度,一般每隔 1~2h 测定一次。这不仅是因为要根据血糖水平调整胰岛素和/或含糖补液的输注速度,也是为了避免发生术中低血糖。因为麻醉中患者的低血糖症状会被掩盖,若未及时发现处理,可能造成脑功能的不可逆损害。

(三) 哮喘

耳鼻咽喉头颈外科手术患者中,慢性鼻窦炎伴鼻息肉被认为是一种机体免疫功能紊乱引起的上呼吸道慢性持续性炎症,与哮喘关系密切。在这类患者中,哮喘患病率约为 20%~30%。此类患者需要进行术前评估,若为哮喘急性发作期,应将手术推迟至急性期症状控制之后进行。若在术前评估中发现可能引发哮喘发作的过敏原,应尽量避免。在实施诱导前,可预防性地吸入 2~3 喷沙丁胺醇气雾剂。诱导及维持过程中,应避免麻醉深度不足,避免易于引起过敏反应的非甾体类药物,尽量选用具有气道扩张作用的吸入药物。气道管理工具尽量选用刺激较小的喉罩而非气管导管。在麻醉全程中,准备好哮喘的治疗药物,包括沙丁胺醇气雾剂、注射用氢化可的松琥珀酸钠、肾上腺素等(参见第四章第五节)。

(四)甲状腺功能亢进

甲状腺功能的调节由下丘脑、垂体、甲状腺腺体共同构成。下丘脑分泌促甲状腺激素释放激素(thyrotropin-releasing hormone,TRH),经垂体门脉运至腺垂体,并促进促甲状腺激素(thyroid stimulating hormone,TSH)的释放;TSH 结合甲状腺细胞膜特异受体,提高 T_4 和 T_3 的合成、分泌。TSH 除受 TRH 调节外,还受 T_4 和 T_3 血浆水平的负反馈调节。T_4 和 T_3 是活化形式的甲状腺激素,血液中大部分甲状腺激素与蛋白结合,只有游离形式的甲状腺激素有生理学活性。除血中游离 T_4、T_3 水平外,TSH 浓度是从细胞水平反应甲状腺激素活性的最好的单个实验室指标,可协助诊断亚临床的甲状腺功能亢进(简称“甲亢”)或减退。

甲亢的治疗药物包括抗甲状腺药物丙基硫氧嘧啶(propylthiouracil,PTU)或甲巯咪唑(他巴唑)、抑制甲状腺激素释放的高浓度碘、缓解甲亢症状体征的 β 受体阻滞剂。在择期手术前,应当将甲状腺功能调整到正常水平,在术中注意避免过强的交感神经系统反应。在紧急手术时,应当准备好应对甲状腺危象,并准备好静脉用的 β 受体阻滞剂、碘剂、糖皮质激素等药物。

甲状腺危象是威胁生命的甲状腺功能亢进,可能由于外伤、手术引发,其体征和症状与恶性高热相似(高热、心动过速、高代谢等)。甲状腺危象治疗包括迅速缓解甲亢和一般支持治疗:①抗甲状腺药物(PTU 200~400mg/8h),可通过鼻饲管、口服或直肠给药;②液体复苏包括静脉注射含晶体液的葡萄糖溶液;③β 受体阻滞剂静脉滴注控制心率;④使用糖皮质激素如每 6h 使用地塞米松 2mg 可减少甲状腺激素的释放以及 T_4 转化为 T_3;⑤出现休克症状时,需要静脉使用缩血管药物(去氧肾上腺素)。

(五)缺血性心脏病

随着外科手术技术的发展,临床上缺血性心脏病患者非心脏手术的适应证愈加广泛,耳鼻咽喉头颈外科手术的患者群体也有同样的特征。

1. 术前评估 此类患者术前需从主要心脏不良事件的临床危险因素、患者体能状态及外科手术风险性进行综合评估。

(1)主要心脏不良事件风险评估:根据病史、体格检查、各项常规和特殊试验结果预测患者围术期发生心脏相关并发症的风险高低,分为高危、中危和低危。

1)高危指存在下列至少 1 项危险因素的患者:①不稳定冠状动脉综合征,包括急性(心肌梗死后 7 天内)或近期心肌梗死病史(心肌梗死后 7~30 天)和严重或不稳定心绞痛;②失代偿充血性心力衰竭;③严重心律失常;④严重瓣膜病变,包括严重的主动脉瓣狭窄(平均跨瓣压 >40mmHg,主动脉瓣口面积 <1.0cm^2,或有临床症状、有临床症状的二尖瓣狭窄如劳力性呼吸困难、晕厥逐渐加重或心功能衰竭)。

2)中危指存在下列因素的患者:①缺血性心脏病病史;②曾有充血性心力衰竭史或目前存在代偿性心力衰竭;③脑血管病史;④糖尿病;⑤肾功能障碍。

3)低危指存在以下因素的患者:①老年;②心电图异常(左心室肥厚、束支传导阻滞等);

③非窦性节律（房颤）；④高血压未得到控制。

（2）患者体能状态评估：患者的运动能力反映左心室的储备功能。常用代谢当量（metabolic equivalent，MET）来进行评估（表 1-4-3）。

表 1-4-3　欧洲心脏病学会（ESC）与欧洲麻醉学会（ESA）体能状态评估——代谢当量（MET）

代谢当量	各种活动估测值
1MET	能否照顾自己
	能否吃饭、穿衣或使用卫生间
	能否室内散步
	能否在平路上以 3.2~4.8km/h 的速度行走 1~2 个街区
	能否在家里做轻活，如吸尘
4MET	能否上一段楼梯或爬上小山坡
	能否以 6.4km/h 的速度在平地行走
	能否短距离跑步
	能否在家里干重活，如擦地板、提重物
	能否适当进行娱乐活动，如高尔夫、保龄球
>10MET	能否参与剧烈运动，如游泳、网球单打

注：欧洲心脏病学会（European Society of Cardiology，ESC）；欧洲麻醉学会（European Society of Anesthesiology，ESA）

（3）外科手术风险性的评估：根据美国心脏病学会（American College of Cardiology，ACC）和美国心脏病协会（American Heart Association，AHA）的指南，外科手术的心脏风险分为：①高危手术（心脏风险 >5%），急诊大手术、主动脉或其他大血管手术、周围血管手术；②中危手术（心脏风险 1%~5%），颈动脉内膜剥脱术、头颈部手术、胸腹腔内手术、矫形外科手术、前列腺手术；③低危手术（心脏风险 <1%），内镜手术、体表手术、白内障手术、乳腺手术、日间手术。

在评估中，紧急手术可在合理的监测治疗下进行手术。若非急诊手术，且合并急性冠脉综合征患者，应根据临床实践指南进行相应药物治疗，病情稳定后再次评估；若无合并急性冠脉综合征，且代谢当量 <4METs，应行进一步检查，如药物负荷试验，冠脉造影等，根据检查结果评估是否手术；若无合并急性冠脉综合征，且代谢当量≥4METs，则考虑在药物治疗及密切监护下进行手术。合并缺血性心脏病的耳鼻咽喉头颈外科手术患者，若无紧急手术指征，一般建议将缺血性心脏病的病情控制到稳定状态再行手术，同时，完善冠脉造影、心动超声图等专科检查。

2. 缺血性心脏病患者术前的药物调整

（1）β 受体阻滞剂：术前已经服用的继续按照常规剂量服用，包括手术日晨和整个围术期。

（2）他汀类药物：术前已经服用的围术期继续服用，需要他汀类治疗但未开始的建议术前开始用药。

（3）阿司匹林：进行一级或二级心血管疾病预防的患者，非心脏手术术前 5~7 天停用，在围术期出血风险过去后开始重新治疗。

（4）血管紧张素转换酶抑制剂和血管紧张素受体阻滞剂：围术期可以继续使用。

（5）可乐定：长期服用者应继续服用。

（6）其他心血管药物：围术期建议继续使用大多数其他长期服用的心血管药物，如钙通道阻滞剂、地高辛、利尿剂。

3. 缺血性心脏病患者术中麻醉管理注意点　耳鼻咽喉头颈外科手术中，对于缺血性心脏病患者的麻醉管理目标与其他非心脏手术相同：预防、监测及治疗心肌缺血。

（1）适当控制心率：较低的心率，可降低心肌氧耗。在手术中，理想状态应保持心率在较低及正常范围内（50~80 次/min）。

（2）维持适当血压：血压波动维持在基础值 ±20% 范围内，可有效维持冠状动脉的灌注［平均动脉压 75~95mmHg，和/或舒张压 65~85mmHg］。

（3）维持正常体温：围术期应避免低体温的发生，寒战增加心肌耗氧，有导致心肌缺血的风险。

（4）加强监护：除了常规监测心电图、脉搏氧饱和度，可根据实际情况，加强对患者的监护，包括有创动脉压力监测、中心静脉压监测、经食管超声心动图监测等。

（5）控制血糖：缺血性心脏病患者围术期血糖应控制在 <10mmol/L，因在血管和其他非心脏手术中，高血糖与心肌缺血事件的风险增加相关。当然，也要注意避免低血糖发作。

（6）有效的疼痛管理：围术期有效的疼痛管理可以消除应激及相关的不良血流动力学波动及高血糖状态。除了应用阿片类药物，还可以使用区域神经阻滞、患者自控镇痛等方法实现良好的疼痛管理。需要注意的是，缺血性心脏病的患者，应避免使用非甾体类抗炎药物（NSAIDs）及环氧合酶-2（COX-2）抑制剂。

4. 缺血性心脏病患者术后管理注意点　缺血性心脏病患者术后管理需注意缺血性心脏病的病情，即注重心肌缺血的监测。对于本次手术本身的关注，集中在术后有效的疼痛管理上。

（1）缺血监测：缺血性心脏病患者术后需加强监测，持续监测心电图及血压，及时发现并处理心肌缺血、心律失常和低血压，防止心肌梗死等严重并发症。必要时需连续记录 12 导联心电图及检测肌钙蛋白含量。

（2）疼痛管理：与术中管理一样，良好的疼痛管理可通过合理使用镇痛药物，以及适当的局麻药物区域阻滞技术来实现。同样应避免使用非甾体类抗炎药物（NSAIDs）及环氧合酶-2（COX-2）抑制剂。

【总结】

总体来说，耳鼻咽喉头颈外科手术患者中特殊患者的处理遵从各系统的处理原则。在实际临床工作中，耳鼻咽喉头颈外科的患者若合并内科疾病，或有特殊情况，若病情允许，一般考虑先治疗内科疾病至病情稳定，或先处理特殊情况，再择期行耳鼻咽喉头颈外科手术治疗。

（秦敏菊）

参考文献

1. BRODSKY J B. Recent advances in anesthesia of the obese patient. F1000Res. 2018;7:

F1000 Faculty Rev-1195. doi：10.12688/f1000research.15093.1. PMID：30135720；PMCID：PMC6081976.

2. REITMAN E,FLOOD P. Anaesthetic considerations for non-obstetric surgery during pregnancy. Br J Anaesth,2011,107 Suppl 1：i72-i78.

3. UNGER T,BORGHI C,CHARCHAR F,et al. 2020 International Society of Hypertension Global Hypertension Practice Guidelines. Hypertension,2020,75（6）：1334-1357.

4. 邓小明,姚尚龙,于布为,等. 现代麻醉学. 5 版. 北京：人民卫生出版社,2020.

5. 中华医学会,中华医学杂志社,中华医学会全科医学分会,等. 高血压基层诊疗指南（2019 年）. 中华全科医师杂志,2019,18（4）：301-313.

6. 迟春花,汤葳,周新. 支气管哮喘基层诊疗指南. 中华全科医师杂志,2018,17（10）：751-762.

7. ROBERTA L H,KATHERINE E M. Stoelting's Anesthesia and Co Existing Disease. 7th Edition. Philadelphia：Elsevier,2017.

第五节　术中神经监测的麻醉管理

要点

1. 术前评估　充分沟通,了解外科医师对术中神经监测的需求和目的,了解术中易受损伤的神经通路,选择最合适的神经监测方法。

2. 术中神经监测的原则　①必须监测外科手术容易损伤的神经通路；②监测设备必须可以提供可靠的数据信息；③发现神经功能损伤时有可行的处置方法；④如果能发现神经损伤而无处置的方法,则对患者的预后并无直接益处。

3. 麻醉药物对术中神经监测的影响　麻醉药物对神经系统的影响包括导致遗忘、意识消失、制动、阻断伤害性刺激和肌松效果,这也是麻醉药物影响诱发电位的方式。对于每一项术中神经监测,可以通过了解麻醉药物对神经通路突触的影响位置来预测麻醉药物对神经监测的影响。

4. 术中神经监测的注意事项　通过正确连接导线和电极,调试好监护仪等措施,保证电信号准确、清晰不受干扰对神经监测的效果至关重要；术前术中麻醉医师应该与外科医师多沟通,关注手术、麻醉过程中神经监测信号的变化。

【概述】

术中神经监测（intraoperative neuromonitoring,IONM）或称术中神经电生理监测（intraoperative neurophysiological monitoring）是应用各种神经电生理技术以及血流动力学监测技术,监测手术中处于危险状态的神经系统功能的状态及完整性,对于围手术期脆弱的神经系统而言,神经电生理监测在神经功能保护方面发挥着关键作用,可以尽可能早的发现和辨明由于手术造成的神经损伤,并迅速纠正损害的原因,避免永久性的神经损伤:①协助手术医师鉴别不明确的组织,特别是那些穿过或围绕在组织或肿瘤上的神经纤维;②协助手术医师鉴别神经受损害的部位、节段;③协助术者判断正在进行的手术步骤是否会造成神经的损伤。正因为有这些优势,神经电生理监测已广泛应用于神经外科、脊柱外科、心胸外科及耳鼻咽喉头颈外科等手术,它已经成为围手术期决策的重要依据,受到了包括外科医师、麻醉医师和神经电生理医师的广泛关注。

IONM 不是诸如 X 线检查、MRI 或 CT 等影像学检查那样的仅仅提供患者解剖结构图像的检查工具。IONM 提供的是一种评估神经系统功能以及测定手术、麻醉、电生理环境是如何影响神经功能的方法。使用这种方法可以让麻醉医师帮助患者获得最好的预后。然而,多种多样的神经电生理监测被应用于临床后,对麻醉技术也同样带来了挑战,如何在确保麻醉效果的同时又不影响 IONM 的监测结果,需要 IONM 团队与麻醉医师团队互相沟通配合,共同努力达到平衡。本节将介绍耳鼻咽喉头颈外科手术中常用的神经电生理监测技术。

一、术前准备和评估

除了对患者术前一般状态和原发基础疾病本身情况的评估以外,对于需要进行术中神经电生理监测的患者,麻醉医师应该与手术医师及神经电生理团队提前沟通,了解以下信息:

1. 疾病本身对神经功能的影响 头颈部神经、血管分布广泛。应详细了解患者术前已经存在的症状及对神经功能的影响,以便与术中神经监测的结果以及术后神经功能的表现作对比。

2. 术中可能损伤的神经和损伤后出现的症状 详细了解患者的病变部位、手术入路、切除范围和手术时长。

3. 术中拟进行神经监测的方法 根据不同部位的手术,明确术中进行神经电生理监测的方法。如面神经监测常用于腮腺切除手术、鼓室成形术、颞骨岩部胆脂瘤切除术、听神经瘤切除术等手术;喉返神经监测常用于甲状腺手术、颈淋巴结清扫手术等;听觉诱发电位用于听神经瘤手术、脑桥小脑角肿瘤手术以及耳蜗手术等。

4. 评估麻醉方案对术中神经监测方法的影响 大多数麻醉药物对体感诱发电位的波形有一定的影响,术中常用的肌松药对运动诱发电位也存在干扰。针对不同的神经监测方法,应选择合理的麻醉维持药物,避免影响神经监测的结果,造成误判。

5. 神经监测对麻醉的影响 神经监测电极的放置是否影响气管导管、深静脉导管及动脉置管的固定与通畅;无法使用肌松药时如何保证患者术中不发生体动等。

二、耳鼻咽喉头颈外科手术常用的神经监测方式

(一) 面神经监测

面神经是人体中穿过骨管最长的脑神经,自小脑中脚下缘出脑后,进入内耳门,穿过内耳道底入面神经管,出茎乳孔向前进入腮腺,面神经在腮腺内交织组成腮腺丛,自腮腺边缘呈辐射样发出5条分支。分支支配除上睑提肌外所有的面部表情肌和二腹肌后腹、耳后肌等肌肉。由于面神经行程曲折、复杂,周围结构重要,在手术中因为解剖变异、病变组织包裹、压迫及术者手术操作等原因都有可能导致面神经损伤。

面神经术中监测是目前应用最广泛,技术最成熟的神经监测技术,主要方法是肌电图(electromyogram,EMG),通过给予面神经一定程度的刺激产生动作电位,动作电位传导至神经肌肉接头,引起所支配的肌肉的终板去极化,记录肌肉的复合动作电位,观察肌肉的活动,从而监测和评估面神经的连贯性与其功能。

按照刺激的部位从上至下分三种监测途径,分别用于相应部位的手术术中面神经功能区及神经走行定位和功能评估。

1. **经颅刺激面神经运动诱发电位监测(transaranial motor evoked potentials,tC-MEPs)** 在面神经对应的运动皮质在头皮的投影点放置刺激电极(C_3、C_4点,头皮针式刺激电极),在面神经支配的眼轮匝肌和口轮匝肌放置记录电极,记录电刺激(或磁刺激)引起眼轮匝肌和口轮匝肌复合动作电位。优点是可以判断整个面神经传导通路是否完整,监测时不受面神经形态和位置的影响,尤其适用于涉及面神经皮质功能区及脑桥小脑角的颅内手术术中监测。

2. **直接刺激面神经脑功能区的皮质运动诱发电位监测(cortical motor evoked potentials,CMEPs)** 单极刺激电极通过适配器附着在手术器械或电钻上,在术野中探测,面神经功能区受刺激时,诱发非同步反应波,同时反复发出非同步的咔哒声;记录电极置于眼轮匝肌和口轮匝肌。用手判断刺激点以下的面神经传导通路完整性,最适用于涉及面神经皮质功能区的颅内手术术中神经功能区定位。

3. **直接刺激面神经管或神经的运动诱发电位监测(compound muscular activity potentials,cMAPs)** 单极刺激电极在术野中探测,所需电流强度要较高,通常为0.2~0.5mA,如神经受牵拉、挤压等机械刺激或受热等,诱发非同步反应波,反复发出非同步的咔哒声;如直接接触面神经表面或通过面神经管刺激神经表面,则发出和刺激同步的嘟嘟声;记录电极置于眼轮匝肌和口轮匝肌,记录反应电流阈值及同步反应波振幅;适用于脑桥小脑角或侧颅底手术术中面神经走行定位和神经功能评估(图1-5-1)。

术中面神经监测可以采用FEMG(free-running EMG)或TEMG(triggered EMG),麻醉医师临床上应用较多的一般是TEMG,观察面神经复合肌肉动作电位。现代的监测技术将手术器械或电钻通过适配器连接监测装置,把这类械和钻头用作电刺激探头,利用肌电或肌传感器声控反馈给手术者,使手术者不需另用专门电刺激探头,也不必另设助手调节和监视监测装置,因而可以一边手术一边连续监测面神经。诸如鼓室探查术、鼓室外耳道成形术、慢性胆脂瘤型中耳炎、骨疡型中耳炎、颞骨岩部胆脂瘤切除、听神经瘤、脑桥小脑角肿瘤切除术和腮腺切除术等面神经

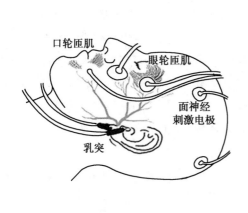
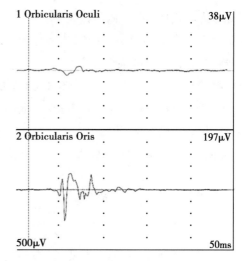

图 1-5-1　面神经监测记录电极位置及相应面部肌肉诱发动作电位示意图

相关的手术中,面神经监测已经得到了广泛的应用。耳显微外科术中应用面神经监测有助于定位面神经,预警手术操作,避免医源性面神经损伤。定位面神经的电刺激强度受患者年龄、手术部位和神经表面面神经管厚度等因素的影响。

近年来 F 波作为面神经领域的一项新技术也日益受到学者们的重视。F 波是逆行神经冲动到达运动神经元池后,使得其中一小部分运动神经元兴奋,并再次沿着运动神经纤维顺行下传而在肌肉中记录到的一种电位变化。利用 F 波逆行传导并能回返到肌肉的这一特性,F 波对面神经传导通路是否正常的定性诊断和治疗有重要价值,可以监测近端面神经的功能,从而弥补了现有大多检查项目只能监测面神经颅外段的不足。国外有报道提示 F 波是评价近端周围神经损害的最敏感和最可靠的神经监测手段。

(二)听觉神经功能监测

听觉系统按照一定顺序来处理人类所听到的声音信号。首先,声音的声能传导到位于内耳的耳蜗,声能转化为电化学信号,此信号再沿着第Ⅷ对脑神经传导至脑干和大脑皮质的听觉中枢。在这条通路上可以进行听觉诱发电位的记录。耳蜗可以将声波转换为蜗神经的动作电位,声波传导至前庭窗后再到内耳的外淋巴,这些波由内耳的螺旋器即 Corti 器产生兴奋性突触传入耳蜗毛细胞,进而在耳蜗处听神经的末端去极化,形成第Ⅷ对脑神经的复合动作电位。耳蜗的动作电位可以以耳蜗电图的形式进行记录。

在听神经瘤切除手术中,为了保护听神经的完整性,脑干听觉诱发电位(brainstem auditory evoked potential,BAEP)和耳蜗电图(electrocochleography,ECochG)是比较常用的神经监测手段,此外蜗神经直接动作电位(cochlear nerve action potential,CNAP)、畸变产物耳声发射(distortion product otoacoustic emission,DPOAE)及电诱发镫骨肌反射(electrically evoke stapedius reflex,ESR)等神经监测方法也有使用。从整体上看,手术中的听觉监护在目前阶段仍不是很完善,各方法都有各自的优缺点和应用局限。

1. 脑干听觉诱发电位　这是目前应用最广泛的神经监测技术,其技术和理论相对较成熟。

它是通过入耳式耳机向一侧耳释放一个听觉刺激的记录，BAEP反映了电脉冲沿听觉通道传导，记录的是听觉传导通路中的神经电位活动，反映耳蜗至脑干相关结构的功能状况，凡是累及听觉传导通路的任何病变或损伤都会影响BAEP，通常在颅后窝手术中监测以力图避免脑干及听神经(第Ⅷ对脑神经)的损伤，术中波形永久消失的患者出现听力损失的概率要远大于波形一过性消失的患者。听神经瘤术中应用BEAP监测能及时反映关键手术步骤对听力功能的影响，对提高听力保护有积极意义，术后患者听力保存率显著提高(图1-5-2)。BAEP受麻醉药物的影响较小，但是受全身低体温的影响较大，体温每下降1℃，听觉诱发电位的波幅约下降7%。

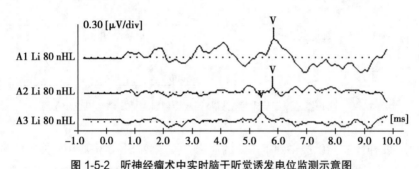

图 1-5-2　听神经瘤术中实时脑干听觉诱发电位监测示意图

A1. 肿瘤切除前 V 波；A2. 肿瘤切除过程中 V 波；A3. 肿瘤切除后 V 波。

2. 耳蜗电图　耳蜗电图(ECochG)术中监测常使用复合动作电位(CAP)和微音电位(CM)。ECochG 的记录电极有三种类型：外耳道电极、穿鼓膜电极以及鼓膜电极。其中外耳道电极波幅稍低，且不接触鼓膜，属于远场电位，波形易受到干扰。穿鼓膜电极为针状电极，穿过鼓膜放置于前庭窗，对患者损伤较大，临床应用较少。鼓膜电极为近场记录，波形最显著，它由一根用保护塑料涂层屏蔽的细电线组成，前端涂抹导电膏有助于与鼓膜的接触，插入外耳道后被放置在鼓膜旁边的外耳道中，正确放置时，鼓膜电极会轻轻地靠在鼓膜上，另在外耳道内放置一段短距离的插入式耳机提供声音刺激(图1-5-3)。放置电极前外耳道应消毒。ECochG 能有效监测内耳功能，具有电位大、叠加次数较少、听觉损伤反馈较快等优点，但是缺点也十分明显：仅对耳蜗损伤敏感，对颅内段神经损伤并不敏感；鼓室电极的放置为有创操作，难度较大，且有引发脑脊液漏的风险，所以总的来说临床上应用不多。

听神经直接动作电位监测原理与复合动作电位大致相同，但监测方法不同。蜗神经直接动作电位的记录电极通常直接置于听神经干上，接近脑桥神经根处，参考电极置于切口附近肌肉或同侧耳垂(图1-5-4)。

(三)迷走神经与喉返神经监测

1. 迷走神经　迷走神经及其分支损伤的发生率在颈部、颅底和一些胸外科手术中也很常见，近年来，头颈外科迅猛发展，如何预防手术中的神经功能损伤越来越受到关注和重视。在头颈部恶性肿瘤切除，或者颈部淋巴结清扫手术中，尤其在当肿瘤侵犯颈动脉鞘、迷走神经解剖混乱且与周围组织粘连严重时，术中操作极易造成神经损伤。单侧的迷走神经损伤可引起声嘶、呛咳反射减弱、吞咽困难等并发症，甚至可能引起吸入性肺炎；双侧迷走神经损伤可影响通气功能，严重时甚至可引起呼吸困难甚至窒息，威胁患者生命。因此，在这类手术中做好对迷走神经的保

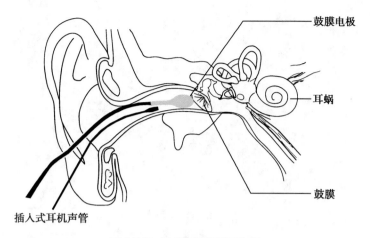

鼓膜电极

耳蜗

鼓膜

插入式耳机声管

图 1-5-3　耳蜗电图监测示意图

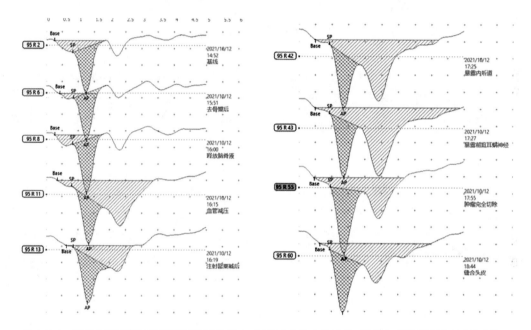

图 1-5-4　手术中耳蜗电图监测出现面积比扩大、但复合动作电位正常,耳蜗电图波形监测中动作电位一直存在,意味患者术侧听力无损伤

护尤为重要。目前,术中迷走神经功能监护技术已逐渐成熟,正越来越多的应用于颈部和侧颅底手术,通常来说,现在所应用的方法实际上监测的是喉返神经。

2. 喉返神经　喉返神经是迷走神经在颈部的分支,发自迷走神经主干的胸段,并在颈部折返,喉返神经属于混合性神经,其运动纤维支配除环甲肌以外的喉部肌肉,其感觉纤维分布至声门裂以下的喉黏膜。

喉返神经监测目前比较常用的有直接电极法和气管导管两侧放置电极两种监测方法,而通过气管导管表面电极监测具有操作方便、信号稳定、可重复性强等优点,是目前应用最多的方法(图 1-5-5)。这种特殊的气管导管一般在全麻诱导后,由麻醉医师完成插管,通过导管表

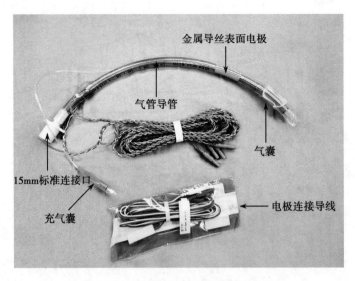

图 1-5-5　神经监测气管导管示意图

面的定位标记,或者通过可视喉镜来确认气管导管两侧的电极正好位于声门处,并且与声带保持接触。手术中应用气管导管表面电极进行喉返神经监测,可以在术中提供神经受刺激的同步信息,使外科医师对神经局部结构做精确的解剖,降低直接损伤的风险,并能起到早期预警作用。

(四) 视神经功能监测

经鼻视神经减压术、侵及眼眶、前颅底的鼻窦病变等手术中,可能对视神经会有所损伤,术中应用视神经监测可起到预防视神经损伤的作用。由于眼球运动存在双侧效应,一侧传导通路损伤并不一定表现为该侧瞳孔散大,使得术中视力监测出现一定难度。检查双侧瞳孔直接对光反射和间接对光反射简单且方便,是临床常用的方法(图 1-5-6)。如果直接或者间接对光反射消失,便提示传入通路可能受损。

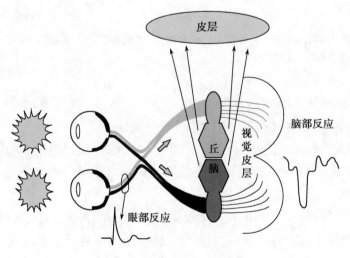

图 1-5-6　视觉诱发电位通路图

视觉诱发电位（visual evoked potential, VEP）在 1976 年由 Feinsod 等人首先应用来连续监测垂体瘤手术中视神经功能的变化，在此以后，视觉诱发电位的监测技术逐渐发展，其在术中的应用也逐渐成为可能。但由于目前 VEP 记录方法、观察指标和正常值范围目前尚无统一标准，易受手术室内或周围的电磁波、辐射源、其他电子仪器、电刀、电锯等环境因素的影响，使得术中视觉诱发电位的应用受到了限制。

三、麻醉对神经监测结果的影响

术中神经监测（intraoperative monitoring, IOM）中麻醉药物的选择取决于监测的种类。根据监测是否需要肌肉反应、是否对神经肌肉阻滞药的使用反应敏感以及是否能被吸入麻醉药抑制可以分为四类。如果仅对神经肌肉阻滞药敏感，可以选用吸入麻醉，避免使用神经肌肉阻滞药。如果仅对吸入麻醉药敏感，应该尽量限制或避免使用吸入麻醉药。很多手术需要进行多模式IOM 监测，对吸入麻醉药和神经肌肉阻滞药均敏感。这可能需要麻醉医师与外科医师团队做好沟通交流，尽量选用对神经电生理监测结果影响较小的麻醉方式和麻醉药物，或者在进行监测的时间段内将麻醉药物的影响减至最小。

（一）吸入麻醉药

临床麻醉中对诱发电位影响最大的是卤族类吸入麻醉药（例如异氟烷、七氟烷和地氟烷），因此在部分 IOM 监测中应避免使用。这些药物广泛对神经系统产生影响，它们作用于 γ-氨基丁酸 A 型受体（GABAa）受体产生意识消失和遗忘作用，作用于甘氨酸受体产生制动作用，作用于 N-甲基-D-天冬氨酸受体（N-methyl-D-aspartic acid receptor，NMDA 受体）、烟碱型乙酰胆碱受体（Nicotinic acetylcholine receptors，nACh 受体）和钾离子通道产生抗伤害刺激作用。对于躯体感觉诱发电位（somatosensory evoked potential，SSEP）的监测，卤族类吸入麻醉药主要影响丘脑以上神经系统的电位反应。在 0.3~0.5MAC（minimum alveolar concentration，MAC）时开始减少丘脑中继核的自发和诱发输出，产生丘脑感觉阻滞。因此吸入麻醉药浓度在 0.5~1.0MAC 时经常无法记录感觉诱发电位。

在对视网膜电图的 a 波和 b 波的研究表明，卤族类吸入麻醉药可以降低视觉诱发电位（VEP）的波幅，有些药物还可能延长潜伏期。这一结论提示在运动诱发电位（MEP）监测期间，都应尽量避免使用吸入麻醉药。近期的一些研究结果中显示，对于大部分患者，使用 0.5MAC 的地氟烷或七氟烷麻醉仍可以记录到肌源性 MEP，但是对于这些患者来说，与使用全凭静脉麻醉相比，虽然仍旧可以监测记录到电信号，MEP 波幅却存在明显降低。而另一部分患者在使用吸入麻醉后，会出现无法进行 MEP 记录的情况，这时就必须改用全凭静脉麻醉。最后，还有一小部分患者无论使用何种麻醉方法都无法记录 MEP。这一结果提示，一般来说，对于基础情况良好且对神经监测反应良好的患者，使用 0.5MAC 的吸入麻醉仍然是可行的；而对于那些反应欠佳的患者，为了得到良好的监测效果，应该转为全凭静脉麻醉。

（二）静脉麻醉药

1. 丙泊酚　由于挥发性麻醉药在全麻中的应用受到了很大的限制，使用静脉麻醉药物，给予患者镇静、催眠，达到遗忘和意识消失的目的是常用的方法。其中，丙泊酚是目前应用最为广泛的药物。丙泊酚通过 GABAa 受体的作用产生意识消失和遗忘作用,这一作用和其作用于甘氨酸受体的次要作用共同满足了麻醉过程中的制动效应。最后,丙泊酚通过甘氨酸和 nAch 受体也能产生微弱的镇痛作用。但是丙泊酚诱导仍然会抑制皮质 SSEP、VEP 和 MLAEP 的波幅,停止输注后会迅速恢复。

2. 依托咪酯 与丙泊酚相似,依托咪酯作用于 GABAa 受体,也具有很强的意识消失和遗忘作用,依托咪酯通过 GABAa 受体和甘氨酸受体而发挥抑制体动的作用,与钾离子通道的作用也是其产生意识消失作用的一个机制。依托咪酯在较低剂量时可以增强皮质 SSEP 的波幅,这种波幅增加的反应也许与依托咪酯引起的肌阵挛机制一致,表明依托咪酯可以使皮质兴奋性增加。而大剂量的依托咪酯则可以抑制诱发电位的波幅,这一现象表明依托咪酯在由小剂量到大剂量的过程中,具有先增加后抑制的双相作用。在对于肌源性 MEP 的研究中显示,依托咪酯不论在诱导期间,还是持续输注期间对波幅抑制的影响都很小。在低剂量时,依托咪酯也同样可以增加 MEP 的波幅。这些特点提示,在需要术中神经监测的手术中,依托咪酯可能是非常合适的药物。

3. 苯二氮䓬类药物 苯二氮䓬类药物中经典代表药物是咪达唑仑,也作用于 GABAa 受体。咪达唑仑的镇静效果好,可以减少氯胺酮致幻作用的发生,同时具有顺行遗忘作用,在全麻诱导和维持过程中广泛应用。咪达唑仑单独用于麻醉诱导时,可轻度抑制皮质 SSEP,作为术前用药或麻醉中临时追加用药时,对 MEP 监测的影响较小。但是在较大剂量时,苯二氮䓬类药物,尤其是咪达唑仑,对 MEP 会产生快速和持久的抑制效应。

4. 右美托咪定 右美托咪定是一种选择性 α_2 肾上腺素受体抑制剂,同样作用于中枢。右美托咪定作为全身麻醉的辅助用药,可以减少麻醉过程中丙泊酚、阿片类药物和卤族类吸入麻醉药的用量。但是需要注意的是,右美托咪定抑制交感神经,术中仍会发生低血压和心动过缓等不良反应。右美托咪定对 SSEP 的影响很小,可能是由于在蓝斑的选择性脑干作用,对丘脑阻断作用最小。但是较高血药浓度的右美托咪定会出现对 MEP 的抑制作用,这一特点与丙泊酚相类似。当作为异氟烷或丙泊酚-芬太尼麻醉的辅助用药时,没有观察到对皮质 SSEP 有额外的抑制作用。当低剂量单独使用右美托咪定时,适合于术中肌源性 MEP 的监测。但是,当浓度较高时,特别是与大剂量丙泊酚联合使用时,仍然可以抑制 MEP 信号。

5. 巴比妥类 一般来说,巴比妥类对皮质 SSEP 的影响很小,硫喷妥钠则除外,较大剂量的硫喷妥钠对 MEP 的抑制作用持续时间较长。在全凭静脉麻醉中,美索比妥已被用作丙泊酚的替代品,它可以适于皮质 SSEP 和肌源性 MEP 的术中监测。

6. 阿片类药物 阿片类药物是全身麻醉中最常用的镇痛药物。静脉使用阿片类药物对 SSEP、MEP 和 VEP 影响轻微,并且使用纳洛酮可以很快逆转其对 SSEP 的作用。椎管内应用吗啡或芬太尼,同样对皮质 SSEP 的影响也很小。阿片类药物在冲击剂量下可观察到一些暂时的波幅抑制和皮质反应潜伏期增加。此外,冲击剂量的阿片类药物也会暂时性抑制诱发电位,直到血药浓度上升到较高水平时则会产生显著的持续抑制作用。因此,在全身麻醉维持阶段,阿片类药物最好选用如瑞芬太尼等半衰期较短,且适合持续输注的药物,维持相对稳定的、适当的血药浓度可以尽量减少对神经监测的影响。

7. 氯胺酮 氯胺酮作用于 NMDA 受体,可以发挥很强的镇痛作用,另外还通过 GABAa 受体产生意识消失和遗忘的次要作用。氯胺酮有一定的兴奋作用,它有增加 SSEP 的波幅的效果,可以增强肌肉和脊髓记录到的 MEP 反应。在高剂量时,对肌源性反应呈抑制作用,这与其脊髓轴索传导阻滞的特性相一致。因此,有学者认为氯胺酮用于全凭静脉麻醉,既可增强镇痛效应减少其他药物的用量,又可对抗丙泊酚之类的药物对诱发电位的抑制作用。然而,氯胺酮对患者颅内压的影响和致幻作用仍应引起麻醉医师的注意。

(三) 神经肌肉阻滞药

在 IOM 中使用神经肌肉阻滞药目前仍有争议。一方面是部分麻醉手术过程中需要足够的肌松效果来满足操作条件,比如气管插管、开腹手术等;另一方面是在有些显微手术,如眼科手术、颅内手术等需要使用神经肌肉阻滞药以防止患者出现意外体动。部分 IOM 监测不依赖肌肉反应,如果仅进行此类监测,完全可以常规使用神经肌肉阻滞药,包括 SSEP、VEP 和 ABR 等。为了在监测中减少肌电图(electromyogram,EMG)的噪声的影响,甚至可以使用神经肌肉阻滞药来增加信噪比,改善信号的记录质量。然而,神经肌肉阻滞药可以阻断神经肌肉接头的神经传导,所以一些电生理学家要求在进行运动诱发电位、肌电图监测时,除了插管时可以用氯化琥珀胆碱外,应该尽量避免使用神经肌肉阻滞药。麻醉医师必须明白的是,即使不使用神经肌肉阻滞药,同样可以有别的办法在要求的时间段内保持患者不出现体动。比如在显微外科手术切除听神经瘤时,患者的绝对静止可以通过使用大剂量的麻醉剂和挥发性麻醉剂而非神经肌肉阻滞药来实现。例如瑞芬太尼和异丙酚全静脉麻醉(total intravenous anesthesia,TIVA)同样可保证绝对制动,对诱发性肌电图(EMG)监测没有影响。为了避免这一过程中,老年人或循环不稳定患者容易出现的循环抑制和苏醒延迟,采用静吸复合麻醉能综合两者的优势,吸入麻醉药(七氟烷或地氟烷)复合瑞芬太尼静脉输注的麻醉方案能较好地维持血流动力学的稳定,麻醉苏醒快速平稳,可能是适合此类术中监测的较好麻醉方案。

如果已经使用了神经肌肉阻滞药,则必须在开始所需要的 IOM 监测时考虑到神经肌肉阻滞药物的影响。如果是在麻醉诱导时使用了肌松药,那么在进行基线值测定时,应该等待肌松药物代谢完毕后再进行。同样的道理,手术过程中在 IOM 监测的关键时刻,应尽量避免在这段时间中存在神经肌肉阻滞药物的残余作用,有条件时应使用 TOF 监测来确保不会与 IOM 相冲突。术中面神经监测的方式通常是肌电图,在需要进行面神经监测的手术中,神经肌肉阻滞药使用的方法通常有以下几种:①在麻醉诱导时给予单次负荷剂量,达到气管插管所需肌松,然后不再给予肌松药,待肌松消退后施行面神经监测,但此种方法不能确保术中不发生体动或过深麻醉带来的副作用;②术中常规使用罗库溴铵维持足够程度肌松,待拟行面神经监测时使用特异性拮抗剂舒更葡糖钠注射液(sugammadex)逆转肌松作用,但此法在需要多次、反复探测面神经的情况下可行性差;③待肌松程度部分恢复后,在肌松监测下予以小剂量神经肌肉阻滞药维持部分神经肌接头的阻滞程度,既保留面神经肌接头能满足面神经监测所需的传导功能,又确保四肢骨骼肌足够的制动。罗库溴铵起效快、作用时间短、无蓄积作用,可滴定给药,副作用小,且有特异性拮抗药舒更葡糖钠注射液(sugammadex),因此是用于面神经监测的麻醉较好的选择。

由于神经和肌肉对刺激和神经肌肉阻滞药的反应不同,全身麻醉时,吸入麻醉药对神经肌肉接头乙酰胆碱受体也有一定的影响,与神经肌肉阻滞药同时使用时,可以增强神经肌肉阻滞药的效果,因此使用吸入麻醉药全麻维持也可能会影响 IOM 的监测效果。因此,有条件时在 IOM 中应该进行 TOF 监测。TOF 监测是目前临床应用最广的刺激方式,即使没有清醒对照值,也可直接读数。颤搐幅度可以反映肌松程度,颤搐衰减和出现的时间可以判断肌松药起效、持续和恢复时间。在需要进行神经监测的手术期间,如同时应用 TOF,可以根据 T_4/T_1 值调节神经肌肉阻滞药的剂量,将神经-肌肉阻滞控制在满意的程度,既能保持术中神经监测所需的神经肌接头传导水平,又能够使得四肢骨骼肌达到制动程度的松弛。

以术中面神经监测为例,通常神经肌肉阻滞药使用方法有以下几种:①在麻醉诱导时给予单次负荷剂量,达到气管插管所需肌松,然后不再给予肌松药,待肌松消退后施行面神经监测,但此种方法不能确保术中不发生体动或过深麻醉带来的副作用;②术中常规使用罗库溴铵维持足够程度的肌松,待拟行面神经监测时使用特异性拮抗剂舒更葡糖钠注射液(sugammadex)逆转肌松作用,但此法在需要反复、多次探测面神经的情况下可行性较差;③待肌松程度部分恢复后,在肌松监测下予以小剂量肌松药维持部分神经肌接头阻滞程度,既保留面神经肌接头能满足面神经监测所需的传导功能,又确保四肢骨骼肌足够的制动。罗库溴铵起效快、作用时间短、无蓄积作用,可滴定给药,副作用小,且有特异性拮抗药舒更葡糖钠注射液(sugammadex),因此是用于面神经监测的麻醉较好的选择。但是一般来说,鉴于 IOM 的复杂性和重要性,术中使用神经肌肉阻滞应特别谨慎,理想状态下最好尽量不使用神经肌肉阻滞药。

四、影响神经监测结果的生理学因素

麻醉医师除了实施麻醉外,还需要管理患者术中由于麻醉药物和外科手术操作引起的生理学改变。有些生理学改变会引起诱发电位反应的变化,这些变化有助于提示相关部位已经发生了不良事件。

1. **低血压** 例如,在一些病例中需要适当地控制血压以减少术中出血,但是过度的低血压会导致组织灌注减少,发生缺血缺氧。在有些手术中,按经验可被接受的低血压(例如收缩压 90mmHg)却会引起 SSEP 的变化,这种变化提示对于这类患者,可能已经出现了灌注不足和组织缺血,适当升高血压则往往可以恢复诱发电位的反应。因此,在很多情况下,诱发电位的变化是可以反映组织是否缺血缺氧,提醒麻醉医师应该适当采取干预措施。

2. **低温** 低温通过改变神经去极化,延长动作电位持续时间、降低传导速度、降低突触功能,引起诱发反应的改变,导致潜伏期延长和波幅降低。因此,除了直接体温监测以外,这些电生理的变化同样可以用来作为麻醉管理中维持术中适当体温的参考之一。

3. **其他因素** 一些生理学变量的变化也会引起外科手术中诱发电位监测的变化。例如,显著的血容量减少,除了出现血压显著变化外,还会引起血流分布的改变,从而引起诱发电位的改变。例如,中枢神经系统血供不足时,极度的缺血会使 SSEP 发生变化;体外循环期间上腔静脉压力升高可以使 SSEP 发生改变。其他诸如血糖、钠、钾和其他一些电解质的变化也会影响神经去极化和传导,也会导致诱发反应的变化。

【总结】

由于术中神经监测可以减少手术盲目性,提高手术精确性,把医源性损伤降到最低限度,减少术后并发症,国内外都已广泛开展。为了使监测效果最佳,麻醉医师应当选择既能维持平稳、舒适、安全的麻醉过程,又可以减少对神经监测信号干扰的麻醉方式,这对于麻醉医师来说是一种新的挑战。随着神经监测技术的发展和推广,其应用范围必将越来越广,成为一种术中的常规监测手段,为患者的术中安全保驾护航。

(陈元杰 张 旭)

参考文献

1. NUNES R R,BERSOT C D A,GARRITANO J G. Intraoperative neurophysiological monitoring in neuroanesthesia. Curr Opin Anaesthesiol,2018,31(5):532-538.

2. HU J,FLECK T R,XU J,et al. Contemporary changes with the use of facial nerve monitoring in chronic ear surgery. Otolaryngol Head Neck Surg,2014,151(3):473-477.

3. 徐静,迟放鲁. 面神经监测在小儿电子耳蜗植入术中的应用. 中国眼耳鼻喉科杂志,2020,20(1):13-15.

4. WONG K P,MAK K L,WONG C K,et al. Systematic review and meta-analysis on intra-operative neuro-monitoring in high-risk thyroidectomy. Int J Surg,2017,38:21-30.

5. 吴孟娇,张燕迪,杨改清,等. 术中神经电生理监测技术的应用进展. 现代电生理学杂志,2020,27(1):36-44.

6. KOHT A,STOAN T B,TOLEIKIS R J. Monitoring the nervous system for anesthesiologists and other health care professionals. 2nd ed. New York:Springer,2017.

第二章

耳鼻咽喉头颈外科急诊手术的麻醉

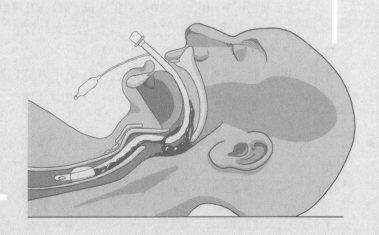

第一节　出血急症的麻醉

要点

1. **鼻出血**　重视患者既往系统病史评估，排除凝血功能障碍。局麻适用于简单的前鼻出血，而肿瘤等复杂前颅底肿瘤术后出血常需要在全身麻醉下施行。患者术前有吞咽血液应视为饱胃行快速序贯诱导。但术前放疗导致的张口受限和咽喉部血液阻挡插管视野给插管带来极大的挑战。

2. **扁桃体术后出血**　均应视为饱胃行快速序贯诱导，术后待患者完全清醒后拔管。

3. **喉科手术后出血**　已行气管切开的患者如果仍旧配戴的是带套囊的气管切开套管，需要检查套囊的密闭性，确保套囊中有足够的空气阻止喉部血液流入气道；若已经更换为金属套管则需立即重新更换为带套囊的气管导管或带套囊的气管切开套管以封闭气道，防止血液流入。更换导管过程中需外科医师充分暴露气道，或使用交换导管以确保换管成功。

4. 因肿瘤侵犯颈动脉致出血的急症需要行容量复苏治疗，甚至心肺复苏治疗。

【概述】

耳鼻咽部血供丰富，出血是耳鼻咽喉头颈外科术后严重的并发症之一，常需要行急诊止血。常见的需要麻醉医师参与救治的急症主要包括鼻出血、咽部出血、和喉部出血。上述部位的出血除累及气道外，还可能导致严重的低血容量，在急诊处理此类患者时，麻醉医师面临巨大的挑战。

一、鼻出血

鼻出血是耳鼻咽喉科临床常见的急症之一。有文献报道，人一生中发生鼻出血的概率约为60%，秋冬季易发。鼻出血多为单侧，出血量多少不一。轻者仅涕中带血；重者可导致失血性休克，甚至危及生命。反复出血可引起贫血。

鼻位于面部正中，由骨和软骨支架组成，外部覆盖有薄层皮肤，内面为覆有黏膜的鼻腔。鼻窦位于面和颅骨内，分为额窦、筛窦、上颌窦、后筛窦和蝶窦。鼻出血可由鼻局部病变引起，如鼻部外伤、炎症、肿瘤、异物以及鼻窦、鼻咽部的感染和肿瘤等，亦可因某些全身疾病所致，如血液病、高血压、急性发热性传染病和肝肾疾病等。鼻中隔前下区域黏膜的毛细血管分布丰富，是鼻出血的好发部位。其他出血部位包括鼻中隔、嗅裂区中隔面、鼻顶、中鼻道、下鼻道、下鼻甲后端、鼻咽部等。

治疗急症鼻出血的措施包括局部压迫止血、局部黏膜血管烧灼、行前后鼻孔填塞等。但这些治疗措施多为过渡性且止血效果不确切，患者对这些治疗的主观感受差。随着鼻内镜技术在临床的广泛应用，在鼻内镜下寻找出血点并进行电凝止血是鼻出血确切的外科治疗手段。

【麻醉管理】

(一) 术前准备和评估

1. 患者一般情况评估 鼻出血患者多合并有控制不佳的高血压。部分患者鼻出血原因是鼻咽/鼻颅底恶性肿瘤累及动脉致动脉性出血,患者通常一般情况差。近期(2~3 天)有鼻腔填塞止血经历的患者通常处于紧张焦虑状态。

2. 气道评估 既往有头颈部放疗史的患者可能存在张口受限。患者因吞咽血液呈饱胃状态,麻醉诱导期反流误吸的风险增加。患者通常不能准确提供吞咽的血液量,床旁超声有助于对胃内容物行定性及定量评估。

3. 评估凝血功能 鼻出血患者可能存在凝血功能障碍,术前应常规行凝血功能检查。

4. 血容量评估 患者可能处于血容量不足状态。原因包括:大量失血、前后鼻孔填塞影响摄食、禁食。患者可有烦躁不安、紧张、面色苍白、四肢冰冷、心跳加快、血压下降、口渴、少尿或无尿等休克代偿期表现。

(二) 术中麻醉管理

1. 麻醉方法 麻醉方法的选择取决于出血部位和程度及患者是否有内科并发症。

(1)支持局麻下鼻内镜止血的观点包括:局部麻醉较全身麻醉更容易在术中发现活动性出血点,因为患者清醒状态下能感知鼻腔内的手术操作,血压容易出现波动从而导致再发出血。局部麻醉可使用含 1% 利多卡因和 1∶10 000 肾上腺素混合液的棉片收敛鼻腔黏膜,亦可使用 2% 丁卡因行鼻腔黏膜表面麻醉和 2% 利多卡因行鼻前庭浸润麻醉,利多卡因渗透力较差,不能作为表面麻醉剂单独使用。丁卡因仅能解除黏膜所产生的疼痛不适,但是难以渗透至皮下的痛觉感觉器,故单纯的表面麻醉无法阻滞疼痛传导的所有径路,导致患者对手术的依从性较差,儿童则更不能耐受。因此,表面麻醉效果已经成为影响电凝止血效果的一个关键因素。

(2)支持全身麻醉下行鼻止血的观点包括:全身麻醉后鼻出血减轻或停止,更有利于发现出血点和进行治疗。全身麻醉可以较好地控制患者血压,患者耐受好,能够对鼻腔深部、嗅裂等部位充分检查。避免了表面麻醉下因患者过分紧张导致的出血加剧及心脑血管意外等不良事件。笔者所在单位通常选择在局麻下行简单的前鼻出血止血,对因鼻肿瘤或复杂前颅底肿瘤术后出血常选择全身麻醉。

2. 循环管理 由于术前的禁食、摄入减少、失血,患者可能处于低血容量状态。应开放粗大的外周静脉进行快速补液治疗。必要时可建立有创动脉压监测,脉压变异率(pulse pressure variation,PPV)或每搏量变异度(stroke volume variation,SVV)值可指导补液治疗,此项数值升高超过 13% 则提示患者可能存在有效循环血容量不足,应给予患者补液治疗。手术中,可适当提升血压,以协助外科医师寻找活动的出血点。

3. 气道管理 气管导管和声门上气道都是可用于鼻内镜下止血术的气道管理工具。在笔者单位,首选通气管可弯曲的第二代喉罩作为气道管理工具。Supreme 喉罩因构造原因会影响外科手术操作,不推荐使用。明确有吞咽血液的患者应作饱胃处理,选择快速序贯诱导行气管插管;术前已行后鼻孔填塞的患者,需经口操作取出填塞物,应行气管插管;张口受限的患者,清醒气管插管及管芯类插管工具可能是有效的解决方案,但需要外科医师术前先进行鼻咽部填塞止血,确保口咽腔洁净的视野,同时做好紧急环甲膜穿刺或气管切开术的准备。

【苏醒期管理】

苏醒期应避免拔管时强烈呛咳。对使用喉罩进行气道管理的患者,手术结束时应由手术医师在直视下吸尽喉罩上方积聚的血液,患者对喉罩的耐受度高,可待患者完全苏醒后遵嘱张口拔除喉罩。虽然"深麻醉"拔管被认为可避免呛咳,但患者呼吸道保护性反射未恢复,有血液污染下气道和肺部的风险。鼻止血术后患者鼻腔内填塞有止血材料,一旦发生气道梗阻无法进行面罩加压通气,因此推荐待患者完全清醒后拔管。

鼻内镜手术后躁动的发生率可高达22%,可能与鼻腔填塞导致的不适有关,右美托咪定可以减少术后躁动的发生。止血术后疼痛程度轻,除明确的禁忌证,使用非甾体抗炎药可达到镇痛效果。

【总结】

除简单的前鼻出血可在局麻下完成外,鼻内镜止血通常需全身麻醉下完成。气道管理工具的选择取决于患者的一般情况和手术入路。对有明确"吞咽血液"史的患者行麻醉诱导应遵循急诊饱胃患者麻醉处理原则。麻醉医师可适当维持较高的血压以协助外科医师寻找出血点。推荐患者清醒后拔管并避免呛咳。

【病例介绍】

患者,男性,34岁,身高180cm,体重90kg。因"鼻出血1天"行前鼻孔填塞止血,填塞后无新发出血。为明确出血部位和止血拟在全身麻醉下行鼻内镜止血。

(一)术前评估和准备

1. 患者一般情况　患者为年轻男性,无内科并发症,ASA分级IE级。患者体健,无系统性疾病。

2. 生命体征基础值　心率为70次/min,无创血压为112/67mmHg,平均动脉压为82mmHg。

3. 气道评估和准备　张口度、甲颏间距、上唇咬合试验、头颈活动度和Mallampati评级均正常。经前鼻孔填塞后无新发出血,禁食时间6h,无吞咽血液史,故喉罩就能满足麻醉气道管理需求。

4. 外科准备　无特殊。

(二)术中麻醉管理和手术经过

入室后建立常规监护和脑电双频指数监测(bispectral index,BIS)。给予丙泊酚、瑞芬太尼和罗库溴铵全凭静脉全麻诱导,置入双管喉罩,通气效果好。手术医师找到明确的出血点,电凝止血,手术历时40min。术毕患者完全清醒后拔除喉罩。

(三)术后随访和转归

患者无再发活动性出血,次日出院。

(陈恺铮　缪长虹)

1. 陈晓栋,石照辉,邱建华,等.成人自发性鼻出血的部位及治疗分析.中国耳鼻咽喉头颈外科,
   2013,20:555-556.

2. THORNTON M A,MAHESH B N,LANG J. Posterior epistaxis:Identification of common bleeding
   sites. Laryngoscope,2005,115:588-590.

3. MINNI A,DRAGONETTI A,GERA R,et al. Endoscopic management of recurrent epistaxis:the
   experience of two metropolitan hospitals in Italy. Acta Otolaryngol,2010,130:1048-1052.

4. 蒋卫清,陈利海,谢欣怡,等,床旁超声快速评估胃内容物及容量的研究进展.临床麻醉学杂
   志,2017,33(1):91-94.

5. MECCARIELLO G,GEORGALAS C,MONTEVECCHI F,et al. Management of idiopathic
   epistaxis in adults:what's new? Acta Otorhinolaryngol Ital,2019,39(4):211-219.

二、咽部出血

咽是呼吸道与消化道的共同通道,上起颅底,下达环状软骨平面下缘,相当于第6颈椎食管入口平面,成人全长约12~14cm。咽部分成鼻咽、口咽和喉咽。咽鼻部位于鼻腔之后,软腭的后上方,增殖体位于咽的后壁,为积聚成堆的淋巴组织,幼儿时期较发达,6~7岁开始退化。如增殖体过大,会阻碍鼻后孔的通气,甚至影响听觉。口咽部介于软腭与会厌上缘平面之间。扁桃体位于口咽侧壁,是淋巴上皮器官。咽喉部位于会厌上缘平面至环状软骨下缘平面之间,向下与食管相连。

扁桃体的血液供应主要来自面动脉的扁桃体支。至扁桃体下极的动脉有三支,即前方的舌背动脉扁桃体支,后方的腭升动脉扁桃体支和后方的咽升动脉扁桃体支。腭扁桃体的静脉与同名动脉伴行。另外,在咽壁与扁桃体深面之间有一条较大的扁桃体旁静脉(又称为腭外静脉),从软腭跨过腭扁桃体囊的外侧面,穿通咽鼻部,经咽静脉丛汇入面总静脉。损伤此静脉是手术后最常见的出血原因。扁桃体/腺样体切除术后出血的发生率为0.5%~2%。出血主要见于扁桃体窝内,但也可见于鼻咽部腺样体床。按出血发生的时间,扁桃体/腺样体切除术后出血可分为原发性出血和继发性出血。原发性出血发生在术后24h内,且以术后6h更为常见。出血通常是活动性的,易于识别。出血原因多为止血或剥离不彻底。继发性出血多发生于扁桃体术后5~10天,但也可以在长达术后28天发生。常由于进食不慎导致手术创面伪膜脱落所致。这种类型的术后出血主要表现为持续数天的渗血。严重失血、因疼痛和呕吐导致摄入不足可导致低血容量,而且评估血液丢失量及容量状态也较困难。

【麻醉管理】

(一) 术前评估和准备

1. 患者一般情况评估　应快速回顾既往麻醉记录(包括气道管理的细节和直立位生命体征)和病史。无论患者术前禁食时间长短,应将患者做饱胃处理,麻醉诱导时存在反流误吸风险。

2. 气道情况评估　成人患者常合并有肥胖、阻塞性睡眠呼吸暂停(obstructive sleep apnea,

OSA），可能存在插管困难。儿童患者可能有松动的乳牙，应在术前做好标记和记录。避免插管过程中牙齿损伤或掉落入气道。即使先前手术的时候气管插管顺利，但是术后出血、口咽部组织肿胀、血液积聚等情况可能使气管插管变得困难，存在困难插管的可能性。

3. 失血量评估 低血容量患儿表现为心动过速，呼吸急促、严重时有低血压发生。尽管存在低血容量，儿童通常能长时间地维持血压水平，这段时间往往比成人更长，但其会迅速恶化。当失血是造成血容量不足的首要原因时，会出现皮肤苍白，毛细血管再充盈延长等征象。实验室检测可能显示血红蛋白水平和血球压积下降。但如果患者同时合并有脱水，血红蛋白值可能正常，甚至由于血液浓缩血红蛋白值反而升高。扁桃体切除术后出血导致的失血量可能难以或无法量化。大量血液被吞咽，且呕吐出来的血液量也很难估计。头晕和直立位生命体征可提示低血容量。低血容量患者麻醉诱导时有出现低血压的风险。如果失血显著，液体复苏后检测血红蛋白水平，用于指导是否需要进行输血。

4. 凝血功能评估 原发性出血的患者应排除有未诊断的出血性疾病的可能。抽取血液检查凝血因子，并向血液专家咨询。

5. 心理安抚 出现扁桃体出血的患儿及家长可能处于情绪焦虑的状态，应进行安抚。

（二）术中麻醉管理

1. 麻醉方法 出血量较少的患者可尝试在表面麻醉下双极电凝烧灼止血，少数出血较少的患者可通过棉球压迫后止血。出血量较多及不能配合的儿童患者需在全身麻醉下行止血术。

2. 麻醉诱导 安全度过麻醉诱导期是此类手术麻醉管理的重点。麻醉诱导的关键点包括：术前尽可能减少患者出血，预给氧，尽早开始液体/血液复苏，并纠正任何潜在的凝血功能异常。

（1）麻醉诱导前尽可能减少出血的措施包括：局部使用肾上腺素或凝血酶，压迫出血血管。对于不受控制的出血除静脉注射氨甲环酸外还可通过雾化给药或直接用棉纱布压迫止血。建立有创动脉压监测可以实时观察血压变化，便于麻醉医师实施控制性降压。动脉压和静脉压的降低都有助于减少出血，为插管提供更清晰的视野。

（2）充分预给氧：整个气道管理中主动氧合是保障患者安全的基石。只要有可能，在插管之前和插管期间进行双鼻供氧是有益的。如有可能，应辅以面罩供氧。但有活动性出血的患者可能无法耐受面罩。出血时应慎重使用经鼻高流量氧疗（high-flow nasal oxygen，HFNO）和经鼻湿化快速通气换气（transnasal humidified rapid insufflation ventilatory exchange，THRIVE）技术。这两项技术对于出血患者是相对禁忌的，因为血液可能会被动从远端进入气管。中等流速（8~20L/min）可能比高流速更好。可考虑使用氯胺酮镇静以促进不合作患者的有效预给氧。插管前和插管过程中应持续氧气输送。

（3）麻醉诱导方式：建议行快速序贯诱导。麻醉诱导后，自主呼吸运动停止，在无吸气动作的情况下，血液将暂时蓄积于咽部后方，而不会被吸入气管，辅以及时有效的吸引，可最大程度降低误吸的发生率。此外，全麻状态下，患者不再紧张和抵抗，有利于循环稳定，心排出量下降后，出血也会相应减少。快速序贯诱导时应备有强效的吸引装置。

（4）插管工具和方法的选择：较少受气道血液影响的气道管理办法包括：

1）经声门上气道插管：由于误吸风险增加以及潜在性干扰下咽、声门或气管出血部位的手术操作,其临床可用性及功效通常有限。在气道管理中,只有将气管导管插入气道才算达到目标。

2)逆行引导气管插管:若患者是可预料的困难气道,且不具备清醒插管的条件,经有效训练的麻醉医师可以采用此方法。具体操作步骤及注意点如下。

A. 在患者清醒时穿刺并放好导丝,穿刺点位于环甲膜或第2~3气管软骨环之间(推荐超声定位标记穿刺点,辨识颈前结构,确认穿刺点位于气管正中,避开甲状腺),用18G套管针穿刺,回抽空气确认在气管内之后,向头端置入套管退出针芯,导丝经套管向头端置入,引出口腔。

B. 确认导丝出口腔后,进行全麻诱导,待患者意识消失后,沿导丝置入气管导管。

C. 由于导丝和气管导管之间空隙较大,在气管导管通过声门时可能受阻,此时不可使用暴力,以下方法有助于解决该问题:推荐使用能满足患者通气的尽可能细的加强气管导管(鹰嘴导管更佳,男性选用6.0#~6.5#,女性选用5.5#~6.0#),置管时导管尖端斜面朝向患者背侧(尖端避开环杓关节);此外,在置入气管导管前,先经导丝置入交换导管,随后以交换导管为引导置入气管导管,交换导管弥补了导丝和气管导管之间的空隙,增加一次插管成功率。

3)光棒:硬质可视可塑形光纤纤维喉镜系统和可视管芯的光源发出的是白光,不能透过颈前组织,且镜头一旦被血液污染,将不再"可视",不建议在活动性出血的病例中使用。盲探光棒光源发出的是特定波长的单色红光,不受血液的影响,能有效穿透颈前组织,插管时观测颈前光斑即可判断插管方向,是气道出血时有效的插管工具。

4)经鼻或经口盲探插管。

5)超声引导插管。

6)环甲膜切开或气管切开。

(5)降低反流误吸风险的措施:麻醉诱导前,患者可能无法平卧,需保持坐位甚至前倾位直到在麻醉药物的作用下失去意识。出血量较多时可尝试将患者置于侧卧位或头低位插管,以引流咽部血液。但头低位增加反流的风险。头高位虽然可减少反流,但一旦患者出血反流则误吸的风险增加。麻醉医师可以根据具体情况将患者置于有利体位完成麻醉诱导。此外,在气管插管时需要一个助手协助吸引口咽部血液和分泌物。使用快速序贯诱导是一项预防措施,另一种方法是压迫环状软骨(sellick maneuver)阻断食管上段来防止被动反流。虽然近期磁共振研究显示环状软骨环和食管间的解剖变异很大,并对环状软骨按压的有效性产生怀疑,但没有理由不在有反流误吸风险的患者中使用。气管插管后,建议开始辅助通气之前先行气管内吸引,减少下呼吸道的血液污染。如果怀疑有血液进入气管,应通过软镜行彻底吸引。患者胃内可能有吞咽的血液,需使用胃管用生理盐水行胃灌洗,并在手术结束时吸引出胃内液体。但请记住,这并不能保证胃处于空虚状态,仍然存在在苏醒期发生误吸的风险。

如果患儿存在活动性的扁桃体出血、血容量不足的临床表现。麻醉诱导时存在误吸风险,且无静脉通路开放的情况下如何进行麻醉,是一个棘手的临床难题。吸入诱导时反流误吸的风险高,因此应提前开放静脉通路。对一个尚可配合的存在脱水状况的孩子,需要一个经验丰富的麻醉医师完成静脉开放。但对于一个哭闹不配合的患儿,开放静脉通路会比较困难,让家长陪同或许有助于开放静脉。如果经多次尝试静脉通路开放不成功且患者血流动力学稳定,可在采取尽可能降低误吸风险的相关措施后进行吸入诱导（麻醉医师应充分认识到此诱导方案是不得已而为之）。这些措施包括：保持患者自主呼吸，备有可用的大口径吸引器，设备和人员就位以及时开放静脉通路，以及迅速完成气管插管。如果患儿存在严重脱水或显示休克症状且不能开放静脉，应在麻醉诱导前先行进液体复苏，可开放骨髓内或中心静脉通路。

3. 麻醉维持 若能轻松完成对出血的控制，则这些手术操作并不痛苦且可能时间很短；但对于合并凝血病的患者，止血可能不容易完成。麻醉维持的目标是快速苏醒并恢复气道保护性反射，应用最少量的长效阿片类药物。

4. 容量复苏 确定扁桃体出血且需要手术止血时，在开始手术操作前，应立即开始适当的液体复苏。至少需要开放一条较粗的静脉，以补充丢失的血容量和为可能需要的输血做准备。液体复苏应从输注射晶体液开始，根据临床症状和血细胞比容可能需要输注浓缩红细胞。麻醉医师需对潜在的血容量不足进行评估，选择对循环抑制作用小的麻醉药。如果血容量不足不是一个问题，可谨慎地选择丙泊酚（1~2mg/kg）、氯胺酮（1~2mg/kg）或依托咪酯（0.2mg/kg）进行麻醉诱导，随后立即静脉联合使用阿托品（0.02mg/kg）和琥珀胆碱（1.5~2mg/kg）或罗库溴铵（1.2mg/kg）。

【苏醒期管理】

(一) 拔管问题

原发性出血患者在恢复期仍有再出血的风险。在手术室内，患者侧卧位或坐立位、患者完全清醒、肌松完全被逆转、气道保护反射恢复后拔管是最安全的拔管方式。意识到血凝块可能无法有效清除，应仔细对口咽部进行吸引并使用胃管将胃血液抽吸干净。一项有关475例儿童扁桃体术后出血的回顾性研究报道，围术期最常见的不良事件是低氧血症（血氧饱和度<90%），发生率约为10%。苏醒期低氧血症的发生率约为诱导期的2倍，故术后应常规予以患者吸氧治疗。

(二) 疼痛管理

既往有研究认为酮咯酸可能会增加扁桃体术后出血。但最近的研究表明非甾体抗炎药没有增加需要返回手术室的出血情况。相较于其他替代的阿片类药物，使用非甾体抗炎药镇痛的患者恶心和呕吐的发生率明显较低。

【总结】

上呼吸道出血处理极为困难，需要采取结构化、多学科合作的方法才能取得成功。技术和非技术（沟通、组织和团队合作）手段的优化至关重要。扁桃体术后出血患者有反流误吸和潜在困难插管的风险。因此，无论禁食时间是否足够，对于扁桃体切除术后出血的患者均应视为饱胃行快顺序诱导，并要求外科医师在场，以协助迅速建立外科气道，术毕应在患者完全清醒后拔管。对存在低血容量的患者至少需要开放一条粗大的静脉通道液体复苏治疗。对于原发性扁桃体切除术后出血的患者应排除存在血液系统疾病。

【病例介绍1】

患儿，男性，6岁，116cm，25kg。因"双侧扁桃体＋腺样体切除术后3小时口吐鲜血"，拟急诊行全身麻醉下止血术。

（一）术前评估和准备

1. 患者一般情况 既往体健，无系统性疾病，ASA ⅠE 级。

2. 生命体征基础值 心率为 120 次/min，无创血压为 70/40mmHg，SPO₂ 100%。患儿配合较好、神情萎靡。

3. 气道评估和准备 快速翻阅麻醉记录单显示无气管插管困难，手术过程顺利。凝血功能正常。患儿右上臂留有外周静脉一根，输液畅。询问患儿有无咽下血液，答案是"有"则麻醉诱导按饱胃患者行快顺序诱导，准备吸引器两路、可视喉镜、普通喉镜。

4. 外科准备 外科医师到场，备气管切开。

（二）术中麻醉管理和手术经过

经静脉推注丙泊酚 70mg+ 瑞芬太尼 50μg+ 琥珀酰胆碱 40mg，Sellick 手法 + 普通喉镜气管插管，顺利建立气道。外科医师找到出血部位予以充分止血，手术历时 40min。术后将患儿置于侧卧位，待患儿完全清醒后拔除气管导管，继续观察 30min，无活动型出血，将患儿送回病房。

（三）术后随访和转规

患儿恢复良好，次日出院。

【病例介绍 2】

患儿，男性，6 岁，116cm，25kg。因"双侧扁桃体 + 腺样体切除术后 3 小时口吐鲜血"，拟急诊行全身麻醉下止血术。

（一）术前评估和准备

1. 患者一般情况 患者贫血貌，失血性休克，ASA ⅢE 级。

2. 生命体征基础值 心率为 135 次/min，无创血压为 80/40mmHg，SpO₂ 98%。神情萎靡，意识清，对答尚切题。

3. 气道评估和准备 快速翻阅既往麻醉记录单，显示无气管插管困难，急诊带入外周静脉留置针两根，输液通畅。目前患者无活动性出血，但有吞咽血液史。

4. 麻醉诱导计划 考虑患者曾吞咽血液，为预防反流误吸，拟行快速序贯诱导，插管工具首选可视喉镜，可视管芯及普通喉镜备用，并准备两路吸引器。

5. 外科准备 外科医师在麻醉诱导前到场，备气管切开。

（二）术中麻醉管理和手术经过

容量复苏治疗，同时经外周静脉推注丙泊酚 80mg、瑞芬太尼 80μg、琥珀酰胆碱 100mg，待患者意识消失后，助手用 Sellick 手法按压环状软骨，联合使用可视喉镜及可视管芯顺利完成气管插管，套囊充气后，经气管插管吸引，气管内无血液及分泌物。术中见右侧扁桃体窝下极有大量血痂覆盖，吸除血痂后见血管搏动，随即出现活动性出血，用可吸收止血纱填塞出血处，缝线间断加压缝合扁桃体窝前后柱，手术历时 3h，完成探查止血，患者循环稳定。术中血气分析提示 Hb浓度为 49g/L，术中出血 600mL。考虑到患者有再次活动性出血的风险，将患者镇静带管状态送入 ICU。次日，在全麻下行扁桃体周围血管造影发现：右侧舌动脉近端残干显影，中间截断，远端管腔延迟显影。遂行右侧舌动脉栓塞术,手术顺利。

(三)术中麻醉管理和手术经过

栓塞术后次日,患者神志清,生命体征平稳,顺利拔除气管导管,口咽部仅少许分泌物。

(陈恺铮　缪长虹)

参考文献

1. 郭玉德. 耳鼻咽喉头颈外科急诊. 武汉:湖北科学技术出版社,2005.

2. 王军,刘汉忠,林忠辉. 悬雍垂腭咽成形术后出血临床分析. 北京医学,2004,26(6):1385.

3. 赵海源,于容焕,牛彩英. 腭咽成形术并发症及防治. 临床耳鼻咽喉杂志,2004,13(9):1397-1398.

4. WALL J J,TAY K Y. Postoperative tonsillectomy hemorrhage. Emerg Med Clin North Am,2018,36:415-426.

5. YANG S H,WU C Y,TSENG W H,et al. Nonintubated laryngomicrosurgery with Transnasal humidified rapidinsufflation ventilatory exchange:a case series. J Formos Med Assoc,2018,118:1138-1143.

6. WEINGART S D,TRUEGER N S,WONG N,et al. Delayed sequence intubation:a prospective observational study. Ann Emerg Med,2015,65:349-355.

7. CAPLAN R,BENUMOF J,BERRY F,et al. Practice guidelines for management of the difficult airway. A report by the American Society of Anesthesiologists Task Force on Management of the Difficult Airway. Anesthesiology,2013,118(2):251-270.

8. LEWIS S R,NICHOLSON A,CARDWELL M E. Nonsteroidal anti-inflammatory drugs and perioperative bleeding in pediatric tonsillectomy. Cochrane Database Syst Rev,2013,(7):CD003591.

9. 刘进,李文志. 麻醉学临床病案分析. 北京:人民卫生出版社,2018.

三、喉部术后出血

喉部手术后主要出血原因包括高血压、口服抗凝药物、剧烈呛咳(半喉切除术多见)导致血管破损、术后反复感染引起血管破溃等。颈部大动脉破裂常引起灾难性出血,甚至危及患者生命。中国医学科学院肿瘤医院头颈外科回顾性分析了该院1980—2008年发生颈部动脉破裂的30例颈部肿瘤患者,发现主要原因为咽或食管瘘、伤口裂开、伤口感染及组织瓣坏死。出血时间为术后5~47天,平均20.1天。有先兆出血的患者14例。本章主要阐述开放性喉手术患者术后出血的麻醉管理。

【麻醉管理】

(一)术前准备和评估

1. 一般情况评估　喉部手术患者多为老年人,术前常伴有其他内科并发症。喉部失血造成患者低血容量状态,大量血液涌入气道可造成窒息。

2. 气道评估 患者通常已行气管切开,麻醉医师需快速了解既往的手术的时间、方案及范围。在行部分喉切除手术或气管切开的患者,需要将气切套管更换为气管导管,在更换的过程中,气道有再次封闭可能。更换气管导管过程中需外科医师协助充分暴露造瘘口,或使用交换导管以确保换管成功。

(二)术中麻醉管理

1. 麻醉方法 喉部手术术后出血多采用全身麻醉,局部麻醉适用于出血部位表浅、出血量较少、能够配合手术治疗的患者。低血容量患者,诱导药用量应酌减并缓慢注射,以防血压急剧下降。氯胺酮或依托咪酯对循环的抑制作用较小。但在休克的患者,氯胺酮可抑制心肌,加重心肌缺氧,导致心律失常、低血压、室颤或心脏停搏,应慎用或禁用。麻醉维持适当的麻醉深度和血流动力学稳定。协助手术医师进行控制性升压[目标血压不超过基础血压的120%且目标收缩压不得超过180mmHg(1mmHg=0.133kPa)]以寻找出血点和完善止血。

2. 气道管理 经气管造瘘口气管插管可防止血液及分泌物流入肺部。行部分喉切除术的患者,如放置的是带套囊的气管切开套管,套囊充气后可及时保障气道,避免血液进入气道,造成误吸;如放置的是无套囊的气管切开套管,需要在外科医师的协助下或使用交换导管置入气管导管。行全喉切除术的患者,全喉气管筒并不能防止血液进入气道,患者仍有误吸的风险,应及时将全喉筒更换为带套囊的气管导管。

3. 容量评估及处理 晚期头颈部肿瘤患者颈部大动脉出血是临床医师最不愿意看到的灾难性结局。除大量血液涌入气道导致窒息外,还会导致失血性休克。

(1)低血容量休克:它的发生与否及程度取决于机体血液丢失的量和速度。大量失血定义为24h内失血超过患者的估计血容量或3h内失血量超过估计血容量的一半。一般临床监测指标包括皮温与色泽、心率、血压、尿量和精神状态等。然而,这些指标在休克早期阶段往往难以表现出明显的变化。而且这些症状也并不是低血容量休克的特异性症状。当机体失血导致血容量减少时,会出现代偿性的心率加快。然而心率不是判断失血量多少的可靠指标。失血性休克时可用休克指数来估计失血量。休克指数 = 脉率/收缩压,正常值为 0.58,表示血容量正常;指数 =1,失血 800~1 200mL(占人体总血量的 20%~30%);指数 >1,失血 1 200~2 000mL(占总血量30%~50%)。尿量是反映肾灌注较好的指标,可以间接反映循环状态。当尿量 <0.5mL/(kg·h)时,应继续进行液体复苏。

(2)有创血流动力学监测:可创建有创动脉测压(invasive blood pressure,IBP)可保证连续观察血压和即时变化。此外,IBP 还提供动脉采血通道。中心静脉压(central venous pressure,CVP)是最常用的和易于获得的监测指标,与肺动脉楔压(pulmonary artery wedge pressure,PAWP)意义相近,用于监测前负荷容量状态和指导补液。心输出量(cardiac output,CO)和每搏输出量(stroke volume,SV)连续监测 CO 与 SV 有助于动态判断容量复苏的临床效果与心功能状态。目前的一些研究也显示,通过对失血性休克患者每搏量变异度(SVV)和脉压差变异率(PPV)的监测可进行可靠和有效的液体管理。应该强调的是,任何一种监测方法所得到的数值意义都是相对的,因为各种血流动力学指标经常受到许多因素的影响。单一指标的数值有时并不能正确反映血流动力学状态,必须重视血流动力学的综合评估。

（3）液体复苏治疗:可以选择晶体溶液（如生理盐水和等张平衡盐溶液）和胶体溶液（如白蛋白和人工胶体液）。由于 5% 葡萄糖溶液很快分布到细胞内间隙,因此不推荐用于液体复苏治疗。低血容量休克急救流程如图 2-1-1。

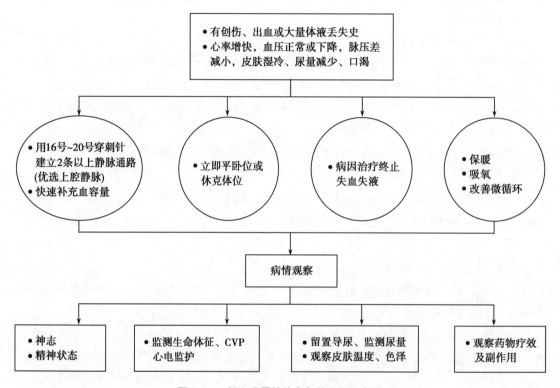

图 2-1-1　低血容量性休克急救流程示意图

【苏醒期管理】

术毕可使用阿片类药物复合局部麻醉镇痛和减少患者术后呛咳。维持患者血压平稳,以免血压过高再次引起出血。

【总结】

开放性喉部手术患者术毕已行气管切开,发生出血时需及时处理。如果患者佩带的是带套囊的气管切开套管（大多喉部分切除手术后出血为术后 48h 内发生,尚未更换为金属套管）,需要检查套囊的密闭性,套囊充气后有效阻止喉部血液流入下气道;若为金属套管则需更换为带套囊的气管导管或气管切开套管以封闭气道。更换导管过程中需外科医师协助暴露气道,或使用交换导管以确保换管成功。术中需协助外科医师寻找出血部位和充分止血。颈动脉破裂大出血是晚期头颈肿瘤患者的严重并发症,动脉压迫止血、保持气道通畅和液体复苏是抢救成功的关键。

【病例介绍】

患者,男性,60岁,身高170cm,体重70kg,因"发现颈部肿块两个月余"行全喉+右颈部淋巴结清扫术。术后第七天右颈部伤口引流出浑浊液体,考虑伤口感染,予抗生素治疗。术后第八天患者呛咳后口鼻涌出大量鲜红色血液,随后患者意识消失。床旁监护显示:心率145次/min,无创血压60/40mmHg,呼吸急促,考虑"动脉破裂"拟急诊行探查止血。

（一）术前评估和准备

1. 患者一般情况　患者为老年男性,既往有高血压、糖尿病病史,控制可。患者目前处于休克状态,ASA ⅣE级。

2. 生命体征基础值　呼之不应,心率为140次/min,无创血压为60/30mmHg,呼吸急促,SPO_2为95%。

3. 气道评估和准备　在病房内外科医师已经将全喉气管筒更换为带套囊的气管切开套件,气道处于封闭状态。经呼吸皮囊手控辅助通气。翻阅麻醉记录单,择期手术过程中患者麻醉平稳顺利。

4. 外科准备　继续右侧颈动脉按压止血,备血4个单位。

（二）术中麻醉管理和手术经过

开放上肢粗大的静脉快速补液。右桡动脉穿刺行有创动脉监测。外科探查发现患者右颈侧创面大量血凝块,清理血肿后见右颈总动脉外膜剥脱处有破口,直径约2mm。压迫止血后内膜破口扩大至动脉管径半周。予以快速抗凝治疗并急请血管外科协助处理。血管外科医师在内膜破口上下端阻断颈动脉后行破口修补。麻醉医师补液并使用血管活性药物维持患者术中血压较基础值升高30%水平。手术历时220min。术中共输注晶体液2 700mL、胶体液2 000mL、输血4个单位、血浆200mL。出血量2 000mL、尿量400mL。

术毕血气结果:pH为7.351,Hb浓度为7.0g/dL,HT为21.5%,Lac为2.7mmol/L,Glu为19.7mmol/L,Na^+浓度为132mmol/L,K^+浓度为4.6mmol/L,Cl^-浓度为102mmol/L。术毕行右股静脉置管。患者恢复自主呼吸,循环稳定,但出现嗜睡并伴有左侧肢体肌力、肌张力减低。CT检查提示右侧额叶水肿。MRI提示右侧大脑中动脉皮层支阻塞。转入ICU继续监测和治疗。

（三）术后随访和转归

经甘露醇、阿伐他汀、低分子肝素等神经内科积极治疗后,患者恢复良好,无明显后遗症。

（陈恺铮　缪长虹）

参考文献

1. KRISTENSEN M S, MCGUIRE B. Managing and securing the bleeding upper airway: a narrative review. Can J Anaesth, 2020, 67(1): 128-140.

2. DARBY J M, HALENDA G, CHOU C, et al. Emergency surgical airways following activation of a difficult airway management team in hospitalized critically ill patients: a case series. J Intensive Care Med, 2018, 33(9): 517-526.

3. ZHONG T, YUAN J Q, STORY D A. Airway management in adults with bleeding airways. Anaesth Intensive Care, 2011, 39 (1): 140.

4. 柴秉高, 张利清, 赵春红, 等. 目标血压管理在全身麻醉鼻内镜下难治性鼻出血出血点定位中的应用. 中国眼耳鼻喉科杂志, 2020, 20 (6): 469-472.

5. 张宗敏, 唐平章, 徐震纲, 等. 头颈肿瘤术后颈动脉破裂大出血的原因及处理. 中华耳鼻咽喉头颈外科杂志, 2010, 45 (12): 1025-1028.

6. 李静洁, 杨理巧, 王英伟, 等. 小儿喉部疾患术中麻醉主要不良事件的相关因素分析. 临床麻醉学杂志, 2013, 26 (6): 542-545.

7. 中国医师协会急诊分会. 创伤失血性休克中国急诊专家共识. 中华急诊医学杂志, 2017, 26 (12): 1358-1365.

第二节　感染急诊的麻醉

要点

1. 经抗感染治疗无效的耳鼻咽喉头颈部感染, 通常需外科手术干预。其中, 与上呼吸道相关的感染起病急、发展快, 易导致患者呼吸道梗阻, 严重者可危及生命。咽旁 (咽后) 间隙脓肿是这类病例的典型, 本节以咽旁 (咽后) 间隙脓肿为例, 阐述 ENT 感染急诊手术的麻醉管理要点。

2. 评估气道风险, 辨识提示气道处理困难的症状和体征, 关注每一例患者 (即使症状并不明显) 的影像学检查, 预测建立气道的困难程度, 帮助决策。

3. 咽旁 (咽后) 间隙脓肿的病变位于气道插管的必经之路, 患者在术前即可能有呼吸功能受损, 氧储备降低, 而炎症水肿的气道一旦处理不当, 情势将急转直下, 因此, 该类急诊均应视为困难气道处理。应根据患者术前呼吸困难和气道受累的程度, 决策建立气道的方案, 并遵循一定的处理原则。

4. 苏醒期审慎制订拔管计划, 必要时暂保留气管导管或预防性气管切开。

【概述】

经抗感染治疗无效的耳鼻咽喉头颈部感染, 通常需外科手术干预 (表 2-2-1)。其中, 与上呼吸道相关的感染起病急、发展快, 易导致患者呼吸道梗阻, 严重者可危及生命。咽旁 (咽后) 间隙脓肿是这类病例的典型 (图 2-2-1), 本节以咽旁 (咽后) 间隙脓肿为例, 阐述 ENT 感染急诊手术的麻醉管理要点。

表 2-2-1　常见的 ENT 感染急诊手术

部位	疾病	手术
耳	急性乳突炎	急性乳突炎清创术
	外耳道胆脂瘤伴感染	外耳道感染灶清除术
	耳后脓肿	耳后脓肿切开排脓术
鼻	急性鼻窦炎（侵袭性真菌性鼻窦炎）	鼻内镜手术
	眶蜂窝织炎	鼻内镜手术
咽	扁桃体周脓肿	切开排脓术
	咽后脓肿	切开排脓术
	咽旁脓肿	切开排脓术
	脓性颌下炎（Ludwig angina）	切开排脓术
喉	急性会厌炎	气管切开术
	喉脓肿	切开排脓术
颈	颈部脓肿（颈侧、颈前、颈深部）	切开排脓术

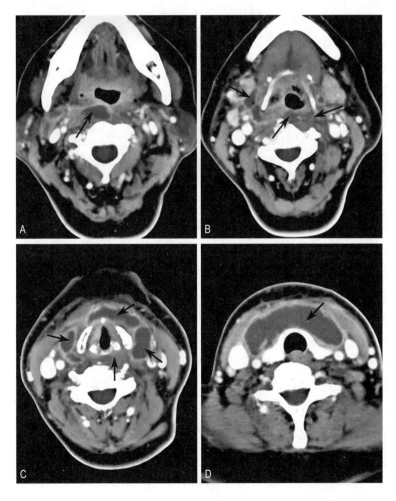

图 2-2-1　咽旁（咽后）间隙脓肿
的横断位 CT 影像
A. CT 横断位影像：急性咽后脓
肿；B. 急性咽旁、咽后广泛脓肿；
C. 急性咽旁、咽后及颈部广泛脓
肿；D. 急性颈部广泛脓肿。

咽旁(咽后)间隙脓肿最常见的致病因素源于邻近器官或组织化脓性炎症的扩散,如急性扁桃体炎、扁桃体周脓肿、咽后淋巴结化脓、牙槽脓肿等可直接侵入咽后(咽旁)间隙而发病。此外,咽部异物刺入或外伤、手术等侵入性损害均可将致病菌直接带入导致感染,常见的致病菌有金黄色葡萄球菌、乙型溶血性链球菌、厌氧菌等。

发热、咽痛是最常见的症状。随疾病加重,可出现吞咽困难、说话含糊不清、睡眠打鼾以及不同程度的呼吸困难,患者头常偏向一侧(患侧)以减轻咽壁张力,扩大气道腔隙。如脓肿增大,压迫喉入口或并发喉炎,则呼吸困难加重。

若脓肿破溃,可吸入下呼吸道,引起吸入性肺炎甚至窒息。脓肿向下发展,可引起急性喉炎、喉水肿、纵隔炎或纵隔脓肿。脓肿向外侧侵袭,可侵蚀颈内动脉,致颈内动脉壁糜烂而引起致死性大出血。

为避免以上严重并发症,应在脓肿形成后及早行手术治疗,切开排脓,减轻局部压迫症状。但是外科减压术中有可能定位不到脓肿,只能适度改善气道压迫。有些病例会发生突然恶化的气道危象,麻醉医师需要协助进行气道管理和生命状态的维持。这些棘手的病例对麻醉医师的麻醉管理能力提出了更高的要求。

【麻醉管理】

(一)术前准备和评估

1. 一般情况评估

(1)合并心血管疾病的患者:对于此类患者可参照相关指南(如《2014 ACC/AHA 非心脏手术患者围术期心血管评估和管理指南》)评估围术期心血管事件风险。头颈部手术为中危风险手术,而急诊手术风险更高,对合并有心血管疾病的急诊患者需制订有针对性的麻醉管理方案。合并呼吸系统疾病的患者围术期肺部并发症风险高,急诊术前可行动脉血气分析,有助于客观评估肺通气和换气功能以及内环境。

(2)糖尿病患者:对于此类患者围术期血糖控制稳定与否直接关系到预后,应将目标血糖值控制在 7.8~10.0mmol/L。有研究发现,在喉咽颈部多间隙感染患者中,血糖控制不佳的糖尿病患者住院时间增加,感染累及间隙更多,需要手术切开引流的比例更高,并发症发生率及死亡率更高。对于血糖控制不佳的患者,术前评估时还应综合考虑感染性休克、低钾血症和酮症酸中毒对患者的威胁,以上并发症的潜在风险往往大于感染本身。

(3)其他患者:少数病例可进展为脓毒血症,合并心肌损伤、急性肺损伤及肝肾等重要器官功能受损。对于此类患者应积极地进行干预治疗,包括液体治疗、抗生素使用、循环和组织灌注监测及血管活性药物的使用。

2. 气道评估
提示存在气道处理困难的症状和体征包括:主诉呼吸困难、发音困难、吞咽困难、睡眠体位受限、睡眠打鼾、端坐呼吸、吸气相三凹征等。当炎症侵犯翼内肌时,会出现张口困难。若患者在清醒状态下表现出喉阻塞症状,则高度提示麻醉诱导后可能丢失气道。CT 检查能够观测到咽旁、咽后及喉部的病变累及情况,更直观地评估气道空间受压、移位的程度。对于咽旁(咽后)间隙感染或颈深部感染急诊,麻醉医师应关注每一例患者(即使症状并不明显)的影像学检查,预测建立气道的困难程度,帮助决策。

（二）麻醉管理要点

1. 麻醉方法

（1）对于脓肿表浅和清醒配合的患者:可以在局麻下实施病灶清理。感染累及范围广或感染灶位于颌下、口底及咽后处应选择气管插管全身麻醉。气道受压迫程度比较严重时应尽快实施脓肿切开引流手术或预防性清醒气管切开。对于产气荚膜杆菌引起的头颈部间隙感染,可在短时间内引起气道梗阻,尤需警惕。

（2）对于心功能不全或休克的患者:麻醉诱导应选择对循环抑制作用轻微的镇静药物,如依托咪酯、氯胺酮。对于肝肾功能不全的患者,应尽量选择对肝肾功能影响小的药物,如顺式阿曲库铵。

2. 气道管理　咽旁(咽后)间隙脓肿的病变在上呼吸道,位于气道插管的必经之路,患者在术前即可能有呼吸功能受损,氧储备降低,而炎症水肿的气道一旦处理不当,情势将急转直下,因此,该类急诊均应视为困难气道处理。根据患者术前呼吸困难和气道受累的程度,决策建立气道的方案,如清醒局麻下气管切开、清醒气管插管、保留自主呼吸诱导插管、常规全麻后气管插管。总体原则可参考第一章第三节"困难气道的评估和管理",根据病种的特殊性,还应遵循以下原则:

（1）建立气道前,给予充分的氧储备,建立气道的过程中,减少中断给氧的时间。有条件者,可给予经鼻高流量氧疗(high flow nasal therapy, HFNO)。

（2）在实施麻醉诱导前,应确保有经验的 ENT 医师在场,且做好随时建立紧急外科气道的准备。

（3）提高首次插管的成功率,减少尝试次数。咽旁(咽后)间隙脓肿患者的咽喉部软组织极易在机械性刺激后发生迅速加剧的水肿,导致气道丢失。应该由现场经验最丰富的麻醉医师进行插管操作,操作务必轻柔,避免加重周围软组织肿胀甚至导致脓肿溃破。

（4）当声门区结构暴露不清时,可联合使用管芯类气道工具,如可视喉镜联合弹性探条(gum elastic bougie)。

（5）准备有效的吸引装置。在成功建立人工气道前,若脓肿意外溃破,应即刻充分吸引,并放置头低足高位(Trendelenburg position),避免误吸脓液,污染下呼吸道。

（6）当需紧急建立颈前气道时,需考虑年龄因素。对于婴儿和不超过 12 岁的儿童,环甲膜穿刺术被认为优于外科环甲膜切开术,因为从解剖学角度来说环甲膜穿刺术更容易实施,且对喉部和周围结构的损伤可能更少。对 12 岁以上的患者行外科环甲膜切开术,可采用 Seldinger 技术(导丝上套导管)。

（7）牢记"维持通气与氧合"优先的原则,切忌盲目多次尝试。当患者出现无法通气无法插管无法气管切开的气道危象时,尝试使用注射器进行脓肿穿刺抽吸减压或局麻下行局部脓肿切开引流减压,可以在很大程度上减轻气道梗阻严重程度,为后续抢救处理赢得宝贵时间。

3. 维持循环和内环境稳定　此类患者术前可能存在低血容量或感染性休克。需开放粗大的外周静脉通路进行补液扩容,并准备血管活性药物,以维持血流动力学稳定。头颈部广泛分布有迷走神经、三叉神经及其发出的神经末梢,手术操作时易发生因刺激三叉神经和/或迷走神经而导致的心血管反射,麻醉医师应密切关注手术进程及患者生命体征的变化。

ENT 感染性疾病的急诊患者在麻醉期间,通气、氧合、循环功能等均应得到实时、连续的监测。除常规监测外,术前合并心血管系统疾病或存在休克的患者,应在诱导前建立有创动脉血压监测和脑电双频指数(bispectral index,BIS)监测,有助于维持稳定的循环和恰当的麻醉深度。血气分析结果能够为麻醉医师提供患者的氧合、酸碱平衡及组织灌注状态等信息,并帮助评估休克患者对液体治疗的反应。当血气分析结果异常时,应及时对治疗方案做出调整。手术会使患者发生应激性血糖升高,对于术前血糖控制不佳的糖尿病患者,建议术中每 30min 监测一次血糖变化。

【苏醒期管理】

(一) 术后拔管的考虑

术后气道管理的选择包括:术毕即刻清醒拔管、暂保留气管导管择日拔管或行气管切开。手术后应根据患者的具体情况,并和手术医师进行讨论后制订气道管理计划。如果选择在术后即刻清醒拔管,建议使用气道交换导管拔管技术;如判断患者术前存在困难气道,术中气道恶化,合并呼吸功能受损、循环系统不稳定,有拔管后再次气管插管困难等危险因素时,应留置气管导管,待患者病情稳定和咽喉部肿胀消失后择期拔管;对于已行气管切开的患者,可安全返回病房。无论是气管导管还是气管切开套管,围术期均应妥善固定,防止滑脱,并保持导管的畅通。

(二) 术后关注点

对于严重感染患者恢复期,应重点监测或关注:①意识状态、瞳孔大小及瞳孔对光反应;②气道是否通畅、通气量、呼吸频率、氧疗情况及脉搏血氧饱和度;③血压、心率及心电图是否正常;④动态监测和评估患者容量状态,进行个体化液体治疗;⑤并发糖尿病、酸碱失衡及电解质紊乱的患者,应增加血糖、电解质及血气分析的监测;⑥合并严重系统性疾病的患者,必要时应请相应的专科医师进行诊治。

【总结】

围术期气道安全和内环境稳定是急诊耳鼻咽喉头颈外科感染性疾病的治疗重点。麻醉管理要点包括充分的术前评估和准备、完善的术中管理方案,以及麻醉医师、外科医师、手术室护理人员团队之间的密切合作,最大限度降低围术期并发症的发生率及死亡率。

【病例介绍】

患者男性,66 岁,因"发现颈部疼痛伴颈部肿胀半个月"就诊。颈部增强 CT 检查示右侧口咽、喉咽、颌下区及颈深间隙为主弥漫不规则软组织增厚,伴大片液化,考虑急性感染、脓肿形成(图 2-2-2)。诊断为"颈部蜂窝织炎",需急诊行清创引流及预防性气管切开术。患者既往有糖尿病史,血糖控制不佳,否认其他慢性系统疾病。

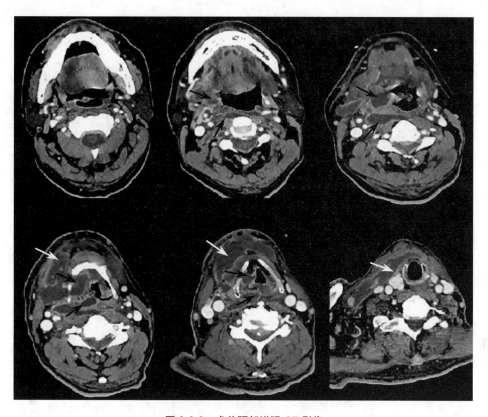

图 2-2-2 术前颈部增强 CT 影像

可见右侧口咽、喉咽、颌下区及颈深间隙弥漫不规则软组织增厚。

（一）麻醉前准备和评估

1. 一般情况 患者有糖尿病史,血糖控制不佳,ASA Ⅱ E 级。

2. 气道评估和准备 患者颈部肿胀明显伴显著疼痛,说话声音嘶哑及吞咽困难,无明显呼吸困难。感染灶位于颈前区,外科行气管切开存在一定困难。

3. 麻醉医师决定行清醒软镜气管插管,同时外科在场备紧急气管切开。

4. 外科准备 备紧急气管切开。

（二）术中麻醉管理

1. 麻醉诱导和监测 入手术室后,给予患者基本生命体征监测及面罩高流量吸纯氧。未使用镇静药,在分次利多卡因表面麻醉后,由软镜引导经口插管顺利,经确认导管在气管内后,给予芬太尼 2μg/kg、丙泊酚 3mg/kg、琥珀酰胆碱 2mg/kg 全麻诱导。

2. 麻醉维持和手术经过 麻醉诱导后行桡动脉穿刺监测有创动脉血压。动脉血气分析示:血糖 9.1mmoL/L,余无异常。麻醉维持:七氟烷吸入（0.8~1.2MAC）,瑞芬太尼［0.1μg/（kg·min）］持续输注。外科行清创手术 + 气管切开,用时 45min,共计补液 1 000mL。

3. 麻醉苏醒 患者于术后 20min 苏醒,经气切套管自主呼吸顺畅,40min 后送返病房。

（三）术后随访和转归

患者继续接受抗感染治疗,感染症状明显好转。术后第 10 天复查颈部 CT,和术前相比右侧口咽、喉咽、下颌下区及颈深间隙表现为弥漫不规则软组织增厚,伴大片液化较前部分消退(图2-2-3)。患者于术后第 20 天顺利出院。

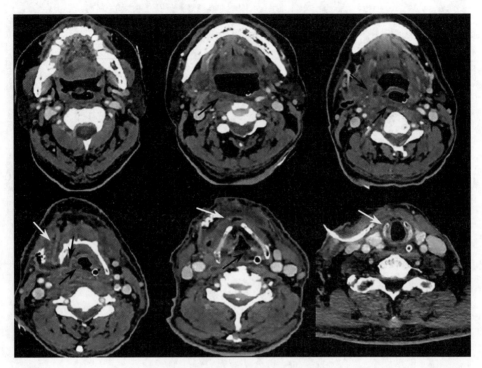

图 2-2-3　术后颈部增强 CT 影像
可见软组织增厚(箭头所示)较前明显消退。

(陶智蔚)

参考文献

1. CHOW A W. Life-threatening infections of the head,neck,and upper respiratory tract. // Hall J B, Schmidt G A,Kress J P. Principles of critical care. 4th ed. New York:McGraw-Hill,2015.

2. COHEN M A,DOCKTOR J W. Acute suppurative parotitis with spread to the deep neck spaces. Am J Emerg Med,1999,17(1):46-49.

3. BABU V R,IKKURTHI S,PERISETTY D K,et al. A prospective comparison of computed tomography and magnetic resonance imaging as a diagnostic tool for maxillofacial space infections. J Int Soc Prev Community Dent,2018,8(4):343-348.

4. APFELBAUM J L,HAGBERG C A,CAPLAN R A,et al. Practice guidelines for management of the difficult airway:an updated report by the American Society of Anesthesiologists Task Force on Management of the Difficult Airway. Anesthesiology,2013,118(2):251-270.

5. 李壮,温宇峰,贾立峰,等.182 例颈深部多间隙脓肿的回顾性分析. 中国耳鼻咽喉颅底外科杂志,2018;24(05):438-441.

6. 中华医学会麻醉学分会编. 2017 版中国麻醉学指南与专家共识. 北京:人民卫生出版社, 2017.

第三节　喉阻塞的麻醉

要点

1. 了解急症喉阻塞的病因和程度。不同的病因和梗阻程度其治疗方案各异。

2. 对于需紧急开放气道以解除梗阻的患者,在局麻下建立外科气道是最安全的气道处置方法。但即使局麻下行气管切开,术中仍有丢失气道的风险,麻醉医师需随时参与急救。如在全身麻醉下行气管切开,清醒软镜气管插管可能是可靠的插管方式,但需综合考虑团队的能力及设备的获取情况。

3. 预防气道失火和气管切开套管置入失败。

4. 术后提升患者对气管套管耐受度的方法包括:使用阿片类药物、利多卡因和及时清理气道分泌物等。

【概述】

喉阻塞是耳鼻咽喉科常见的急症,患者主要表现为吸气性呼吸困难,呼吸困难程度随喉阻塞程度加剧而恶化。导致喉阻塞的原因众多,部分为可逆性的,部分则不可逆性。除对因治疗和对症支持治疗外,部分喉阻塞程度高的患者可能需要紧急开放气道。本节主要介绍需要麻醉医师协助外科医师建立外科气道的麻醉管理。

【病因及病理生理变化】

(一) 病因

1. 肿瘤　造成喉阻塞的头颈部肿瘤以喉癌(图2-3-1)、喉咽癌多见,少数的其他肿瘤也可以侵犯气管造成喉阻塞,比如甲状腺肿瘤等。

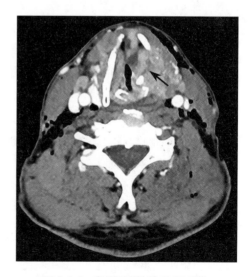

图 2-3-1　声门区恶性肿瘤 CT 影像
可见左侧声门区肿瘤,并穿破甲状软骨板,侵犯喉前软组织(箭头所示)。

2. 炎症 儿童急性喉炎、急性喉气管支气管炎、急性会厌炎（图 2-3-2）、喉白喉、喉脓肿、咽后脓肿等喉部及周围组织炎症均可导致喉阻塞。

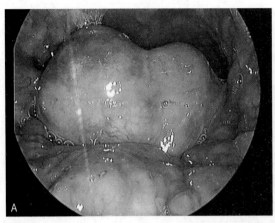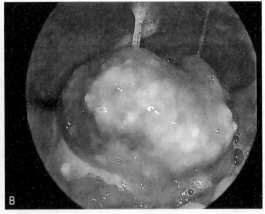

图 2-3-2 急性会厌炎导致喉阻塞的喉镜检查表现
A. 会厌肿胀成球形；B. 会厌脓肿形成。

3. 外伤 喉部挫伤、切割伤、烧灼伤、火器伤、高热蒸汽吸入以及毒气吸入等可引起喉气管物理化学损伤，导致喉阻塞。

4. 喉狭窄 外伤后喉结构破坏与瘢痕形成；手术造成的喉狭窄，包括气管内插管损伤、高位气管切开术、环甲膜切开术、喉内手术（乳头状瘤、广基息肉）、甲状腺手术、部分喉切除未行喉重建等。

5. 水肿 药物过敏、血管神经性水肿、心肾疾病等均可引起喉组织水肿，引起喉阻塞。

6. 诱导性喉阻塞 指运动期间发生的声门或声门上水平的喉气道狭窄，最常发生于青少年或青年运动员。

7. 声带麻痹 各种原因引起的双侧声带外展麻痹可导致喉阻塞。

8. 异物 喉部异物机械性阻塞，以及异物引发喉痉挛可导致喉阻塞。

9. 先天性畸形 如喉软骨畸形、巨大喉蹼、先天性喉喘鸣等。

（二）病理生理变化

在管道中流动的气体可以表现为层流或湍流，或者是两者的混合。在层流中，气体分子可以被认为是有序地排列在光滑的薄层中。所有分子薄层的速度矢量是平行的，每一分子薄层对其周围的薄层都有不同的相对速度，每个薄层都具备自己的速度和相对速度，但其任意一点平均速度都保持不变。管心处的分子层流速最大，管壁处的气体层相对静止（图 2-3-3A）。湍流时，气体分子并不是以平行矢量速度有序地、以相互作用的形式向前移动，而是以一种看似随机的旋转和涡旋的形式出现。所以在湍流中，气体分子既存在与沿管道方向一致的线速度，也存在湍流或旋转速度（图 2-3-3B）。我们可以用雷诺数（NR，$NR = \dfrac{\rho v D}{\eta}$，其中 ρ 为密度，v 为平均线速度，D 为管径，η 为黏度）来量化在狭长管道中流体的运动形式。当 NR<2 000 时，管道中流体运动以层流为主；当 NR>2 000 时，以湍流为主。在层流中，压力梯度和流量呈线性相关。在湍流中，压力梯度

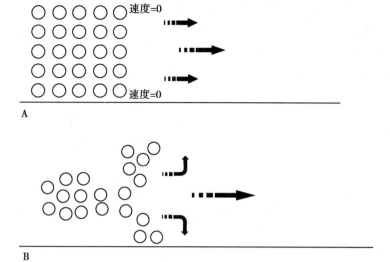

图 2-3-3 气流的两种形式示意图

A. 层流；B. 湍流。

与流量的二次方相关（$\Delta P = \rho \cdot Q^2$，$\rho$ 为密度，Q 为流量）。喉阻塞时，NR>10 000，气流以湍流为主。

【喉阻塞的临床表现和治疗】

(一) 临床表现

患者的临床表现与喉阻塞的严重程度相关，见表 2-3-1。

表 2-3-1 喉阻塞的分度

分度	临床表现
Ⅰ度	安静时无呼吸困难表现，活动或哭闹时，有轻度吸气期呼吸困难，稍有吸气性喉鸣和轻度吸气期胸廓周围软组织凹陷。
Ⅱ度	安静时也有轻度吸气期呼吸困难，吸气期喉鸣和吸气期胸廓周围软组织凹陷，活动时加重，不影响睡眠和进食，亦无烦躁不安等缺氧症状，脉搏尚正常。
Ⅲ度	吸气期呼吸困难明显，喉鸣声甚响，胸廓周围软组织吸气期凹陷显著，并因缺氧而出现烦躁不安，不易入睡，不愿进食，脉搏加快等症状。
Ⅳ度	呼吸极度困难，由于严重缺氧和二氧化碳潴留，患者坐卧不安，手足乱动，出冷汗，面色苍白或发绀，定向力丧失，心律不齐，脉搏细弱，血压下降，大小便失禁等，如不及时抢救，可因窒息、昏迷及心力衰竭而死亡。

(二) 治疗

喉阻塞治疗原则是针对梗阻原因施治，尽快解除梗阻。对于短时间内无法解除梗阻病因者，尽快开放气道，解除呼吸困难，再进一步治疗病因。

1. 根据喉阻塞的程度制订相应的治疗方案

（1）Ⅰ度：以对因治疗为主。明确病因后，一般通过针对病因的积极治疗即可解除喉阻塞，不必做急诊气管切开术。对于炎症性疾病引起者,通过静脉给予足量抗生素及糖皮质激素,积极控制感染和炎性肿胀;对于肿瘤引起的喉阻塞,通过肿瘤根治手术等手段,以解除喉阻塞。

(2)Ⅱ度:对症治疗及全身治疗的同时积极治疗病因。对于炎症性疾病引起的喉阻塞,病情发展较快者,应在治疗感染的同时做好气管切开术的准备;对于异物,应急诊行异物取出术,异物取出困难时,如声门及声门下区巨大异物,可同时行气管切开术以辅助异物取出;对于慢性喉阻塞患者,病情发展较慢且一般病程较长,机体对缺氧已耐受,大都可以通过病因治疗解除喉阻塞,避免做气管切开术;恶性肿瘤患者,可先行气管切开以缓解病情,根据肿瘤病理及病变范围再行进一步治疗。

(3)Ⅲ度:积极对症治疗。在密切观察呼吸情况并做好气管切开术准备的情况下,可先试用对症治疗和病因治疗,若经保守治疗未见好转,应紧急行气管切开术,以免造成窒息或心力衰竭。因恶性肿瘤所引起的喉阻塞,应急诊行气管切开术。

(4)Ⅳ度:立即行气管切开术。病情紧急时,先行环甲膜穿刺或切开术。

2. 呼吸支持治疗 喉阻塞时,患者通常用力吸气以增加气流量。但是用力吸气会加剧气道塌陷,此时尽管用力吸气,气流量也不会增加。在这种状态下,只能通过增加梗阻气道上游压力,如持续气道正压,来增加气流量。

气体湍流时,在特定压力差下,气体密度影响气流量。这是因为气体分子在旋涡周围旋转时所损失的动能取决于它们的速度和质量(即密度),而不是它们的黏性。氦气70%/30%(氦/氧)的密度约为氧气70%/30%(氮/氧)的五分之一,因此,如果在最大气道阻力的位置发生湍流,那么使用氦气将大大增加特定压力下的通气量,或是以更小的气压获得相同的通气量。但是氦气的应用是一把双刃剑。氦氧混合气中氦的浓度越高,意味着氧浓度就越低。对于大多数通气受限的患者来说,在决定是否使用纯氧以外的气体时需要非常谨慎。以一氧化二氮为例,其密度高于氧气,故不适于上气道阻塞的治疗。

3. 建立外科气道 适用于喉阻塞Ⅱ度~Ⅳ度的患者。对于喉阻塞Ⅳ度的患者,外科医师是建立外科气道的主要实施者,麻醉医师必要时积极参与实施心肺复苏。病情紧急时,麻醉医师可参与行环甲膜穿刺或切开术。对于Ⅱ度~Ⅲ度喉阻塞患者,外科医师可能需要麻醉医师先建立人工气道,随后在全身麻醉下行气管切开。后面我们将详述麻醉医师对此类患者的麻醉管理。

【急诊喉阻塞气管切开术的麻醉管理】

(一)术前评估

评估的重点包括了解喉阻塞的原因和喉阻塞程度。了解喉阻塞的原因有助于选择气道建立的方式和导管的选择。如双侧声带麻痹导致的喉阻塞,可常规麻醉诱导后经可视喉镜下插入较细的气管导管。而对于肿瘤导致的喉阻塞,需行清醒气管插管。喉阻塞程度的评估除参考患者的临床表现外,影像学检查也至关重要。CT或MRI有助于了解狭窄的位置和狭窄程度。通过测量气道最狭窄处的径长,选择合适的气管导管。

(二)麻醉方式的选择

行局麻下气管切开还是清醒气管插管后再行气管切开是很难抉择的。这取决于外科医师和麻醉医师的临床经验和气道管理水平(包括软镜的操作水平)、喉阻塞的原因及严重程度、人手是否充裕、行清醒气管插管的设备是否能够获得等。清醒插管后再行气管切开大大降低了手术难度和提升患者的舒适度,但是,在伴有出血、Ⅳ度喉阻塞、夜间求治的急诊喉阻塞(通常夜间人员设备不充分)的情况下,首选局麻气管切开。

1. 局麻下气管切开　局麻下气管切开手术也随时存在丢失气道的风险。局麻下气管切开应由经验丰富的耳鼻咽喉科医师进行。气管切开过程中应行心电监护,并开放外周静脉以应对紧急情况。监测项目包括脉搏氧饱和度、无创血压及心电图。可在鼻部前端放置采样线,监测呼末二氧化碳分压(图2-3-4),有助于判断患者通气状况。

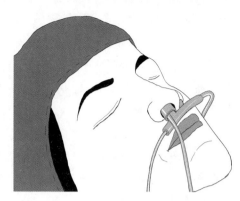

图2-3-4　通过经鼻气体采样线监测呼气末二氧化碳分压

麻醉医师可酌情给予镇静镇痛药物。常用的镇静药物如右美托咪定,使用剂量不超过0.5μg/kg。镇痛药物以非甾体抗炎药物为宜。

2. 全身麻醉下气管切开　对于充分评估和探讨后决定全身麻醉下气管切开的患者,清醒软镜插管应该是最安全可靠的气道建立方式(清醒软镜插管流程及操作要点详见第一章第三节)。但是,清醒插管实施过程也有气道丢失的风险。对于声门区占位引起的喉阻塞,由于气道狭窄,软镜经过声门可能使得梗阻加重,引起患者窒息感,甚至造成缺氧和喉痉挛,做好以下几点有助于降低气道丢失的风险:①操作全程给氧,首选经鼻高流量氧疗(high flow nasal oxygen,HFNO);②选择外径较细的软镜,使用鹰嘴导管;③打开位于镜柄处的软镜工作通道活塞,使得气流可以通过工作通道,减轻梗阻;④高危病例匹配有经验的操作者,减少尝试次数,避免反复刺激引起组织水肿加重梗阻。

在笔者所在单位,麻醉维持选择吸入麻醉,术中持续输注瑞芬太尼[0.1~0.3μg/(kg·min)]。可酌情使用中短效肌松药。麻醉医师需要关注的方面包括。

(1)防范气道失火的发生:切开气管的操作可能会直接使气管导管套囊破损致呼吸回路泄露,局部组织处于"富氧"环境。麻醉医师需及时发现套囊破损并提醒外科医师,避免使用电刀进行局部止血。

(2)确认置入的气管筒位于主气道内:由于气道黏膜水肿,组织疏松等原因,在气管内可能形成隐形夹层。气管筒放置时有误入夹层的可能性,所以需要及时判断。气管筒放置完毕后可连接麻醉机回路,通过观察呼气末二氧化碳波形进行判断。进行手控通气时应避免过度加压通气,否则可能导致严重气压伤。在退出气管导管更换气管筒时,更安全的做法是:不必完全退出气管导管,而是把导管尖端退至气管切开口上方,确认气管筒位置后再把气管导管完全退出。笔者所在医院发生过由于暴力放置气管筒致使气管筒穿透气管膜部,加压通气无二氧化碳,重新多次放置后患者出现气胸,氧和不能维持的情况。对于不能顺利放置气管筒的情况,可以辅助使用探条、纤维软镜等工具,不可盲目暴力放置气管筒。

(3)在放置气管筒时要确保麻醉深度,严格制动。

（4）在更换套管前可使用 1% 利多卡因（40~60mg）直接从气管切开口滴入气管，或在气管筒上使用丁卡因凝胶，以减少术后呛咳。

3. 气切过程中气道丢失是否可以使用喷射通气 1967 年，Sanders 描述了一种允许患者在支气管镜检查时进行通气的设备。这包括一个轴向安装在支气管镜近端的 16G 针头，通过这个针头间歇喷射高压氧气。这种通气模式后来被称为喷射通气，除了在硬支气管镜检查时应用外，还有许多用途如困难气道。

在 Sanders 喷射器（Sanders injector）中，氧气通过均匀细小的针被高速喷出。在氧气喷出点，氧气流和周围空气之间会产生相当大的摩擦力。这些剪切力将使氧气流周围的空气分子获得较高的运动速度，而与此同时，缓慢运动的空气分子将使快速运动的氧分子速度变慢。混合气体流经过一段距离后，将获得一个相等的速度（U_2）。在喷射器的尖端，周围的空气被高速氧气拖着向气道远端流动并加速，随着空气被冲散和进入远端气道，导致喷射点周围压力低于大气压（$P_{atm} > P_1$）。由于压力差的存在，空气从外部补充入至喷射点区域（图 2-3-5）。Sanders 喷射器装置的气流输出对"下端气压"（P_2 处的压力）非常敏感。随

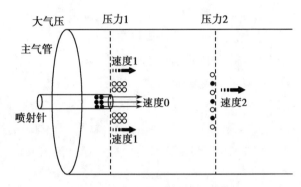

图 2-3-5 喷射通气示意图

氧气（实心圆）经位于截面为 a 的针孔处喷出，以速度 U_0 进入截面为 A 的气道。在剪切力的作用下，高速运动的氧气裹挟着静止的空气流动，位于喷射口的空气获得了一个速度 U_1，空氧混合气流向气道远端，并继续以剪切力互相作用。在气道的某处，氧气和空气均匀混合并达到一个相同的速度 U_2。P_{atm}. 大气压；P_1. 喷射口处的气体压力；P_2. 空氧气均匀混合时的气体压力。

着肺的膨胀，后端气压会上升（视肺顺应性和气道阻力而异）而气流的输出则减少。当 $U_2=0$ 时，气流完全停止，即空气不能被氧气裹挟着向前流动，而经装置喷射出的氧气经气道逆向（向口咽部）流出。

我们所讨论的 Sanders 喷射器上述物理定律适用于经硬支气管镜、通畅的气道或声带开放状态下的喷射通气。在因声门完全闭锁和上呼吸道完全梗阻等"封闭的环境"下，即使留有环甲膜穿刺针，Sanders 喷射器物理原理不再适用。在这种情况下，如果进行经环甲膜针进行喷射通气，那么 Sanders 喷射器作为一个"流量发生器"运行，环甲膜穿刺针头处的高压氧是唯一气源（没有空气的缓冲作用）。而且，输出气流量对下端气道压并不敏感（不存在下端气压效应）。输出气流量和由此产生的气道压力都无法预测，容易导致气道和肺气压伤。

如果环甲膜穿刺点上游完全梗阻，不应进行环甲膜喷射通气。和经环甲膜穿刺针进行窒息供氧或轻柔地进行手控通气相比，经环甲膜喷射通气不占优势，因为都不能有效排出肺内的二氧化碳。

（三）开放气道相关的并发症

1. 喉痉挛和支气管痉挛 预防为主。麻醉过浅、反复气道刺激、二氧化碳蓄积都是诱发因素。在气道成功建立前发生喉痉挛，行紧急环甲膜穿刺或气管切开。一旦发生气道痉挛应立刻

加深麻醉。

2. 皮下气肿,纵隔气肿及气胸 一些困难的气管切开手术,由于操作和通气不当会导致皮下气肿。放置气管筒暴力可能导致气管破裂产生纵隔气肿,甚至发展成气胸。一旦发现患者氧和下降要排除是否有气胸的情况发生。及早判断及时处理(紧急穿刺及放置胸管引流)才能避免严重后果。

3. 术后出血 术后出血也需要及时判断,最重要的处理措施是尽快减压,解开包扎辅料,快速打开切口,迅速吸引,及时止血,否则患者可能快速窒息。

4. 气管筒脱出 在气管筒没有妥善固定的情况下,患者一旦发生剧烈呛咳可能导致气管筒脱出。再次放置如遇到困难也忌使用暴力,可在探条引导下重新置入气管筒;紧急情况下,麻醉医师可尝试经口气管插管。

【总结】

既往处理急症喉阻塞Ⅱ度及以上的方式是外科医师在局麻下行紧急气管切开。但随着麻醉设备、药物和技术的不断开发和发展,为患者提供更舒适和安全的气道建立方式的责任也逐渐由麻醉医师承担。在现有的条件下,麻醉医师经过审慎的气道评估、和外科医师协商及充分准备后能够使用清醒气管插管或者快顺序诱导为此类患者先建立安全的气道。在急症喉阻塞行急诊气管切开手术中,无论是在局麻下气管切开还是由麻醉医师先建立气道的过程中,都有气道丢失的风险,麻醉医师和外科医师是彼此的坚强后盾,术前必须制订合适的气道处置方案。

【病例介绍】

患者男性,56岁,体重70kg,身高172cm。患者半年前行甲状腺手术,术后出现双侧声带麻痹,近一周呼吸困难加重。以"甲状腺术后双侧声带麻痹,喉阻塞Ⅱ度"急诊收治入院,拟在全身麻醉下行气管切开术。

(一) 术前评估

1. 一般情况 患者有慢性支气管炎病史2年,近3月未发作。无高血压、糖尿病等慢性疾病史。无吸烟、喝酒史。胸片显示肺纹理增粗;心电图未见明显异常。目前ASAⅡE级。

2. 生命体征基础值 心率100次/min,血压135/90mmHg,呼吸20次/min,吸空气时SPO_2为90%。

3. 气道评估 患者张口3指,马氏分级Ⅱ级,颈部活动正常。患者入室后可平卧,明显吸气相三凹征。电子喉镜检查发现双侧声带固定,相互靠近于中线,声门呈小裂隙状(图2-3-6)。麻醉医师评估患者后制订了快诱导后气管插管

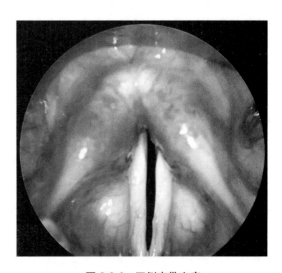

图2-3-6 双侧声带麻痹

的诱导方案。

（二）麻醉经过

给予患者充分去氮储氧 5min，静脉推注利多卡因 80mg+ 丙泊酚 140mg+ 氯化琥珀胆碱 40mg。可视喉镜下声门完全暴露，但置入 6.0# 气管导管时发生置入困难，尝试 3 次均失败。此时患者口唇发紫，SPO_2 下降至 70%。改为面罩通气但胸廓无起伏，面罩通气失败。外科医师紧急行气管切开，放入气管筒后行手控通气，监护仪显示二氧化碳方波，确认气管筒位于主气道。但气道压力高，予以清理主气道分泌物、加深麻醉和经气管筒沙丁胺醇喷雾后缓解。患者苏醒后呼吸困难，吸纯氧时 SPO_2 为 90%。双肺听诊：双肺湿啰音。在 FiO_2 为 70% 情况下，血气分析结果示 pH 为 7.215、PCO_2 为 72mmHg、PO_2 为 52mmHg。患者为Ⅱ型呼衰，在右美托咪定镇静下转 ICU 呼吸支持治疗。

（三）术后随访和转归

经抗感染及呼吸支持等治疗后，患者通气和氧合功能逐渐恢复。数日后出院。

（四）对于该病例的思考

如果你是他的麻醉医师，你会选择怎样的气道建立方式？是快诱导后气管插管还是清醒软镜插管？亦或直接让外科医师进行局麻下气管切开？该患者喉阻塞Ⅱ度，病因为"双侧声带麻痹"。综合病史及症状体征，可以常规麻醉诱导后行气管插管。

对声带麻痹患者进行气管插管通常并不困难，因为气管导管通常容易穿过柔软的声带。但即使在声门完全暴露的情况下，麻醉医师无法将 6.0# 气管导管送入主气道。可能的原因是：①相对于狭小的声门裂，选择的气管导管内径过大，应选择 5.0# 和 5.5# 甚至是 4.5# 气管导管；②声门可以完全暴露但送管困难时可采用调整头位、使用弹性探条引导、使用硬质导芯加强气管导管的硬度或重塑气管导管等方法；③在第一次插管失败后，及时加深麻醉；④如果三次插管失败，可尝试加深麻醉并放置第二代喉罩。三次气管插管失败后面罩通气困难的原因可能是麻醉过浅致喉痉挛，也可能是反复尝试插管导致声门水肿。

本例患者有慢性支气管炎病史，是气道高反应的高危群体。在不顺利的诱导插管过程及气道手术的刺激下，患者气道分泌物增加、气道反应性进一步增高，导致支气管痉挛。肺通气和换气功能进一步受损并最终进展为Ⅱ型呼衰。但是，对于双侧声带麻痹的患者并不推荐清醒软镜插管。因为表面麻醉会导致维持声带张开的咽喉肌肉张力消失，从而声门完全闭合。

（刘婷洁）

参考文献

1. 王正敏. 临床耳鼻咽喉科学. 上海；上海医科大学出版社. 1996.

2. WEIS M. Clinical review of hereditary angioedema：diagnosis and management. Postgrad Med，2009，121（6）；113-120.

3. CHRISTOPHER K L，WOOD R P 2nd，ECKERT R C，et al. Vocal-cord dysfunction presenting as asthma. N Engl J Med，1983，308（26）：1566-1570.

4. MURRY T,TABAEE A,AVIV J E. Respiratory retraining of refractory cough and laryngopharyngeal reflux in patients with paradoxical vocal fold movement disorder. Laryngoscope, 2004,114(8):1341-1345.

5. SHAFFER M,LITTS J K,NAUMAN E,et al. Speech-language pathology as a primary treatment for exercise-induced laryngeal obstruction. Immunol Allergy Clin North Am,2018,38(2):293-302.

6. SULLIVAN M D,HEYWOOD B M,BEUKELMAN D R. A treatment for vocal cord dysfunction in female athletes:an outcome study. Laryngoscope,2001,111(10):1751-1755.

第四节　食管异物的麻醉

要点

1. 患者以老年人及幼儿常见,老年患者常合并内科系统疾病,需全面评估患者一般情况。

2. 硬质食管镜下取异物手术短小但刺激大,需在全身麻醉下完成手术。经纤维食管镜取异物手术刺激小,可在局部麻醉辅以镇静下完成。

3. 可根据患者的情况、异物的类型及操作者的熟练程度灵活选择气管插管或无气管插管,保留呼吸或控制呼吸等气道管理方式。

4. 术后疼痛较轻,但经颈外切开或开胸取异物术后应行镇痛治疗。

【概述】

食管异物是耳鼻咽喉科常见的急症之一,多见于儿童和老年人,青壮年患者较少。进食匆忙或注意力不集中,食物未经仔细咀嚼而咽下是常见的原因。食管内异物种类多样,成人食管异物多为动物碎骨、活动义齿及食物残渣等,儿童最常见的异物是硬币,其次以玩具配件为主。多数病例临床表现为咽喉部或胸骨后疼痛、吞咽困难、异物感。询问病史结合影像学检查多可明确诊断。然而,食管的解剖特点及异物的种类、性质、大小、形态、数目和停留的时间以及部位的不同手术的难度也不一样。异物或手术所致的食管穿孔等并发症时有发生。

食管是一条长 24~25cm 的纤维性肌管,内面被覆一层黏膜。上接咽部,下通胃部,传递食物入胃是其主要生理功能。食管共有三个生理性狭窄。其中,第一狭窄是异物最多见的停留部位。食管第二狭窄处是气管分支和主动脉弓越过的部位,临床危险性较大。当巨大异物压迫气管或异物破入气管,患者会出现呼吸困难和气道刺激症状。

食管异物均应经食管镜(包括硬质食管镜和纤维食管镜)取出。硬质食管镜通常由耳鼻咽喉科医生操作,被认为更适合取出下咽部和环咽部的异物。纤维食管镜通常由消化科医生操作,适宜于取出上消化道其他区域以及食管、胃和十二指肠同步内镜检查。有研究发现硬质食管镜术后并发症较少,但食管穿孔的可能性较纤维食管镜高。当异物不能经食管镜取出时,往往需要经颈外切开或开胸取出。异物穿透食管并伤及心脏和大血管时可引起致死性大出血,伤及气管,支气管,胸膜或肺部时,或并发周围炎症时,疾病常经久难愈。

【麻醉管理】

(一) 术前准备和评估

1. 患者评估　幼儿及老年患者是食管异物的高危人群。在老年人中约50%~65%患心血管系统疾病。除心血管功能减退外,还常伴有各种其他系统性疾病,需对全身各系统进行完整的评估。行硬质食管镜检查产生的强烈刺激可能诱发心脑血管意外。

2. 异物评估　一些尖锐异物(如活动义齿的金属卡环、骨刺等)刺入食管壁内,停留时间较长,影响进食,易造成水电解质紊乱、酸中毒。而较大的食管异物还可向前压迫主气管出现呼吸道梗阻的症状。尖锐的异物可能损伤主动脉而引起大出血危及病人的生命安全,需在术前做好抢救准备。

3. 外科医生评估　耳鼻咽喉科医生通常使用硬质食管镜,而消化科医生通常使用纤维食管镜完成异物取出手术。纤维食管镜手术刺激小,患者一般只需要局麻或镇静即可。硬质食管镜手术刺激大,通常需要在全身麻醉下完成手术。有经验的耳鼻咽喉科医生通常可在短时间(平均2~3min)内完成手术,患者充分去氮储氧后常不需要行气管插管。

(二) 术中麻醉管理

1. 麻醉方法选择——局部麻醉还是全身麻醉　食管异物麻醉方式的选择取决于取异物的设备和条件、患者的意愿及配合度、异物的种类、大小和位置。纤维食管镜手术患者多可在局部麻醉或镇静麻醉下完成食管异物取出术。置入硬质食管镜时咽喉刺激大,给患者带来恐惧和不适,且容易引起剧烈的心血管反射。局部麻醉方法包括2%利多卡因12mL口腔内含服,0.8%丁卡因6mL咽喉喷洒,亦可使用2%利多卡因在舌骨大角与甲状软骨上角间隙行双侧喉上神经阻滞复合丙泊酚镇静。局部麻醉的优点是费用低,但麻醉效果不能保证,常需要复合镇静药物。儿童患者不能配合清醒状态下食管镜取异物。近年来,随着麻醉技术和麻醉药物的发展,以及患者对舒适度要求的提高,笔者单位已全部采用全身麻醉下硬质食管镜取异物。

2. 气道管理——气管插管还是无气管插管　硬质食管镜异物取出术的特点是平均手术时间短(笔者所在医院手术平均时间143s)、术中刺激较大、术后疼痛程度轻。麻醉医生可综合异物位置及种类、患者气道情况和进行手术操作的外科医生经验,灵活选择是否需要气管插管。对于异物位置明确,外科医生操作经验丰富且无插管困难的患者,可在充分预给氧后直接进行手术。判断充分预给氧效果的指标为呼气末氧浓度约达90%或呼气末N_2浓度约为5%。正常患者5L/min的新鲜氧气流量(大于自身分钟通气量),潮气量呼吸3min,即可达到最佳预给氧效果。

老年患者呼吸系统的结构和生理改变包括呼吸肌力减弱,肺实质弹性下降,通气血流比失调,肺储备量减少,摄氧能力降低。研究表明对于老年患者来说,潮气量呼吸 3min 比深呼吸 4 次的预给氧效果更好。

也可以运用窒息氧合技术,通过鼻导管高流量送氧,对窒息患者进行被动氧合,可进一步在预充氧合基础上延长安全窒息时间。术毕以喉罩或面罩通气至患者苏醒。这样做的优点在于:对患者而言,避免了气管插管这项有创的操作;给外科医生提供了更大的手术空间,避免了气管导管对手术操作的影响。但仍应做好气管插管准备,若外科医生无法顺利取出异物或需反复检查时可及时行气管插管,避免患者出现缺氧的情况。对于嵌顿于食管的义齿或其他难取的异物或存在肥胖等其他困难插管情况的患者,气管插管全身麻醉使食管肌肉松弛,解除食管痉挛,更有利于异物的取出。

以往儿童食管异物取出术常使用氯胺酮进行麻醉,但是氯胺酮麻醉的缺点包括术中肌肉松弛不充分、术后苏醒时间长、分泌物多等。七氟烷是临床儿童麻醉常用的吸入麻醉药,笔者单位通常对患儿进行七氟烷吸入诱导,达到可行气管插管麻醉深度时关闭七氟烷,患儿经鼻导管吸氧,由经验丰富的外科医生置入硬质食管镜取物。麻醉诱导和手术过程中,必须进行全面的监测,包括吸入麻醉药浓度监测,同时配备齐全的气管插管等气道处置设备,以确保患儿安全。

气管插管全身麻醉下行硬质食管镜异物取出时,气管导管牢固固定于面颊部,避免在退硬质食管镜时被带出。耳鼻咽喉科医生置入食管镜时亦需避免将气管插管套囊带入口咽腔。

3. 麻醉药物选择 原则是选择超短效的麻醉药物。丙泊酚、七氟烷、瑞芬太尼、舒芬太尼、琥珀胆碱等药物均被证明能安全有效地用于食管异物取出术。丙泊酚和瑞芬太尼起效快、半衰期短、苏醒迅速平稳和彻底,这些优势使得丙泊酚和瑞芬太尼尤其符合食管异物取出术的麻醉要求。联合应用瑞芬太尼、丙泊酚、琥珀胆碱气管插管全身麻醉的优点为:①通气充分、氧合良好、循环相对稳定、术者操作从容。②肌松作用充分,食管上端的环咽肌、咽下缩肌松弛,有利于食管镜的插入,减少黏膜损伤,不易发生食管穿孔、大出血及食管周围炎等严重并发症,取异物也因无阻力而易成功。③可降低由于食管镜置入时交感神经的兴奋和血浆儿茶酚胺分泌,避免心肌耗氧量的剧增和心肌缺血,对患有心、脑血管疾病的老年病人可预防心律失常、心衰等严重并发症。琥珀胆碱虽能提供充分肌松,但术后患者肌肉疼痛明显并有潜在恶性高热的风险。罗库溴铵因有特异性拮抗药舒更葡糖钠亦可作为选择。但考虑到费用因素,目前笔者单位仍基本使用琥珀胆碱。

【苏醒期管理】

食管异物取出术时间短,术毕患者多平稳苏醒。对于异物取出困难而反复置入硬质食管镜的患者,术后应加强护理,观察呼吸情况,防止因咽喉部水肿而发生呼吸困难,必要时加用类固醇激素治疗。

未经颈外入路或开胸取食管异物,术后疼痛轻微,非甾体类药物即可满足患者术后镇痛要求,无需追加长效阿片类药物。

【总结】

食管异物取出术手术时间短但刺激强,应选择超短效麻醉药物。麻醉医生可根据患者的情况、异物的位置和类型及操作者的熟练程度灵活选择气道管理方式和通气方式。

【病例介绍】

患者,男,63 岁,因"误咽活动义齿 6 小时"入院。患者 6h 前进食时不慎将活动义齿咽下,当时出现咽喉部疼痛,伴明显异物感和吞咽困难。无发热、口咽出血和呛咳。外院纤维食管镜下取牙,历时约 3h,手术过程中活动义齿落至喉咽腔,患者当时立即主诉呼吸困难,遂送至我院急诊就诊。急查 CT 提示:喉前庭腔-左梨状窝区异物,涉及左侧环后区,伴穿孔和左侧梨状窝区出血。遂以"喉咽异物"收入院拟急诊行"硬食管镜下异物取出术"。

(一) 术前评估和准备

1. 患者一般情况 患者吸氧、坐轮椅被推入手术室,呼吸稍急促。可平卧生命体征尚平稳。外院胃镜报告未提供活动义齿形状及位置等相关信息。

2. 气道评估和准备 经评估患者张口度为三指。根据家属描述,大概了解到活动义齿有卡环及基板。考虑到活动义齿可能损伤咽喉部并可能占据咽喉通路,影响气管插管。麻醉医生决定先为患者实施七氟烷吸入诱导,保留自主呼吸,在足够的麻醉深度下先使用可视管芯检查喉咽腔情况,再决定进一步麻醉方案。并请外科做好气管切开准备。

(二) 术中麻醉管理

入室后建立常规监护,实施七氟烷吸入诱导,保留自主呼吸。待提患者下颌无反应时,麻醉医生使用可视管芯检查喉咽腔情况,窥见活动义齿横跨于口咽腔,但声门暴露良好,不影响通气和气管插管。遂行快诱导气管插管。手术历时约 1.5h,最终取出活动义齿。患者口咽及喉咽腔黏膜严重损伤,劈裂及会厌严重肿胀。外科医生行气管切开。

(三) 术后随访和转归

次日,患者出院。门诊随访。

(陈恺铮)

参考文献

1. RUSSELL R, LUCAS A, JOHNSON J, et al. Extraction of esophageal foreign bodies in children: rigid versus flexible endoscopy. Pediatr Surg Int. 2014; 30(4): 417-422.

2. Gmeiner D, Rahden B, C Meco C, et al. Flexible versus rigid endoscopy for treatment of foreign body impaction in the esophagus. Surg Endosc. 2007, 21(11): 2026-2029.

3. NAY M A, FROMONT L, EUGENE A, et al. High-flow nasal oxygenation or standard oxygenation for gastrointestinal endoscopy with sedation in patients at risk of hypoxaemia: a multicentre randomised controlled trial (ODEPHI trial). Br J Anaesth. 2021, 127(1): 133-142.

4. ZHAO Y J, LIU S, MAO Q X, et al. Efficacy and safety of remifentanil and sulfentanyl in painless

gastroscopic examination: a prospective study. Surg Laparosc Endosc Percutan Tech. 2015, 25(2):
e57-60.

5. NIMMAGADDA U, SALEM M R, CRYSTAL G J. Preoxygenation: Physiologic Basis, Benefits, and Potential Risks. Anesth Analg. 2017, 124(2):507-517.

6. YAN X E, ZHOU L Y, LIN S R, et al. Therapeutic effect of esophageal foreign body extraction management: flexible versus rigid endoscopy in 216 adults of Beijing. Med Sci Monit. 2014, 20: 2054-2060.

7. FERRARI D, AIOLFI A, BONITTA G, et al. Flexible versus rigid endoscopy in the management of esophageal foreign body impaction: systematic review and meta-analysis. World J Emerg Surg. 2018, 13:42.

8. ZHANG X, JIANG Y, FU T, et al. Esophageal foreign bodies in adults with different durations of time from ingestion to effective treatment. J Int Med Res. 2017, 45(4):1386-1393.

第五节　气道异物的麻醉

要点

1. 气道异物是耳鼻咽喉科（尤其是儿童耳鼻咽喉科）的常见急症，致病及致死率较高，也是发展中国家的常见急症，预防很重要。

2. 麻醉医师与外科医师共享气道，麻醉的难点包括：保证术中的通气氧合，降低围术期的并发症，减少医源性损害。

3. 术前充分评估，包括患者本身合并疾患、异物类型/存留时间/阻塞部位、气道病理学改变、通气氧合情况、与患者家属沟通相关的风险因素、与外科医师沟通手术方式、麻醉方式和通气技术等。

4. 术中根据手术进展情况，严密监测患者，维持足够的麻醉深度和保障氧合，尽快纠正通气血流比异常。

5. 术后外科医师退出支气管镜后，麻醉医生需建立气道维持方案，对于氧合困难，需要实施气管插管的患者，制订个性化的脱机方案，降低并发症的发生。

6. 围术期的并发症，如低氧血症、气道水肿、喉痉挛、支气管痉挛、气道出血、肺不张、气胸，尤其是张力性气胸，虽然少见但发病凶险，抢救不及时或处理不当，可引起循环呼吸衰竭，导致死亡。术中发生呼吸心跳骤停时，需立即启动心肺复苏治疗。

一、儿童气道异物的麻醉

【概述】

气道异物,泛指鼻、咽部、喉、声门下及气管和支气管误吸入异物,是 3 岁以下学龄前儿童的急症意外的重要病因,更是 1 岁以下儿童的第五大致死原因。

1. 流行病学　此病更多见于发展中国家的儿童,如印度、巴西、土耳其、中国等国家,每年有500~3 000 名因此被夺去生命的误吸病例。美国的一项调查显示,在 4 岁以下儿童的意外死亡事件中,气道误吸异物高达 7%。以复旦大学附属眼耳鼻喉科医院 2014—2020 年的数据资料显示,共计收治气道异物手术患者 1 647 例。

2. 病因　异物误吸入的主要原因分为两类:一是患者因素:低龄患儿磨牙未发育,无法将食物充分咀嚼,吞咽协调能力不完善;又喜爱将“物品”放入口内探究,小玩具长时间含在口中;进食时注意力易分散,食物含在口中不吞咽,奔跑、大笑或哭闹时容易误吸;二是监管人的疏忽及缺乏安全意识,如儿童缺乏适当的监护、喂养习惯不科学(如对婴幼儿过早给予辅食)都是导致气道异物高发的原因。成人相对儿童来说较少发生异物误吸,更常见于意识障碍(如睡眠、昏迷或脑退行性病变患者)下误吸食物、活动义齿、药物或呕吐物。

3. 异物种类　据复旦大学附属眼耳鼻喉科医院的病例分析,总结出吸入异物的常见种类,2 岁以下的儿童,其中植物种子类食物(花生、瓜子、开心果等)分别领衔占据第一和第二位;年龄较长的儿童,误吸的异物多为学习用品(如笔套/笔帽、针头、图钉/别针、圆珠、电池等),排在后面的则是食物类异物(如鸡骨、鱼刺、虾等),以及钮扣、拉链、吊坠、电池和发卡。一项对 505 名患者为期 3 年的研究发现,在学龄前儿童中超过 95% 的患者为 3 岁以下儿童,男女比接近 2∶1,40% 异物位于右侧支气管,30% 位于左侧支气管,其次是主气道和声门下区域,有些研究则发现儿童两侧误吸发生的概率近乎一样。

4. 病理改变　吸入的异物可能嵌顿在肺的各级支气管,使气流进出受限,病情进展可导致阻塞性肺炎和/或肺不张,发生通气血流比失调,氧和障碍。长时间异物存留还后会对黏膜造成严重损伤,如气道水肿,角化,支气管扩张。植物类种子异物会释放花生四烯酸类物质,导致巨噬细胞、多核巨细胞附着,释放转化生长因子和其他炎性介质。

5. 临床症状　典型症状主要包括突发性的窒息,难治性的咳嗽,喘鸣,呼吸急促,发热及久治不愈的肺炎,及异物阻塞支气管所致的呼吸困难、喘鸣等。最常见的首发症状是窒息,憋气,呼吸不畅,然后是咳嗽,声门下的气道异物可出现刺激性咳嗽,并在颈部气管位置可闻及拍击音(如声门下西瓜子)。气管内异物,两肺可闻及哮鸣音。如阻塞单侧支气管,视异物大小及存留时间,听诊时往往患侧肺部呼吸音减弱、消失或出现喘鸣音。一项为期 9 年涉及 210 例气道异物病患资料显示,其临床症状表现频率分别为:(突发性)咳嗽(82%)、窒息(57%)、呼气性喘鸣(41%)、气喘(34%)、发热(30%)、呼吸音减弱(27%)、呼吸困难(23%)、呼吸急促(20%)、胸部摩擦音(16%)、无异常表现(9%)、吸气性喘鸣(5%)及紫绀(5%)。

6. 诊断　诊断主要依靠异物吸入病史、临床症状、肺部听诊、胸片、内镜等来确诊。据报道胸片对气道异物诊断的敏感性和特异性分别为73%和45%,有一部分异物是可以部分透过X线的,所以需要通过间接证据来帮助诊断,如胸透下发现纵隔摆动、肺不张和肺透亮度增加。临床上大部分有机类气道异物是无法通过胸片来证实的,对这部分病例也可通过高分辨率螺旋断层CT(high resolution spiral computerized tomography)来辅助诊断(图2-5-1),但对部分有炎性渗出的病例也可能也会遗漏。临床症状不典型也会造成部分病患延误病情,在误吸超过一个月,甚至一年后才来院诊治。长期存留的气道异物可导致异物周围炎性肉芽,进而临床表现为发热、慢性咳嗽、迁延不愈的肺炎、支气管扩张、咯血、肺不张、肺脓肿、气胸和纵隔气肿等。

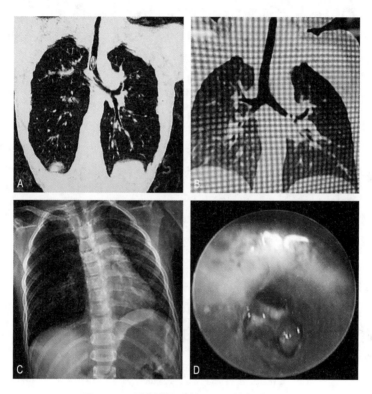

图2-5-1 影像学及窥镜下显示的气道异物

A. 主气道异物(瓜子);B. 左支气管异物(花生);C. 气道异物合并左侧张力性气胸;D. 支气管镜结合内镜下见到的异物(花生)。

7. 临床上发现气道异物,经常在入院时被误诊为其他疾病,如肺炎和哮喘急性发作。要注意临床上并非所有的呼气性喘鸣都是哮喘发作,误吸异物在开始可能会"伪装成"哮喘(对既往无哮喘史的患儿)或哮喘加重(对有哮喘史的患儿)的情况出现。有专家对12例既往健康,在一年内反复多次发生呼吸道症状,但无明确异物误吸病史,初诊为哮喘或支气管炎的患儿,怀疑有气道误吸异物的可能(有咳嗽、呼吸困难的呼吸道症状和喘鸣音,但无阳性胸片证据),进行诊断性药物治疗,包括给予氨茶碱6mg/kg、腺苷0.3mg/kg静脉给药,及肾上腺素(浓度为1:1000)0.01mg/kg皮下给药,将患侧喘鸣音缓解程度与支气管镜检查做了对比,支气管镜结果均发现有异物(瓜子和开心果类),其中9例用药后喘鸣音明显缓解,2例轻度缓解,1例无效,而10例对照组患儿(明确诊断为哮喘)在给药后喘鸣音并未得到缓解。

8. 预防及治疗

（1）预防：包括对大众的科普宣教，以及在住院期间的宣教，监护人对儿童的喂养习惯要科学。尤其是对 3 岁以下儿童要做到——花生瓜子勿喂食，细小物件要远离，窒息拍背或压腹，咳喘不愈要早治。

（2）治疗：对声门下危及生命的异物，出现窒息和低氧和状态，可以采用直达喉镜下声门下钳取，并实施气管插管；大多数异物，可按一般急诊手术流程，术前禁食禁饮后，采用全麻下的支气管镜检查加取出术，包括纤维支气管镜和硬质支气管镜。后者是复旦大学附属眼耳鼻喉科医院最常用的方法，每年手术累计近 300 例，手术取出的成功率超过了 90%。对于远端嵌顿的异物，支气管镜无法到达，可以视病情危重情况，选用开胸手术。对 10~20kg 的患儿，多采用 3.5# 的硬质支气管镜，可复合使用内镜进行检查和钳取。

【麻醉管理】

（一）术前准备和评估

1. 病情的严重程度、围术期的风险与以下因素都有关系：异物、患者、手术与麻醉方法。

（1）异物：学者通过长期的临床观察发现，如植物种子类异物嵌顿主气道、存留时间长导致严重的炎症反应，或有阻塞性肺气肿和肺不张等。

（2）患者：本身合并有气道异常或哮喘等基础疾病。

（3）术者：操作经验不熟练，反复多次的支气管镜进出导致气道损伤（出血、气胸）等。

（4）麻醉：麻醉深度维持不佳，术中气道失控，通气技术选用不合理等导致缺氧、气道损伤、喉痉挛支气管痉挛等事件发生。

2. 术前麻醉知情同意书，要和家长谈及的风险，如严重缺氧导致呼吸心跳骤停风险，气胸、纵隔气肿的风险，纵使异物取出后气道炎症也不能立即缓解，还有可能发生气道痉挛、肺炎，需要呼吸支持、抗炎等进一步治疗等。

3. 术中可能发生各种类型的危急情况，要善于观察，随时做好应对。如术中钳取异物过程中异物脱落，由不完全阻塞演变为主气道的完全阻塞，又如术中突发的张力性气胸、气道出血、气道严重痉挛无法通气氧和等，从而导致患者出现心动过缓、严重低氧血症、甚至心跳骤停。因此，需要做好应急预案，实施手术前准备心肺复苏急救药物、体外电除颤设备、喉镜和气管导管、胃肠引流管、喉罩等药品和设备，随时应对可能发生的危急事件。针对此类手术，应该对每次发生的特殊病例认真总结，对经验教训要牢记，平时也要反复演练危急事件，熟练掌握心电除颤技术（功率选择：应用于儿童时首次功率选择为 2J/kg，儿童电极板的拆卸、摆放位置和使用步骤等），急救药物的使用［如肾上腺素的（1∶1 000，1mg/1mL），可将 1mL 稀释为 10mL（0.1mg/1mL），配成 1∶10 000，给予 0.1mL/kg；例如 10kg 儿童，可按照 10kg×0.1mL/kg=1mL（0.1mg）静脉推注］。

（二）术中麻醉管理

这类手术的麻醉特点，用三个词形容："共管、善变、危急"。

1. **麻醉方法** 除了声门下紧急气道异物引起的窒息，需要立即实施直接喉镜下的异物钳取，其他急诊手术，大多情况采用全麻。麻醉诱导注意避免患儿的哭闹，避免术前镇静用药，以免加重气道梗阻情况;可在家属陪伴下开放静脉,或实施七氟醚的吸入诱导。按照患者病程、气道梗阻和氧和维持的情况,确定是否需要采用保留呼吸的麻醉方法。避免浅麻醉情况下对气道进行干预,包括实施气道表面麻醉或置入喉镜等操作,否则可能诱发和加重气道痉挛。术中硬质支气管镜检查,属于半开放的气道,为了减少麻醉气体的污染,以全凭静脉麻醉方式为主。

2. 气道管理和通气方式 术中需要和外科医师共享气道,麻醉和外科团队要有共同合作的意识,如术中采用的通气方法(保留呼吸或控制通气),要取得外科的理解和配合;在关注患儿用药、通气情况、氧和指标、和循环的同时,也要关注手术进程,尤其是进行到关键手术操作,如放置和退出支气管镜、改变支气管探查部位,需要保持足够的麻醉深度;如发生氧和通气困难,需要外科暂停手术,实施气管插管控制气道;一旦发生患者不可预料的并发症,需要双方协调,共同努力让患者渡过危险期。麻醉医生需时刻观察手术刺激程度,关注监护仪显示的生命体征,尤其是患者的氧和情况,必要时连接两个血氧监测探头,同时注意患者的口唇颜色,体征会比数值更早反映实际的氧和情况;在实施控制通气时,关注患者胸廓起伏幅度、补液通路是否通畅、静脉微泵药物速度调节等情况。

(1)术中通气方式:以硬质支气管镜操作为例,术中常用的通气方法和麻醉技术主要包括控制通气和保留呼吸,各有利弊(表 2-5-1,图 2-5-2、图 2-5-3)。在临床上掌握合适的"麻醉深度"是一门艺术,尤其是在全凭静脉药物的维持剂量滴定上,随着手术刺激的不同,以及患者的个体差异,预定的麻醉通气模式可能会发生变化。因此,临床经常会采用两种混合技术:即一旦患者保留呼吸失败,可以转为控制通气;控制通气的患者,术中自主呼吸恢复,也可按照手术操作应激程度,调整药物剂量,选择控制通气或继续保留呼吸。

表 2-5-1 硬质支气管镜的通气技术和麻醉方法

通气方法	优势	缺点	具体通气实施技术	麻醉药物实施方法
控制通气	适用于术前一般情况良好,异物在一侧支气管的患者,容易掌握麻醉深度,避免气道痉挛	气道炎症重、顺应性差时,不易维持氧合,喷射通气需注意气压伤	1. 支气管侧孔给予手控正压通气; 2. 采用的是 MJV(Manujet Ⅲ,VBM,Sulz,Germany),经过喷射导管给予手控控制通气:0.35~0.7 bar(5~10psi)	诱导给予:芬太尼 2μg/kg、丙泊酚 3~5mg/kg、琥珀胆碱 1mg/kg;维持采用全凭静脉麻醉持续泵注瑞芬太尼复合丙泊酚 ● 瑞芬太尼(0.2~1μg/(kg·min); ● 丙泊酚(150~250μg/(kg·min)
保留呼吸	对术前有严重肺部合并症,如双侧肺炎、肺不张、纵隔气肿、气胸的患者,存在术前呼吸窘迫,怀疑声门下异物,推荐采用保留自主呼吸的通气方式。其优势在于以往的研究证明更有利于通气/灌注,如保证膈肌的有效收缩有利于通气分布于优良灌注的健侧肺段	易导致气道痉挛	1. 经支气管侧孔高流量给氧 2. 放置喷射导管至总气道,给予高流量吸氧	1. TIVA 瑞芬太尼复合丙泊酚 ● 丙泊酚持续剂量 200μg/(kg·min),如有体动或麻醉过浅情况,增加 0.5~1mg/kg ● 瑞芬太尼按照呼吸频率滴定,初始剂量从 0.5μg/(kg·min),以 0.5μg/(kg·min)增加滴定剂量,直至呼吸频率降至基础值的 50% 2. 右美托咪定持续输注 ● 初始剂量 4μg/kg(10min 内静脉泵注) ● 维持采用 3μg/(kg·h)

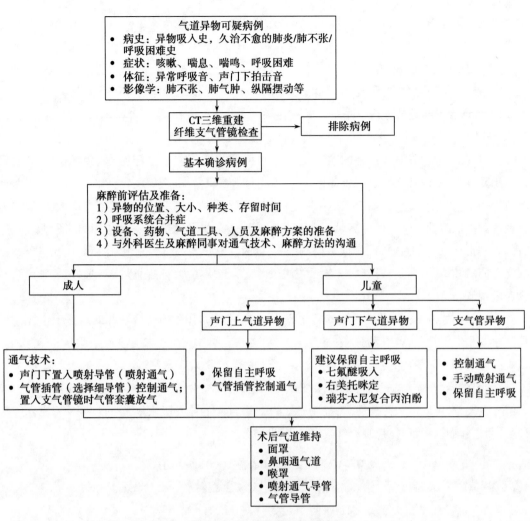

图 2-5-2　气道异物处理流程图

（2）术后通气方式：在异物取出退出支气管镜后，患者气道的维持方法视患者的情况和用药情况而定：若为短效药物，术中氧和维持好，可优先选用无创通气（面罩、口咽通气道）为主，如面罩、口咽通气道或喉罩（如需要长时间通气，有气道出血的顾虑，双管喉罩较为理想）；若选用了中长效肌松药物，或围术期氧和维持困难，可采用气管插管的方式，先维持氧和通气，再考虑脱机拔管。

（3）脱机策略：术后患者一旦采用了气管插管机械通气，就需要制订合理的脱机拔管策略。研究表明，与瑞芬太尼[6~10μg/（kg·h）]复合丙泊酚[1~3mg/（kg·h）]用药相比，右美托咪定[负荷量 1μg/kg，维持 0.8μg/（kg·h）]拔管成功率更高。拔管指证需符合下列四项指标中的三项及以上，包括：①SPO$_2$> 90%（FiO$_2$<50%）；②呼吸频率稳定（15~30 次/min）；③能产生有效的咳嗽（如果是连续咳嗽，伴屏气，缺乏有效的吸气动作，此时不易实施拔管）；④意识恢复可（睁眼或肢体有指向性的动作，如揉眼睛，抓鼻子等）。对脱机拔管困难（氧和维持障碍）的患者，需要进行药物辅助，如右美托咪定、丙泊酚、吸入类镇静药物，必要时辅助镇痛药和肌松药物，降低氧耗，维持氧供

需平衡,解除气道痉挛,呼吸治疗一段时间后,再进行脱机试验。

【围术期的并发症】

（一）常见并发症

围术期并发症,包括肺不张、肺气肿、低氧血症、喉痉挛、喉水肿。严重的包括气胸、纵隔气肿、气道出血、心跳骤停,缺血缺氧性脑病甚至死亡等。

（二）严重并发症及处理

遇到危及生命的并发症,常见的如张力性气胸、心跳骤停等,需立即进行干预治疗。如张力性气胸,可表现为上腔静脉压力增高的表现,颈部血管怒张青紫,通气障碍,胸廓膨隆,叩击呈鼓音,呼气末二氧化碳无法显示,重度低氧血症,可通过 B 超(缺乏胸膜滑动征或"彗星尾"征象,或存在"肺点征")或影像学证据来确诊。当无法实施辅助检查,但临床体征疑似气胸且无法维持氧合的情况下,需立即实施胸腔穿刺,位置在锁骨中线第 2 肋间或者腋中线第 4~5 肋间,如无法取得专用胸腔穿刺针,也可选用粗针头,如 20mL 空针的针头、14G 静脉留置针或输液皮条的排气针头,外缚扎橡胶手指套形成活瓣,吸气时闭塞,呼气时排出气体。

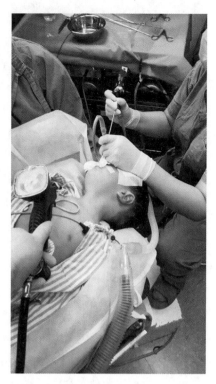

图 2-5-3　手动喷射通气辅助下经硬质支气管镜异物取出术

【病例】

患儿,17 月龄,体重 10kg,因"误呛花生两天伴呛咳"入院,胸透提示左肺气肿,伴纵隔摆动,考虑左支气管异物,拟急诊行气管镜检异物取出术。

麻醉手术过程:患儿一般情况可,术前体温 36.8℃,患儿入室血氧好,后吸纯氧 8L/min,8% 七氟醚吸入诱导,开放下肢静脉后静注甲强龙 40mg,阿托品 0.1mg,丙泊酚 40mg,芬太尼 10μg 以及琥珀胆碱 20mg,置入喷射导管进行间断喷射通气,麻醉维持采用泵注丙泊酚 100μg/(kg·min)以及琥珀胆碱 10mg/(kg·h),间断推注瑞芬太尼。手术过程:外科经口置入 3.5# 支气管镜,见异物位于左侧肺下叶二级支气管处。一线、二线医生共尝试三次异物钳取异物失败,并两次带出喷射导管,同时也进行了共三次的喉镜下的喷射导管置入,术中生命体征平稳,氧饱和度维持在95%~99%,外科三线医师在内镜下使用配套异物钳试取,多次尝试未能取出,手术时间 50min。更换长气管镜时患儿出现口唇发绀,SPO_2 迅速下降。紧急经口插入 3.5# 气管导管,未见二氧化碳波形,手控气道压力极高,心率逐渐下降,缺氧症状无缓解。见患儿胸廓抬举差,肋间隙增宽,考虑出现气胸,紧急用 20mL 注射器粗针头在左右两侧第二肋间隙锁骨中线水平穿刺减压,左侧减压时明显有气体从针头处排出,胶带固定针头。停止手术,患儿 SPO_2 逐渐恢复至 95%。此时机械通气潮气量 110mL,呼吸频率 16 次/min,$ETCO_2$ 38mmHg。5min 后患儿恢复自主呼吸。胸外科医生急会诊,考虑气胸,实施左侧胸腔闭式引流术,给予患儿控制呼吸七氟醚吸入,右美托咪定镇静[负荷剂量1μg/kg,10min内微泵注入,1.5μg/(kg·h)速度维持]。术后患儿自主呼吸良好,拔出气管导管,闭式引流通畅,送至ICU。

转归情况:术后第一天床旁胸片示左肺压缩30%。术后第四天复查胸片示肺部基本复张。

讨论:对这例患者术中选用了手控喷射通气(manual jet ventilation,MJV),术中发生了气胸,及时干预,获得了比较好的预后。此类手术过程中出现低氧血症的可能原因,包括三方面因素:①患者因素(异物嵌顿主气道、炎症反应重);②麻醉因素,如麻醉深度不足(支气管痉挛、屏气呛咳等),喷射通气压力不当(MJV压力的选择:小于1岁者0.3~0.4bar;大于1岁者0.4~0.5bar)或每分钟通气量过高;③手术因素,如外科医师操作不熟练,放置支气管镜动作不够轻柔,手术时间过长,反复多次进出导致气道肿胀、出血、损伤等。要避免气胸,钳取过程损伤支气管壁,除了外科操作要轻柔,麻醉的可控因素包括:维持足够的麻醉深度和肌松状态,避免呛咳;术中手动控制喷射通气,注意控制压力不可过高,保证有足够的呼出时间,观察患者的胸廓起伏幅度。

围术期最严重的并发症包括窒息、低氧、张力性气胸导致的呼吸心跳骤停,需立即启动心肺复苏治疗。在情况危急,没有胸外科医师到场的情况下,尽早采取措施,如胸腔穿刺减压,以挽救生命。给予肾上腺素(1mg稀释到10mL;0.1mL/kg静脉推注),若出现室扑室颤时,给予非同步电复律,建议初次除颤为2J/kg,如不成功,则以后的电击能量宜加倍。成人首次200J,后续第二次除颤可用200~300J,而第三次和以后的除颤,则宜用360J。

儿童气道异物的麻醉操作

一旦发生气胸,采取不同的治疗方案,如肺压缩<30%,可采用吸氧的保守治疗,一般7~14天气体可吸收,肺复张。如肺压缩>30%,伴有呼吸困难,需立即在患侧锁骨中线第2肋间实施穿刺,或根据胸片定位,每次抽气不超过1000mL,实施胸腔闭式引流持续减压24~48h。

二、成人气道异物的麻醉

【概述】

老年人会有神经认知功能障碍(如阿尔茨海默病)、精神类疾患(如双相情感障碍或意识障碍),导致吞咽功能受损;年轻人的进食习惯差,如抛物接食;在实施气道操作时医源性损伤,或患者因呼吸道或消化道的大出血导致血液误吸、禁食时间不足导致的误吸等。

与儿童气道异物(多为植物种子、细小玩具零件等)不同,成人异物如:食物类(虾、枣核、药片、鱼刺、骨头)、药物;手术缝线、金属套管、活动义齿、血凝块等。大的食物类异物经常卡顿在咽喉部位,小的异物会在气管和支气管内存留。

成人气道异物一般可以提供异物吸入史,诊断方面,要较儿童气道异物明确,可表现为咳嗽、咳痰、呼吸困难、咯血、发热。相比年轻人,老年人的症状表现更为不典型,经常按照肺炎、肺癌、支气管哮喘等其他疾病治疗,延迟诊断。其他辅助诊断,包括体检(异常呼吸音)、影像学及支气管镜检查所见等(图2-5-4)。

发生气道完全梗阻时,还来不及送院,需要立即实施海姆立克急救法,即利用快速冲击腹部产生向上的压力,压迫肺部和膈肌,进而驱使肺部残留空气冲击气管的气流,将堵塞气管、咽喉部的食物等异物排出。对于喉癌术后发生大出血导致的气道完全梗阻,即经全喉造口的气管导管发生通气障碍时,需要及时做气管内的吸引,对于大的血凝块无法吸出,需要告知外科医生,及时清除气道内的血凝块,解除梗阻。对于已经送院可疑咽喉部及声门下异物阻塞,出现窒息导致的呼吸意识障碍时,应先清除口咽腔内的异物,或行声门下异物的钳取,当患者出现呼吸心跳骤停时,立即启动美国心脏病协会(American Heart Association,AHA)推荐的心肺复

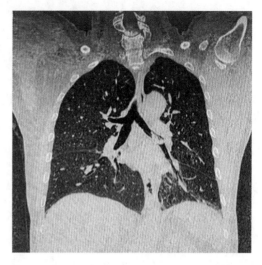

图 2-5-4　CT 显示左支气管远端异物(成人气道异物:虾)

苏(cardiopulmonary resuscitation,CPR)流程,包括面罩加压给氧,建立人工气道或外科气道(环甲膜穿刺或气管切开)。

【麻醉管理】

对成人的硬质支气管镜手术,常采用气管插管的全凭静脉麻醉方法,采用的是 4.5#~5# 偏细的气管导管,当硬质支气管镜置入时,将气管套囊内气体抽出,术中气道也呈半开放状态,为了确保麻醉深度和减少麻醉药物泄漏,常采用丙泊酚复合瑞芬太尼的全凭静脉麻醉,分别给予 [100~300μg/(kg·min)和 0.1~0.2μg/(kg·min)],如果漏气明显,可以采用正压间断充气给氧。也可采用声门下手动喷射通气(MJV),注意观察胸廓的起伏情况,对于肥胖及肺顺应性差、肺功能较差的患者,优先选用气管插管的方法。

对不能耐受全麻的患者,也可采用刺激较小的其他呼吸内科类的手术治疗方法,如电子支气管内镜,结合异物钳、异物篮、冷冻、氩离子凝固术等多种技术行异物摘除,有一项 30 例病例的文献报道成功率接近 100%。

(张　旭)

参考文献

1. BITTENCOURT P F,CAMARGOS P A,SCHEINMANN P,et al. Foreign body aspiration:clinical,radiological findings and factors associated with its late removal. Int J Pediatr Otorhinolaryngol. 2006,70(5):879-884.

2. HOLINGER L D. Foreign bodies of the airway. // BEHRMAN R E,KLEIGMAN R M,JENSON H B. Nelson Textbook of Pediatrics. 17th ed. New York:Elsevier,2004:1410-1411.

3. ZHANG X,LI W,CHEN Y. Postoperative adverse respiratory events in preschool patients with

inhaled foreign bodies：an analysis of 505 cases. Paediatr Anaesth. 2011，21（10）：1003-1008.

4. HONG S J，GOO H W，ROH J L. Utility of spiral and cine CT scans in pediatric patients suspected of aspirating radiolucent foreign bodies. Otolaryngol Head Neck Surg. 2008，138（5）：576-580.

5. TOKAR B，OZKAN R，ILHAN H. Tracheobronchial foreign bodies in children：importance of accurate history and plain chest radiography in delayed presentation. Clin Radiol. 2004，59（7）：609-615.

6. ZHANG X，LI W X，CAI Y R. A time series observation of Chinese children undergoing rigid bronchoscopy for an inhaled foreign body：3，149 cases in 1991-2010.Chin Med J（Engl）. 2015，128（4）：504-509.

7. SHEN X，HU C B，YE M，et al. Propofol-remifentanil intravenous anesthesia and spontaneous ventilation for airway foreign body removal in children with preoperative respiratory impairment. Paediatr Anaesth. 2012，22（12）：1166-1170.

8. CAI Y，LI W，CHEN K. Efficacy and safety of spontaneous ventilation technique using dexmedetomidine for rigid bronchoscopic airway foreign body removal in children. Paediatr Anaesth. 2013，23（11）：1048-1053.

9. CHEN K Z，YE M，HU C B，et al. Dexmedetomidine vs remifentanil intravenous anaesthesia and spontaneous ventilation for airway foreign body removal in children. Br J Anaesth. 2014，112（5）：892-897.

10. ZHANG X，WU J，WANG L，et al. Dexmedetomidine facilitates extubation in children who require intubation and respiratory support after airway foreign body retrieval：a case-cohort analysis of 57 cases. J Anesth. 2018，32（4）：592-598.

第六节　儿童复发性呼吸道乳头状瘤的麻醉

要点

1. 儿童复发性呼吸道乳头状瘤可导致威胁生命的气道梗阻。

2. 此类手术应由经验丰富的麻醉医师和手术医师完成，手术团队应在术前进行充分沟通和交流，并制订相应的计划。

3. 七氟醚吸入保留自主呼吸是理想的诱导方式，但麻醉诱导过程仍有丢失气道的风险，该风险与气道梗阻程度成正相关。

4. 丙泊酚复合瑞芬太尼全凭静脉麻醉是理想的麻醉维持方案,需平衡足够的麻醉深度和保留自主呼吸之间的关系。

5. 手术过程中,手术医师和麻醉医师共享狭小的气道;暂无适用于手术全程的通用的通气方式,可采用多种通气方法相结合的策略。

6. 如使用激光治疗,应遵守相关安全守则。

【概述】

儿童复发性呼吸道乳头状瘤(recurrent respiratory papillomatosis,RRP)是指由人乳头状瘤病毒(human papilloma virus,HPV)所致的呼吸道病变。主要传播途径为性交和母婴垂直传播。RRP 感染人群多见于社会经济水平低下的家庭。儿童 RRP 的发生率为 4.3/100 000,累及声带并可延伸至气道其他部位,具有多发、持续、复发的特点。

声音嘶哑是最常见和最早出现的症状,可进展至气道梗阻、呼吸困难或吞咽困难,易被误诊为哮喘或慢性气管炎,部分患儿在青春期可症状缓解。直接喉镜或纤维支气管镜检查可确诊,一般于 2~4 岁确诊,晚于发病后一年。目前尚没有根治 RRP 的手段。外科手术为主要的治疗手段,包括切割器切除和激光手术;其他辅助手段包括抗病毒药、抗肿瘤药、基因治疗和提升免疫系统等。

儿童 RRP 生长快速、治疗间隔短,多数儿童在出现呼吸道梗阻症状时才会来就诊,故该手术的气道管理对麻醉医师提出了挑战,尤其是麻醉医师和手术医师共享狭小气道。麻醉管理成功的关键在于全面的术前评估,手术团队内部进行良好有效的沟通、对手术麻醉设施的熟悉程度以及对紧急事件的处理准备。

【麻醉管理】

(一) 术前准备和评估

忽视或不完善的评估或者对已预见的困难气道没有制订相应的气道管理计划都会导致气道管理失败。在某些情况下,气道困难很难评估。一旦遭遇,麻醉医师所做的反应和采取的应对措施可能是无序的,从而导致不良后果。麻醉科应该制订明确的困难气道处置流程和丢失气道管理流程。每一位麻醉医师应该采用气道管理策略。

1. **喉阻塞的分度和评估**　喉阻塞的分度见表 2-3-1。Ⅲ度以上气道梗阻应采取紧急措施解除喉阻塞。如无法紧急手术,可吸入氦/氧混合气缓解患儿缺氧。氦/氧混合气的组成为 70% 氦气/30% 氧气,密度仅为氧气的 1/5。由于在相同的压力差下,低密度气体可获得更大的气流,氦/氧混合气可有效降低梗阻气道湍流的阻力、降低呼吸肌负荷和呼吸肌做功。

2. **术前检查**　若患儿能配合,可以优先考虑在表面麻醉下行清醒电子喉镜检查,但通常这些患儿不配合。颈部正侧位 X 线片也有助于诊断。一般不进行动脉血气检查,以免患儿哭闹导致临床症状恶化。

3. **术前准备**　存在气道梗阻的患儿慎用术前镇静药物。麻醉医师制订气道管理方案。参加手术的所有人员包括手术医师、麻醉医师、助手以及手术室护士都应该做好充分的沟通。检查相应的仪器设备及药物,并保障人力。

(二) 麻醉诱导

理想的麻醉诱导方式是保留自主呼吸。吸入七氟醚诱导是首选,尽可能保留自主呼吸,以保持肌张力、维持通气和氧合。术前气道梗阻程度决定气道管理的难易程度。如果患儿气道梗阻程度严重,那么掌控气道的麻醉医师应该有丰富的经验。吸入诱导过程中观察呼吸幅度和频率,酌情调整氧流量和吸入药物浓度。患儿意识消失后,一位麻醉医师继续托面罩、观察呼吸,由另一位麻醉医师开放静脉,应保障开放的静脉通畅并利于观察药物是否输注入血管。当麻醉深度足以耐受喉镜操作时(捏斜方肌无反应),可以于声门周围局部喷雾利多卡因,总剂量不超过5mg/kg。

麻醉医师应准备喉镜和各种型号的气管导管(以及可以穿过支撑喉镜用于气管插管的加长导管)。诱导时确保手术医师在场,同时应备有硬质支气管镜和紧急环甲膜穿刺的设备。我们常规选用比年龄匹配的型号(4+ 年龄/4)小 1~2 号的带气囊普通气管导管,以保护气道和避免声门上瘤体碎块和血液流入气道。选用硬质的导芯为引导,以提高首次插管成功率。无法窥清声门裂时,可根据患儿自主呼吸时或由麻醉助手按压患儿胸部时呼出气流从瘤体间隙冒出的气泡来判断声门裂的位置。若仍无法窥见声门裂,而患儿出现无法插管无法通气(can't intubate can't ventilate,CICV)的情况,可由手术医师用肉芽钳咬除部分肿瘤后再行气管插管,此过程必须争分夺秒。

紧急环甲膜穿刺失败率大概是 60%。原因包括:缺乏环甲膜穿刺装置、未经过专业培训、穿刺技术和通气技术不熟练等。应定期培训以提高成功率。环甲膜穿刺逊于外科气道,应优先考虑外科气道,可培训麻醉医师建立外科气道。如果外科气道是备选方法之一,应唾手可得。但对于乳头状瘤患儿,一旦出现 CICV 的情况,可在硬喉镜下将完全阻塞的气道变为部分阻塞气道再进行气管插管。应避免行紧急气管切开,因为儿童气管腔狭窄、气管壁软,一方面不易气管解剖定位,另一方面在气管切开过程中极易加重气道阻塞而导致窒息。

(三) 术中麻醉管理

1. 通气方式选择　主要有四种通气方式,可根据手术进程和患儿情况灵活选用各种通气方式以提供满意的手术视野并保障患儿的安全。在我院,常规在麻醉诱导后予以气管插管,术中如需要进行声门下乳头状瘤切除,可在声门周围病灶已切除、梗阻初步解除后,采用不行气管插管并保留自主呼吸或间歇气管插管行控制通气的气道管理方式。术毕,确保手术区域已止血完善,自主呼吸的患儿可放置侧卧位,静待苏醒;间歇气管插管的患儿可重新插入气管导管待苏醒。

(1)气管内插管行控制通气:可全程用于声门上乳头状瘤切除术。对于声门下受累的患儿,气管插管利于外科医师先进行声门周围病灶切除,随后再进行声门下病灶切除。需要注意的是,激光手术使用标准的气管导管存在气道失火的风险。儿童激光气管导管目前仅国外有,包括内径 3.0mm 和 4.0mm 两种型号。激光气管导管外径较常规的气管导管大,在儿童,即使这么小的激光气管导管也会妨碍手术视野,增加激光手术的操作难度。

(2)不行气管插管并保留自主呼吸:行声门下乳头状瘤切除时,手术医师要求麻醉医师拔出气管导管以提供良好的手术视野。可将气管导管或吸氧管放置于鼻咽部(如行激光治疗,应确保导管尖端远离激光束)通过这根导管输送氧气和/或吸入麻醉药。该通气方式的优点在于保障良好的手术视野、不产生气胸或气压伤的风险,缺点是对麻醉医师的技术经验要求高、有气道丢失危险、不能监测呼气末二氧化碳、麻醉医师对麻醉深度的判断主要依靠经验和观察患儿心率呼吸变化。我院在保留自主呼吸时常规采用丙泊酚复合瑞芬太尼全凭静脉麻醉,辅以声门周围和声门下利多卡因表面麻醉。判断麻醉深度的主要依据为:①患儿的呼吸频率为生理值的一半;②患儿无体动和吞咽呛咳;③声门张开,无声带运动。

(3)间歇气管插管行控制通气:由于儿童氧耗高、全身麻醉减少功能残气量45%,在窒息通气期间儿童很快出现低氧。故该通气方式下允许手术操作的时间很短,需要手术医师和麻醉医师的密切配合;间歇通气不仅延长手术的进程,还有将肿瘤碎片推入气道深部、导致肺内播散的风险。

(4)喷射通气:可将一根喷射导管置入硬支撑喉镜管腔中进行声门上喷射通气,或经硬支撑喉镜置入气管行声门下喷射通气。对于气道梗阻严重的患儿,通常需要先行气管插管,将乳头状瘤组织切除以暴露声门。同样,对于气道梗阻程度严重的患儿来说,声门下喷射通气的危险在于可能会导致呼出不充分、二氧化碳蓄积、气压伤、气胸、纵隔气肿及皮下气肿等。而且即使很细的导管也可能影响手术视野和妨碍气体呼出。喷射通气的危险还在于可能会使乳头状瘤碎片或激光束进入下气道,导致肿瘤播散和气道损伤;如进行喷射通气,除选用合适的喷射压力,还应保证患儿处于深肌松和深麻醉状态。

(5)高频叠加通气(superimposed high frequency jet ventilation,SHFJV):奥地利 Carl Reiner 公司生产的 TwinStream 高频喷射呼吸机。通气时高频常频叠加,形成脉冲式吸气压力平台以及呼气末正压。无插管通气时既保障机体充分氧合又利于 CO_2 排出。适用于儿童乳头状瘤手术,但是近期的一项回顾性研究发现,气道狭窄的严重程度与儿童上气道手术中使用该通气失败率呈正相关。

2. 麻醉方法选择 虽然七氟醚吸入是这类手术理想的诱导方法,七氟醚却不是这类手术理想的麻醉维持药物。因为在气道开放状态下不能保障适当的麻醉深度、不能监测七氟醚呼气末浓度,还会污染手术室环境,也会遭到手术医师的反对。手术中,可以采用丙泊酚复合瑞芬太尼全凭静脉麻醉。

手术中维持合适的麻醉深度非常重要,麻醉过浅会引起呛咳、屏气和氧合下降;麻醉太深会导致呼吸抑制。麻醉医师必须依靠其他监测和临床体征来评估麻醉深度和有效通气。包括:①观察内镜术野中声带运动情况,理想的状态是声门张开,没有运动;②通过观察胸腹部的活动幅度和频率;③观察心率和脉搏氧饱和度;④观察 BIS 值,在小于 3 岁的患儿中其监测可能存在偏倚。在采用丙泊酚复合瑞芬太尼全凭静脉麻醉保留自主呼吸时,瑞芬太尼的输注速度应根据患者的呼吸频率进行滴定。单次追加丙泊酚剂量宜小,以免呼吸抑制。

3. 气道激光手术的危险 气道激光手术的危险在于气道失火、损害健康组织和导致手术室工作人员受伤。所有工作人员必须熟悉相关的安全守则;佩戴激光安全护目镜和佩戴特殊设计的面具以预防吸入乳头状瘤病毒。患者眼睛和脸部需要覆盖用生理盐水浸润的纱布做好保护。应牢记:只有易燃物质出现在呼吸道时才会着火,笑气和氧气起助燃作用;吸入氧浓度应控制在

30% 及以下（理想状态为 21%）。一旦气道着火，应采取以下 4E 法则：

（1）Extract（拔除）：移除所有可燃物，如气管导管、纱条、棉片等易燃物质。

（2）Elimination（清除）：清除所有助燃剂，如立即断开供氧管路、停止任何吸入麻醉剂，停止通气，断开麻醉机回路。

（3）Extinguish（灭火）：立即在气道内注入生理盐水熄灭余火。

（4）Evaluation（评估）：立即在直接喉镜和支气管镜下评估上、下呼吸道的损伤情况，如有明显损伤应重新插管，严重病例需要气管切开，并立即请相关专家会诊治疗，可考虑支气管肺泡灌洗、使用激素和正压机械通气。

【苏醒期管理】

术中无插管和保留自主呼吸的患儿，可待外科医师将手术野充分止血并退出硬支撑喉镜后，将患儿置于侧卧位待苏醒。如术中采用其他通气方式则通常需要保留气管导管机械通气直至患儿苏醒。严密观察无创血压、SpO$_2$、心电图。无插管患儿应注意呼吸情况、有无活动性渗血。气管插管的患儿应待患儿恢复自主呼吸，吞咽呛咳反射活跃，神志清醒，彻底清除口腔、咽喉和气道分泌物、血块及肿瘤碎块，确认没有活动性渗血后拔管。

此类手术的特点为手术时间短、刺激大，手术中需要强效阿片类药物抑制应激，而一旦手术结束，刺激随之消失。故消除半衰期短的瑞芬太尼适用于该类手术。喉乳头状瘤的患儿通常阿片类药物的需要量较少，可能与慢性缺氧有关；术中利多卡因表面麻醉也可有效缓解创面疼痛，对此类患儿予以 0.5mg/kg 的酮咯酸氨丁三醇即可有效镇痛。

【总结】

儿童复发性乳头状瘤患儿麻醉管理的难点在于麻醉诱导。麻醉诱导期间可能出现气道丢失的情况，手术医师常可协助将完全阻塞的气道变为部分阻塞的气道。在切除声门下乳头状瘤时，手术医师需要麻醉医师拔出气管导管以提供清晰的手术视野，此阶段麻醉医师可采用灵活的通气方式并对患儿生命体征进行严密的观察，和手术医师的密切交流配合尤为重要。

【病例分析】

患儿，男性，22 月龄，14kg。因"喉乳头状瘤复发喉阻塞Ⅲ度"拟急诊行喉乳头状瘤切除术。患儿既往有 3 次喉乳头状瘤切除手术史，手术和麻醉过程平稳。患儿术前颈侧位片显示：前声门区、声门下气道软组织增厚（图 2-6-1）。

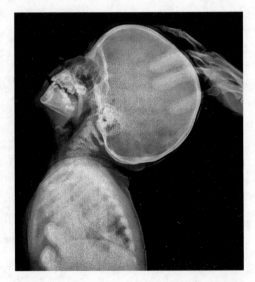

图 2-6-1 颈侧位片显示：前声门区、声门下气道软组织增厚

（一）麻醉前评估和准备

1. 一般情况 既往有 3 次喉乳头状瘤切除手术史，目前喉阻塞Ⅲ度，ASA ⅢE 级。

2. 气道评估和准备 患儿喉阻塞Ⅲ度。准备不同型号的普通喉镜片、气管导管、导芯、环甲膜穿刺套件。患儿尚安静配合，准备七氟醚吸入诱导。

3. 生命体征基础值 患儿神情萎靡，心率 120 次/min，呼吸频率 20 次/min，吸气相显著三凹征伴喘鸣，嘴唇和手指甲床发绀，吸空气时 SpO_2 为 88%。

4. 外科准备 硬支撑喉镜、抓取肿瘤的钳子、并做好气管切开准备。

（二）术中麻醉管理

1. 麻醉监测与诱导 予以常规监测，由一位麻醉医师环抱患儿、坐位给予七氟醚（6%，8L/min）。吸入诱导后，患儿很快出现反常呼吸，呼末二氧化碳波形减弱。将患儿置于平卧位，由一位有经验的麻醉医师提起患儿下颌、置入口咽通气道、将压力限制阀置于 10cmH2O，并尝试手控通气，但无法实现有效的通气。关闭七氟醚，等待自主呼吸和苏醒。但此时患儿 SpO_2 迅速下降至 70%，麻醉医师立即行气管插管（3.0#），同时嘱咐外科医师准备协助开放气道。直接喉镜暴露下见会厌喉面满布新生物，未见声门裂，初次插管失败。麻醉医师要求外科医师开放气道，同时开始胸外按压。患儿氧合持续降低，心率下降到 30 次/min 以下，麻醉医师又尝试环甲膜穿刺，仍以失败告终。后麻醉医师置入 2.0# 喉罩，氧流量 10L/min，并予以控制通气，同时外科医师行气管切开，但术者未能暴露出气管，气切失败。患儿情况继续恶化，脉搏氧饱和度此时已经测不出。麻醉医师决定再次尝试气管插管，最终成功置入 3.0# 气管导管。患者 SpO_2 回升，呼气末二氧化波形显现。后续手术医师完成气管切开术，经气切口置入 3.0# 气管导管。

2. 麻醉维持和手术经过 术中予 3% 七氟醚吸入，瑞芬太尼 $0.05\sim0.1\mu g/(kg\cdot min)$ 静脉持续输注。外科医师在硬支撑喉镜下进行喉乳头状瘤摘除，手术历时 20min。术毕更换 1.5# 气管筒，缝合颈部切口。待自主呼吸恢复，$EtCO_2<45mmHg$，$SpO_2>95\%$（$FiO_2=0.21$），转入 ICU，右美托咪定持续输注维持镇静。

（三）术后随访和转归

次日晨，患儿呼吸平稳（呼吸频率 24~28 次/min），$SpO_2>95\%$。转回病房。

（四）该病例的启示

该病例患儿喉阻塞Ⅲ度，在七氟醚吸入诱导的过程中发生了 CICV 的情况。对于该病例麻醉医师应该认识到：①术前喉阻塞程度严重的患儿气道掌控的难度加大；②麻醉医师首次插管失败的时候，外科医师硬支撑喉镜下钳取乳头状瘤将完全阻塞的气道转为部分阻塞的气道或许可以避免后续的混乱；③除了制订紧急气道处理流程，日常的培训也非常重要。

儿童复发性呼吸道乳头状瘤切除术的麻醉操作

（沈 霞）

参考文献

1. GALLAGHER T Q, DERKAY C S. Recurrent respiratory papillomatosis: update 2008. Curr Opin Otolaryngol Head Neck Surg, 2008, 16（6）: 536-542.

2. PATEL A. ENT surgery. // Core Topics in Airway Management. CALDER I,PEARCE A. 2nd edition. Cambridge University Press,Cambridge,2011:227-243.

3. PLATE C M A,KRENZ G,MOLENBUUR B,et al. Predictors for failure of supraglottic superimposed high-frequency jet ventilation during endoscopic upper airway surgery in pediatric patients. Pediatr Anesth,2020,30(9):1-3.

4. DERKAY C S. Recurrent respiratory papillomatosis. Laryngoscope,2001,111(1):57-69.

5. BO L,WANG B,SHU S Y. Anesthesia management in pediatric patients with laryngeal papillomatosis undergoing suspension laryngoscopic surgery and a review of the literature. Int J Pediatr Otorhinolaryngol,2011,75(11):1442-1445.

6. HU X,SHEN X. Airway loss during inhalation induction of anesthesia with sevoflurane in a pediatric patient with laryngeal papillomatosis:A case report. Exp Ther Med,2015,10(6):2429-2431.

第七节　颈部开放性外伤的麻醉

要点

1. 颈部虽然位置局限,但损伤也会导致严重的后果,危及生命,需要外科干预,并尽快启动高级生命支持。

2. 要特别关注六大系统的损伤:呼吸系统、循环系统、消化系统、神经系统、内分泌系统及骨骼系统。

3. 需充分评估患者气道受损、阻塞及出血、颈椎及脊髓的损伤情况,并判断患者意识状态、失血失液及重要脏器受损情况。

4. 先解决危及生命的情况,同时制订适合的气道管理方案。保证气道通畅、维持通气、优化循环、保护神经功能。

5. 有条件开展纤维支气管镜检查、超声检查及 CT 检查,评估气道及呼吸系统受损情况,有利于建立后续麻醉计划。

6. 注意及时给予抗炎处理,并预防气道水肿,必要时建立有创外科气道。

【概述】

颈部开放性外伤患者,多因为各种事故(如交通事故、生产事故、意外事故、运动损伤)、伤害性损伤（刀伤、枪伤）或自残（精神分裂症或抑郁症）等所致，常可穿透颈阔肌，导致喉气管、咽食管，颈脊等部分或完全断裂，并引发颈部气肿、气胸，血胸甚至心包压塞和大出血休克等，病情非常凶险，死亡率 2%~10%。面对这类急症，先要关注危及生命的情况，控制好气道、循环，精细化做好麻醉管理策略，降低术后并发症的发生。对外源性异物穿通伤，需要行计算机断层扫描血管造影（computed tomography angiogram，CTA）来确定异物与颈内动脉、颈内静脉的关系。关注有无皮下气肿（常伴有捻发音，可通过 X 线片来诊断）、血肿、吞咽困难、喘鸣、声音嘶哑、气管移位、呼吸窘迫、血肿、休克等。

【麻醉管理】

（一）术前准备和评估

术前评估，尤其在紧急情况下，需要做出迅速的判断。根据患者的病史、意识情况，有无呼吸窘迫或气道阻塞，全身循环状况做初步的判断，尤其要关注体征，对成人而言，如果体征方面没有颈部损伤的表现，99% 的病例基本可以排除。最常见的并发症如出血、血肿、休克和神经功能的损伤。术前主要的评价重点包括气道、血管、神经等方面。

1. 颈部外伤位置的分区　按照面中部、下颌骨和颈部的位置解剖，在胸锁乳突肌前，可按颈部损伤分为三个区域，中位（Ⅱ区）损伤最常见，占 60%~70%，经常需要通过手术探查评判损伤程度，接受进一步外科治疗（图 2-7-1）。美国的 McConnel 等学者在一项 2 549 例颈部开放性外伤的回顾性研究中发现，损伤部位，9.6% 患者累及喉部及气管，9% 为颈内静脉，6.7% 为颈动脉，而颈椎损伤仅占 3%，锁骨下动脉 2.2%，椎动脉 1.3%，臂丛 1.9%，第Ⅳ和Ⅹ对脑神经损害占 0.9%，胸导管 <0.1%。枪伤和刀刺伤为最常见的病因，平均死亡率为 4.2%，主要死因是大出血。

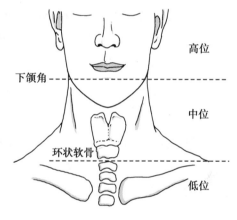

图 2-7-1　颈部损伤的分区

（1）高位（Ⅲ区）：下颌骨到颅底的位置，包含远端颈动脉，颈静脉和下咽部。

（2）中位（Ⅱ区）：下颌角与环状软骨之间，包含颈动脉、颈静脉，喉、下咽。

（3）低位（Ⅰ区）：环状软骨到锁骨的位置，包含近端颈动脉、锁骨下血管，胸、肺、气管、食管、胸导管等。

2. 气道损伤评估　如对咽部、喉部、气管和肺的损伤。

（1）喉/气管的损伤：可结合症状，借助软镜（如纤维或电子支气管镜）或内镜协助诊断。如气管损伤，通常会有典型的症状，包括：捻发音、喘鸣、咳血和呼吸困难等，可借助内镜确诊。小的气道损伤，可以通过外科修补，对大的气道损伤，可采用近端的气管切开，注意规避感染风险。麻醉诱导时，要考虑如何有效建立气道，避免进一步加深对气道及颈椎的损伤。避免实施快诱导下的正压通气，可能会加重损伤，甚至引起气胸、纵隔气肿的发生。建议在局麻镇静情况下，固定好颈部,先在软镜引导下,适当镇静,充分表面麻醉的情况下,保留呼吸,评估气道,判断有无气管破裂出血,尤其是气管后壁黏膜受损情况。气道无损伤,可以考虑实施快速程序诱导的气管插管。可疑气道受损经软镜置入能满足通气的偏细气管导管,并按气道的损伤程度,决定是否需要进一步处理。如合并气胸,肺部压缩大于30%,氧和难以维持,需行胸腔闭式引流;对需要长期机械通气支持的患者,建议实施气管切开。软镜引导气管插管,需要技术娴熟的医师来操作。在气道解剖结构被扭曲,血液及分泌物较多的情况下,容易导致插管失败。Mandavia等在一项1990~1993年对55例颈部外伤患者的研究中发现,对其中12例患者实施了纤维支气管镜引导下的插管,其中有3例因为血液、分泌物或呕吐导致置管失败,改为快诱导插管后都顺利完成。如果存在气肿,包括皮下气肿、气胸和纵隔气肿等,比如有皮下组织的肿胀、捻发音,需要正压通气时,避免过度加压,以免加重气压伤。

（2）对有昏迷不醒的颈部外伤患者,可以实施无肌松药的气管内紧急插管。其他情况,如气道损伤不严重,给予肌松药(如氯化琥珀胆碱),采用快诱导插管的做法仍有争议,因为存在使不完全的气道梗阻演变为完全性的气道梗阻的风险。不过当控制气道的迫切性超过了气道张力丧失的风险时,可以使用肌松药物,并注意插管过程固定头位,以保护颈椎。

3. 神经系统损伤评估 可能存在脊髓、臂丛、交感干和脑神经的损伤。怀疑有颅脑损伤,对神经功能损伤的严重程度,可以用格拉斯哥昏迷量表(Glasglow coma scale,GCS)进行评定(表2-7-1),小于8分者为重度颅脑损伤;9~12分者为中度损伤;13~15分为轻度损伤。发生颈椎损伤,会出现神经功能的缺失,需给予颈部固定和激素治疗,应尽早让神经外科医师介入,一般预后较差。大量失血会造成神经功能损伤表现,仅有50%的患者在损伤后的3~6h,CT显示出脑水肿征象。

表2-7-1 格拉斯哥昏迷量表

E 睁眼反应	记分	V 言语反应	记分	M 运动反应	记分
正常睁眼	4	回答正确	5	遵命动作	6
呼唤睁眼	3	回答错误	4	定位动作	5
刺痛睁眼	2	含糊不清	3	肢体回缩	4
无反应	1	唯有声叹	2	肢体屈曲	3
		无反应	1	肢体过伸	2
				无反应	1

4. 循环系统损伤评估 开放性颈部外伤的高死亡率,导致所有的诊治流程都提出了对颈部血管损伤的评估和介入,如动脉(主动脉弓、无名动脉、锁骨下动脉、颈总动脉、颈内动脉、椎动脉等);静脉(如上腔静脉、颈内静脉、颈外静脉、锁骨下静脉、无名静脉等),可通过动脉造影、超声、颅脑CT等方法协助诊断。如果同时出现了颈内动脉和颈内静脉的损伤,尽量避免实施颈静脉结扎术。可疑大量失血患者,应进行休克分级的评定,或者休克指数的计算,即以脉搏/收缩压,数值0.5~1为轻度休克,失血量在20%~30%;指数为1.5~2,对失血量超过循环血量20%,或者血红蛋白低于70g/dL,需要考虑输血治疗。精神状态的预后情况,除了与输血治疗有关,还与脑缺

血时间和脑侧支循环有关。

5. 食管损伤评估 通常会出现吞咽困难,吞咽痛,血肿等,可以通过食管镜检查和食管造影来协助诊断,早期修补预后良好,避免延迟诊断导致的脓肿和脓毒血症的发生。

6. 其他少见但危及生命的并发症 如有无牙齿、下颌骨等损伤,有无口腔气道内的异物残留、血液、分泌物及骨质碎片导致的误吸等,需要尽早排除。气栓,多见于颈部大血管(颈内静脉、颈外静脉和锁骨下静脉)破裂,患者会出现呼吸急促、脉搏快而不规则,以及胸痛、抽搐和瞳孔改变等。治疗包括压迫伤口,头低足高位,给予吸氧,如有危及生命的情况(心搏骤停),考虑空气进入心脏时立即行右心室穿刺,将空气抽出或自颈内静脉置入导管吸出空气。其他如对内分泌系统(如甲状腺和甲状旁腺)和骨骼系统(如颈椎、环状软骨)损伤的评估。

7. 感染情况评估 如伤口较深,创面较大的话,需及时使用广谱抗生素,防治感染,并注射破伤风抗毒素。

8. 其他方面评估 通过辅助检查,如 X 线片、CT、血管造影等影像学检查、食管钡餐检查等,可以进一步评估损伤程度,如侵犯到颈动脉、颈内静脉、食管、甲状腺、唾液腺、胸导管等组织的损伤情况。

(二) 术中麻醉管理

1. 麻醉方法 大多情况可以采用气管插管全麻。急诊患者禁食时间未到,要按照饱胃处理。对患者有可疑的气道损伤,又无法配合实施气道检查,可以先行镇静,采用局麻排除气道损伤,再考虑实施全麻。对有失血失液严重的患者,需建立大血管(如深静脉)通路,实施液体复苏,对于婴幼儿,可先行吸入麻醉诱导,在充分镇静下建立静脉通路。对存在颅面严重损伤伴出血的患者,诱导时避免过度正压通气。对可疑的颅底损伤,避免使用经鼻插管。插管过程注意检查有无牙齿的损伤,尽量采用加强型导管。对因下颌骨及颌面损伤严重,无法实施插管的患者,正压通气会加重病情的情况,优先考虑实施气管切开,建立外科气道。

2. 通气方式 对大多数患者,排除了气管的损伤或气胸,可以实施机械正压通气。如气道检查发现有确切的气道损伤,最好实施保留呼吸的通气方式,以免进一步加重气压伤。

3. 麻醉维持 大多数患者可采用标准的维持方式,复合吸入静脉,辅助给予镇痛药物和肌松药物。维持目标血压,变动幅度在基础值的 20% 以内。给予地塞米松 0.5mg/kg(最大剂量 10mg)可以减轻气道水肿,并联合 5-HT$_3$ 受体阻滞药物(昂丹司琼,0.1mg/kg,最大剂量 4mg)预防术后恶心呕吐。术中如需神经监测,可选用瑞芬太尼持续泵注,维持术中镇痛需求的同时,不影响运动神经监测。

4. 麻醉苏醒 避免拔管时呛咳等不良反应,如有气道痉挛,采用正压通气会加重术后活动性出血。可采用持续泵注小剂量的丙泊酚复合瑞芬太尼。

【总结】

如有开放贯通性外伤,需要考虑受损累及的情况,尽早排除导致生命危险的危重并发症,积极控制气道,补充血容量,保护神经功能。判断气道受损的状况,从患者的病史症状和体征,结合辅助的影像学检查,如有无气道累及、皮下/纵隔气肿及气胸的发生。根据患者呼吸窘迫的程度,选择气道建立的方式,如情况允许,建议优先选用纤维支气管镜引导下的气管插管。大多数患者如有累及气道和颈内动脉的损伤,可根据临床症状判断。部分隐匿症状,如食管损伤、颈内静脉损伤,食管镜和CT检查的敏感性更高,也可通过手术探查发现。

【病例分析】

由韩国的Hyub报道的一个颈部外伤病例。女性患者,38岁,有10年的精神分裂症抑郁症史,近2个月自行停药后用刀割喉自杀,刀片存留在C_6节段水平,拟在门诊手术室行"颈部探查术"。

(一) 麻醉前评估和准备

1. 一般情况 患者不配合,血流动力学稳定,有间歇性咳嗽和咳血,无活动性出血,ASA ⅡE级。

2. 气道评估和准备 患者无法配合完成纤支镜检查和进一步的CT检查,给予5mg咪达唑仑后,患者达到镇静效果,为了避免进一步追加镇静药物导致气道失控,气管插管对气道造成的进一步损伤,之后决定采用MAC技术。

3. 生命体征基础值 患者血流动力学稳定,血压为120/66mmHg,心率为86次/min,SPO_2为98%。

4. 外科准备 备好气管切开设备和经皮心肺转流设备,以备气道失控后的紧急处理。

(二) 术中麻醉管理

进行常规的监测。给予格隆溴铵0.2mg,鼻导管吸氧(2L/min),静脉靶控输注瑞芬太尼(效应室浓度为1ng/mL),5min后,靶控给予丙泊酚(效应室浓度为1μg/mL),逐步提高丙泊酚的效应室靶控浓度至1.5μg/mL。待患者意识丧失,给予BIS监测,数值维持于72~75。实施桡动脉穿刺置管(血气分析)和右股静脉穿刺。外科医师采用局部麻醉,探查伤口周围损伤情况,确认未累及气管、颈动脉和颈内静脉,有部分食管和甲状腺的损伤。采用纤维支气管镜检查,给予4%利多卡因行气道内(喉、声门、支气管)表面麻醉,确认无气道受损后,完成引导气管插管,实施全身麻醉。增加丙泊酚和瑞芬太尼的效应室靶控浓度为2.5μg/mL和2.0ng/mL,罗库溴铵50mg,顺利拔除了水果刀,继续实施清创缝合手术。苏醒平稳后拔管,在ICU接受进一步观察。

(三) 术后随访与转归

2周后将患者顺利转至精神科接受治疗。

(四) 该病例的启示

这个病例的损伤,涉及颈部的重要结构,如果损伤到大血管和主气道,会导致生命危险,快速评估能改善患者的预后。对于I区的颈部损伤,会有血管和食管损伤的可能,外科手术实施困难的情况下,可实施食管和血管造影来协助诊断。对有可疑的气道损伤,比如出现声嘶、皮下气肿、呼吸/吞咽困难、咯血的情况,要谨慎实施气管插管,最好先行纤维支气管镜检查,如有可疑的气管损伤,最好是保留患者自主呼吸,避免因正压通气导致气道损伤的加重或皮下气肿的发生。如果患者无法配合检查,如同这个病例,那MAC也不失为一个很好的方案。

(张 旭)

参考文献

1. CARDUCCI B,SPRINGS C,LOWE R. Penetrating neck trauma:consensus and controversies. Ann Emerg Med,1986,15(2):208-215.

2. BEITSCH P,WEIGELT J A,FLYNN E,et al. Physical examination and arteriography in patients with penetrating zone Ⅱ neck wounds. Arch Surg,1994,129(6):577-581.

3. WALLS R M,WOLFE R,ROSEN P. Fools rush in? Airway management in penetrating neck trauma. J Emerg Med,1993,11(4):479-482.

4. JONES D A,GERAGHTY I F. Emergency management of upper airway obstruction due to a rapidly expanding haematoma in the neck. Br J Hosp Med,1995,53(11):589-590.

5. MANDAVIA D P,QUALLS S,ROKOS I. Emergency airway management in penetrating neck injury. Ann Emerg Med,2000,35(3):221-225.

6. HUH H,HAN J H,CHUNG J Y,et al. Anesthetic management of penetrating neck injury patient with embedded knife-A case report. Korean J Anesthesiol,2012,62(2):172-174.

7. ROON A J,CHRISTENSEN N. Evaluation and treatment of penetrating cervical injuries. J Trauma,1979,19(6):391-397.

8. SAHIN S H,KARAMANLIOGLU B,INA M T,et al. Endotracheal intubation for penetrating neck trauma. Asian J Neurosurg,2018,13(1):75-77.

9. ASENSIO J A,VALENZIANO C P,FALCONE R E,et al. Management of penetrating neck injuries. The controversy surrounding zone Ⅱ injuries. Surg Clin North Am,1991,71(2):267-296.

第三章

耳科及侧颅底手术的麻醉

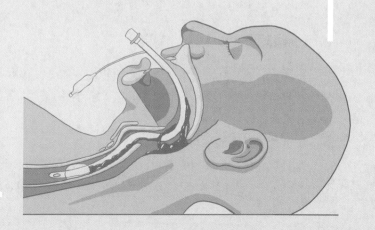

第一节　耳显微手术的麻醉

要点

1. 精密的耳显微手术基本要求包括：清晰固定的手术视野、面神经功能监测以及平稳的麻醉苏醒。

2. 全身麻醉可选择气管插管或声门上通气装置（喉罩）进行气道管理，以喉罩并采用机械通气进行气道管理为首选。

3. 良好的围术期气道管理是避免呼吸道不良事件的主要手段。

4. 患者的听力受损可能与苏醒期躁动有关。积极预防术后恶心呕吐。

【概述】

耳显微外科是建立在耳和颞骨的显微应用解剖、耳和颞骨的高分辨影像学诊断和显微手术技术基础上的一门学科。传统的耳显微外科主要用于清除病灶，是基于 20 世纪 40 年代耳显微外科的创建以及耳外科医师听力重建手术技能发展的基础上开展的外科手术。这一章节重点强调显微镜下成人鼓室成形术的麻醉特点和注意事项。

鼓室成形术的手术适应证包括：慢性中耳乳突炎、中耳胆脂瘤、中耳炎后遗症（如粘连性中耳炎、鼓室硬化）、外伤引起的中耳传音系统的缺损等。手术遵循以下原则：①彻底清除病变组织，必须去除异常的鳞状上皮（胆脂瘤）、炎性肉芽组织和病变骨质，以创建无感染的干燥、安全的耳部环境；②保留解剖轮廓，尽可能地保留耳部声学特征；③重建声音转换机制，用听骨赝复体进行听力重建；④恢复鼓膜和乳突通气，保持无病变状态和最大听力功能均需要通气。

全身麻醉是耳显微手术的主要麻醉方法。患者实施手术的初衷是终止中耳流脓、提高听力、改善生活质量。患者对术后快速康复和舒适医疗服务也有较高的要求。围术期任何心血管及呼吸系统的不良事件、医源性的面神经损伤以及术后恶心呕吐都应避免发生。麻醉医师对患者的围术期安全和快速康复承担着重要的责任。

【麻醉管理】

麻醉管理原则是为手术医师创造清晰固定的手术视野、满足面神经功能监测的实施以及平稳的麻醉苏醒。使用短效无体内蓄积的麻醉药物，减少术后 PONV 的发生，保证患者在术后迅速恢复日常活动。

（一）维持清晰的手术视野

耳显微外科手术需要有清晰"无血"的视野。减少术野出血的方法包括：轻度头高位（一般为 15°），局部应用肾上腺素，以及适度的控制性降压，使用 α_2 受体激动剂。

1. 体位 手术床头一般抬高 15°~30°,可以改善头部静脉血回流,从而降低血压,达到减少术野出血的目的,并且头高位有利于术野引流。对于血容量不足的患者,头高位可能发生低血压,术中需密切监测。

2. 局部应用肾上腺素 局部使用肾上腺素(1:50 000~1:200 000)可有效地收敛手术部位的血管,改善手术视野。但是大剂量使用可能导致血液中肾上腺素浓度升高,患者出现心率血压升高的情况。健康的患者通常能耐受短时间的循环激动,基本没有不良的全身反应。但是对于有冠心病的患者,心率和血压升高会增加心肌氧耗、减少冠脉血供,甚至导致严重的心血管不良事件。

3. 控制性降压 控制性降压一般指的是将收缩压降低至 80~90mmHg,或将平均动脉压(mean arterial pressure,MAP)降至 50~65mmHg,也可定义为 MAP 减少幅度为其基础值的 1/3。值得注意的是,血压需要逐步回升至合理水平,过快回升血压可能导致活动性出血。

控制性降压的相对禁忌证包括:严重心脑血管疾病、周围血管疾病、肝功能或肾功能受损。实施过程中监测心电图十分重要,出现 ST 段压低表明可能发生心肌缺血。值得注意的是,未经处理或控制不佳的高血压也是一种相对禁忌证,因为脑血管自主调节的压力范围上调,导致患者即使在与正常人相比相对较高的血压水平下也可能发生脑缺血。另外,在给有肺部疾病的患者使用控制性降压时需警惕可能加重的通气血流比失调。

吸入麻醉药可用于控制性降压。术中丙泊酚复合瑞芬太尼也可提供良好的控制性降压从而改善手术视野(详见麻醉药物的选择)。笔者所在单位在采用平衡麻醉进行麻醉维持过程中,手术视野不理想时会尝试采用丙泊酚复合瑞芬太尼全凭静脉麻醉进行麻醉维持。硝酸甘油、硝普钠、β 受体阻滞剂、钙通道阻滞剂、硫酸镁等也可用于控制性降压。

4. 其他药物 α_2 受体激动剂可乐定和右美托咪定可显著改善耳显微手术的视野。在笔者单位,麻醉诱导前 10min 给予患者负荷剂量的右美托咪定(0.8μg/kg)可以明显减少耳显微手术的术中出血。耳蜗血管是终末血管,受血流动力学改变的影响较大。研究发现,部分患者在全身麻醉后出现一过性或永久的听力损失,可能与耳蜗灌注减少、耳蜗功能受损有关。动物试验发现,右美托咪定可以扩张耳蜗血管,增加耳蜗血流以及减少噪声对耳蜗功能的损害。

（二）平衡手术视野的固定与术中面神经监测

显微镜下中耳手术操作非常精细,术中需要保持手术视野的固定。这包括两方面的内容:首先,确保手术床不会因为麻醉医师的误操作而出现移动;另一方面,麻醉医师维持患者术中绝对制动如使用神经肌肉阻滞剂,但是神经肌肉阻滞剂可能影响术中面神经的监测,导致医源性的面神经损害。面神经损害后患者会出现一过性或永久性的面瘫、闭眼不能的症状。面神经损伤后,患者的外观美感受影响,甚至部分患者会产生严重的精神创伤。除手术医师的技术和经验外,麻醉医师对避免医源性面神经损伤也具有重要的作用,即要平衡手术视野的固定与术中面神经监测之间的关系。笔者所在单位对耳显微手术麻醉管理的经验如下:

1. 麻醉诱导 给予单剂插管剂量的中效非去极化肌松药(如罗库溴铵)通常不会影响到术中面神经的监测。我们通常使用 1mg/kg 利多卡因 +2mg/kg 丙泊酚 +1μg/kg 瑞芬太尼 + 插管剂量的(0.6mg/kg)罗库溴铵后置入喉罩。麻醉医师通常位于手术台的足侧,这不利于其紧急事态下迅速控制患者的气道,因此必须稳妥固定喉罩,在患者手术体位摆放完成后(头向健侧转90°)再次确认喉罩位置良好(图3-1-1)。还应妥善固定覆于手术单下的所有监测电缆以防止其意外脱落或断裂。

2. 麻醉维持

(1)麻醉维持方式的选择:无论吸入麻醉还是全凭静脉麻醉都能成功用于麻醉维持。吸入麻醉药可选血气分配系数低的七氟醚或地氟醚,它们可以缩减麻醉苏醒时间,提升术后患者恢复质量、缩短出院时间。由于地氟醚血气分配系数极低(约为0.43),故非常适用于手术时间相对较长的耳显微手术。值得注意的是,地氟醚具有气道刺激作用,故不适于有呼吸道并发症(如哮喘)的患者,但是对于无呼吸道高敏性的患者,地氟醚的安全系数非常高,尤其与瑞芬太尼复合使用时。地氟醚具有交感兴奋作用,可能增加患者心

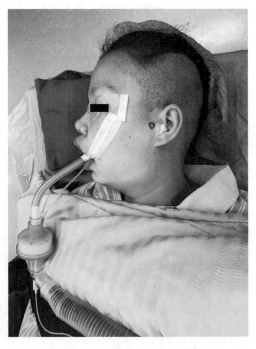

图3-1-1　耳科手术头位及喉罩固定与摆放示意图

率从而损害手术视野的清晰度。但是我们的研究发现,和丙泊酚复合瑞芬太尼麻醉相比,采用地氟醚复合瑞芬太尼进行麻醉维持不损害手术视野的清晰度。丙泊酚复合瑞芬太尼全凭静脉麻醉在耳显微手术中具有较多的优势,如血流动力学稳定、苏醒快、认知功能恢复快、术后恶心呕吐(postoperative nausea and vomiting,PONV)的发生率低,并可提高患者舒适度。实施全凭静脉麻醉时,丙泊酚持续输注100~200μg/(kg·min),瑞芬太尼持续输注0.2~0.5μg/(kg·min)可满足临床所需的麻醉深度和耳显微手术所需的控制性降压要求。全凭静脉麻醉也可以采用靶控输注的方式,在使用喉罩作为气道管理工具和进行压力控制机械通气时,维持效应室浓度丙泊酚3~3.5μg/mL和瑞芬太尼2~5ng/mL可满足大多数健康(ASA I~II级)成人(年龄18~65岁)的麻醉深度。

(2)神经肌肉阻滞剂:通常在耳显微手术中禁用神经肌肉阻滞剂并需要保持较深的麻醉水平以防患者在术中突然体动,否则将导致灾难性后果。进行麻醉深度监测(如脑电图监测)有利于维持足够的镇静水平,尤其是在使用全凭静脉麻醉的时候。若麻醉过深将导致血流动力学不稳定,需要适当的容量负荷并及时使用升压药。

(3)阿片类药物:耳科手术的疼痛评分较低,无论实施何种麻醉方式,都无需使用大剂量的芬太尼或者强效的阿片类药物如舒芬太尼。在多数患者中,可以将术中总的芬太尼剂量控制在2~3μg/kg,尤其是术中合用瑞芬太尼的时候。笔者单位通常术中持续输注瑞芬太尼(剂量见上),术中除予以非甾体抗炎药外,术毕予以氢吗啡酮0.01mg/kg。

(4)氧化亚氮:中耳通过咽鼓管与口咽相通,如咽鼓管阻塞,中耳的压力不能与外界平衡。此时吸入高浓度的氧化亚氮可在30min内使中耳的压力骤升300~400mmHg。与此相反,突然停

用时,中耳的氧化亚氮被迅速吸收而产生负压。上述变化会导致植入物(如听小骨)的移位、鼓膜破裂的风险。使用氧化亚氮还有增加 PONV 发生的风险。故在耳显微手术中应避免使用氧化亚氮。

【苏醒期管理】

使用喉罩进行气道管理的优势包括:加快手术室使用的效率[减少麻醉诱导时间、手术结束后患者直接带管转入麻醉后恢复室(post-anesthesia care unit,PACU)]、减少麻醉药物的使用量,和气管导管相比,少有因刺激气道引发的循环激动,患者对喉罩的耐受性好,苏醒通常平稳。自2016 年以来,笔者所在的耳中心已经全部采用喉罩作为气道管理工具进行气道管理。这部分内容主要阐述喉罩作为耳显微手术气道管理工具的苏醒期管理要点。关于气管插管的苏醒期管理详见本章第五节"听神经瘤手术的麻醉"。依照患者入 PACU 后出现不良事件的发生率,主要包括呼吸道事件、躁动、术后恶心呕吐和寒战。

(一)呼吸道不良事件

喉罩相关呼吸道不良事件的防范贯穿于整个围麻醉期,包括诱导期[喉罩准确置入、妥善固定、术中管理和术后包扎伤口(足够的麻醉深度)]。任一细节的疏忽都会导致呼吸道不良事件的发生。手术结束后,巡回护士将患者头位转向正中位开始包扎伤口。麻醉医师应适当加深麻醉深度(保持原有的麻醉深度并静脉推注丙泊酚 0.5mg/kg),在包扎伤口过程中应保持头位处于同一水平,需避免出现"上下点头样动作"。伤口包扎完毕,患者转入 PACU 准备苏醒。搬动患者前,应继续追加丙泊酚 1mg/kg,随后关闭挥发罐和停止输注瑞芬太尼。入 PACU 后,患者继续行机械通气,使用肌松拮抗,待患者苏醒。苏醒的过程中,可能出现以下三种情况:

1. 运用呼吸机压力控制通气模式通气,10~15min 后患者自主呼吸恢复,调整呼吸模式为PSV 模式,5min 后呼唤或轻拍患者,患者睁眼并遵嘱张口,拔除喉罩。

2. 连接呼吸机即发现不能通气,或增加吸气压力后患者口咽部出现漏气声。此种情况多为相对浅麻醉状态下因不良刺激(搬动患者、进行监护操作)引起的咽喉部肌肉收缩甚至喉痉挛。采取的措施包括:提高机械通气压力、调高吸入氧浓度至 100%,同时加深麻醉。追加丙泊酚1~1.5mg/kg 通常有效解除咽喉部肌肉痉挛。必要时可使用 0.5mg/kg 氯化琥珀胆碱。有些老年人或心血管功能弱的患者在负荷剂量丙泊酚后出现一过性的心率和血压下降,可予以麻黄碱进行对症治疗。

3. 机械通气 5~10min 内出现潮气量变小或自主呼吸恢复。无论上述何种情况,我们都会采取加深麻醉的方法,追加 1~1.5mg/kg 丙泊酚。有的患者会在进入 PACU 后时已出现深大但呈吸气相梗阻的呼吸,部分年轻人可能发展为负压性肺水肿。调整头位并提下颌可缓解呼吸梗阻的程度,但为了有效节约人手,同时为确保吸入麻醉药充分析出,我们通常选择追加丙泊酚加深麻醉后继续机械通气,同时予以肌松拮抗剂。

麻醉维持期间可因管理不当导致术中通气不良,在完成面神经监测后,麻醉医师可能会追加神经肌肉阻滞剂,但是可能会导致苏醒期存在肌松残余。如神经肌肉阻滞剂为罗库溴铵,我们会给予舒更葡糖钠进行拮抗。

（二）苏醒期躁动

和儿童一样，成人也可发生苏醒期躁动。潜在的危险因素包括：①患者因素，如年轻人、高BMI、抽烟、术前认知功能损害等；②手术和麻醉因素，气管插管、留置导尿管、术后疼痛（包括咽痛）、肌松残余、PONV、长时间手术导致的不适和尿急等。

苏醒期躁动的机制尚不明确，但苏醒期躁动带来短期的不良后果包括：①患者方面：肢体受伤、拔除引流管和导尿管、内置移植物移位等；②医务人员方面：看护的医务人员受伤；③其他，躁动患者在PACU的逗留时间延长、因需要更多的医务人员进行管理占用了更多的医疗资源、在医疗资源固定的情况下，其他患者得到的医疗资源减少。苏醒室躁动的长期不良后果尚不明了，有研究报道老年人苏醒期躁动与术后谵妄密切相关。在笔者所在的耳科中心，接受耳显微手术者多伴听力损失，笔者团队的初步研究发现，中重度及其以上听力损失（纯音听阈≥50dB HL）和长时间手术是老年患者中耳手术后发生苏醒期躁动的危险因素。

（三）术后恶心呕吐

术后恶心呕吐是围术期第二大不良反应（第一位是疼痛）。Apfel等确定了4个预测PONV的风险因子：女性、晕动症病史和/或PONV史、非吸烟者和术后使用阿片类药物。当出现0、1、2、3或4项风险因素时，住院患者24h后发生PONV的风险分别为10%、20%、40%、60%和80%。

PONV是一个自限性的过程，但是PONV极大程度地降低了患者的满意度。许多药物被用于防治PONV，如多巴胺受体拮抗剂（如甲氧氯普胺和氟哌利多）、H_1受体拮抗剂（苯海拉明和异丙嗪）、抗胆碱能药（东莨菪碱）、类固醇（地塞米松）、神经激肽拮抗剂（阿瑞吡坦）、五羟色胺受体拮抗剂（昂丹司琼、多拉司琼、格拉司琼）。目前临床经常将两种药物或多种药物合用，以地塞米松和五羟色胺受体拮抗剂最为常见。

（四）术后寒战

所有类型全身麻醉均有可能发生术后寒战。术后寒战通常发生于体温下降的患者，也可能发生在体温正常的患者。寒战会增加代谢率和氧耗量（110%~200%），也会增加心输出量和分钟通气量。患者的主观感觉也非常糟糕。术后寒战的最佳治疗方法是吸氧、保温和/或使用哌替啶。予曲马多1mg/kg也通常有效，但曲马多是一种弱μ受体激动剂，抑制五羟色胺和去甲肾上腺素的再摄取并增加五羟色胺的释放，使用曲马多的弊端是会增加PONV发生的风险。

（五）术后镇痛

耳科手术后严重的疼痛一般不多见。对于有镇痛需求的患者，使用一个选择性COX-2抑制剂（如塞来昔布）和对乙酰氨基酚或布洛芬，可进一步减少术后疼痛。

笔者在临床工作中发现，有40%的患者在拔除喉罩抱怨咽痛，与咽痛相关的危险因素包括：女性、置入喉罩次数>3次、套囊压力高于40cmH₂O、手术时间延长和使用第二代喉罩。有研究发现，术前咀嚼口香糖可以减少喉罩使用后咽痛的发生。对于有咽痛主诉的患者，可口服温水以缓解咽喉疼痛，通常咽痛在24h内消失。对于有咽痛危险因素的患者，术前需做好充分的沟通以得到患者的理解，术中避免相关危险因素，减少因咽痛带来的不适医疗体验。

【总结】

总体而言,耳显微手术的患者一般情况良好,手术时间一般不超过 4h,围术期发生严重心血管事件的风险较小。耳显微手术的患者对改善生活质量的要求较高,麻醉医师除术中需要配合手术医师提供清晰的手术视野、严格制动、保护面神经和脑神经功能等,还需要提供平稳快速的麻醉苏醒、减少术后恶心呕吐的发生,使患者得到更舒适的医疗体验、促进术后康复、尽早回归日常生活。

(冉国 沈霞)

参考文献

1. DEGOUTE C S,RAY M J,MANCHON M,et al. Remifentanil and con-trolled hypotension; comparison with nitroprusside or esmolol during tympanoplasty. Can J Anesth,2001,48:20-27.

2. LIU T,QIN M,LI W,et al. Effects of a single dose dexmedetomidine on surgical field visibility during middle ear microsurgery:A Randomized Study. Otol Neurotol,2016,37(6):680-684.

3. SPRUNG J,BOURKE D L,CONTRERAS M G,et al. Perioperative hearing impairment. Anesthesiology,2003,98(1):241-257.

4. WEN J,XIAO Y,BAI Y X,et al. Protective effect of dexmedetomidine on noise-induced hearing loss. Laryngoscope,2014,124(5):E188-E193.

5. APFEL C C,HEIDRICH F M,JUKAR-RAO S,et al. Evidence-based analysis of risk factors for postoperative nausea and vomiting. Br J Anaesth,2012,109(5):742-753.

第二节 耳内镜手术的麻醉

要点

1. 耳内镜手术的优点包括:视野范围扩大;患者术后疼痛程度低、康复快、满意度高。

2. 耳内镜手术的麻醉管理要点遵循耳显微手术的麻醉管理原则,但手术视野清晰度的要求更高。

3. 耳内镜技术的发展对于患者和麻醉的影响有待进一步探索。

【概述】

耳显微手术开展于 20 世纪 50 年代,历史由来已久。相比之下,耳内镜手术开展于 20 世纪 90 年代,历史比较短。但是耳科医师对耳内镜手术的热情非常高涨,不仅如此,患者对耳内镜手术的关注度和参与度也很高。与耳显微镜下手术相比,内镜下耳手术的优势有:①视野广,可以看到显微镜看不到的中耳隐藏部位如前后鼓室、鼓窦和筋膜隐窝(图 3-2-1);②视野清晰,易于保护中耳重要结构;③微创,即通过很小的切口也能保障器械到达中耳腔,减少术后疼痛和不适,提升美观度;④耳内镜手术患者住院时间较常规耳显微手术缩短,住院总花费也减少。

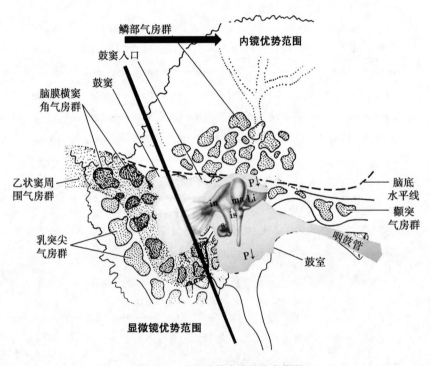

图 3-2-1 内镜优势术式的病变范围

耳内镜手术是近年飞速发展的新技术,适应证也在不断变化,取决于术者经验和其所在单位的综合实力。除外耳道狭窄,但凡耳显微手术可以完成的手术都可以在耳内镜下完成:①外耳道手术,包括外耳道成形术、外耳道胆脂瘤活检术等;②中耳手术,包括鼓膜切开术、鼓室成形术,先天性或后天性胆脂瘤、慢性化脓性中耳炎、镫骨手术;③内耳及颅底手术,包括听神经瘤、内耳道面神经瘤、外淋巴漏修补;④颅中窝手术,如前半规管裂修补;⑤颅后窝/小脑脑桥角手术,包括内耳道听神经瘤、脑脊液漏修补。

【麻醉管理】

麻醉管理原则基本同耳显微手术的麻醉管理。此类手术中维持清晰的手术视野是麻醉管理的重点。其次,围术期更需贯彻术后快速康复理念,具体包括充分的术前访视、术中精细的麻醉管理、术后快速苏醒、减少术后恶心呕吐等不良事件。

1. 头位 不同于耳显微手术，耳内镜下全身麻醉的患者在麻醉诱导完成后，头位向健侧转45~60°，由于头位转动幅度小，喉罩的对位通常不受影响。

2. 手术视野的管理 不同于耳显微镜下双手操作可以保障进行血液吸引以改善手术视野，耳内镜经过狭小的外耳道，一旦外耳道内出血会严重损害手术视野。麻醉医师和外科医师都可以采取适当的措施有效减少手术野出血，提高视野的清晰度。

（1）外科医师：①术前外耳道上部和后部皮下注射 1∶200 000 和 1% 利多卡因的混合液，以减少出血；②局部使用含有肾上腺素浓度（1∶1 000）的棉片，目前无论是皮下注射还是局部使用上述浓度的肾上腺素都是安全的，对于存在面神经断裂的患者，不推荐在中耳使用肾上腺素；③使用单极或双极电凝进行止血。

（2）麻醉医师：①控制性降压：对中耳手术中维持良好的手术视野可起到关键的作用，通常可将患者的血压维持在降低其基础血压值的 30%，或者将患者的平均动脉压维持在60~70mmHg，由于患者之间存在个体差异，我们更推荐个体化地进行控制性降压，以降低患者的血压幅度不超过基础值的 30% 为宜，控制性降压的方法详见本章上一节"耳显微手术的麻醉"；②神经肌肉阻滞药的使用：通常这类药物对手术视野没有影响，但是神经肌肉阻滞药的使用可能会影响术中面神经监测，由于耳内镜下可以保留面神经的水平段，故可以避免医源性的损伤；③通气模式：主要考虑通气方式对静脉回流的影响，避免使用呼气末正压，因为会影响头部静脉回流。

3. 麻醉维持药物和方法的选择 无论平衡麻醉还是全凭静脉麻醉都能满足手术的需求。由于耳内镜手术的刺激较小，而且外科医师在术前进行局麻药局部浸润，术中无需大剂量的阿片类药物。笔者单位的经验是：麻醉诱导置入喉罩后，麻醉维持期间持续吸入地氟醚维持适当的镇静（可进行脑电双频指数进行监测）、持续输注瑞芬太尼 0.1μg/（kg·min），术中不再追加神经肌肉阻滞药。手术完毕可仅给予非甾体抗炎药。

【苏醒期管理】

耳内镜结束后无需进行伤口包扎，避免因移动头位导致的喉罩对位改变或因浅麻醉诱发的呼吸道不良事件。但是在搬运麻醉状态的患者至麻醉后恢复室时需要加深麻醉深度。苏醒期管理的内容详见上一节"耳显微手术的麻醉"。

【耳内镜出血的管理】

耳内镜手术对手术视野的要求非常高，局部使用肾上腺素和耳内镜下持续灌流技术可能引发不良事件。

（一）局部使用肾上腺素

由于内镜直接处于手术野，镜头很容易被血液所污染从而导致术野不清晰。同样也不能像在显微镜下使用吸引装置。由于外耳道狭小，即使很少量的出血也可能损害手术视野，甚至有研究报道因内镜下无法控制的出血导致并发症和延长手术时间。

改善手术视野的方法之一是使用血管收缩剂肾上腺素。肾上腺素相关的不良事件主要源于误注射入血管内。在鼻内镜手术,很少有报道因局部使用肾上腺素导致的不良事件发生。中耳内太强的血管收缩作用可能导致面神经麻痹或感音神经性听力损失。使用稀释的肾上腺素是避免肾上腺素相关的不良事件的方法。在鼻内镜手术中使用的肾上腺素浓度为 1∶2 000;在耳科手术中更推荐使用的浓度为 1∶200 000。神经感应性听力损失主要与局部使用肾上腺素有关,尤其在圆孔附近使用时可降低耳蜗血流 60%。面神经功能下降也可能与血供下降有关,但是多在一段时间后恢复。注射局麻药进入鼓索可能出现面神经功能损害的表现,一般 4h 后恢复。一旦患者术后出现上述不良反应,麻醉医师应和外科医师进行有效沟通,并向患者做好解释工作。

(二) 耳内镜下持续灌流模式

是指使用泵持续给予一定压力和流量的生理盐水,灌入术腔,并携带血液、游离骨粉和游离病变组织流出术腔外,以保持术野清晰的一种手术技巧。这种方法以前已广泛应用于妇科、泌尿外科等腔镜手术,除保持术野清晰外还有一定构建操作腔的作用。需要用到灌流技术的情况主要分为两大类:①需要磨骨操作的手术,如范围较大的中耳胆脂瘤或岩尖胆脂瘤、岩尖胆固醇肉芽肿、前半规管裂、局限于内耳迷路的听神经瘤等;②术中易出血影响术野的手术,如鼓室球体瘤、炎症较严重容易出血的慢性化脓性中耳炎、颞骨软骨肉瘤等。但是,水下灌流的"出血肉眼少见"对儿童来讲是把双刃剑,虽然可以获得很好的手术视野,一定程度上缩短手术时间,但术中持续冲水导致出血量较难预估,儿童血容量相对少,对缺血耐受性差,若术中出血较多,可能会出现术后贫血、伤口愈合慢、继发感染等风险。术中如何估算出血量,具有一定的不确定性。其次,术中长期的持续性灌水技术可能影响内耳等周围重要的结构,影响患者术后听力恢复,患者出现耳鸣和/或眩晕等症状可能被当作是麻醉相关的不良事件。不确定的是,由于膀胱镜手术时持续灌洗生理盐水有导致低钠性水中毒的风险,耳内镜灌流技术是否会导致局部和/或全身的不良事件尚不明确。

【总结】

耳内镜手术的麻醉管理原则基本同耳显微手术的麻醉管理。基于耳内镜手术的进路是一个狭小的外耳道,耳内镜手术对手术视野清晰度的要求更高。耳内镜手术在全世界范围已经变得非常普遍,耳内镜外科手术技术也还在不断演化过程中,耳内镜手术的适应证也在不断拓展,麻醉管理也需进行相应的改进。

(冉 国　沈 霞)

参考文献

1. KOZIN E D,DANIEL J J. Basic principles of endoscopic ear surgery. Oper. Tech. Otolaryngol, 2017,28(1),2-10.

2. CHOI N,NOH Y,PARK W,et al. Comparison of endoscopic tympanoplasty to microscopic tympanoplasty. Clin Exp Otorhinolaryngol,2017,10(1):44-49.

3. KIM D J,LEE H M,CHOI S W,et al. Comparative study of endoscopic and microscopic

tympanoplasty performed by a single experienced surgeon. Am J Otolaryngol,2021,42（1）: 102788.

4. 孔维佳. 耳内镜手术是昙花一现还是技术革命Ⅱ. 临床耳鼻咽喉头颈外科杂志,2018,31 （20）:1531-1541.

5. 孔维佳. 灌流技术在耳内镜中的应用. 临床耳鼻咽喉头颈外科杂志,2021,35（6）:481-490.

第三节　人工耳蜗植入术的麻醉

要点

1. 人工耳蜗植入是重度-极重度感音神经性听力损失者听觉和言语康复的重要方法,覆盖人群面广,接受手术者年龄可低至 1 岁以下,高至 80 岁以上。

2. 针对不同的年龄层次,麻醉的注意事项也不尽相同。儿童需行术前程序性镇静分离,儿童患者的常见并发症为呼吸道不良事件,一般没有长期的不良作用。合并复杂内科疾病的老年患者可以在局部麻醉复合镇静下完成手术。

3. 听力损失者因无法进行言语沟通和交流,术前评估应选用合适的方法和患者进行沟通。

4. 人工耳蜗植入术为择期、低等风险程度手术,患者一般情况好,术中发生心血管事件的风险较小。

【概述】

人工耳蜗植入（cochlear implantation,CI）是目前针对重度-极重度感音神经性听力损失且助听器无效或效果不佳患者有效的听觉和语言康复方法。1977 年,多通道人工耳蜗在奥地利维也纳第一次应用于临床,人工耳蜗进入了商品化市场。目前全球约有 70 万例听力损失者接受了人工耳蜗植入。

人工耳蜗由位于耳后的声音处理器、植入头皮下的接收线圈以及经手术开口直接插入耳蜗的电极组成,通过电刺激蜗神经提供听力。人工耳蜗植入的人群覆盖面非常广泛,可低龄至 6~12 月龄的先天性听力损失婴儿,也可以高龄至 80 多岁的全聋老年人。初步统计,于 2021 年 1 月—11 月期间在笔者单位行人工耳蜗植入术的患者共有 302 例,其中小于 1 岁的儿童为 60 例（19.9%）,其中行双侧人工耳蜗的为 44 例;2~17 岁者为 123 例;18 岁以上者为 119 例,其中 60 岁以上的 22 例（7.3%）。

听力损失儿童开展人工耳蜗植入术源于 20 世纪 80 年代中期。据估计,在儿童语言发展前,无论是先天性的还是获得性的重度及极重度听力损失的发生率为 0.5‰~4.0‰。未被发现和未经治疗的听力损失可导致言语、语言及认知发育延迟。早期识别和有效治疗听力损失,可改善患者语言、交流和认知能力。长期随访显示,凡 2 岁以前植入人工耳蜗的儿童在语言表达、语言清晰度、生活质量等方面有明显的提高。正因为早期人工耳蜗植入的良好效果,目前临床医师一般建议在 1 岁左右就进行手术。

相较于单侧人工耳蜗植入,双侧人工耳蜗植入的优点在于患者双耳都能接收到声源,对语言的感受度显著提升,尤其是在嘈杂的环境下(如饭店);另外,双侧耳蜗植入可以提高对声源的定位性。因此,对于经济条件允许的儿童,耳鼻咽喉科医师建议双侧人工耳蜗植入。如果患儿选择双侧耳蜗植入,可在一次手术中完成,也可分 2 次手术先后完成,并尽量缩短两次植入的时间间隔。双侧人工耳蜗植入也意味着手术时间的延长,对于 1 岁以下儿童来说,麻醉的风险也相应地增加。本节主要阐述儿童人工耳蜗植入术的麻醉管理。

一、儿童患者人工耳蜗植入术的麻醉管理

总体而言,接受人工耳蜗植入手术的患儿通常一般情况良好,美国麻醉医师协会(American Society of Anesthesiologists, ASA)分级 1~2 级。人工耳蜗植入是择期、低等风险程度的手术,术中发生心血管事件的风险较小。人工耳蜗的切口较小,出血量少,因此术中液体管理和循环都比较平稳。

【麻醉管理】

(一) 术前评估和准备

1. 上呼吸道评估　对于患有下呼吸道感染的患儿,尤其存在肺炎可能性的患儿手术计划应推迟 4~6 周,并由儿科医师进行评估。对上呼吸道感染的患儿手术时间安排没有严格的要求。普遍接受的指南对这些患儿择期手术建议急性起病恢复后 1~2 周。儿童上呼吸道感染的表现包括:①轻中度喉咙发痒;②进食或活动下降;③咳嗽或打喷嚏;④流鼻涕;⑤鼻塞;⑥发热,体温高于 38.8℃;⑦咽喉发炎或声音嘶哑。这些症状和体征的出现增加了术后呼吸道并发症的可能性。原有气道高反应性疾病的患儿,一旦合并上呼吸道感染则术后呼吸道并发症的风险更高。因此推迟手术时间的相关要求比没有并发症的同类患儿更严格。

2. 程序性镇静分离　和一般儿童不同的是,听力损失儿童缺乏与外界环境的交流接触,表达能力有限,对家属的依赖性非常强,如果强行将患儿带离家属身边,可能会造成患儿强烈的抗拒及哭闹,增加围术期气道不良事件的发生。通常 8 月龄以下的婴儿不存在分离困难,但是 8 月龄以上且术前未开放外周静脉的患儿与家长或监护人分离前通常需要给予术前程序性镇静。患儿父母的心理状态也会影响患儿的心理健康,麻醉医师应向患儿监护人阐述此类手术的低风险性和协助完成术前程序性镇静的必要性。笔者所在单位术前程序性镇静的具体操作如下:在术前等待室,监护人环抱患儿保持患儿头位稍后仰,麻醉护士将右美托咪定原液(1mL 空针抽取右美托咪定总量达 3μg/kg)滴入患儿双侧鼻腔。通常在 20min 后患儿进入睡眠状态(RAMSAY 镇

静评分达 4 分),此时可将患儿和监护人分离,但在七氟烷吸入诱导过程中患儿多出现睁眼和不剧烈挣扎的表现;在右美托咪定滴鼻后 30min,患儿表现为熟睡(RAMSAY 镇静评分 5 分)。七氟烷吸入诱导过程则更平稳。如果预留术前给药的时间不充分,可考虑将右美托咪定滴鼻总量提升至 5μg/kg,但是使用高剂量的右美托咪定后患儿易出现较显著的心率下降,应尽量避免使用。对经鼻给予右美托咪定的患儿都应进行手指脉搏氧饱和度监测,同时要确保抢救人员和急救设备迅速到位。

(二) 术中麻醉管理

1. 麻醉方法　儿童人工耳蜗植入术须在全身麻醉下完成。在笔者所在的单位,对于 1 岁以下的患儿行人工耳蜗植入术,由相对固定的麻醉医师负责麻醉管理。入手术室后进行常规的监护,监测项目包括心电图、脉搏氧饱和度、无创血压,随后进行七氟烷麻醉诱导。已开放静脉的患儿行静脉诱导(通常 3 岁以上的儿童)。七氟烷吸入麻醉诱导过程(未开放静脉的患儿)如下。

麻醉护士将入睡的患儿抱入手术室后坐于椅子上,将患儿的双腿固定于自己的双腿间,双手环抱患儿身体,避免患儿在诱导过程中因挣扎而伤害自己和医护人员。麻醉医师站在患儿的头位,一手将面罩轻扣于面部,另一手扶住患儿的头部。通常 3 岁以下、术前接受右美托咪定行程序性镇静的患儿诱导过程平稳,偶有患儿在开始七氟烷吸入时出现睁眼和哭泣挣扎,但通常不剧烈。值得注意的是,七氟烷是呼吸抑制剂,患儿在吸入诱导的过程中可出现呼吸频率增快、潮气量减少并伴有二氧化碳蓄积的情况。尤其在低于最低肺泡有效浓度时出现呼吸方式的改变如屏气、过度换气和喉痉挛等。七氟烷吸入麻醉的深度可以参考经典的乙醚分期,但是分期通常不典型。我们多在手术麻醉期(此时患儿呼吸规律平稳)开放患儿的外周静脉。

一旦开放外周静脉,在七氟烷吸入诱导的基础上予以瑞芬太尼 1μg/kg,待患儿呼吸减弱或消失,置入声门上通气装置。通常单侧的人工耳蜗植入术的麻醉时间较短(平均 60min),可以根据患儿体重选用合适大小的可弯曲加强型喉罩。通常体重为 10~15.9kg 的患儿选择置入 2# 可弯曲加强型喉罩,为 16~20kg 的患儿置入 2.5# 可弯曲加强型喉罩。双侧的人工耳蜗植入术的麻醉时间延长(平均 150min),笔者多选用双管喉罩,尺寸选择依据为同等体重下选择较可弯曲加强喉罩小一号的双管喉罩。对于 12 月龄以下的婴儿,通常不给予神经肌肉阻滞剂,也不选用气管插管进行气道管理。但是在围术期,需备行气管插管的设备和药物,包括面罩、喉镜、各种型号的气管导管、导芯、氯化琥珀胆碱等。

2. 麻醉维持　采用七氟烷复合瑞芬太尼平衡麻醉。维持七氟烷呼气末最低肺泡气浓度 0.8MAC(minimal alveolar concentration,MAC),瑞芬太尼 0.2~0.3μg/(kg·min)持续输注。采用压力控制的机械通气方式,呼吸频率 20~25 次/分。术毕予以 0.01mg/kg(单侧人工耳蜗植入)~ 0.015mg/kg 氢吗啡酮(双侧人工耳蜗植入)和瑞芬太尼进行桥接镇痛。之所以选用瑞芬太尼,因为该药在血液中会迅速被血浆和组织中的非特异性酯酶代谢,婴幼儿的分布容积较大,故术中使用量较大,由于其特殊的药代特点,即使大剂量使用也不会存在蓄积的情况。

选用喉罩作为气道管理工具应注意头位改变对通气的影响。在麻醉诱导完成后,手术室巡回护士将患儿头位转向术侧对面。麻醉医师应在头位摆放完成后密切关注患儿胸廓起伏、通气情况等。如怀疑喉罩位置移动应重新放置喉罩。判断喉罩放置位置是否良好可依据以下几个指标:①当采用压力控制机械通气、套囊压小于40cmH$_2$O、吸气压力为10cmH$_2$O时,潮气量可达8~10mL/kg且无漏气声;②患儿胸廓起伏良好;③CO$_2$波形呈典型的方波。喉罩位置放置良好时,调整头位不改变上述指标。

3. 外周静脉开放 患儿未在病房完成外周静脉开放的原因是多方面的。患儿清醒时通常不配合开放静脉,有时患儿外周静脉暴露不良;对于护士而言,为清醒不合作的患儿开放外周静脉会面临巨大的心理压力,尤其是患儿的监护人在场和首次尝试不成功后。笔者所在的单位,接受人工耳蜗植入的3岁以下患儿在七氟烷吸入诱导后开放外周静脉。开放静脉的部位多选择足部,包括大隐静脉、小隐静脉、足背静脉网。为避免对手术操作的影响,避免选择头皮静脉。还应该避免开放以下部位的静脉:①关节部位,因为弯曲和伸展将增加静脉炎和渗透的发生;②前臂远端头静脉,因为毗邻桡神经;③手掌或手腕侧静脉,因为毗邻正中神经。

有时候患儿开放静脉非常困难,甚至需要尝试无数次才能成功。提升静脉开放的小技巧包括:①在静脉穿刺前广泛搜索以找到最佳静脉;②两次尝试失败后应换另一位经验丰富的人员接手进行静脉穿刺;③肢体加温使血管有效扩张;④透照法和红外成像辅助浅静脉穿刺。超声对深静脉可视化十分有效,但在人工耳蜗植入术的患儿通常无需进行深静脉穿刺。行人工耳蜗植入的患儿体型较小,整个身躯被包裹在手术单中。为避免静脉回路脱落和移位,一旦确认成功开放静脉,应牢固固定(图3-3-1)。

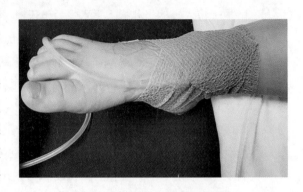

图3-3-1 固定开放的外周静脉

4. 循环管理 此类手术不涉及术中严重的失血。择期手术进行静脉补液是为了补充术前禁食引起的液体量不足,保证生理维持需要量,并且补偿手术过程中的液体丢失。生理维持需要量的补充可按照4:2:1的原则,即第一个10kg需要补充4mL/kg,第二个10kg需要补充2mL/kg液体量,超过20kg的体重按1mL/kg补充液体。新生儿和危重儿或存在肝功能障碍的患儿容易发生低血糖。一般我们对于1岁以下的患儿给予5%糖盐水进行补液。1岁以上(或体重大于10kg)既往体健的患儿糖原储备足以满足手术应激,手术中无需补充含糖的液体。大多数患儿使用等张的乳酸钠林格液,应避免生理盐水,因为有高氯性代谢性酸中毒的风险。

和成人不同,儿童需维持较快的心率以保障心输出量和组织灌注。在手术室,心动过缓主要与缺氧、迷走神经刺激及吸入高浓度麻醉药物致心肌抑制有关。表3-3-1罗列了不同年龄段患者的心血管参数。

5. 术中体温管理 由于体表面积与体重比值较大,皮下脂肪较薄及对抗寒冷刺激的能力有限,婴幼儿术中低体温的风险较大。全面了解体温调控和仔细监控体温变化对婴幼儿全身麻醉期间最大程度减少术中热量丢失至关重要。已经麻醉的婴幼儿主要通过以下四种方式之一促使热量从患儿向周围环境传递:热辐射、热传导、热对流和热蒸发。其中热辐射和热对流约占婴幼儿热损失的75%,因此,手术床上放置红外线加热设备和手术室空气预热是预防患儿术中低体温

表 3-3-1　不同年龄段患者的心血管参数

参数	新生儿(<30 天)	6~12 月龄	3~5 岁	成人(>16 岁)
体重/kg	3	7~10	14~18	70
氧耗量/[mL/(kg·min)]	6~8	5	4	3
收缩压/mmHg	60~75	70~90	80~100	100~125
心率/(次·min^{-1})	120~160	100~140	80~120	60~100

(摘自:Pardo M,Miller R D. Basics of Anesthesia. 6 ed. Philadelphia:Saunders,2011:548-550.)

最有效的手段。手术床覆盖加热毯、用暖风吹送患儿、湿化吸入气体、用软布辅料包裹患儿四肢均可减少患儿热量丢失。

婴幼儿低体温会增加全身氧耗,产生代谢性酸中毒和低血糖,降低通气及延长药物代谢,产生凝血和血小板功能障碍,增加伤口感染的机会。因此,在围术期应监测体温并尽量减少麻醉过程中婴幼儿身体热量的显著丢失。

【苏醒期管理】

(一)呼吸管理(默认喉罩为气道管理工具)

在笔者所在的单位,手术结束后将患儿带管转入麻醉后恢复室(post-anesthesia care unit,PACU)待苏醒。使用呼吸机上的"儿童"模式进行压力控制通气。苏醒期应遵循"no-touch"原则。通常患儿在苏醒过程中有两种情况:

1. 苏醒过程比较平稳　患儿进入 PACU 后 30min 可观察到自主呼吸恢复,此时应采取压力支持模式进行通气。患儿恢复规律的自主呼吸后继续观察 10~15min,如果患儿生命体征稳定,呼吸频率及潮气量保持稳定,可考虑拔除喉罩。拔除喉罩后继续观察患儿的胸廓起伏情况,如呼吸规律则继续观察 5~10min。患儿生命体征稳定且触碰患儿脸颊有反应即可转送回病房。如拔除喉罩后患儿出现屏气(通常见于一般情况较差的患儿),需将患儿置于侧卧位、托下颌、吸氧。通常患儿可迅速恢复规律的呼吸;待呼吸稳定后先停止吸氧,继续观察 5~10min,如生命体征稳定且触碰患儿有反应即可送回病房。

2. 体动出现早于自主呼吸　如患儿在苏醒期发生体动但呼吸还未恢复的情况,可给予 2mg/kg 的丙泊酚后继续呼吸机机械通气,待患儿恢复自主呼吸。余处理同前。

(二)术后痛疼的评估

因此类患儿无法进行言语交流,可采用 Wong-Banker 面部表情疼痛评定量表(图 3-3-2)。该

Wong-Baker面部表情量表

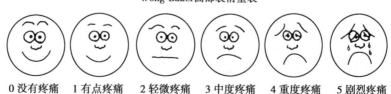

0 没有疼痛　　1 有点疼痛　　2 轻微疼痛　　3 中度疼痛　　4 重度疼痛　　5 剧烈疼痛

图 3-3-2　Wong-Baker 面部表情量表示意图

量表由 6 张微笑直至流泪的不同面部表情组成,要求观察者根据患者的表情评估疼痛程度。但是当 Wong-Banker 面部表情量表的应用受限时,评估者还应该结合患者的行为、生理指标等非言语信息,如躁动、心率和血压升高等。

儿童术后镇痛可采用多模式的镇痛方案。除予以阿片类药物外,术者耳后局部浸润麻醉可有效减轻术后疼痛,而且局部浸润可以减少对阿片类药物镇痛出现并发症的顾虑。此外,也可以采用情感支持、精神抚慰、心理干预等非药物治疗方案。

(三) 术后躁动

术后躁动的患儿表现为吵闹、烦躁,严重躁动可导致患儿伤害自己甚至耳蜗电极脱落等并发症。术前给予右美托咪定 3μg/kg 滴鼻可有效减少术后躁动的发生。术后疼痛是导致躁动的首要原因,可根据患儿的面部表情进行疼痛评分,并予以镇痛补救措施。

(四) 术后恶心呕吐

在成人患者中,术后恶心呕吐(post-operative nausea and vomiting,PONV)与吸入麻醉有较大的相关性。儿童发生 PONV 的高危险因素包括:手术时间超过 30min、年龄大于 3 岁、有家族 PONV 历史、既往发生过 PONV、斜视手术、中耳手术。应采取积极的措施进行预防。笔者所在的单位常规予以人工耳蜗植入术的患儿地塞米松 0.1mg/kg。

部分人工耳蜗植入的患者(4%)在术后可出现前庭功能紊乱的现象,由于患儿不能用言语表达,多表现为哭闹。成人则主诉眩晕。这种情况一般持续时间较短,通常几天或数周。处理的方式主要是予以心理安慰和肌内注射安定。人工耳蜗植入口的位置与此有关。术中前庭诱发肌源性电位(vestibular evoked myogenic potential,VEMP)可以检测到由人工耳蜗植入导致的前庭功能损伤。

【呼吸道不良事件】

随着儿科麻醉技术的显著改进,具有更少毒副作用的吸入麻醉药的开发,适用于儿童的呼吸机、气道管理装置和监测设备的投入使用,如今儿科麻醉的风险大大降低。即使是 1 岁以下的婴幼儿都能很好地耐受全身麻醉。人工耳蜗植入术相关的并发症主要是呼吸道不良事件,一旦发生可按支气管痉挛来进行治疗。呼吸道不良事件的发生率和相同年龄段行其他手术的患儿相似,多不伴有长期的后遗症。

导致呼吸道不良事件的危险因素包括:近期的上呼吸道感染、合并的呼吸道疾病、多次气管插管、暴力插管导致的气道创伤、手术时间延长、套囊压力过高、未选择合适的气管导管(过粗)、浅麻醉下插管导致患儿剧烈呛咳、频繁搬动头颈部、术中使用干燥的气体。处理的方法包括吸入湿化的气体,使用沙丁胺醇气雾剂、激素抗炎,必要时予以呼吸支持治疗。

喉痉挛可能是儿童全身麻醉中最常见的呼吸道不良事件之一。可以发生在麻醉诱导如进行吸入诱导和拔管后即刻。喉痉挛是由于咽喉部肌肉在喉上神经受刺激后发生的强力的不自主的收缩。一旦发生喉痉挛,正压面罩通气会使气体进入胃部,导致肺部通气更为困难。如喉痉挛发生在麻醉诱导期,喉痉挛缓解后使用双管喉罩通常可以引流出胃内的空气。

喉痉挛也容易发生在气管导管(喉罩)拔出后即刻。患儿开始不耐受气管导管(喉罩),但是尚未完全清醒和气道保护未恢复,气道不良刺激如拔管时机不恰当或咽部深处进行吸引引发喉痉挛。喉痉挛的处理方法包括:给予正压通气、提下颌、加深麻醉、给予利多卡因或者小剂量的氯化琥珀胆碱。

二、老年患者人工耳蜗植入术的麻醉管理

老年性聋是一种多种因素作用下的年龄相关性疾病,随疾病进展,对听觉言语、认知功能、心理健康甚至生活质量各方面均产生不良影响。有研究显示老年性聋与脆弱性增加、认知功能下降甚至痴呆的发生呈相关性。众所周知,痴呆增加家庭和社会的负担、占用医疗资源。鉴于听力是可以进行干预并进行矫正的因素,所以行人工耳蜗植入改善其听力具有深远的意义。老年人工耳蜗植入的收益可能受植入年龄、听觉剥夺时间及认知情况的影响,但是现有的研究显示进行干预仍然可以显著获益。

由于此类患者言语沟通困难,所以围术期应采用合适的手段(如写字交流或者请患者观看相关的视频)进行充分的沟通。术后 PACU 可准备一些标示板进行沟通(图 3-3-3)。通常这些有人工耳蜗植入需求的老年患者具有一定的文化水平,对恢复听力的渴望比较迫切,围术期能进行很好的配合。

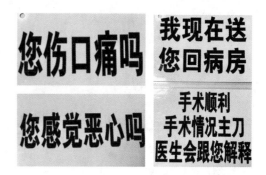

图 3-3-3　用于交流的卡片示意图

迄今,笔者所在单位老年患者人工耳蜗植入术的麻醉管理采用全身麻醉。麻醉管理方法与普通的耳显微手术的麻醉管理一致。有文献报道,对于高龄(>80 岁)和/或合并较严重内科并发症但配合良好的患者也可在局部麻醉复合镇静下完成手术。局部麻醉的优点包括:减少全身麻醉相关的风险、术中即可进行耳蜗神经功能的监测及缩短住院时间。

【总结】

儿童人工耳蜗植入提供了对大多数语音信号的听觉感知,能改善听觉辨别和言语生成能力。人工耳蜗植入术趋于年龄幼小化、双侧化。对于人工耳蜗植入术(尤其是 1 岁以下婴儿)麻醉管理的关注点主要是镇静分离的实施和防范围术期呼吸道不良事件的发生。

听力是个可以矫正的因素,老年患者行人工耳蜗植入术的意义在于:听力恢复后老年患者的认知功能、生活质量及心理健康也得以改善。除全身麻醉外,老年合并复杂内科夹杂症的患者也可在局部麻醉辅以镇静下完成人工耳蜗植入术。

(冉国 沈霞)

参考文献

1. EAPEN R J,BUCHMAN C A. Bilateral cochlear implantation:current concepts. Curr Opin Otolaryngol Head Neck Surg,2009,17(5):351-355.

2. CHEN K Z, LIU T J, LI W X, et al. Optimal flexible laryngeal mask airway size in children weighing 10 to 20kg. Anaesth Intensive Care, 2016, 44 (5): 593-598.

3. PARDO M, MILLER R D. Basics of Anesthesia. 6th ed. Philadelphia: Saunders, 2011.

4. CONNORS J R, DEEP N L, HUNCKE T K, et al. Cochlear implantation under local anesthesia with conscious sedation in the elderly: First 100 Cases. Laryngoscope, 2021, 131 (3): E946-E951.

第四节　颈静脉球鼓室副神经节瘤手术的麻醉

要点

1. 颈静脉球鼓室副神经节瘤起源于副交感神经,绝大多数属于良性无分泌性(非功能性)副交感神经节瘤。但临床上约有 1%~8% 的颈静脉球瘤为功能性,能够分泌儿茶酚胺。术前应常规检测儿茶酚胺水平。

2. 巨大的肿瘤有侵袭性,损害颈动脉、脑神经甚至压迫脑干。此类肿瘤切除采用气管插管全身麻醉,术中维持循环稳定,密切关注迷走反射;对于有分泌功能的肿瘤切除术的麻醉管理同嗜铬细胞瘤切除术的围术期管理。

3. 苏醒期后组脑神经的损害程度关系到拔管的时机。

4. 巨大肿瘤切除术的并发症包括脑脊液漏、伤口感染等;有分泌功能的肿瘤切除术后可能出现低血压和低血糖。

【概述】

颈静脉球鼓室副神经节瘤(最初称为颈静脉球瘤或鼓室球体瘤)富含血管,源于副神经节组织(通常是副交感神经起源)。随着医学影像学的发展和颅(图 3-4-1)底手术技术的进展,根据肿瘤累及的范围及对颞骨、颞下窝和颅内的侵犯程度,Fisch、Glasscock 和 Jackson 分别于 1978 年和 1981 年提出比较详细的分型(表 3-4-1 和表 3-4-2)。颈静脉鼓室球瘤通常为良性肿瘤,约 1/3 的病例为遗传征,与琥珀酸脱氢酶(succinate dehydrogenase, SDH)复合体不同亚单位编码基因的变异有关。颈静脉鼓室球瘤通常不具有神经内分泌功能,据报道具有儿茶酚胺分泌功能的肿瘤占比约为 1%~8%。

颈静脉球鼓室副神经节瘤患者早期临床表现为单侧搏动性耳鸣,轻度传导性听力损失和耳部闷胀,可伴有出血和继发感染、耳痛等。很多患者因为耳鸣来就诊。尽管肿瘤是良性的,但部

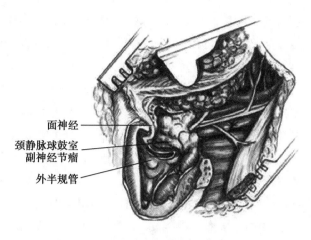

面神经

颈静脉球鼓室
副神经节瘤

外半规管

图 3-4-1　颈静脉球鼓室副神经节瘤示意图

表 3-4-1　Fisch 分型法

分型	范围
A 型	肿瘤局限于中耳腔(鼓室球体瘤)
B 型	肿瘤局限于鼓室乳突区域、无迷路下骨破坏
C 型	肿瘤侵犯迷路下、扩展到岩尖部、并破坏该处骨质
D1 型	肿瘤侵入颅内,直径 <2cm
D2 型	肿瘤侵入颅内,直径 >2cm

表 3-4-2　Glasscock-Jackson 分型法

分类	分型	范围
鼓室球体瘤	Ⅰ型	肿瘤局限于鼓岬表面
	Ⅱ型	肿瘤完全充满中耳腔
	Ⅲ型	肿瘤充满中耳腔,扩展至乳突
	Ⅳ型	充满中耳腔、扩展至乳突或穿破鼓膜至外耳道或累及颈内动脉
颈静脉球瘤	Ⅰ型	限于颈静脉球、中耳和乳突
	Ⅱ型	肿瘤侵犯到内耳道下方,可有颅内侵犯
	Ⅲ型	肿瘤侵犯岩尖部,可有颅内侵犯
	Ⅳ型	肿瘤超出岩尖部至斜坡或颞下窝,可有颅内侵犯

分具有侵袭性的特性。晚期肿瘤压迫颈静脉球窝的神经血管并沿颅底侵犯后组脑神经可出现吞咽困难、声嘶、误吸和发音障碍等;侵犯至中耳可产生传导性听力下降、耳鸣和面瘫;侵犯咽鼓管和岩尖、海绵窦和颅中窝可出现面部麻木等症状;侵犯至颅后窝则压迫小脑和脑干,出现共济失调和走路不稳,晚期广泛侵犯可危及生命。

　　根据病变范围和患者年龄等综合情况可选择手术治疗、术前血管栓塞、放疗和随访等治疗措施。颈静脉球鼓室副神经节瘤的最佳治疗方法仍有争议,对较大肿瘤,一般认为最佳治疗方案为在保留神经功能的前提下,最大程度地次全切除(包括颞骨次全切或者部分切除),或辅以术后进行放疗,但肿瘤对放疗敏感度不高。放疗的目的主要在于破坏血管内皮后导致血管内血栓形成和血管纤维化。放疗会导致不良反应,其中包括放疗初期肿瘤肿胀、放射性骨坏死以及其他对放疗敏感的组织结构的严重破坏。通常95%的巨大颈静脉球鼓室副神经节瘤(C型和/或D型)在放疗后可缩小,但是对于并发脑干压迫的肿瘤,放疗可能导致肿瘤水肿从而加重对脑干的压迫,所以对此类患者是否先进行放疗的决定应慎之又慎。对于老年患者、肿瘤增长缓慢且无临床症状的老年患者可以采取随访的策略。另外,对于有分泌功能的颈静脉球鼓室副神经节瘤首选手术切除。

以前对于已经侵犯硬脑膜甚至出现脑干压迫症状的巨大颈静脉球鼓室副神经节瘤被认为是手术禁忌或者是需要分步进行手术。目前随着医疗技术的提高,笔者所在医院戴春富教授为首的多学科团队已经开展了众多的颈静脉球鼓室副神经节瘤切除手术,而且患者术后康复良好。本文将主要阐述巨大颈静脉球鼓室副神经节瘤、有内分泌功能的颈静脉球鼓室副神经节瘤的麻醉管理。

【麻醉管理】

(一) 术前评估和准备

应包括完整的内分泌、放射诊断、放射介入、耳神经颅底外科和麻醉科多团队合作的术前评估。

所有患者应行儿茶酚胺相关检查,以判断肿瘤有无内分泌功能(详见后段)。

通过术前的高分辨率影像学检查可知晓肿瘤的大小和累及周围组织的程度、明确术中可以依赖的骨性结构,这些都有助于制订手术计划。MRI有助于了解肿瘤和神经血管之间的关系、识别肿瘤与硬脑膜之间的边界。一旦影像学检查显示颈内动脉和椎基底动脉受累或者肿瘤已经侵犯至颅内,那么术前准备包括需进行血管造影了解肿瘤的血供情况、颈内动脉是否累及及累及的范围,并进行血管栓塞对肿瘤进行去血管化处理。其次,球囊闭塞试验(balloon occlusion test,BOT)可以帮助评估术中一旦颈内动脉或椎动脉阻断后患者出现脑梗的风险。术前常规进行听力功能的评估,根据听力损失程度来决定手术切除肿瘤的过程中是否需要考虑保留听力的功能。

值得注意的是,即使是无内分泌功能的巨大肿瘤,由于手术的特殊性(如手术时间过长,以及手术部位涉及重要的神经和血管),术者和麻醉医师也需要进行生理和心理方面的准备。对于术中可能出血量大的患者术前应了解患者的血型,做好血型配对并备好血源。对于巨大的肿瘤全部切除的困难比较大,手术过程可能会损伤周围重要的血管和神经,导致严重的并发症。这在放疗后或者术后复发的患者中不良事件的发生率显著增加,因此手术医师可采用次全切肿瘤。

颈静脉球鼓室副神经节瘤也有遗传潜质,近年来,国内外有大量颈静脉球鼓室副神经节瘤致病基因方面的研究,可能于琥珀酸脱氢酶(succinate dehydrogenase,SDH)基因突变有关,对有家族聚集的患者建议遗传学检查。

对于明确有分泌儿茶酚胺功能的颈静脉球鼓室副神经节瘤,手术切除是首选治疗方法。充分的术前评估和准备对于降低围术期并发症至关重要,具体如下:

1. 术前检查 首选24h尿甲氧基肾上腺素类物质(metanephrines,MNs)或血浆游离MNs测定,其次为血或尿儿茶酚胺测定,有助于明确肿瘤分泌儿茶酚胺的类型,对后续儿茶酚胺补充治疗有重要指导意义。为避免假阳性,患者在采集标本前 3~4 天避免服用富含胺的食物和药品。

患者需术前每日行 2 次坐立位血压和心率监测,建议使用 12 导联心电图检查来评估心肌缺血、心室肥大和心律失常情况。术前心超评估心脏结构和功能,尤其对于长期高血压的患者至关重要,这类患者通常伴有慢性(肥厚或扩张)或急性(Takosubo 综合征);其次心脏超声也有助于评估手术切除后心脏病变是否有改善。疑似儿茶酚胺心肌病患者除超声心动图外,还应完善血浆脑钠肽及肌钙蛋白测定。

2. 药物及饮食准备 目标是控制高血压、恢复血管内容量。联合应用 α 肾上腺素能受体阻滞剂及 β 肾上腺素能受体阻滞剂是目前最常用的方法。推荐至少术前 14 日开始使用 α 肾上腺素能受体阻滞剂,首选药物为酚苄明。在患者的血压得到控制之后,推荐对伴有心动过速、控制稳定的儿茶酚胺心肌病或有心肌缺血病史的患者使用 β 肾上腺素能受体阻滞剂,对于合并未控制的哮喘或充血性心力衰竭的患者应慎用。在 α 肾上腺素能受体未被完全抑制的情况下给予 β 肾上腺素能受体阻滞剂,有导致高血压危象的风险,故推荐使用 α 肾上腺素能受体阻滞剂至少 3~4 天后再开始使用 β 肾上腺素能受体阻滞剂。

在血压控制和心脏功能改善之后,可给予患者高钠饮食,有助于减轻 α 肾上腺素能受体阻滞相关的体位性低血压,恢复血管内容量。推荐在使用 α 肾上腺素能受体阻滞剂的第 2~3 日开始高钠饮食(>5 000mg/d),但慎用于充血性心衰或肾功能不全者。

3. 准备充分的标准

(1)血压和心率达标,有体位性低血压。一般认为,坐位血压应低于 120/80mmHg,立位收缩压高于 90mmHg,坐位心率为 60~70 次/min,立位心率为 70~80 次/min,可根据患者的年龄及合并的基础疾病组做出适当调整。

(2)术前 1 周心电图无 ST-T 段改变,室性期前收缩 <1 次/5min。

(3)血管扩张,血容量恢复,血细胞比容降低,体重增加,肢端皮肤温暖,出汗减少,微循环改善,有鼻塞症状;高代谢综合征及糖代谢异常得到改善。

(二)术中管理

1. 体积较小且无内分泌功能的肿瘤 常规进行麻醉监测。可开放较粗大的外周静脉保证输液,进行桡动脉穿刺。麻醉诱导和维持药物的选择无特殊要求。术中可选用声门上通气装置或进行气管插管。通常在术前和手术医师进行充分沟通后,依据患者肿瘤的大小、侵犯的范围及术中是否存在大出血的风险选择气道管理装置。我们通常选择第二代双管喉罩(驼人,图 3-4-2),该装置为二代喉罩,和第一代喉罩相比不仅咽喉部密封压更高,而

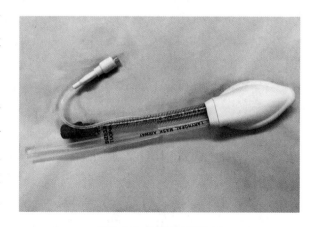

图 3-4-2 双管喉罩(驼人)

且由于增加了防反流误吸特殊设计,避免了高通气压导致的胃胀气。同时该款喉罩兼备了加强

可弯曲的通气管,免除了装置影响手术操作的不足,尤其适用于耳鼻咽喉头颈外科手术。喉罩和气管内插管相比,喉罩管理气道的优势包括:易操作、放置过程中气道刺激轻、血流动力学稳定及围术期并发症发生率低。根据笔者使用的经验,该装置的首次放置成功率可达97%,术中可确保时长为3~4h手术的通气,但使用该款喉罩后术后咽痛的发生率可高达40%。

2. 巨大但无内分泌功能的肿瘤　除常规的监测外,术中还需进行有创动脉血压监测和中心体温监测。麻醉诱导前充分预给氧,静脉注射丙泊酚1.5~2mg/kg,瑞芬太尼效应室浓度2.5ng/mL,意识消失后,给予罗库溴铵0.6mg/kg。我们常规选择气管插管全身麻醉。诱导完成后进行桡动脉穿刺和导尿。通常无需进行中心静脉穿刺,但因患者在病房中仅开放了22G外周留置针,需再开放2路外周粗大的静脉(16G和18G)。可先补充胶体液和晶体液进行急性高容血液稀释。麻醉维持期,选择行七氟烷-瑞芬太尼静吸复合麻醉,术中需要麻醉医师进行控制降压以提供满意的手术视野和减少出血,我们通常在肿瘤切除前维持平均动脉压较基础水平下降不超过30%。待肿瘤切除完毕后麻醉维持调整为丙泊酚-瑞芬太尼全凭静脉麻醉,并维持平均动脉压于基础水平,以协助手术医师进行彻底的止血。对于无内分泌功能的肿瘤切除术,在肿瘤切除后恢复平均动脉压至术前水平,脑电双频指数(bispectral index,BIS)监测患者的镇静深度,维持BIS在40~60。

肿瘤血供丰富,对于巨大的肿瘤即使已经进行了术前的肿瘤供血血管的栓塞,术中出血达1L以上,甚至5L的也不少见,患者多需要术中接受输血治疗。由于此类手术麻醉医师的站位通常在患者的脚位,远离患者的头位和上半身,应保证动静脉回路的牢固固定和顺畅。其次,颈静脉孔区进行手术操作时或外科医师在压迫止血时可致迷走神经兴奋(图3-4-3),患者出现心跳减慢,严重时出现心搏骤停,麻醉医师应对此保持警觉,时刻关注手术进程。一旦出现心搏骤停,应立刻通知手术医师,减小压迫的力量。一般放松压迫后患者的心率和心律即可恢复正常,情况严重时,麻醉医师可一边嘱咐手术助手对患者进行胸口锤击,一边给予肾上腺素进行治疗。

3. 有分泌功能的肿瘤　术中最关键的三个时刻分别为:气管插管、肿瘤切除过程和肿瘤血管结扎。在前两个时期,儿茶酚胺大量释放可导致高血压以及心律失常,第三个时期因儿茶酚胺分泌不足导致低血压。

(1)监测:除基本的监测,在麻醉诱导前应建立有创动脉压监测,基于有创动脉压还可以进行循环血容量监测(如SVV、PPV等)以及动脉血气分析和血糖监测。建议在诱导后常规行中心静脉穿刺置管,术中连续监测CVP,并作为血管活性药物主要的给药通路。对于存在心脏疾病且心功能储备较差的患者,应建立进一步的血流动力学监测,包括经食管超声心动图以评估血容量、心脏收缩功能和高血压危象期间心脏并发症的早期监测,Swan-Ganz导管监测肺动脉压及肺动脉楔压。苯二氮䓬类和阿片类药物有助于减轻清醒桡动脉置管时患者的焦虑情绪。有内分泌功能的肿瘤切除术应导尿,监测尿量。

(2)麻醉诱导:应在建立好动脉压监测并充分准备好血管活性药物后开始。置喉镜前应确保足够的麻醉深度且肌肉松弛药充分起效。丙泊酚可用于诱导,但应避免氯胺酮,因其可引起交感神经系统兴奋。非去极化肌松剂(米库氯铵和阿曲库铵)可引起组胺释放,类似于儿茶酚胺释

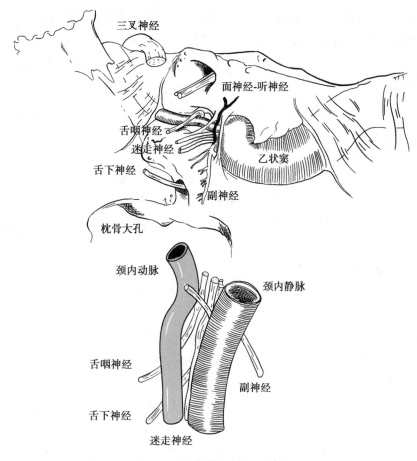

图 3-4-3　颈静脉孔区解剖示意图

放,应尽量避免。泮库溴铵能够兴奋交感神经,也应避免。即使有足够的麻醉深度,此类患者仍可能因正压通气或头位改变等原因在诱导期间发生血流动力学波动,可选用短效的血管活性药物控制血压和心率。

(3)麻醉维持:应维持足够的麻醉深度。可选用不影响心脏对儿茶酚胺敏感性的阿片类和吸入类麻醉药物。手术医师对肿瘤的操作等机械刺激会导致血浆中儿茶酚胺类物质急剧升高,引起血流动力学的极度不稳定,如高血压、严重心动过速或心动过缓、快速心律失常等,此时需使用血管活性药物以维持血流动力学稳定。常用的降压药物有酚妥拉明、尼卡地平、硝普钠和艾司洛尔。肿瘤静脉结扎后,血浆中的儿茶酚胺释放突然终止,术前容量欠缺、手术出血及麻醉药引起的血管扩张均会引起持续的低血压状态。麻醉医师需密切关注手术进程,在静脉结扎前应尽可能保证患者有足够的循环血容量,并及时减少或停止使用扩血管药物。常用的升压药物有去氧肾上腺素(首选)、去甲肾上腺素、肾上腺素(肿瘤主要分泌肾上腺素时首选)和多巴胺,通过中心静脉给垂体后叶素可缓解难治性低血压。肿瘤切除后应间断检查血糖,及时发现因儿茶酚胺降低导致的低血糖。

(三) 术中神经监测

术中神经电生理监测是保障术中神经不受损害、保持神经通路和功能完整的手段和方法。

对于颈静脉球鼓室副神经节瘤的患者通常需要进行神经监测的项目包括：SSEP、对侧 BAERs、面神经和舌下神经。其中面神经的保留通常是主要关注点（见第一章第五节"术中神经监测的麻醉管理"）。当肿瘤侵犯硬脑膜时后组脑神经多被侵犯，手术中脑神经的保留变得通常很困难，同时为了创造良好的手术条件，后组脑神经通常需要被切除。为保留面神经功能，通常肿瘤需要做次全切；也可以选择肿瘤全切除行面神经桥接或移植术。

【麻醉苏醒】

肿瘤较小且采用声门上通气装置进行气道管理的患者苏醒期管理并无特殊性。在笔者所在医院的侧颅底中心，患者在手术结束后即转入术后恢复室继续进行机械通气直至患者意识恢复。待患者可遵指令张口后拔出声门上通气装置。患者拔管时通常平稳、无呛咳和剧烈的循环波动。

无内分泌功能的巨大肿瘤切除术后，笔者团队通常在手术室内完成气管拔管。苏醒期间应在维持患者的血流动力学平稳、呼吸功能恢复、意识清醒的前提下，遵循"快速平稳"的拔管策略。通常我们将瑞芬太尼效应室浓度维持在 1.5ng/mL 直至患者遵指令张口拔除气管导管。通常患者可以在伤口包扎完毕后 15min 内苏醒并平稳拔管（无呛咳），具体见第三章第五节"听神经瘤手术的麻醉"术后苏醒相关内容。巨大的肿瘤全部切除的困难比较大，手术过程可能会损伤周围重要的血管和神经，导致严重的并发症。是否需要在术后即行气管拔管应和手术医师进行充分沟通，拔管需有计划、审慎地进行，可能要延迟几天后拔管，甚至行气管切开。

对于此类患者的镇痛，我们的经验是在取腹壁脂肪时，予以艾斯氯胺酮 0.2mg/kg，伤口包扎完毕再予以长效阿片类药物氢吗啡酮 0.01mg/kg，由于术者在伤口处进行了局部浸润麻醉，患者通常苏醒后无严重的疼痛主诉。

【术后并发症和术后康复】

巨大颈静脉球鼓室副神经节瘤手术的术后并发症包括脑神经损伤、脑脊液漏、伤口裂开和感染。这种并发症在复发性肿瘤患者中较多见。头颈部和头皮的血供比较丰富，出现伤口感染和裂开的原因通常包括以下几点：①术前的血管栓塞导致伤口的血供减少；②长时间手术部位的牵拉可能导致局部组织的质量下降；③长切口可能减少皮瓣的血供；④乙状窦和血管的结扎可导致静脉性充血和颅内压升高；⑤在复发性肿瘤患者或者放疗后的患者，组织受到严重的损伤导致组织质量下降。

对于有分泌功能的颈静脉球鼓室副神经节瘤，由于血浆儿茶酚胺水平下降，可能会有低血压和低血糖的风险。

术后患者通常进入 ICU 继续观察。早期进食和早期活动有助于患者的康复并避免血栓等并发症。术后的康复治疗涉及多学科的参与。术前已有第Ⅹ对脑神经损害的患者通常在术后出现严重的吞咽困难。面神经功能减退导致口腔功能下降，口咽功能下降可源于舌头、软腭、咽部括约肌麻痹和声带活动功能下降；其次气道的保护作用可因为咳嗽减弱和咽部感觉减弱而减弱，应注意吸入性肺炎的发生。通常年轻人和术前已有长时间功能减弱的患者反而较术中急性损伤在术后有较好的代偿。

【总结】

随着影像学技术和手术操作技术的提升,颈静脉球鼓室副神经节瘤在手术后可获得比较好的愈后。完整的内分泌、放射诊断、放射介入、耳神经颅底外科和麻醉科多团队合作贯穿于围术期管理。目前达成的共识包括:术前常规进行儿茶酚胺的检测、进行血管造影以了解肿瘤的供血来源并进行栓塞、手术医师在术中充分暴露术野以有效地控制近端血管、充分切除肿瘤和保留重要的结构如颈动脉及其分支、保留后组脑神经的功能、术后神经功能的重建。麻醉医师在围术期同样发挥着重要作用,主要的贡献体现在提供良好的手术条件、维持血流动力学平稳、密切监视神经反射、保障患者的安全和促进术后快速康复。

(沈 霞)

参考文献

1. CARLSON M L,DRISCOLL C L,GARCIA J J,et al. Surgical management of giant transdural glomus jugulare tumors with cerebellar and brainstem compression. J Neurol Surg B Skull Base,2012,73(3):197-207.

2. TERANISHI Y,KOHNO M,SORA S,et al. Perioperative management of catecholamine-secreting glomus jugulare tumors. J Neurol Surg Rep,2014,75(1):e170-e174.

3. MOTEGI H,TERASAKA S,YAMAGUCHI S,et al. A case of catecholamine-secreting glomus jugulare tumor:treatment strategy and perioperative management. No Shinkei Geka,2008,36(11):1029-1034.

4. JELLISH W S,MURDOCH J,LEONETTI J. Intraoperative anesthetic management of patients undergoing glomus tumor resection using a low-dose isoflurane-fentanyl technique. Skull Base Surg,1994,4(2):82-86.

5. YOUNG W F. Paragangliomas:Epidemiology,clinical presentation,diagnosis,and history. UpToDate(2021-11-30)[2023-11-4]. https://www.uptodate.cn/contents/paragangliomas-epidemiology-clinical-presentation-diagnosis-and-histology.

6. 中华医学会麻醉学分会. 成人嗜铬细胞瘤手术麻醉管理专家共识//中华医学会麻醉学分会. 2017版中国麻醉学指南与专家共识. 北京:人民卫生出版社,2017.

第五节 听神经瘤手术的麻醉

要点

1. **术前评估** 除全身麻醉常规的术前评估项目外,还应关注是否存在脑干压迫、脑神经损伤和颅内高压症状;了解患者听力情况和焦虑程度。

2. **麻醉管理原则** 术中维持适当的麻醉深度、选择合理的麻醉药物、保证脑松弛并保障脑灌注;避免体动但需保障电生理监测不受影响;警惕术中空气栓塞的发生。

3. **苏醒期的管理** 快速平稳的早期拔除气管导管有利于外科医师对术后并发症的早期判断。

4. **术后镇痛的管理** 镇痛药物的合理使用可以有效促进外科术后康复和改善患者术后生活质量。

5. **并发症** 术中突发的脑膨出在排除麻醉因素后应考虑颅内出血,需急行 CT 以排查;术后行严密监测,及早发现和处理相关并发症。

【概述】

听神经瘤位于颅后窝,是一种比较常见的施万细胞来源的良性肿瘤,起源于蜗神经前庭部分,累及小脑脑桥角,多为单侧。在成人,听神经瘤仅占颅内肿瘤的 8%,但占小脑脑桥角肿瘤的 80%~90%。患者出现临床症状多因压迫第 V 对脑神经(前庭蜗神经)、第Ⅶ对脑神经(面神经)、第Ⅷ对脑神经(听神经),其中前庭蜗神经受压最常见,可表现为听力损失、耳鸣(95%)及眩晕(61%);三叉神经受压可表现为脸部麻木和刺激敏化(17%);面神经受压可表现为面部麻痹和味觉异常(6%);压迫第Ⅸ对脑神经(舌咽神经)、第Ⅹ对脑神经、第Ⅺ对脑神经(舌下神经)、第Ⅺ对脑神经(迷走神经),可表现为吞咽和发音困难;压迫小脑则表现为共济失调、小脑扁桃体疝和脑水肿。

目前听神经瘤的治疗方法主要包括显微手术治疗、随访和放射介入治疗。听神经瘤手术的入路主要包括经颅中窝入路、经乙状窦后入路和经迷路入路。路径的选择主要取决于肿瘤大小、患者听力损失程度及手术医师对上述路径的熟悉程度。听神经瘤手术的麻醉管理则遵循神经外科手术的麻醉管理原则。由于听神经瘤与面神经解剖关系密切,肿瘤切除时损伤面神经是最常见的并发症,因而手术中常规需要进行面神经监测和听性脑干反应(auditory brainstem response,ABR)监测。

【麻醉管理】

(一)术前准备和评估

术前评估主要包括气道评估、心肺功能、神经系统功能测定、药物过敏情况、用药史、凝血功能等。听神经瘤患者通常先出现进行性单侧听力损失,然后出现耳鸣或眩晕,随后进行性出现面部麻痹。鉴于大多数听神经瘤患者都有严重耳鸣、对侧听力损失、面部麻痹、头痛、眩晕、平衡障碍等症状,患者精神负担水平升高。既往报道听神经瘤患者术前焦虑和抑郁率分别为29.8%和10.2%。故对于听神经瘤患者术前还应该关注患者的精神状态。笔者团队采用医院焦虑抑郁量表术前对行听神经瘤手术的患者进行焦虑抑郁评分发现,33%患者的术前焦虑评分为>8,11%的患者抑郁评分为>8。术前的心理负担不仅是一种精神病学的诊断,它也会对术后产生负面影响。有研究报道术前以患者为中心的充分沟通可以减少术前焦虑,增加手术恢复、伤口愈合和患者满意度。鉴于以上这些原因,笔者提倡应在手术前评估心理负担,并予以有效和积极的心理干预以改善此类患者的临床预后。

（二）术中麻醉管理

听神经瘤手术的麻醉管理原则为:术中维持适当的麻醉深度、选择合理的麻醉药物、保证脑组织松弛并保障脑灌注;避免体动但需保障电生理监测不受影响;警惕术中空气栓塞的发生。

表3-5-1罗列了听神经瘤手术的麻醉管理目标,表3-5-2罗列了手术因素和常用药物对颅内压的影响。

表 3-5-1 听神经瘤手术麻醉管理目标和理想的麻醉药物

麻醉管理目标	理想的麻醉药物
血流动力学稳定	没有负性肌力作用、不增加血管阻力
充足的脑灌注	不对脑血管的自我调节、二氧化碳反应性、血流代谢偶联造成干扰
低颅内压	不扩张脑血管、脑血流量不增加、不影响脑脊液的分泌和重吸收、不增加血-脑屏障的通透性
脑保护作用	不产生爆发性抑制
快速苏醒	低血气分配系数的吸入麻醉药或消除半衰期短的静脉麻醉药

表 3-5-2 手术因素和常用药物对颅内压的影响

手术因素和常用药物		对大脑的作用	ICP 变化
手术因素	降低 $PaCO_2$,25~30mmHg（时间 <8h）	动脉血管收缩	下降
	降低 $PaCO_2$,25~30mmHg（时间 >8h）	无变化	无变化或升高
	降低 PaO_2（<50mmHg）	升高 CBF/容量	升高
	升高 BP	降低血管容量	无变化或降低
	降低 BP	升高血管容量	升高
	升高 CVP	升高静脉容量	升高
	颈静脉回流受阻	升高静脉容量	升高
	抬头	降低静脉容量	降低
	躁动/癫痫	升高 CMRO₂/CBF/CBV	升高

手术因素和常用药物		对大脑的作用	ICP 变化
减少脑实质容量的药物	甘露醇	降低间质液	降低
	高渗盐水（3%）	降低间质液	降低
	呋塞米	降低 CSF 生成量;减轻细胞水肿	降低
	地塞米松（创伤性脑损伤时）	降低间质液	无变化
吸入性麻醉/镇静药	挥发性麻醉剂（>1~1.5MAC）	增加 CBF,脑血管自主调节功能受损	增加
	笑气	增加 CBF/CMRO$_2$	无变化或升高
静脉麻醉药	丙泊酚	降低 CBF/CMRO$_2$	降低
	巴比妥类	降低 CBF/CMRO$_2$	降低
	右美托咪定	降低 CBF	降低

1. 麻醉药物的选择 主要考虑麻醉药物对脑代谢、脑血流和颅内压的影响。

（1）静脉麻醉药:通常通过脑血流和脑代谢偶联机制发挥作用。巴比妥类、依托咪酯以及丙泊酚都显著减少脑血流和脑代谢。依托咪酯可导致癫痫发作,尽量避免用于癫痫的患者。使用治疗剂量的利多卡因降低脑血流和脑代谢。氯胺酮则增加脑血流和脑代谢,故不推荐用于神经外科麻醉。阿片类药物和苯二氮䓬类药物对脑血流和脑代谢的影响较小。静脉麻醉药物不影响脑血管的自主调节和对二氧化碳的反应性。

（2）吸入麻醉药:吸入麻醉药会造成和剂量相关的脑代谢降低,同时导致脑血流增加。氧化亚氮会增加脑代谢、脑血流和颅内压,当其与静脉麻醉药物一起使用时这些影响会明显减弱。当存在颅内空隙,如颅腔积气时,应避免使用氧化亚氮,以免引起扩散。挥发性药物由于具有直接的扩血管作用,会导致脑血流增大。这些药物的浓度会使脑血管自主调节作用减弱,但是自主调节对二氧化碳的反应性仍然存在。对于具有正常颅内顺应性的患者,吸入麻醉药的血管扩张作用临床上不显著。对于颅内顺应性受损的患者,如大型颅内占位病变和急性颅内血肿的患者,应该慎用此类药物。挥发性麻醉药物有可能是通过抑制性神经元的电活动,产生呈剂量依赖性的脑代谢减少,异氟烷在这方面效应最强,而且是唯一的在临床相关浓度（2MAC）诱导等电位脑电图的挥发性药物。

（3）神经肌肉阻滞药:神经肌肉阻滞药不会直接影响脑血流和脑代谢。他们可能通过对血压的影响来间接地改变脑血流。琥珀胆碱可以引起颅内压短暂的增加,这可能由肌颤造成的,预先使用巴比妥类或者小剂量的非去极化神经肌肉阻滞药可减弱这一现象。

（4）血管活性药物

1）肾上腺素能激动药:当 MAP 处于自主调节范围内时,α 肾上腺素能受体激动药和低剂量 β 肾上腺素能受体激动药对于脑血流的影响很小。更大剂量的 β 肾上腺素能受体激动药会使脑血流和脑代谢增大,且在血-脑屏障缺陷时作用被放大。多巴胺会使脑血流增大,而脑代谢几乎不变。去氧肾上腺素是 α 受体激动剂,麻黄碱同时激动 α 和 β 受体。去氧肾上腺素和麻黄碱常在神经外科手术过程中用于纠正与麻醉有关的低血压。近红外光谱研究表明,尽管 MAP 显著增加,但与麻黄碱相比,去氧肾上腺素降低了局部脑血氧饱和度。颅内压（intracranial pressure,

ICP）升高（在脑肿瘤患者中经常升高），可能影响脑灌注压、脑血流量和脑氧代谢率。脑肿瘤患者经常出现 ICP 和自身调节功能受损，这些因素可能导致脑缺血。神经外科术中，麻醉医师的任务之一就是保持足够的脑灌注压，以确保足够的脑血流量满足代谢需求。而脑血流与脑氧代谢率同时受多重因素影响，包括体温、二氧化碳、吸入性或静脉麻醉药物、血管扩张以及血管收缩药物等。其中，在血-脑屏障完整的正常情况下，血管活性药被认为引起最小程度的减少（5%~10% 的脑血流量减少）或对正常脑血流量或脑氧代谢率没有影响。在正常情况下，完整的血-脑屏障可防止外源性去氧肾上腺素和麻黄碱对脑血流量和脑氧代谢速率的影响。然而，脑肿瘤患者血-脑屏障的通透性通常会增加，实验研究表明，在血-脑屏障破坏的情况下，血管活性药可引起脑血流量和脑氧代谢率的增加。

2）血管扩张药：若 MAP 保持不变，硝普钠、硝酸甘油、肼屈嗪、尼莫地平和尼卡地平会通过直接扩张脑血管进而增加脑血流和颅内压。β 肾上腺素能受体阻滞剂可能有极小的影响。尽管如此，所有这些药物均已安全使用于神经外科麻醉，尤其是脑灌注压保持不变的情况下。

（5）阿片类药物：阿片类药物对脑血流动力学的影响极微，可有效抑制患者对气管插管以及开颅的反应。因为气管插管、放置头钉及开颅是颅内手术刺激最强的操作，所以应在这些操作之前给予足量的镇痛药物。芬太尼（5~10μg/kg）以及瑞芬太尼是最为常用的镇痛药。

2. 麻醉方法的选择　全凭静脉麻醉（total intravenous anesthesia，TIVA）较平衡麻醉在神经外科手术中的优势已经被证明。一项针对清醒开颅手术的麻醉管理的系统性综述分析发现，TIVA 是清醒开颅手术的可行技术。TIVA 在神经外科中的另一个主要适应证是术中需神经生理监测时，最常见于体感诱发电位和运动诱发电位的监测，尤其联合使用瑞芬太尼的 TIVA 能够提供术中制动，而不影响神经肌肉接头的兴奋传递。运动诱发电位对吸入麻醉药特别敏感，研究表明，与丙泊酚相比，吸入麻醉药能增加诱发运动电位的刺激阈值和监测失败率。吸入麻醉药可降低体感诱发电位监测过程中的皮质反应，故不推荐用于颅内手术中体感诱发电位的监测。

3. 手术体位　听神经瘤手术可以采取的手术体位包括：侧卧位、平卧位、坐位、俯卧位和半俯卧位。各体位的优缺点对比见表 3-5-3。

表 3-5-3　颅后窝手术常见体位及优缺点

体位	缺点	优点
半俯卧位	注意防护受压部位，臂丛损伤	降低颈椎受损和静脉回流受阻的风险
坐位	注意防护受压部位，VAE，气颅，血流动力学不稳。传感器位置与乳突水平齐：每降低 1 英寸，血压下降 2mmHg	视野暴露好、通气好、手术医师偏好、出血少
俯卧	注意防护受压部位，面受压部位溃烂，失明（失血过多、贫血、低血压）	VAE 风险降低
平卧	长时间手术会导致手术对侧颈内静脉因头部旋转受压而静脉回流不畅，导致颜面部水肿，最终导致上气道梗阻，拔管后可能出现通气不畅、氧合下降	VAE 风险降低
侧卧位	臂丛损伤	VAE 风险降低

颅后窝手术偶尔采用坐位,其优势包括:手术暴露佳、静脉以及脑脊液(cerebrospinal fluid,CSF)引流充分、静脉压力降低而减少出血及方便麻醉医师接近气道、胸部以及四肢。但是坐位时由于手术部位高于心脏水平而且存在开放的未萎陷的静脉,就随时都有发生静脉空气栓塞(venous air embolism,VAE)的风险。在此种情况下开放的静脉窦会殆尽空气并且产生缺氧、高碳酸血症、支气管痉挛、低血压而最终导致心血管系统虚脱。因此,改良仰卧位、俯卧位和四分之三俯卧位可取代坐位以减少上述不良事件。其次当存在静脉空气栓塞风险时应放置空气栓塞检测仪和中心静脉导管吸引空气装置。多普勒超声(提示空气进入特征性的磨轮样杂音)、呼气末二氧化碳监测仪(呼吸末二氧化碳突然降低)、呼气末氮气监测以及经食管超声心动图(transoesophageal echocardiography,TEE)。这些手段中,TEE是最敏感的监测手段,而超声多普勒是最敏感的无创监测。监测静脉空气栓塞的常用方法见表3-5-4。

表3-5-4　AVE检测方法灵敏度与缺点

监测方法	敏感度	缺点
经食管超声心动图	高(0.02mL/kg)	有创操作,需要专业人员,需要密切监测
胸前多普勒超声检查	高(0.05mL/kg)	在肥胖和COPD患者中使用受限
肺动脉导管	高(0.25mL/kg)	由于导管管径细小不能发挥治疗作用
呼气末氮气	中(0.5mL/kg)	技术未普及
呼气末CO_2	中(0.5mL/kg)	非特异性
氧饱和度	低	滞后

VAE量和持续时间决定后果。大量VAE极少见,可导致循环瘫痪。通常空气缓慢进入,导致右心压力升高、死腔通气增大和低氧。VAE可能会导致严重的神经系统并发症甚至死亡,同时面临高额的医疗索赔。VAE的预防依赖于临床医师的警惕,以及制订预防、发现和治疗VAE的策略。一旦发生VAE,重点是防止进一步的空气吸入和对其不良结果的处理。措施包括:停止手术并关闭硬脑膜、涂抹骨蜡或冲洗术野等操作;停止使用氧化亚氮并将空气从中心静脉导管吸出。若患者情况稳定,采取必要的措施以预防进一步的空气进入。若发生低血压,需要采用头低脚高位、补充液体以及正性肌力药支持。

4. 通气策略　颅脑手术采用轻度过度通气策略。二氧化碳分压通过影响细胞外液的PH进而影响脑血流。二氧化碳分压处于20~80mmHg范围时候,脑血流会随着二氧化碳分压的增长而呈线性增长,二氧化碳分压变化1mmHg会导致脑血流变化(1~2)mL/(100g·min)。过度通气可以快速减少脑血流量、降低颅内压、松弛大脑。脑细胞外液碳酸氢根浓度缓慢地适应性变化,二氧化碳分压对于脑血流的影响将在6~24h后减少。然而过度通气一段时间后,二氧化碳分压的快速正常化,并伴有血管扩张的脑脊液酸中毒以及颅内压上升。因此,颅脑手术采用轻度过度通气策略,但是持续和非选择性的过度通气很有可能是弊大于利。

5. 心血管反射的处理　由手术操作引起的心血管不稳定性较常见。若三叉神经受到刺激,将引发突然的严重心动过缓以及高血压。喉返神经、舌咽神经、迷走神经等刺激会导致心动过缓、心脏停搏或低血压的出现。在这样的情况下,应立即告知术者,因为不稳定性常随着刺激停止而缓解,很少需要如阿托品、格隆溴铵或麻黄碱等药物治疗。

6. **输液** 围术期液体管理旨在降低脑组织水含量,进而降低 ICP 和提供适宜脑松弛,同时保持血流动力学和颅内压的稳定。血-脑屏障呈选择性通透作用。渗透活性物质的浓度梯度最终决定了脑和血管内液体的分布。水可以自由通过血-脑屏障,血管内输注自由水可增加脑的水含量及升高 ICP。等渗葡萄糖溶液,如 5% 右旋葡萄糖注射液也具有相同的作用。因葡萄糖被代谢后剩余的都是自由水,在神经外科手术中应避免使用这些液体。大多数离子不能透过血-脑屏障。不同于外周血管,是总渗透压决定了通过血-脑屏障的浓度梯度,而不是胶体渗透压。因此,维持正常高限的血浆渗透压可以减少脑水含量,而给予大量的低渗晶体溶液可增加脑水含量。严格的体液限制可以产生显著的低血容量,导致低血压,脑血流减少及脑和其他器官缺血,而只有适度限制才能减少脑水含量。无论是容量过度或者过低均有可能诱发脑水肿。升高血浆渗透压至 305~320mmoL/L,若预期需要大量的液体,等渗晶体溶液(如 0.9% 生理盐水)可能导致代谢性酸中毒,所以需谨慎地追踪动脉血气的结果,如有提示则改为乳酸林格液。低钾血症可发生于类固醇或排钾利尿药后,过度的通气使之加重,然而术中很少需要补充钾离子。低钠血症可由于应用利尿剂或抗利尿激素异常分泌综合征所致。高血糖可加重缺血后神经系统损伤。有脑缺血风险的患者应避免输入含糖液体。故神经外科手术补液应遵循适度原则。

7. **体温管理** 应维持合适的中心体温。人体的正常中心体温在 37℃左右,体温调节系统使得中心体温的波动幅度在 0.4℃之内。然而,低体温经常发生在手术当中,因为麻醉药物抑制了体温调节系统,而且手术期间人体暴露于寒冷的手术室内,中心温度往往在麻醉诱导后 40min 后降低 1℃;在开放性手术过程中,机体丢失的热量将更多。虽然适当的低体温对大脑有保护作用,但术中过低的体温可以引发各类并发症,因此我们应当将体温维持在 36℃以上。围术期常用的升高体温的方法有:上调室温、体表输送热空气、补液预加热、吸入加热加湿的气体等,反之也可通过上述方式的相反操作降低体温。在术中,升高人体的中心温度往往要比降温困难得多。因此,及时的围术期保温显得尤其重要。

(三) 术中麻醉监测

常规监测包括心电图、脉搏氧饱和度、无创动脉血压、麻醉深度的监测如脑电双频指数(bispectral index,BIS)。研究表明,适当深度的 BIS(40~60)不仅有助于术中麻醉药物用量的管理,促进患者术后尽快复苏,还可以有效降低患者术后谵妄和认知功能不全的发生。神经外科手术当中常见的电生理监测手段包括体感诱发电位(somatosensory evoked potential,SSEP)、运动诱发电位(motor evoked potential,MEP)、肌电图(electromyography,EMG)、听性脑干反应(auditory brainstem responses,ABR)、视觉诱发电位(visual evoked potentials,VEP)。其中听神经瘤手术中需要监测的电生理包括肌电图和听性脑干反应。术中神经监测的内容详见第一章第五节"术中神经监测的麻醉管理"。

【苏醒期管理】

快速平稳及无呛咳的麻醉苏醒对于神经外科手术很重要,可以迅速评估由手术或基础疾病进展引起的神经系统状态的任何变化。同样,听神经瘤患者术后拔管也要求快速、平稳,无呛咳。

拔管前要确保患者意识清晰,生命指征平稳,气道通畅,无肌松残余。但部分患者可能因为损伤舌咽神经以及迷走神经而增加误吸风险;手术操作可能导致脑神经或者脑干呼吸中枢损伤,造成吞咽或呼吸功能障碍。也有部分患者可因为术后脑梗死、水肿或颅后窝血肿形成,能迅速造成病情恶化,需要密切观察、机械通气以及循环处理。

（一）肌松拮抗药物的选择

神经外科手术一般手术时间较长,通常给予中长效的非去极化神经肌肉阻滞药如罗库溴铵和顺式阿曲库铵以优化外科医师的工作条件。然而,研究发现神经肌肉阻滞药的使用与麻醉后不良呼吸事件有关。为降低此类风险,麻醉医师被建议在使用神经肌肉阻滞药时进行肌松监测,并在四个成串刺激至少恢复基线值的 90% 时移除气管导管（TOF≥0.9）。如果拔管前 TOF 比值 <0.9,应使用肌松拮抗剂加速神经肌肉阻滞的恢复。临床常用的新斯的明为乙酰胆碱酯酶抑制剂,适用于拮抗轻中度的肌松残余,但不适合拮抗深度肌松。新型的肌松拮抗剂 γ 环糊精-舒更葡糖钠（sugammadex）可通过永久性包封血浆中氨甾体类神经肌肉阻滞药分子（例如:罗库溴铵/维库溴铵）来拮抗肌松。多项临床研究已经证实舒更葡糖钠能够快速拮抗甾体类神经肌肉阻滞药轻至重度神经肌肉阻滞。目前推荐拮抗轻中度肌松的舒更葡糖钠剂量为 2mg/kg;拮抗深度肌松的舒更葡糖钠剂量为 4mg/kg,大约 1.6~3.3min 内可以达到 TOF≥0.9。相比之下,新斯的明 0.05~0.07mg/kg 拮抗中度和重度肌松时,平均需要 12.8min 和 48.8min 才能达到 TOF 比值≥0.9。此外,在使用新斯的明拮抗后,异常的延迟恢复更常见。目前我们听神经瘤手术的患者选择罗库溴铵维持术中中度外周神经肌肉阻滞（TOF 计数 =1,即仅见拇收肌第一个肌颤搐）,术毕以舒更葡糖钠进行拮抗。

（二）平稳拔管

已经有很多研究证实瑞芬太尼靶控输注可有效预防苏醒期拔管呛咳。以往的研究显示甲状腺手术的患者苏醒期采用瑞芬太尼靶控输注浓度维持效应室浓度为 1.46ng/mL 可有效预防 50% 的患者发生拔管呛咳;效应室浓度为 2.14ng/mL 可有效预防 95% 的患者发生拔管呛咳。采用瑞芬太尼效应室浓度 2.0ng/mL 行靶控输注既不影响麻醉诱导期患者的呼吸功能,也不影响患者的苏醒。

研究发现七氟烷吸入麻醉较丙泊酚麻醉在苏醒期拔管时出现呛咳的发生率显著增加,地氟烷麻醉较七氟烷在苏醒期拔管时发生呛咳的比例增加。这提示不同的麻醉方法或药物与苏醒期拔管呛咳的发生率有关。我们的研究也发现维持瑞芬太尼效应室浓度 2.0ng/mL 靶控输注时,地氟烷麻醉组患者苏醒期拔管呛咳的发生率和呛咳程度都高于丙泊酚麻醉组。这可能与地氟烷的气道刺激作用密切相关,而且该气道刺激反应不能被利多卡因所阻断。而丙泊酚和瑞芬太尼均可抑制气道反射,故丙泊酚复合瑞芬太尼全凭静脉麻醉是气道操作手术的常用麻醉方法。

（三）术后镇痛

镇痛药物的合理使用可以有效促进外科术后康复和改善患者术后生活质量。常用的镇痛药物包括非甾体类药物、阿片类药物（吗啡、芬太尼、羟考酮）和 NMDA 受体阻滞剂（氯胺酮及艾斯氯胺酮）。对于瑞芬太尼复合丙泊酚 TIVA,由于瑞芬太尼的输注半衰期为 5~10min,及时予以长效阿片类药物进行桥接治疗尤为重要。研究报道瑞芬太尼长时间按输注可能导致痛觉过敏,但也有很多研究不支持此种说法,认为之所以出现瑞芬太尼相关的痛觉过敏是由于长效阿片类药物镇痛桥接不及时所致。我们的临床实践中,术中关脑膜时给予非甾体抗炎药如帕瑞昔布钠或者氟比洛芬酯,术毕瑞芬太尼停止输注即刻即予以氢吗啡酮0.02mg/kg进行桥接镇痛,无一例患者出现痛觉过敏。另外,艾斯氯胺酮在关脑膜之后给予0.2~0.3mg/kg,停瑞芬太尼后给予0.01mg/kg氢吗啡酮同样可以获得较满意的效果。

【并发症】

术中严重的并发症除了空气栓塞,还可能出现颅内压突然增高的表现。笔者所在的单位在听神经瘤手术切除的过程中就遇到几例患者术中突然出现脑膨胀的情况,部分病例切除部分小脑后手术顺利进行,术后患者苏醒平稳,但复查头颅CT显示对侧硬脑膜下有少量出血;有1例患者术野渗血不止,术中急查CT发现双侧硬脑膜外出血,清除血肿并予以脑室引流、总出血量1 300mL,输血2U。该患者术后在手术室顺利拔管。另一例患者在肿瘤切除后30min突然出现脑膨出,术中急查CT显示小脑蚓部出血,予以止血和脑室引流后转入ICU。

听神经瘤术后常见的并发症包括高血压(慎重选择血管活性药物),神经系统并发症包括脑脊液漏、脑膜炎、硬脑膜窦血栓、脑神经损伤、头痛、癫痫、颅内出血、气颅、脑神经麻痹、小脑功能障碍以及由于第四脑室阻塞导致的脑积水。颅后窝肿瘤可以导致脑神经麻痹,小脑功能障碍以及由于第四脑室阻塞引起的脑积水。舌咽神经以及迷走神经周围的肿瘤或手术可损伤呕吐反射而增加误吸的风险。肿瘤切除导致的第四脑室底水肿可损害呼吸中枢,须术后机械通气。笔者单位曾有1例38岁的男性患者,术中平稳,术后顺利拔除气管导管,出麻醉后恢复室时神志清、呼吸循环平稳;术后8h呼吸心搏骤停,紧急心肺复苏并行气管插管,CT提示血肿压迫脑干。该患者后因病情严重救治无效死亡。目前笔者单位常规于患者气管拔管后复查头颅CT以确保颅内无活动型出血。

【总结】

总之,听神经瘤位于狭小的骨质空间,邻近中脑、延髓、小脑、第四脑室(需要充分暴露术野,减少牵拉)。术前第四脑室受压致脑水肿,手术可导致网状激动系统、脑神经及生命中枢受损。术前应充分对患者精神状态、脑神经功能、气道等进行评估;术中应维持适当的麻醉深度,选择合理的麻醉药物、保证脑组织松弛、保障脑灌注;同时保障电生理监测、避免体动;要警惕术中空气栓塞的发生。术毕保障患者快速平稳苏醒,及时发现中枢神经系统并发症。

(舟 国　沈 霞)

参考文献

1. JACOB A, ROBINSON LL JR, BORTMAN JS, et al. Nerve of origin, tumor size, hearing preservation, and facial nerve outcomes in 359 vestibular schwannoma resections at a tertiary care academic center. Laryngoscope, 2010, 117(12):2087-2092.

2. MYRSETH E, PEDERSEN PH, MOLLER P, et al. Treatment of vestibular schwannomas. Why,

when and how? Acta Neurochir,2007,149(7):647-660.

3. LI Y,RAN G,CHEN K,et al. Preoperative psychological burdens in patients with vestibular schwannoma. Ann Otol Rhinol Laryngol,2022,131(3):239-243.

4. IRWIN M G,CHUNG C K E,IP K Y,et al. Influence of propofol-based total intravenous anaesthesia on peri-operative outcome measures:a narrative review. Anaesthesia,2020,75(1):e90-e100.

5. BRULL S J,PRIELIPP R C. Vascular air embolism:A silent hazard to patient safety. J Crit Care,2017,42:255-263.

6. LEGATT,ALAN D. Electrophysiology of cranial nerve testing:Auditory nerve. J Clin Neurophysiol,2018,35(1):25-38.

7. RAN G,CHEN K,HUANG Y,et al. Electromyographic response of facial nerve stimulation under partial neuromuscular blockade during resection of vestibular schwannoma. World Neurosurg,2019,132:e28-e33.

8. BLOBNER M,ERIKSSON L I,SCHOLZ J,et al. Reversal of rocuronium-induced neuromuscular blockade with sugammadex compared with neostigmine during sevoflurane anaesthesia:results of a randomized,controlled trial. Eur J Anaesthesiol,2010,27(10):874-881.

9. LEE B,LEE J R,NA S. Targeting smooth emergence:the effect site concentration of remifentanil for preventing cough during emergence during propofol-remifentanil anaesthesia for thyroid surgery. Br J Anaesth,2009,102(6):775-778.

10. ROCHE P H,RIBEIRO T,FOURNIER H D,et al. Vestibular schwannomas:complications of microsurgery. Prog Neurol Surg,2008,21:214-221.

第六节　耳郭整形手术的麻醉

要点

1. 术前评估　先天性耳郭畸形往往是先天畸形综合征的一部分,要了解是否存在气道、脊椎畸形及心血管、泌尿系统等脏器发育异常。烧伤后耳郭畸形需要了解是否存在呼吸道损伤、头面部受累情况及脏器功能异常。

2. 气道建立方法　喉罩麻醉优于气管插管麻醉,可以满足多数耳畸形患者术中通气的需要。对于困难气道及气道状况不明的患者,清醒纤维支气管镜插管是优先选择。伴颈椎畸形的患者体位变动时需谨慎。

3. 术中管理 术中呼吸循环多平稳,由于手术时间长,应监测体温;烧伤患者应避免使用琥珀胆碱以防高钾血症。

4. 苏醒期 充分镇痛,防止躁动。取自体肋软骨行耳郭再造的患者术后会经历剧痛,可复合神经阻滞(肋间阻滞/胸椎旁阻滞)做好术后镇痛。对于存在困难气道的患者,拔管前应做好充分准备,制订详细的拔管方案。

一、先天性耳畸形手术的麻醉

【概述】

先天性小耳畸形、烧伤或创伤均可导致耳郭缺失,耳郭软骨病损、缺如或者畸形,不仅影响患者美观,甚至引起社会歧视而产生消极心理。因此,通过耳郭重建或再造,使患者获得一个形态逼真、功能完整的耳郭,对于患者积极融入社会有重要作用。

先天性小耳畸形又叫小耳畸形综合征(microtia syndrome),是外耳及中耳发育异常的先天性疾病,部分可合并外耳道、鼓膜及中耳听小骨畸形。先天性小耳畸形可以单独发生,但有约 60% 的小耳畸形患者合并骨骼、心血管和泌尿系统的畸形。其中小耳畸形合并第 1 鳃弓、第 2 鳃弓结构来源的畸形较为多见,因此临床上普遍把小耳畸形归为第 1 鳃弓、第 2 鳃弓综合征的一部分。此外,小耳畸形也常是其他先天性综合征的一部分,如 Treacher Collins 综合征、Goldenhar 综合征、Nagar 综合征以及 Klippel-Feil 综合征等,其主要临床特征见表 3-6-1。

表 3-6-1 小耳畸形相关综合征及主要临床特征

小耳畸形相关综合征	主要临床特征
耳-髁综合征	下颌、面部肌肉及耳骨畸形
鳃-耳-肾综合征/鳃-耳综合征	鳃裂发育异常、听力下降、肾脏畸形
CHARGE 综合征	性腺功能减退、嗅觉缺失或减退、面部及肾脏畸形
Klippel-Feil 综合征	颈部三联征:颈短、后发际低、颈部活动受限
LAMM 综合征	感音神经性听力损失合并小耳畸形、小牙症
LADD 综合征	肾脏异常、唾液腺缺乏、先天性髋关节脱位、先天性裂孔疝和横膈疝、感音神经性/传导性听力损失、牙发育不全、四肢异常、口干和眼干
Miller 综合征	颌面部、眼部、骨骼畸形、先天性心脏病
Nager 综合征	面颊、下颌发育不全、腭裂、锤状指、外耳中耳缺失
Townes-Brocks 综合征	肛门、耳及肢体畸形,伴有听力损失
Treacher Collins 综合征	颌面发育不良、外耳缺失、呼吸道狭窄
Fraser 综合征	先天性隐眼畸形、颧骨下颌骨畸形、智力低下
Meier-Gorlin 综合征	三联征:小耳畸形,膝部发育不全或畸形,出生前/后发育迟缓

综上所述,耳畸形相关的先天性畸形综合征常合并颌面部发育畸形乃至呼吸道、颈部等畸形,这些畸形与困难气道密切相关,给全身麻醉气道管理带来挑战。另外,心血管和泌尿系统等并发症可使患者对麻醉的耐受力降低,发生缺氧及心、肾功能不全的风险增高。面对这些综合征时,每一位麻醉医师都必须做好应对困难气道及预防脏器功能不全的准备。

【麻醉管理】

(一) 术前评估和准备

1. 气道评估 小耳畸形患者常合并头面部、脊柱畸形,给建立气道带来挑战,因此术前应详细评估气道。需明确患者有无先天性综合征导致的气道畸形等,除了体格检查以外,可借助术前喉镜、CT、MRI 以及近年来大力推广的气道超声等技术进行气道评估。

对于颈椎融合的患者,以下三种融合方式要高度警惕:C_2、C_3 颈椎骨性融合、涉及枕颈连接在内的多个颈椎融合以及两个节段颈椎融合中间以一独立的关节连接(如 C_2、C_3 和 C_4、C_5 均发生颈椎融合,但是 C_3、C_4 未发生融合,则 C_3、C_4 关节将承担其他两个关节的活动度)。因为即使是对颈部轻微的外力作用,也有造成脊髓神经损伤的风险。

对于术前合并打鼾、气道梗阻或中枢性呼吸暂停患者,美国耳鼻咽喉头颈外科学会建议实施多导睡眠图(polysomnogram,PSG)检查。

2. 内科并发症的评估 先天性耳畸形综合征也可合并心血管、消化、泌尿生殖、运动、神经等系统异常。术前应明确疾病发展史、治疗经过以及目前是否用药等。如有心血管畸形,应问明性质并行心电图和超声心动图检查,评估心功能;对于泌尿系统畸形的患者,主要注意患者肾功能,尤其是肾小球滤过率,术前调整肾功能,如果需要透析,安排在术前 24h 内透析,此外还需注意患者的凝血功能和电解质情况,如有异常,及时纠正。

(二) 术中麻醉管理

1. 气道管理

(1) 喉罩 vs. 气管导管:笔者所在医院的耳整形手术以 6~12 岁患者为主,而儿童对缺氧及窒息的耐受力远低于成年人,低龄、上呼吸道感染、咽喉部操作及麻醉深度不足等原因均可诱发喉痉挛,这进一步增加了气道管理难度。相较于气管导管,喉罩作为声门上气道装置,操作便捷,刺激轻微,降低了气管黏膜和咽喉部损伤程度,血流动力学相对稳定,从而降低了应激性刺激。对于合并头面部、脊柱畸形等困难气道患者,应用喉罩建立气道使得麻醉管理更为简单方便。苏醒期,患者可以很好地耐受喉罩,避免呛咳、躁动等不良事件,为平稳苏醒提供保障。笔者所在医院1年的耳整形手术量约为 2 000 台,95% 以上的患者是在喉罩麻醉管理下完成的手术。对于喉罩的选择,推荐使用 Proseal 第二代喉罩,相对于第一代喉罩(如可弯曲喉罩),其有便于置入、气道密封性好、能够放置胃管进行胃肠减压防止胃胀气和返流误吸的优点,并且不额外增加咽喉部创伤。这些优势使得 Proseal 喉罩更适合作为长时间手术(如耳整形手术)的通气工具。

(2) 自主呼吸 vs. 控制呼吸:若术前明确为困难气道,需备好各种应对困难气道的物品(无创和有创通气工具)和至少两名有经验的助手。既往有指南表示面罩通气评级在 I 级或 II 级时,可以尝试不保留呼吸诱导插管,但事实上,在现有的气道管理策略中,与预测困难气管插管的方法相比,预测困难面罩通气的方法相对缺乏。故建议明确的困难气道应该在尽量保留自主呼吸的情况下建立气道。

保留自主呼吸建立气道有两种方式,一是清醒气管插管术,应用纤维软镜引导。二是浓度递增法吸入麻醉下保留自主呼吸,此方法主要针对患儿及不配合的患者适用。具体做法为:选择吸入药物七氟醚,设置初始浓度3%,氧流量3L/min,密切观察患者通气量,以0.5%速度逐步递增浓度,当患者对刺激(如挤压斜方肌)无反应时,尝试可视工具窥喉,如果声门暴露良好,可以常规使用肌松药后插管,反之则需要在保留呼吸时插管。诱导过程中若呼吸抑制甚至呼吸暂停时,应及时面罩加压辅助呼吸;若出现通气困难,按"紧急气道"处理或及时降低吸入浓度,尝试唤醒患者。目前可视工具在困难气道处理中的作用越来越受到推崇。可视喉镜无需口、咽、喉三轴重叠,可有效改善声门显露,但需借助硬质且塑形合适的管芯,以防显露良好却插管失败;可视管芯类特别适于张口度小和头颈不能活动的患者,但是容易受分泌物污染导致视野模糊。笔者所在医院的经验是两者联用,最大程度扬长避短。

对于未预料的插管困难,我们还可以借助喉罩作为一种硬性管道引导纤支镜进入喉咽以插管。这种插管方式的难点是如何在拔除喉罩的同时,不把气管插管带出气管,因为当气管插管进入声门时,导管的近端也会没入喉罩内。解决方法就是在插入气管导管通过喉罩后,用顶管器顶住导管近端,同时拔出喉罩(图3-6-1)。

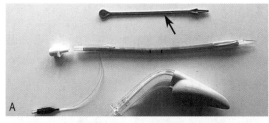
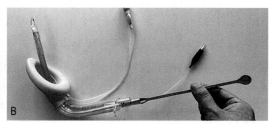
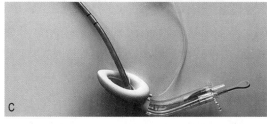

图3-6-1 顶管器辅助下经喉罩插管示意
A. 准备好顶管器(箭头处)、气管导管(拔出接头)和插管型喉罩;B. 经喉罩置入气管插管,放置完毕后用顶管器顶住气管导管近端;C. 退管直到导管近端出现。

2. 麻醉方式 整形手术要求患者术中绝对制动,因此麻醉多选用全身麻醉。静吸复合麻醉和丙泊酚复合瑞芬太尼全凭静脉麻醉是常用的麻醉方式。无论选用哪一种方法,都必须做到充分的镇静、镇痛和肌松。如果采用全凭静脉麻醉,建议行脑-电双频指数(bispectral index,BIS)监测镇静深度,防止术中知晓。

3. 体温监测 耳整形手术属精细操作,花费时间相对较长,术中容易发生体温异常。

(1)若体温低于36℃,称为体温过低,原因可能是:①环境因素,室温过低(低于21℃,患者散热加快),覆盖物过少;②麻醉因素,全麻时下丘脑调节机制、血管运动、寒战和其他反射均被抑制,同时代谢率下降;③输液和灌洗,大量静脉输注冷液体,冷液体冲洗胸腔都能使得体温下降;

④手术因素,截取肋软骨导致胸腔暴露、散失体温。

（2）若体温高于38℃,称为体温过高,原因可能是:①环境因素:手术室温度过高、湿度高,覆盖物过多,无影灯照射;②麻醉因素,全麻下体温调节中枢功能减弱,体温调节中枢对高温反应上升约1℃;③钠石灰失效,二氧化碳在体内蓄积可使得体温升高;④恶性高热。

为避免围术期体温异常,常规术中体温监测、调节手术室温度（适宜温度是24~25℃）、及时增减覆盖物是必需的,此外对于低体温患者,还可以使用液体加温或保温毯复温,而对于高体温患者,酒精擦浴等体表降温方法有助于阻止体温继续升高。

4. 并发症预防及围术期体位管理 耳再造I期手术中,剥离肋骨时不慎戳破胸膜会导致气胸,因而术中需常规鼓肺检查有无胸膜破损,操作步骤是:将麻醉机切换成手动通气模式,APL阀门设置在30cmH₂O,手捏储气囊,使得气道压力保持在30cmH₂O,持续30s。

对于特殊人群,还需关注体位。如Klippel-Feil综合征（KFS综合征,又名先天性颈胸椎融合综合征）患者因合并有颈椎畸形,围术期体位不当可能造成神经损伤或剧烈的血流动力学波动,乃至术后呼吸功能不全。有报道KFS综合征患者术中由平卧位转为俯卧位引发剧烈的血流动力学波动,改回平卧位后缓解,但拔管后仍然死于呼吸衰竭,原因可能是体位改变加重了颈部畸形并压迫了枕骨大孔,使脑脊液回流出现障碍,进而影响脑神经功能,其中也包括调节心血管功能的迷走神经。患者术后发生的呼吸衰竭,也可能与枕骨大孔压迫所造成中枢神经功能障碍有关。因此尽量保持患者自然体位,若术中需要良好的手术野,应转动手术床使床偏向一侧,而非用力转动患者头部。术毕搬运患者时,应绝对避免颈部晃动。

5. 伴内科并发症的麻醉管理要点 前文提到耳畸形患者可合并有心血管系统、泌尿系统以及神经系统在内的多种畸形。若合并先天性心脏病,术前需明确疾病类型,避免应激反应,备好血管活性药物。不同类型的先天性心脏病患者麻醉管理要点见表3-6-2。若患者存在肾功能减退,使用七氟醚维持麻醉时,新鲜气体流量应大于2L/min,否则七氟醚与钠石灰接触易产生复合物A导致肾功能受损。肌松药建议使用不依赖肝肾代谢的阿曲库铵或顺式阿曲库铵。术中应避免使用非甾体抗炎药。如果患者凝血功能正常,可以复合区域阻滞,同时要关注肾功能不全患者发生低血压（自主神经病变）和感染的风险较高,应密切监测血流动力学并且严格遵循无菌操作。

表3-6-2 各类型先天性心脏病的麻醉管理要点

种类	围术期应避免的情况
二尖瓣狭窄	快心率、低血容量、过度输液、低外周阻力、低氧、低通气
二尖瓣关闭不全	心率骤然下降、外周阻力急剧增加、头低位、心肌抑制、低血容量
主动脉狭窄	心动过缓、低血容量、外周阻力急剧增加
主动脉关闭不全	心率过快（>80次/min）、外周阻力急剧增加、心肌抑制

【苏醒期管理】

苏醒期平稳对于整形科手术尤为重要,苏醒期任何意外事件发生均可导致手术失败。

（一）平稳拔管

为平稳拔除气管导管,首先应做好充分镇痛,同时可以静脉或气道内预防性应用利多卡因,让患者耐受气管导管,待患者血流动力学稳定、自主呼吸有足够的通气量且吞咽反射良好的情况下顺利拔管。

笔者所在科室多数采用喉罩通气,而喉罩耐受度好,极少发生呛咳、气道痉挛等不良事件,极大地保障苏醒期平稳拔管。即便如此,对于合并困难气道及其他脏器发育畸形患者,仍需警惕苏醒期喉罩管理,如操作不当亦可造成严重后果甚至致死。无论何时,拔管前都应备齐有经验的人员。如有气道解剖畸形或术前明确困难气道,还需做好拔管后再次插管的准备。因此,规范拔管策略和方法以降低拔管并发症,提高安全性。

（二）术后镇痛

术后疼痛除了影响患者睡眠外,还会导致患者不敢深呼吸、咳嗽,由此气道分泌物排除受限,导致术后肺不张、肺部感染等风险。术后任何的疼痛不适还可导致患儿术后哭闹、躁动,进一步引发伤口感染,皮瓣出血坏死等严重并发症。因此完善的镇痛对于儿童耳畸形手术的麻醉管理尤为重要。

Ⅱ期耳再造以及杯状耳、招风耳等创伤较小的整形手术术后疼痛轻微,小剂量阿片类药物(如芬太尼 3μg/kg)联合酮咯酸 0.5mg/kg(最大剂量不超过 15mg)辅以局麻浸润足以完成镇痛,并不需要术后患者自控镇痛。此外,酮咯酸用于儿科手术镇痛的安全性已得到广泛验证,目前尚无增加出血风险及影响骨愈合的临床及动物实验报道。全耳郭再造Ⅰ期手术常需截取自体肋软骨以雕刻出耳郭,患者术后疼痛剧烈,以术后48h 内最为明显,既往采用大剂量的阿片药镇痛,容易出现术后尿潴留、恶心呕吐、呼吸抑制等不良反应,且单纯阿片类镇痛对于胸部创伤患者镇痛效果不佳,临床提倡多模式镇痛。区域阻滞已被广泛应用于胸科手术镇痛,并取得了不错的效果。胸段硬膜外镇痛是胸科手术镇痛的金标准,但是有发生神经损伤和硬膜外血肿的可能,目前比较常用的阻滞方法是肋间神经阻滞和胸椎旁阻滞。

二、烧伤患者耳畸形手术的麻醉

【概述】

头面部烧伤引起的耳畸形患者,往往累及呼吸道受损,给气道管理带来很大挑战。术前可能合并多脏器功能受损,因此麻醉耐受力下降。此外,烧伤患者在应激、炎症、疼痛等多重因素的作用下,机体生理功能大都处于亢奋与消耗状态,麻醉药物的效应改变,如上多种因素使得麻醉风险上升。

【麻醉管理】

（一）术前评估和准备

烧伤后耳整形的时机一般是烧伤后半年到一年后,此时患者早已完成切痂手术,创面已经修复,无创面渗出,评估重点在气道和脏器功能。

1. 气道评估 应准确全面分析受伤经过、所处环境、气道特征来明确是否并发了困难气道。对于面颈部严重烧伤伴有瘢痕粘连患者,按照困难气道处理流程,术前备好各种型号的喉罩、可视喉镜和可视管芯。清理纤支镜插管是处理困难气道的金标准,尤其是对气道状态不明的患者,优先使用纤支镜插管。儿童配合清醒纤支镜插管较困难,但是也有对 7 岁烧伤儿童采用纤支镜清醒经鼻插管的报道,术前耐心细致地做好解释工作取得家长和患者本人的配合是该病例插管成功的关键。

2. 脏器功能评估 烧伤本身、烧伤后血管通透性改变引起的体液渗出以及烧伤引起的炎症反应二次或多次打击,均可能导致患者多脏器功能衰竭(multiple organ dysfunction,MODS)。术前应明确有无脏器功能减退史、详细治疗经过和目前脏器功能状态。尤其注意肺功能,因为烧伤后容易发生吸入性肺损伤,而在 MODS 患者中,肺功能衰竭的发生率最高。术前通过屏气试验和吹火柴试验可以简便地了解患者的肺储备功能,必要时术前行血气分析和肺功能检查。

(二)术中麻醉管理

1. 神经肌肉阻滞药物的选择——去极化 vs. 非去极化 慎用去极化神经肌肉阻滞药琥珀胆碱,因为当烧伤总面积达 40% 或Ⅲ度烧伤面积 >10% 体表总面积时,肌膜处胆碱能受体大量增加,受琥珀胆碱激动后,造成广泛的肌肉细胞膜通透性增加,细胞内 K^+ 大量释放入细胞外间隙引起血钾升高,可于烧伤后数日起至伤后 2 年内发生。高血钾多数情况下是一过性的,对机体无明显影响,但也有心搏骤停的报道。有研究报道烧伤后 29 天行清创植皮的患者,给予琥珀胆碱100mg 后发生心搏骤停。

2. 烧伤与疼痛的关系 严重烧伤时,机体产生大量的 ATP 和神经递质,持续激活痛觉感受器;另外,炎性细胞被激活释放多种炎症介质,如 P 物质、降钙素基因相关肽、组胺、缓激肽、前列腺素等,不断刺激传入神经纤维 A、神经纤维 C,传导冲动至脊髓背角的中枢神经系统,而使末梢神经痛觉过敏。这些因素都可能增加患者对吸入麻醉药的需求。在严重烧伤患者中,过度的应激反应还可以增加机体基础代谢水平,从而影响药物的效应,且可持续数月之久。有研究表明,随着烧伤程度的增加,七氟烷的 MAC_{BAR}(抑制 50% 患者肾上腺素能反应所需的最小呼气末七氟烷浓度)逐渐增加。因此对于烧伤患者,术中应尽可能能行 BIS 监测防止浅麻醉。

【苏醒期管理】

除前述耳整形术后患者苏醒期关注事项外,对于合并头面部烧伤的患者术后拔管时,需警惕气道梗阻可能。应等待患者彻底清醒,肌力完全恢复下进行拔管。同时准备好困难气道处理工具,拔管后密切观察呼吸运动情况,对于上气道梗阻要早发现早处理。

【总结】

通常情况下,采用喉罩气道管理能顺利完成大多数耳整形手术的麻醉,但无论是先天性还是烧伤后的耳畸形都可能伴随头面部及呼吸道异常继而发生困难气道,因此术前气道评估、对各种气道管理设备熟悉度决定了能否迅速采取有效措施建立气道。术中应合理镇痛,对于取自体肋软骨的患者,可以复合神经阻滞缓解术后疼痛。加强体温管理,及时处理体温异常。对于伴颈椎畸形的患者,体位变动时应谨慎。烧伤患者对吸入麻醉药的需求增加应防止浅麻醉并避免使用去极化神经肌肉阻滞药物。

(胡 潇 贾继娥)

参考文献

1. LUQUETTI D V,LEONCINI E,MASTROIACOVO P. Microtia-anotia:a global review of prevalence rates. Birth Defects Res A Clin Mol Teratol,2011,91(9):813-822.

2. SAMARTZIS D D,HERMAN J,LUBICKY J P,et al. Classification of congenitally fused cervical patterns in Klippel-Feil patients:epidemiology and role in the development of cervical spine-related symptoms. Spine,2006,31(21):E798-804.

3. COOK T M,WOODALL N,FRERK C. Major complications of airway management in the UK:results of the Fourth National Audit Project of the Royal College of Anaesthetists and the Difficult Airway Society. Part 1:anaesthesia. Br J Anaesth,2011,106(5):617-631.

4. HAGBERG C A,GABEL J C,CONNIS R T. Difficult Airway Society 2015 guidelines for the management of unanticipated difficult intubation in adults:not just another algorithm. Br J Anaesth,2015,115(6):812-814.

5. STALLMER M L,VANABARAM V,MASHOUR G A. Congenital cervical spine fusion and airway management:a case series of Klippel-Feil syndrome. J Clin Anesth,2008,20(6):447-451.

6. TOTOZ T,ERKALP K,TASKIN S,et al. Use of awake flexible fiberoptic bronchoscopic nasal intubation in secure airway management for reconstructive surgery in a pediatric patient with burn contracture of the neck. Case Rep Anesthesiol,2018,2018:8981561.

7. STROBEL A M,FEY R. Emergency care of pediatric burns. Emerg Med Clin North Am,2018,36(2):441-458.

8. OSTA W A,EL-OSTA M A,PEZHMAN E A,et al. Nicotinic acetylcholine receptor gene expression is altered in burn patients. Anesth Analg,2010,110(5):1355-1359.

9. PERBET S,BOURDEAUX D,LENOIRE A,et al. Sevofluranefor procedural sedation in critically ill patients:A pharmacokinetic comparative study between burn and non-burn patients. Anaesth Crit Care Pain Med,2018,37(6):551-556.

10. UDY A A,ROBERTS J A,LIPMAN J,et al. The effects of major burn related pathophysiological changes on the pharmacokinetics and pharmacodynamics of drug use:An appraisal utilizing antibiotics. Adv Drug Deliv Rev,2018,123(1):65-74.

第四章

鼻科手术的麻醉

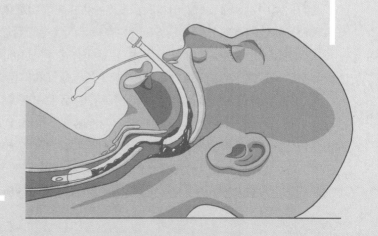

第一节　常规鼻内镜手术的麻醉

要点

1. **充分术前评估**　了解患者服药情况、合并症(此类患者多伴有支气管哮喘)等。
2. **麻醉管理原则**　全身麻醉优于局部麻醉,气道管理声门上通气装置优于气管导管、术中控制通气优于保留自主呼吸、全凭静脉麻醉优于平衡麻醉。
3. **提升鼻内镜手术视野**　可采用的方法包括:提高头位,全凭静脉麻醉,右美托咪定鼻腔给药,控制性降压。
4. **苏醒期拔管应避免出现呛咳**　声门上通气装置的使用可保障患者在清醒状态下拔管而且不出现呛咳。

【概述】

内镜用于鼻腔检查的历史可以追溯到 100 年前,当时内镜手术遇冷的重要原因在于内镜提供的视野局限,不能精确定位解剖结构,从而导致重要结构的损害和严重的并发症。直至 20 世纪 70 年代,受益于电子和光学设备技术的发展,适用于耳鼻咽喉科各亚专业手术的现代优质内镜相继研制成功,功能性鼻内镜手术(functional endoscopic sinus surgery,FESS)迅速开展。随着立体成像技术的研发,内镜手术不再局限于鼻腔和鼻窦,临床上更多地用于解决复杂的手术操作如肿瘤切除和颅底手术。随着内镜手术的普及和广泛应用,围术期麻醉处理的重要性也日益凸显,麻醉处理的重点需关注维持患者内环境稳定、减少术中出血、确保患者术中绝对制动等。合理的麻醉管理有助于学科间团队协作的发展,如协助耳鼻咽喉科医师暴露腹侧中枢神经系统,为神经外科手术的处理提供良好条件。

鼻腔通道邻近许多重要的解剖结构,如颈内动脉、筛动脉、垂体、颅底、上颈椎椎板、眼眶等,因此各专业之间的协助显得尤其重要。麻醉医师则致力于采用各种技术减少术中出血、改善手术视野。术中机械通气、控制性降压以及在麻醉苏醒期避免呛咳和呕吐都是麻醉医师为改善术后预后所能做的贡献。平稳苏醒和避免在拔除气管导管后进行手控正压通气有助于避免围术期再次出血和脑脊液漏。对于颅底手术(包括垂体手术),达到同样的目标更加困难,要求在拔除气管导管后及苏醒期患者保留自主呼吸、避免正压通气和确保无麻醉药的残余作用。

迄今,没有单一的麻醉技术适用于所有的手术和患者。对于一些简单的、常见的、典型的 FESS 手术,全凭静脉麻醉、局麻或喉罩以及控制性降压都可以达到改善手术视野的"无血状态"。但是现代五官科手术中使用内镜的范围越来越大,尤其与神经外科、眼眶外科及颈椎外科的联合手术,这些复杂的手术通常耗时且创伤大。同时,病态肥胖及其他多种合并症人群的增加,一方面降低了手术成功率,另一方面妨碍了声门上通气技术的应用。故现代内镜手术的麻醉技术需要采用个体化方案,麻醉医师考虑的首要原则仍是患者的安全,其次是满足手术的需要。所以说鼻内镜手术麻醉处理的复杂程度不亚于任何一个亚专科麻醉。

【 麻醉管理 】

(一) 术前准备和评估

术前评估是确保麻醉成功实施的重要部分。对于鼻内镜手术的患者,麻醉医师需要额外关注以下几点:

1. 对于只能张口呼吸的患者,除了解患者的气道情况还应了解是否合并阻塞性呼吸睡眠暂停、肥胖等合并症,因为麻醉和手术会使患者原有的气道问题更加复杂化。术前正在使用持续气道正压通气装置,鼻腔操作和填塞都不利于正压通气的尽早使用。应指导和告知患者手术后鼻腔填塞后如何经口呼吸。

2. 了解患者的心血管功能状态。患有冠状动脉疾病和心律失常的患者可能无法耐受用于收敛鼻腔黏膜的局麻药和缩血管药物。

3. 麻醉医师需要了解患者正在服用的药物。如是否在服用替代激素、皮质醇激素、非甾体抗炎药、支气管扩张剂、抗生素等药物。炎症和水肿的鼻腔黏膜常导致术中出血增加,所以应鼓励患者继续服用控制炎症和水肿的抗生素和皮质醇类药物。

4. 纠正异常的凝血功能。患者可因为高凝或冠状动脉支架植入术后正在服用抗凝药物,如果停用抗凝药可能导致生命危险,应和患者以及专科医师共同探讨服用这类药物的时机和必要性。

5. 部分患者有哮喘病史。可能是非甾体抗炎药相关哮喘,也有患者无明确过敏原。

(二) 术中麻醉管理

1. 麻醉方法——局部麻醉 vs. 全身麻醉　许多简单的鼻腔手术可以在患者镇静状态下配合局部麻醉完成。局部麻醉通常在鼻腔内填充浸满含 1% 利多卡因与 1∶100 000 或 1∶200 000 的肾上腺素混合液的湿纱布。肾上腺素可以收缩鼻腔黏膜,减少术中出血,但鼻黏膜吸收后会导致高血压甚至心血管失代偿。作局麻准备可能是患者较为痛苦的时期,可以辅以小剂量的短效镇静药(如丙泊酚)。但是需注意患者可能在用药后神志不清和不合作,应避免过度镇静。患者镇静状态下还应该给予吸氧。手术过程中由于在患者面部放置高氧浓度的面罩或鼻导管,当外科使用电灼器时应警惕火灾的危险。

在镇静下行局部麻醉完成手术有诸多优点:①手术时间和恢复时间比全身麻醉要短;②术后恶心呕吐和鼻出血等并发症明显减少;③避免了对呼吸道的操作和机械正压通气。但是局部麻醉这种方法存在不少的缺点:①需要患者绝对配合;②术中可能发生体动;③局麻不完善导致镇痛不足,患者不能耐受手术的刺激;④过度镇静损害通气功能甚至呼吸抑制;⑤可能因出血导致误吸和气道阻塞,从而危及生命。

近年来越来越多的患者开始接受全身麻醉。原因包括副作用小的新型麻醉药物的出现、儿童及老年患者人数增加、快通道全麻技术的广泛培训、患者对舒适医疗的要求日益增加。手术本身的原因如手术范围广、时间长和预计失血量大的手术需要在全身麻醉下完成。麻醉的目的包括制动、手术野清晰和平稳快速苏醒。麻醉医师可根据自己的喜好选择全凭静脉麻醉(通常是瑞芬太尼复合丙泊酚)、吸入麻醉或平衡麻醉技术。和局部麻醉相比,全身麻醉的优点在于镇痛完善、全程无体动、无需患者合作、安全控制气道避免血液或灌洗液误吸。缺点在于麻醉苏醒期气管插管患者易发生呛咳、术后发生恶心呕吐的概率较高、术后恢复时间相对延长、费用增加等。麻醉诱导面罩通气时,如果患者存在明显的鼻部通气障碍,可以通过放置口咽通气道来解决。

2. 气道管理——气管插管 vs. 声门上通气装置(如喉罩) 声门上通气装置(如可弯曲喉罩)尤其适用于鼻及鼻窦手术。和气管插管相比,喉罩的优点在于置入时刺激小,所以无须较多的麻醉药物行麻醉诱导,无显著的循环抑制;术中维持相同的麻醉深度,喉罩通气的患者所需的麻醉药物少于气管插管患者;尤其是麻醉苏醒期避免了呛咳,减少术后出血的风险。另外,和气管插管相比,患者术后咽痛的发生率明显减少。摆放到位的喉罩与咽喉入口形成一个密闭可靠的呼吸通道,可以防止血液和分泌物进入呼吸道和消化道。但是声门上通气道的缺点包括可能存在放置不到位、术中移位。尤其是外科医师搬动患者头部时容易发生喉罩移位的情况,这样出现返流误吸以及气道不良事件的风险大大增加,这种情况可以通过加强麻醉医师的培训和风险意识进行规避和预防。

喉罩通气的患者采用自主呼吸还是控制通气。在笔者所在的单位,所有患者都在给予神经肌肉松弛药物后行机械正压通气,理由如下:①麻醉诱导时咽喉部肌肉松弛,可保证喉罩罩体服帖地和喉入口处贴合,保证放置成功率;②麻醉维持中,不存在因为咽喉部肌张力恢复导致喉罩体移位,避免了术中血液流入气道和胃;③肌松效果可以使用抗胆碱酯酶药物迅速拮抗并得以逆转。虽然声门上通气装置的初衷是为了保留自主呼吸,但是麻醉医师很难把握这个度——既保留充分的自主通气又保证足够的麻醉深度。

虽然喉罩的使用范围越来越广,但并非适用于所有人群,某些特定人群(如体态肥胖、咽喉部解剖异常的人群)需要气管插管控制气道。气管插管是经典的气道管理方式,它能有效地防止分泌物或血液流入呼吸道。气管导管可选用加强型导管或普通导管。一般来说推荐使用加强型导管,此类导管具有抗折、抗压功能,不会因为外界的力量导致气管导管折叠而发生窒息。由于患者的头面部为手术铺巾所遮盖,麻醉医师所处的位置远离患者的头面部,所以必须确保各接口处紧密连接和呼吸回路顺畅。笔者认为加强型气管导管也并非万无一失的选择,曾经有因为加强型气管导管内层脱落导致管腔完全堵塞不能通气的情况报道,其临床表现与气道痉挛非常相似。此外和喉罩相比,气管插管的缺点在于插管时有强烈的心血管反应和苏醒期患者表现为呛咳和循环激动,需要麻醉医师进行有效的措施进行预防和控制。

普遍认为气管插管可能较喉罩更能保护气道,理由是气管插管可以通过充气的气囊和气道壁紧密贴合,从而防止声门上的血液和分泌物流入气道。但实际情况可能并非如此。理由是,套囊位于声门下,从鼻咽部流下的血液和分泌物可以积聚在声门口、声门下甚至主气道。相反,如果喉罩放置得当,由于它密闭了咽喉入口处,流下的血液只会聚集在两侧的梨状窝和环后区(图4-1-1)。用纤维支气管镜检查气管插管和喉罩的鼻内镜患者的气道受血液污染情况发现,喉罩较气管插管能更有效地预防鼻窦手术后血液流入气管和支气管。另外,使用喉罩的鼻内镜患者的苏醒指标优于气管插管。因为在恢复期,患者更耐受喉罩直至完全苏醒,没有拔管相关的呛咳、

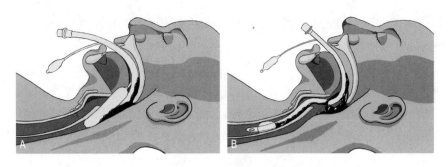

图 4-1-1　在鼻内镜手术中两种气道管理工具的应用
A.喉罩气道管理；B.气管导管气道管理。

气道阻塞和术后出血等不良事件。

3. 通气方式——自主呼吸 vs. 控制通气　既往观点认为采用声门上通气装置管理气道应该采用术中保留自主呼吸的方式。因为自主呼吸可以防止在高气道压时导致胃肠胀气、浅麻醉或喉罩位置不当。而且因机械通气导致的胃肠胀气可能加重患者反流误吸的危险，尤其在使用肌松剂时，反流误吸的危险更会增加。然而，一项 65 000 人的回顾性分析发现，无论使用气管导管机械还是喉罩进行控制通气抑或喉罩自主呼吸，反流误吸的机会相似。一般而言在气道密闭压小于 20cmH$_2$O 时无需考虑喉罩相关的胃肠胀气。而且随着技术的进步，二代声门上气道装置开始出现，二代声门上通气工具（supraglottic airway device，SAD）主要有两方面优势：①有效性，具有高密封压，即口咽漏气压高，密封压的形成与解剖匹配、罩囊与喉周软组织的结合、面积和压力有关，二代 SAD 的气道密封压约在 25~30cmH$_2$O，可用于间歇正压通气（IPPV）模式，用于满足大部分患者的正压通气需求；②安全性：首先二代 SAD 具有 25~30cmH$_2$O 的气道密封压，可以实现气道食管的分开管理，其次有胃食管引流通道，可以经此通道插入胃管，减少反流误吸。

传统的间断正压通气对血流动力学的影响较大。它提高胸膜腔内压和减少静脉回流。身体上部分组织的静脉回流受阻是鼻内镜术中出血的危险因素。和间断正压通气相比，高频喷射通气可减少鼻内镜手术术中出血。高频喷射通气减少术中出血的机制在于减少了胸膜腔内压。潜在风险在于：①高频喷射通气的干燥气流导致气管支气管黏膜缺少湿化而坏死；②高压导致气胸的发生；③小潮气量通气导致体内二氧化碳蓄积。另外，在实施颅底手术时，这种通气方式不可行。

以往的研究显示术中维持正常的二氧化碳分压或轻度低二氧化碳分压可以减少术中出血。但是近期的研究显示，丙泊酚和瑞芬太尼全凭静脉麻醉的患者，在维持相同的血压和心率的条件下，二氧化碳分压的高低并不影响术中出血和改善手术视野。高二氧化碳血症可导致脑血流增加和脑充盈，不利于鼻内镜下颅底手术的开展。

4. 全身麻醉方法的选择——平衡麻醉 vs. 全凭静脉麻醉　常见的麻醉方法包括平衡麻醉和丙泊酚复合瑞芬太尼全凭静脉麻醉。无论选用哪一种麻醉方法，麻醉维持应满足镇静、镇痛和肌松的条件。以往的研究显示丙泊酚复合瑞芬太尼全凭静脉麻醉较平衡麻醉可为鼻内镜手术提供更好的手术视野。我们比较了不同麻醉方法对鼻内镜患者术中视野和术后恢复质量的影响。术后恢复质量的评估采用 QoR-40 量表，该量表包含情感状态、生理舒适度、心理支持、生理独立性和疼痛四方面的评估。结果发现,丙泊酚复合瑞芬太尼全凭静脉麻醉较地氟醚平衡麻醉不仅改善手术视野,而且可为患者提供较高的术后恢复质量。

5. 提升手术视野的措施 麻醉医师应根据疾病的性质、程度以及血供决定是否采取有创监测和开放粗大的静脉通路。对于绝大多数鼻内镜手术而言,麻醉医师只需提供良好的手术视野即可。可采用的方法包括采用全静脉麻醉如丙泊酚复合瑞芬太尼或阿芬太尼等和使用血管活性药物等。如前所述,局麻药复合肾上腺素可以收敛鼻腔黏膜局部的血管,吸收入血可能导致心血管不良事件的发生,麻醉医师应该加强术中监测。麻醉药物可以降低血压达到减少手术野出血和改善手术野的效果。无论全凭静脉麻醉还是吸入麻醉技术,只要应用得当都能够保证患者的呼吸和循环系统稳定,同时为手术医师提供良好的手术视野。另外,头位抬高30°,可以减少手术野的出血。和平卧位相比,采用头高足低位可以减少低处身体部位的血液回流,从而减少出血和改善手术视野。采用该体位的不良反应在于突然血压下降,所以应该缓慢放置体位,该体位有潜在静脉气栓的危险。

外科医师有时会要求麻醉医师实施控制性降压以减少术中出血和改善手术视野。所谓控制性降压是指将收缩压降至 80~90mmHg,或将平均动脉压降至 50~65mmHg,或将平均动脉压降至基础值的 2/3。术后血压回升过快可能会导致活动性出血,因此需要将血压逐步调整至合理的水平。可以通过下述药物和手段达到控制性降压的目的。

(1)吸入性麻醉药物:吸入性麻醉药物通过舒张血管和抑制心肌收缩力作用降低平均动脉压和全身血管阻力。此方法的特点是可控性好,起效和消退迅速。

(2)硝普钠:通过释放一氧化氮直接扩张血管。具有快速起效和恢复、容易滴定的特点。缺点是可能导致氰化物中毒、反弹性高血压、交感神经刺激、肺内分流增加、冠脉窃血以及心动过速等,需连续动脉血压监测。

(3)硝酸甘油:直接扩张血管。和硝普钠一样,也具有起效和恢复快、容易滴定的优点。和硝普钠相比,优点在于心率升高幅度有限,无冠脉窃血危险。但是仍可增加肺内分流,有导致高铁血红蛋白和抑制血小板聚集的可能。

(4)β受体阻滞剂:心肌负性作用力。短效药物(如艾司洛尔)起效和消退迅速,也容易滴定。缺点在于心动过缓、心排血量减少和传导阻滞。对呼吸系统的影响是可导致气道痉挛,在气道高敏反应的患者需慎用。

(5)钙通道阻滞剂:通过减少钙离子的跨膜转运引起血管扩张。此类药物起效迅速且不影响气道反应性。但可引起心脏抑制、心动过缓和传导阻滞。

(6)瑞芬太尼:瑞芬太尼是超短效的阿片类镇痛药,具有起效快和消退快的特点,而且可控性好。瑞芬太尼降低交感张力,降低心率和血压的作用呈剂量依赖性。

(7)右美托咪啶:右美托咪啶是 α_2 肾上腺素能受体激动剂。右美托咪定作为一种麻醉辅助用药,可以减少术中阿片类镇痛药的使用剂量及术后躁动的发生。右美托咪定给药的途径包括静脉给药和经鼻腔给药。我们的研究显示,成人鼻窦炎手术的患者在麻醉诱导前 15min 经鼻腔进行右美托咪定 2μg/kg 喷雾可改善鼻内镜手术的手术视野和减少出血。

控制性降压的相对禁忌证包括严重的心脑血管疾病、周围血管疾病以及肝肾功能损害的患者。实施过程中应该严密进行心电图监测,ST段压低表明可能发生心肌缺血。未经处理或控制不佳的高血压也是控制性降压的相对禁忌证。由于高血压患者的脑血管自主调节压力范围上调,导致患者即使在与正常人相比相对较高的血压水平下也可能发生脑缺血。肺部疾病患者使用控制性降压需慎重,因为可导致通气血流比例失调和生理无效腔增加,从而导致动脉血氧含量下降和肺泡-动脉氧梯度增加。

【苏醒期管理】

鼻腔手术后出现咳嗽或紧张会导致静脉充血,继而导致手术部位出血。保障平稳顺利地苏醒是麻醉医师的挑战。

(一) 拔管问题——清醒拔管 vs. 深麻醉下拔管

犹如飞机起飞和降落是整个航程中最为危险的阶段,麻醉诱导和拔管也是麻醉管理过程中容易出现不良事件的时期。拔管并不是简单地将气管插管的程序倒着走一遍,影响拔管安全的危险因素不仅在于气道本身,心血管系统、眼压、颅内压的变化都会影响患者的病情转归。虽然拔出气管导管的步骤很简单,但莽撞拔管带来的灾难可将麻醉医师和患者带入万劫不复的境地。

所谓深麻醉下拔管是指患者自主呼吸充分恢复但咽喉反射仍处于抑制状态时拔除气管导管。拔管时呼气末七氟醚值应不小于1.0MAC;确保无肌松药和阿片类药物的残余作用;明视下充分吸净聚集在口咽部的血液和分泌物;导管套囊抽气时患者保留规律的自主呼吸模式;还需要具有丰富经验的麻醉医师,具有一旦拔管后气道丢失可重新掌控气道的能力。该操作的优点在于避免清醒拔管时的呛咳和剧烈循环系统、眼内压和颅脑内压的变化。但是从深麻醉下拔除气管导管至患者完全苏醒的阶段可能出现气道阻塞和返流误吸。对于鼻内镜手术的患者,笔者认为并不适合采用深麻醉下拔管技术,原因如下:①胃内积聚的大量血性液体增加返流误吸的危险;②手术部位的血液下流可能导致喉痉挛的发生;③一旦出现呼吸抑制,呼吸道的积血使再次插管变得困难。所以对于气管插管的鼻内镜手术患者,我们选择清醒拔管。以下措施可以减少清醒拔管呛咳和循环系统等不良反应:①使用阿片类药物如小剂量瑞芬太尼[$0.03\mu g/(kg\cdot min)$]持续输注;②气管插管时声门和声门下2%利多卡因表面麻醉,但该方法仅适用于30min左右的短小手术;③拔管前静脉注射1.5mg/kg 2%利多卡因等;④在手术结束后,使用Bailey手法将气管导管更换为喉罩。

在笔者所在科室,超过90%的鼻和鼻窦手术采用喉罩通气,手术结束后将患者转运至术后恢复室(post-anesthesia care unit,PACU)苏醒,转运途中需避免出现浅麻醉。所谓浅麻醉是指患者意识尚未恢复,咽喉部肌张力恢复,任何刺激如搬动头位等可能导致喉罩移位甚至喉痉挛的发生。笔者常规在将患者从手术床搬运至转运床之前追加0.5~1mg/kg丙泊酚,确保患者不会出现不耐喉罩的情况发生。在PACU,将患者置于头高30°位置,减少静脉压力,减少术后出血。由于不刺激气道黏膜,拔除喉罩时不会导致呛咳。患者拔除喉罩的时机应该选择清醒还是深麻醉下拔除,笔者团队倾向成人完全清醒后拔除喉罩,因为此时患者的气道和咽喉部反射已恢复,可以避免不良气道事件的发生。对于不合作的患儿,选择在深麻醉下拔除喉罩,但需确保患儿无活动性出血。拔出喉罩前如果发现患者有较多的血性分泌物,应予以充分吸引。

(二)术后恶心呕吐

术后恶心呕吐会影响患者的转归,麻醉医师必须重视 PONV 的防治。年轻女性、无吸烟史、既往有 PONV 病史和术后使用阿片类药物是患者出现 PONV 的危险因素。具有 0、1、2、3、4 项危险因素的患者发生 PONV 的概率分别为 10%、20%、40%、60% 和 80%。既往的观点认为对低危患者可暂不干预,只对中高危患者给予 2~3 种药物进行预防。但目前的观点认为应积极防治PONV,可采用"危险因素量 +1"的预防措施。举例来说,如果患者具有 2 项危险因素,那么应当得到 3 种药物或者措施进行干预。手术结束前给予地塞米松和五羟色胺受体阻滞剂是目前公认的有效预防 PONV 的组合。

(三)术后镇痛

鼻内镜术后疼痛多不剧烈,给予非甾体抗炎药可以有效地为患者提供满意的镇痛效果。虽然非甾体抗炎药具有潜在的血小板抑制作用从而增加出血的危险,理论上需避免使用。但是从笔者所在单位的实践经验来看,以 1mg/kg 给予帕瑞昔布钠不但可有效控制疼痛,而且并无术后出血等严重不良事件的发生。

【总结】

在 FESS 广泛实施的今天,恰当的麻醉管理是确保手术成功的重要保障。除极其简单和表浅的鼻腔手术,多在全身麻醉下实施。不管是全凭静脉麻醉还是吸入麻醉、气管导管还是喉罩通气,都应该根据患者的情况、手术的需要和麻醉医师的经验来制订个体化的麻醉方案,为手术提供制动、完善的手术视野和平稳的苏醒。

(沈 霞)

参考文献

1. KELLER C,BRIMACOMBE J. Spontanatmung versus kontrollierte Beatmung mit der Larynxmaske. Eine Ubersicht. Spontaneous versus controlled respiration with the laryngeal mask. A review. Anaesthesist,2001,50(3):187-191.

2. KAPLAN A,CROSBY G J,BHATTACHARYYA N. Airway protection and the laryngeal mask airway in sinus and nasal surgery. Laryngoscope,2004,114(4):652-655.

3. QIAO H,CHEN J,LI W,et al. Intranasal atomised dexmedetomidine optimizes surgical field visualisation with decreased blood loss during endoscopic sinus surgery:a randomized study. Rhinology,2016,54(1):38-44.

4. LIU T,GU Y,CHEN K,et al. Quality of recovery in patients undergoing endoscopic sinus surgery after general anesthesia:total intravenous anesthesia vs desflurane anesthesia. Int Forum Allergy Rhinol,2019,9(3):248-254.

第二节　鼻内镜下复发性鼻咽癌切除术的麻醉

要点

1. 术前评估　患者一般相对年轻,但一般情况差,有放化疗相关的并发症(如张口受限、脑神经损伤、听力损失和认知功能损害等);精神健康因头痛而受损;部分患者存在严重的贫血等。需要了解病变与周围结构的关系,警惕颈动脉爆裂综合征的风险。

2. 气道管理　放疗导致的张口受限和颈部活动度下降加大了气道管理的难度,首选经口清醒纤维支气管镜下气管插管。口咽部应放置纱布以防止血液和消毒液流入呼吸道(下气道)和胃;避免单肺通气和高套囊压;术中压力控制通气,避免 PEEP。

3. 循环管理　术中可能因使用肾上腺素棉片收敛鼻黏膜、误伤血管、神经反射而出现血流动力学不稳定,应进行严密监测;术中常采用头位抬高的体位,警惕静脉空气栓塞(VAE)发生;肿瘤的位置及其与颈内动脉的关系预示可能发生严重的循环系统并发症;对于一侧颈内动脉栓塞的患者,术中应维持较高的平均动脉压以保障脑灌注。

4. 麻醉苏醒　在拔除气管导管时应确保除镇痛作用外无过度镇静和肌松残余作用;避免拔管呛咳;防治苏醒期躁动。

【概述】

鼻咽癌(nasopharyngeal carcinoma,NPC)是主要发生于我国南方的鼻咽部的恶性肿瘤。初发的 NPC 对放射治疗敏感、疗效确切,但仍有约 15%~30% 的患者复发。复发性鼻咽癌(recurrent NPC,rNPC)往往对再次放疗不敏感,而且再次放疗可导致严重的并发症(如脑神经损伤、颞叶坏死、放射性骨坏死和颈内动脉破裂等)。随着内镜手术技术和器械的进步,鼻内镜下进行 rNPC 的切除被认为是首选的外科治疗方案,不但可以避免上述严重并发症,且患者预后良好。鼻内镜下切除 rNPC 的规范化治疗的主要参考依据是相关的手术分型。

鼻咽癌好发于咽隐窝鼻咽顶。鼻内镜下鼻咽癌切除术需要很好的手术暴露以界定重要的解剖标志如翼突、翼管神经、上颌神经、咽鼓管、腭帆张肌及咽旁段颈内动脉等。然而颈内动脉多有变异(尤以咽旁段颈内动脉变异较多),颈内动脉变异程度越大,术中损伤颈内动脉的风险越大,增强 MRI+MRA 的组合是术前评估颈内动脉的重要且有效的方法。增强 MRI 能清晰显示咽后淋巴结的大小和对颈内动脉的侵犯情况。MRA 则能直观显示颈内动脉形态有无变异。我院鼻颅底团队在回顾性研究鼻-颅底肿瘤病例中颈内动脉受累情况及鼻内镜手术结果的基础上,提出了颈内动脉 "5S"(surround、site、segment、blood supply、supplementary Data)术前评分量表及四级处理策略。

对麻醉医师而言,要关注手术的进程、协助提供清晰的手术视野、及时发现颈内动脉破裂并进行扩容输血等措施以维持血流动力学的稳定。rNPC 因其常向咽旁及颅中窝底生长,容易造成对颈内动脉的侵犯。有明显颈内动脉侵犯或术中有伤及颈内动脉风险者,术前通常需行颈内动脉球囊闭塞试验(balloon occlusion test,BOT),若试验阴性,提示侧支循环良好,根据手术计划,可考虑先行患侧颈内动脉栓塞;若试验阳性,提示栓塞后侧支循环无法代偿,会导致严重的脑缺血,若手术计划仍需切除受累段颈内动脉,则应先行患侧动脉搭桥或动脉内支架置入术,保证术中切除受累段颈内动脉后患侧血流仍能满足脑血供。麻醉医师应确保在术中维持此类患者充足的脑血供。

对于Ⅱ型、Ⅲ型、Ⅳ型内镜下鼻咽癌切除术常需要颅底重建(分型见表 4-2-1)。颅底重建的目的包括:手术中有颈内动脉及颅底骨质的广泛暴露,重建可以对上述结构起到保护作用;重建可以促进手术创面更快、更好的修复,有效提高术后患者的生活质量。目前鼻咽部重建的材料主要包括带蒂的鼻中隔黏膜瓣和带蒂的颞肌筋膜瓣。如采用颞肌筋膜瓣进行颅底重建,患者可能需要在术后进行预防性气管切开。

【麻醉管理】

(一) 术前准备和评估

1. 了解患者的一般情况　鼻咽癌患者相对年轻,40~60 岁为该疾病的高发年龄段。放疗可导致张口困难,从而影响患者进食,出现低蛋白血症和贫血及电解质紊乱等。化疗药物导致的骨髓抑制可引起贫血,此外,部分患者因为颈内动脉出血导致严重的贫血。术前纠正贫血有利于提高患者的生活质量、改善缺氧以及为手术做储备,纠正方法包括补充铁剂、使用促红细胞生成素和输血。同时因为术中还可能会发生大出血,患者术前均应交叉配血。

放疗可导致同侧脑神经(舌咽神经)损害和咽喉部反射迟钝,进食呛咳可能导致患者吸入性肺炎,应在术前明确肺炎的严重程度并进行相关治疗。

头痛可能是鼻咽癌患者的首发症状,虽然放化疗通常可以有效缓解该症状,但是复发性鼻咽癌患者仍可表现出头痛,除疾病侵袭颅底和压迫神经外,放射性骨坏死也是该类患者头痛的原因,头痛损害患者的精神状态,患者可表现为抑郁。放疗导致听力损失和认知功能损害,从而增加苏醒期躁动及术后谵妄发生率。

2. 气道评估　放疗后因颞下颌关节粘连机化导致张口受限。放疗还可导致颈部组织顺应性下降、咽喉部及气道黏膜水肿。以上病理性变化对麻醉医师气道管理提出了挑战。手术部位在鼻咽部,因此排除了经鼻入路行纤维支气管镜/电子软镜清醒气管插管(后统称"软镜清醒插管")的可能性,麻醉医师术前应该告知患者气道管理中可能出现的困难和应对方法,但是听力损失影响麻醉医师与患者交流的有效性。一般情况下,单侧舌咽神经损害和咽喉部黏膜水肿不影响术后的气管拔管,但是麻醉医师应保障苏醒期患者口咽部及气道反射恢复至术前水平。

3. 了解病变范围和手术分型　肿瘤的位置及其与周围结构尤其颈内动脉的关系预示了术中发生严重并发症的可能性。鼻咽癌患者常因病变组织发生感染、坏死、骨质破坏或肿瘤侵犯动脉导致颈动脉爆裂综合征(carotid blowout syndrome,CBS)的发生,一旦发生 CBS,患者预后差、死亡率高。CBS 可分为三型:①Ⅰ型为先兆 CBS,因放疗或手术后导致颈内动脉裸露,影像学检查显示血管周围含气征、周围组织坏死、颅底骨质破坏；②Ⅱ型为邻近动脉爆裂，患者有短暂出血，出血自行停止或经填塞后止血，随时会发生CBS；③Ⅲ型颈动脉爆裂，此型最为凶险，患者颈动脉爆裂，出现失血性休克、血液堵塞气道等严重不良事件，需进行紧急救治。发生CBS预警指标包括：①临床表现包括病史（鼻咽癌放疗史、近期鼻出血史）、症状（明显头痛、发热、进食差、卧床）、体征（营养不良、痛苦面容、贫血、恶臭）；②影像学预警指标包括，CT、MRI、动脉造影确诊假性动脉瘤的存在，复发性鼻咽癌再程放疗导致组织坏死和颅底骨质破坏，CT血管造影显示对比剂外溢（提示动脉壁破损）。Ⅰ型和Ⅱ型CBS以预防为主，治疗措施包括进行抗炎或抗真菌治疗，同时清理坏死组织；Ⅲ型则需要紧急救治，包括容量复苏、建立高级气道、启动介入治疗如颈动脉栓塞或动脉支架植入。

部分患者在术前进行了球囊闭塞试验（balloon occlusion test，BOT），麻醉医师应了解BOT试验的结果。如果患者进行了一侧颈内动脉栓塞，那么术中应注意维持较高的血压以保障充分的脑灌注。手术医师常根据病变的范围制定相应的手术分型。表4-2-1罗列了笔者所在医院鼻颅底外科团队根据近5年的经验，内镜下鼻咽癌切除术的手术分型。

表 4-2-1　内镜下鼻咽癌切除术的手术分型

手术分型	解剖范围	对应复发肿瘤分期	颅底重建
Ⅰ型	鼻咽中线区、蝶窦、鼻腔及筛窦	T_1和rT_3（中线区）	否
Ⅱ型	在Ⅰ型的基础上向外侧扩展，另包含咽鼓管软骨段、咽旁间隙和岩斜区内侧	rT_2	是
Ⅲ型	在Ⅱ型的基础上向外侧扩展，包括岩斜区外侧、颞下窝、颅中窝底（硬膜外）、眼眶和眶上裂，海绵窦和脑神经	rT_3（旁中线区）和rT_4期（颅外）	是
Ⅳ型	在Ⅲ型的基础上广泛暴露/切除咽旁段、岩骨段和破裂孔段颈内动脉；颅中窝内侧	rT_4	是

（二）术中麻醉管理

1. 气管插管方法的选择

（1）清醒软镜插管：内镜下鼻咽癌切除需经鼻操作，要求麻醉医师经口气管插管控制气道。放疗导致颞下颌关节活动严重受限的患者张口受限。当张口小于二指时，普通喉镜片难以置入，直接影响经口气管插管的成功。可选经口清醒软镜插管。采用清醒软镜插管的优势在于保持患者气道通畅和避免返流误吸。应和患者进行充分沟通并获得患者的理解，患者能够保持安静和配合是清醒软镜插管成功的首要条件，所以清醒气管插管并不适用于中毒或者躁动的患者。清醒气管插管需要进行气道黏膜的局部麻醉，方法包括局部喷雾、雾化吸入局麻药、喉上神经阻滞或环甲膜穿刺注入局麻药。对于张口困难的患者，经口表面麻醉会变得困难，可以采用螺旋式的张口器，在患者耐受的前提下，分次逐步使患者张口度变大直至为清醒插管创造条件。在行表面麻醉的过程中，我们发现这类患者的口咽部黏膜因放疗而变得干燥，且咽喉部反射比较迟钝，故局麻的效果通常良好。保障清醒软镜插管成功的关键取决于患者和操作者两方面：患者应清醒配合并信任操作者；操作者应确保表面麻醉效果确切，操作技巧熟练，且从容自信，选用鹰嘴气管导管也有利于导管顺利通过声门。

（2）可视管芯插管：在部分鼻咽癌患者，放疗常导致牙齿损伤和脱落，即使张口受限，有经验的麻醉医师还是可以采用可视管芯行气管插管。

（3）其他插管方法：除了清醒软镜插管和可视管芯插管，其他插管技术包括光棒引导下盲探气管插管。我们的经验是对于张口不小于 2 指、颈部活动不受限、无面罩通气障碍的患者，麻醉诱导前充分去氮储氧，保证足够的麻醉深度和肌松的条件下，行盲探光棒导引下气管插管可确保成功。但是对于肥胖的患者，由于颈前区透光性变差，该方法的成功率下降。该方法也不适用于口咽喉肿瘤的患者，和其他的盲探气管插管一样，该插管技术可导致咽喉部损伤，甚至气道丢失，应做好经环甲膜穿刺或气管切开的准备。

2. 通气管理　成功置入气管导管后，为防止导管意外拔出或者进入一侧肺，应在听诊双肺确认导管深度后妥善固定，推荐使用防水丝绸胶布固定导管，再用防水贴膜覆盖胶布。为防止消毒液或血液流入气道和消化道，口咽部应放置纱布，并在术毕由手术医师取出。笔者所在医院曾发生一例口咽部纱布被遗忘，直至拔除气管导管后由患者咳出的情况。为避免此类意外发生，可采用如下方法：由手术室巡回护士进行记录并在手术结束后清点；在纱布的末端栓以缝线，将缝线固定于脸颊。

麻醉医师应警惕呼吸回路的完整性和安全性，一旦发现术中通气故障应先行手控通气，初步判断是呼吸回路断开还是梗阻原因。笔者曾遭遇一例下颌骨截除的患者在手术进行 1h 后出现气道梗阻不能通气的情况，原因是加强型气管导管内层脱落导致气道梗阻。

术中宜采用压力控制的机械通气方式，维持动脉血二氧化碳分压 35~45mmHg。应避免采用呼气末正压，因为胸腔压力增高不利于头面部静脉回流，从而导致手术野出血增加。长时间手术如需要间断行肺复张，应预先和手术医师进行沟通。

3. 麻醉监测

（1）除常规的监测外，在诱导完成后，建立有创动脉压力监测有利于实时监测因鼻内注射药物或应用血管活性药引起的血流动力学变化，以及应对罕见的术中灾难性大出血（颈动脉或其他动脉破裂）。此外，术中还可经动脉导管采样，行动脉血气分析，观察血糖、血红蛋白及内环境变化。

（2）麻醉中很少有监测中心静脉压的指征，只在患者有严重的心脏功能不全时施行。因为术中可能发生罕见的突发出血，所以良好的静脉通路非常重要。笔者所在单位常规在术中保证 3 路通畅的静脉通路，分别为：①从病房带入的外周静脉留置导管，通常为 22G，此静脉通路用于持续输注静脉药物，如瑞芬太尼和去氧肾上腺素；②开放右颈内静脉用于快速补液；③上臂再开放一路外周静脉留置 16G 套管针用于快速补液和输血。

（3）其他的监测包括：①脑电双频谱指数（bispectral index，BIS）监测，应维持 BIS 在 40~60；②听觉诱发电位（auditory evoked potential，AEP）、脑电意识深度监测系统（Narcotrend）、熵指数（entropy）、脑功能状态指数等也能用于监测镇静深度；③常规体温监测以维持核心体温正常（36~37℃）；④尿量监测判断肾脏灌注；⑤脑氧饱和度监测可以及时发现脑缺血。

4. 麻醉方法的选择　从麻醉开始就要仔细筹划术毕时的麻醉复苏。无论采用何种麻醉方法，目标是相同的：保持患者气道通畅、维持血流动力学稳定、消除疼痛感、术后平稳苏醒、保持患者清醒和避免气道阻塞。

此类手术的时间比较长,麻醉医师应该熟悉所使用药物的药代和药效学。术中可应用吸入麻醉药(七氟烷或地氟醚)和瑞芬太尼平衡麻醉或丙泊酚复合瑞芬太尼全凭静脉麻醉。避免在手术后期使用镇静效果强、持续时间长的药物。术中吸入麻醉药如选用七氟醚,应该在后期改为地氟醚麻醉或改为全凭静脉麻醉。目前临床常用的吸入麻醉药肺泡分压降低 50% 的时间大致相当,与麻醉时间无关,均约为 5min,但是对于长时间的手术和麻醉来说,吸入麻醉药肺泡内分压降低 80% 和 90% 的时间变得明显不同。以麻醉 1h 的手术为例,肺泡浓度减少 95% 在地氟醚约需要 5min,七氟醚为 18min,异氟醚为 30min。同样,以 6h 的麻醉为例,肺泡内分压降低 90% 的时间在七氟醚 65min,异氟醚为 86min,地氟醚为 14min。以上案例说明吸入麻醉药的时量消除半衰期随着时间延长而延长,即随着麻醉时间的延长,使用不同的吸入麻醉药对于患者恢复时间的差异会变得非常明显。

丙泊酚和瑞芬太尼因药代动力学及药效动力学特点,是全凭静脉麻醉(total intravenous anesthesia,TIVA)最常用的组合。虽然 TIVA 被列为术中知晓的危险因素,但是 TIVA 中采用 BIS 监测并维持 BIS 值 40~60,可将术中知晓发生率降低 80% 以上。TIVA 时需始终保证输注泵工作正常和静脉通路畅通。丙泊酚不仅具有止吐作用,还降低术后恶心呕吐发生率。TIVA 在降低术后认知功能障碍方面也比吸入麻醉具有潜在的优势。瑞芬太尼是一种超短效阿片类药物,其短效与酯键有关,主要通过血浆和组织中非特异性酯酶快速水解,其代谢不会因为肝肾功能衰竭或假性胆碱酯酶的水平而受到显著影响。临床消除半衰期小于 6min。虽然瑞芬太尼可有效抑制术中疼痛和应激,但除非停用前使用了其他长效阿片类药物进行术后镇痛,否则其镇痛效果快速代谢,会导致患者出现术后疼痛。

5. 神经肌肉阻滞的选择 术中维持患者的制动非常重要。可以间断静脉推注肌松药来保持肌肉松弛,也可以持续输注肌松药来达到肌松效果。在笔者团队的临床实践中,瑞芬太尼 $0.1\mu g/(kg\cdot min)$ 持续输注或维持其效应室浓度不低于 5ng/mL 可维持患者术中良好的制动。非去极化肌松药包括苄异喹啉类和甾类。新型肌松拮抗剂舒更葡糖钠的出现影响了麻醉医师肌松药的选择。舒更葡糖钠是一种环糊精化合物,可包裹非去极化甾类肌松药(有效性依次为罗库溴铵 > 维库溴铵 > 泮库溴铵),并快速逆转深度肌松(如 3min 内逆转 0.6mg/kg 的罗库溴铵)。因为其不作用于乙酰胆碱酯酶所以不需要复合使用抗胆碱能药物阿托品或格隆溴铵。舒更葡糖钠对于苄异喹啉类肌松药如阿曲库铵、顺阿曲库铵无效。舒更葡糖钠似乎对心血管系统作用较小,不良反应少。在此类手术的麻醉管理中,笔者团队常规使用甾类肌松药罗库溴铵维持术中患者制动,并在术后给予舒更葡糖钠进行充分的肌松拮抗。

6. 术中循环管理 应维持术中心率及血压波动范围不超过基础值的 20%,若术前已行一侧颈内动脉栓塞术,血压波动范围不超过基础值的 10%。采用目标导向的液体管理模式,维持动态指标:SVV≤13% 或 PPV≤13%。

术者常采用含肾上腺素的局麻药浸润鼻腔黏膜以减少术中出血。但是过量的肾上腺素会引起高血压、心动过速和心律失常。在排除浅麻醉的前提下,应告知手术者从鼻腔中取出浸泡有肾上腺素的棉片,必要时给予 β 受体阻滞剂和降压药。术中刺激三叉神经,可引起严重的心动过缓,一般停止刺激即可缓解。

术中损伤颈内动脉或其他动脉(如眼动脉)可能导致失血性休克。麻醉医师一定要关注手术进展,将这类损伤的风险牢记在心,并确保足够的静脉通路以便快速补液和输血,同时要保证有充足的、经过交叉配血的血制品。一旦发生动脉损伤,快速扩容和血液复苏至关重要。如果动脉损伤无法修复,外科医师可以先填塞止血,再将患者转至介入手术室,对损伤血管实行介入栓塞术。颈内动脉损伤后是否会引起灾难性后果更多地取决于外科医师的处理:①要在最短时间内止住血,避免失血性休克和脑缺血;②是要在第一时间进行介入治疗。将高危患者直接安排在复合手术室进行手术无疑是上述问题的最佳解决方案。笔者所在医院鼻颅底手术团队对于高危患者在颈内动脉造影和球囊闭塞试验(balloon occlusion test,BOT)的基础上,开创性地开展了颈内动脉术中 DSA 护航技术,将导管留置于颈内动脉内,持续滴注生理盐水防止血栓形成。一旦颈内动脉损伤后的第一时间进行球囊闭塞及后续处理,最大程度地缩短抢救时间。

术中患者头位约抬高 20°,头位高于心脏有利于术野的暴露,也可以减少出血,然而增加了发生静脉空气栓塞的风险。一般头位高于心脏 13cm,脑灌注压降低 10mmHg。因此,在控制性降压时一定要考虑头高于心脏的距离,应将有创动脉压力监测传感器固定在乳突水平。

总体而言,维持合理的血压可能有些复杂,要避免高血压,协助外科医师控制出血,也要保证足够的脑灌注压,预防脑缺血。麻醉医师必须保持警觉性,要严格监测血流动力学的变化。

脑保护的措施包括维持血压保证 Wills 环和旁路的血供;使用血管活性药物如去氧肾上腺素或输注晶体液提升血压和降低缺血区域的血液黏度,血压维持在较基础值降低 10%~15% 的水平,Hct 在 30% 左右。

【苏醒期管理】

(一) 气管拔管

平稳的麻醉苏醒非常重要,拔管时呛咳和拔管后咳嗽会导致手术部位出血和填塞的脂肪或筋膜移位,还会增加术后感染和脑脊液漏的风险。一般来说,手术完毕即拔出气管插管。拔管的标准包括:患者意识清晰、血流动力学稳定、自主通气时有足够的呼吸频率和潮气量、无肌松残余。换句话说,要确保拔管时除了阿片类药物的镇痛作用外,其他的镇静、肌松作用已消退。因为对于此类患者,术后放置鼻腔导管是禁忌的,拔管后经面罩持续气道正压通气也变得困难,一旦拔管后出现气道梗阻,问题将尤为棘手。麻醉维持中使用消除半衰期超短的药物(如地氟醚、丙泊酚、瑞芬太尼)、术中 BIS 监测维持恰当的麻醉深度及术毕使用舒更葡糖钠充分拮抗肌松可以满足上述要求。

对于术前怀疑咽喉部有水肿的患者,可在内镜直视下查看咽喉部的情况。此外,可行漏气试验来判断有无声门下气道水肿(在气道导管的气囊放气后,观察呼吸回路是否漏气)。一般而言,术前无呼吸梗阻的患者不存在术后拔管困难的风险。拔管时维持瑞芬太尼效应室浓度在 2.0ng/mL 或 0.03μg/(kg·min)持续输注,可有效避免呛咳。

值得主意的是,在长时间手术中,通常这类手术患者一般情况较差,一般不建议进行交接班,而是应该由管理该患者的麻醉医师全程管理。如手术持续至深夜,对于疲惫的麻醉医师而言,此时警觉性和判断力下降,更应该严格掌握拔管指征,除有两位麻醉医师进行气管拔管,外科医师应在旁做好建立外科气道的准备。如果麻醉医师必须要轮换休息,应该进行完整详尽的交接班。

(二)术后恶心和呕吐

术后恶心呕吐(PONV)是继疼痛后围术期第二大不良反应。多种药物可用于预防和治疗PONV,现在经常使用两种或多种药物合用。例如多巴胺拮抗剂(氟哌利多或甲氧氯普胺)、组胺拮抗剂(苯海拉明、异丙嗪)、抗胆碱类药物(东莨菪碱)、类固醇(地塞米松)、神经肽拮抗剂(阿瑞吡坦)、五羟色胺拮抗剂(昂丹司琼、多拉司琼、格拉司琼和帕洛诺斯琼)。地塞米松联合五羟色胺拮抗剂是目前临床上常用的预防 PONV 的组合。

此类患者术后恶心和呕吐的原因还包括血液被患者吞下。呕吐引起的紧张可能导致进一步的静脉性渗出,形成恶性循环。除了主动地给予预防性抗恶心呕吐的药物,还可以在手术结束时立即经口置入胃管,谨慎地进行胃肠减压。

(三)术后寒战

术后寒战由诸多因素引起。包括低体温、输血反应、疼痛及麻醉性镇痛药物的不良作用。寒战会引起患者的不适感并增加监测难度,尤其可导致患者氧耗急剧增加(高达 200%)。术后寒战的确切原因并不清楚,但是常规予以皮肤表面加温可减少患者的不适感,其次可给予患者吸氧,其他可用的措施包括使用阿片类药物如曲马多。小剂量的右美托咪定、盐酸哌替啶、丙泊酚等也被证实有效。

(四)苏醒期躁动

疼痛是苏醒期躁动的首要原因。停用瑞芬太尼之前应该及时使用长效阿片类药物进行桥接。其次,长时间的机械通气、气管导管和导尿管的留置以及术前听力损失或可能的认知功能损害都是发生苏醒期躁动的危险因素。苏醒期躁动不但危害患者本身(如意外拔出气管导管、输液导管和肢体损害),也可能会伤害医务人员和增加医疗人力资源。而且有研究发现,苏醒期躁动可能与远期的认知功能损害密切相关。负荷剂量丙泊酚 0.5mg/kg 再辅以右美托咪定 0.5μg/kg 治疗苏醒期躁动通常有效。

(五)关于鼻咽癌术后气管切开

复发性鼻咽癌患者术后往往会有颅底大范围的裸露,包括颈内动脉等重要结构,为了促进颅底创面的快速修复,保护裸露的颈内动脉等重要器官,术后需要进行一期重建,目前广泛应用的是颞肌瓣进行颅底重建,即采用外进路获得带蒂的颞肌瓣,然后经过颞窝由颧弓深面转位至颞下窝,进行鼻咽、颅底创面的重建。一般颞肌瓣转移的患者可考虑在术后行气管切开。笔者所在医院的鼻颅底外科中心的医师多选择在术后行预防性气管切开。原因如下:①颞肌瓣移植后需要水囊压迫固定移植物,占据了口咽部的空间,术后黏膜水肿也加重呼吸道的阻塞;②转移来的颞肌瓣和创面渗出较多,而鼻咽癌患者因多次放疗和病变的侵袭可能已经出现后组脑神经的损害(表现为吞咽困难和咽反射迟钝),可能出现误吸,一旦手术部位出血或渗出液较多可导致患者窒息。故预防性气管切开可以有效预防上述不良事件的发生。术后 1 周至 10 天试着堵管,如果无严重并发症则可以封闭气切口。

(六)术后疼痛的管理

颅底手术后的疼痛程度和持续时间尚无明确的答案。既往认为开颅手术的患者疼痛程度较轻。但是,新的证据表明,神经外科手术的患者并没有得到妥善的疼痛治疗。研究发现 60% 的开颅手术患者术后疼痛程度为中至重度,这些患者中有 90% 的人在术后 12h 内出现疼痛并持续 48h。疼痛多被描述为搏动性痛或刺痛。疼痛的程度受手术入路的影响,侧颅底手术较枕下和颅面入路疼痛程度轻。患者自控镇痛是理想的镇痛方法,除解除患者的疼痛外,也能消除因疼痛带来的不良心理反应,还能降低阿片类药物的使用量。但是术后镇痛可导致 PONV 的发生。

值得注意的是,头痛可以是鼻咽癌患者的首发和唯一症状,经放化疗后头痛症状通常得到缓解。复发性鼻咽癌患者也有头痛的表现,与疾病侵袭颅底和压迫三叉神经有关、放射性骨坏死的患者伴发头痛的概率也比较高。通常手术治疗可缓解患者头痛,并改善患者的生活质量。头痛损害患者的心理健康,患者可表现为抑郁,对此类患者应该积极进行疼痛治疗,相关的疼痛治疗详见第九章第四节 "术后镇痛"。

【总结】

经内镜下复发性鼻咽癌手术治疗是挽救生命的首选治疗方案。患者术前多伴有放化疗的并发症,尤其张口受限增加了麻醉医师在麻醉诱导期掌控气道的难度,清醒软镜气管插管是首选方案。麻醉医师应在术前知晓病变和临近重要结构的关系并熟悉手术分型、术中维持血流动力学稳定和维持脑灌注并建立防治术中灾难性失血的策略。术中麻醉维持应以高质量的麻醉苏醒为目标,确保气管拔管时除阿片类药物的镇痛作用外,患者无过度镇静和肌松残余。

(沈 霞)

参考文献

1. CHEN Y P,CHAN A T C,LE Q T,et al. Nasopharyngeal carcinoma. Lancet,2019,394(10192): 64-80.

2. WANG J,LIAN C L,ZHENG H,et al. Cognitive dysfunction in patients with nasopharyngeal carcinoma after induction chemotherapy. Oral Oncol,2020,111:104921.

3. HSIAO K Y,YEH S A,CHANG C C,et al. Cognitive function before and after intensity-modulated radiation therapy in patients with nasopharyngeal carcinoma:a prospective study. Int J Radiat Oncol Biol Phys,2010,77(3):722-726.

4. CHEN J,ZHAO Y,ZHOU X,et al. Methylprednisolone use during radiotherapy extenuates hearing loss in patients with nasopharyngeal carcinoma. Laryngoscope,2016,126(1):100-103.

5. ZHANG H,SUN X,YU H,et al,Assessment of Internal Carotid Artery Invasion With the Endoscopic Endonasal Approach:Implications of a New Grading System and Security Strategy. J Craniofac Surg,2020,10.1097/SCS.0000000000007045.

6. LIU Y P,WEN Y H,TANG J,et al. Endoscopic surgery compared with intensity-modulated radiotherapy in resectable locally recurrent nasopharyngeal carcinoma:a multicentre,open-label, randomised,controlled,phase 3 trial. Lancet Oncol,2021,22(3):381-390.

7. LI W,LU H,LIU J,et al. Quality of Life Following Salvage Endoscopic Nasopharyngectomy in

Patients With Recurrent Nasopharyngeal Carcinoma：A Prospective Study. Front Oncol，2020，10：437.

8. LIU Q，SUN X，LI H，et al. Types of Transnasal Endoscopic Nasopharyngectomy for Recurrent Nasopharyngeal Carcinoma：Shanghai EENT Hospital Experience. Front Oncol，2021，10：555862.

9. AIELLO G，METCALF I. Anaesthetic implications of temporomandibular joint disease. Can J Anaesth，1992，39（6）：610-616.

10. THONGRONG C，KASEMSIRI P，CARRAU R L，et al. Control of bleeding in endoscopic skull base surgery：current concepts to improve hemostasis. ISRN Surg，2013，2013：191543.

第三节　经鼻内镜鼻颅底肿瘤切除术的麻醉

要点

1. 经鼻内镜行颅底手术赋予了颅底手术新的内涵。

2. 经鼻内镜经蝶窦入路垂体占位切除术的麻醉管理既具有经鼻内镜颅底手术麻醉管理的共性，又具有特殊性。

3. 麻醉医师应充分了解垂体占位可影响神经内分泌系统，进而影响患者的心血管系统、呼吸系统、骨骼肌系统和水电解质平衡，应制定有针对性的麻醉管理策略。

4. 麻醉苏醒应该迅速平稳，以进行充分的神经系统检查。

5. 警惕鼻颅底手术后的严重并发症。

【概述】

随着神经影像技术的发展以及手术设备和围术期监测技术的不断提高，既往一些因为位置和重要解剖结构毗邻而被放弃手术治疗的颅底疾病变得可以通过手术治愈且术后并发症的发生率下降。

经鼻内镜手术可以处理：①前颅底病变，包括脑脊液鼻漏、累及颅底的额、筛窦骨化纤维瘤和脑膜脑膨出及鼻窦肿瘤侵犯前颅底、嗅神经母细胞瘤；②中颅底病变，包括脊索瘤、垂体瘤、脑膜瘤、神经纤维瘤、颅咽管瘤和鼻窦肿瘤侵犯中颅底；③部分侧颅底病变，包括原发于鼻腔、鼻咽部侵犯翼腭窝、颞下窝的病变。经鼻内镜行颅底手术对患者而言是朝更好的术后转归和康复迈了一大步。但是，颅底大血管较多而且与下丘脑-垂体轴、颅底神经、脑桥、延髓等关系密切，因此手术操作容易引发心律失常、心动过缓或心动过速、高血压或低血压,同时还会影响术后意识恢复,抑制呼吸中枢,引起水电解质功能紊乱等。因此,颅底手术的麻醉管理对麻醉医师来说是极富挑战性的。

与传统的显微镜下经鼻蝶窦入路鞍区肿瘤(如垂体占位)切除相比,鼻内镜下经鼻蝶窦入路可以提供全景视角,手术医师在一个视野中可以看到颈内动脉、视神经颈内动脉窝和视神经,同时鞍区、斜坡也能清楚暴露,利于精细切除病变和止血。

鼻内镜下垂体占位切除术的麻醉管理具备所有鼻颅底手术的麻醉管理共性,也具有特殊性。垂体毗邻重要血管神经结构,其垂体窝所在的蝶鞍区,外侧壁紧邻海绵窦、颈内动脉及第Ⅲ、Ⅳ、Ⅴ、Ⅵ对脑神经。垂体也是人体重要的内分泌腺之一,其分泌的激素可对全身各系统产生广泛的影响(表 4-3-1)。垂体占位多伴有内分泌功能障碍,一方面是功能性肿瘤引起的激素分泌过量,而在功能性腺瘤中对围术期安全影响最大的是生长激素型(肢端肥大症)和促肾上腺皮质激素(adrenocorticotropic hormone,ACTH)型腺瘤(库欣病);另一方面是肿瘤压迫垂体组织引起的激素分泌不足。本章节主要阐述鼻内镜下经蝶窦入路垂体占位切除术的麻醉管理。

表 4-3-1　垂体前叶不同细胞分泌的激素及其作用

细胞类型	分泌激素	临床疾病	作用
生长激素细胞	生长激素(growth hormone,GH)	肢端肥大症	刺激骨和软骨生长,增加蛋白合成和脂肪分解,通过胰岛素样生长因子 1 降低机体对胰岛素的敏感性
泌乳素细胞	催乳素(prolactin,PRL)	泌乳素瘤	泌乳
促肾上腺皮质激素细胞	促肾上腺皮质激素(adrenocorticotropic hormone,ACTH)	库欣病	增加肾上腺皮质激素的分泌
促甲状腺素细胞	促甲状腺激素(thyroid-stimulating hormone,TSH)	甲亢	增加甲状腺血供,促进碘与甲状腺的结合,增加 T_3、T_4 的合成和释放
促性腺激素细胞	卵泡刺激素(follicle-stimulating hormone,FSH) 黄体生成素(luteinizing hormone,LH)		促进卵泡成熟、排卵和精子生成,促进睾酮分泌

【麻醉管理】

(一) 术前评估和准备

1. 明确肿瘤相关情况

(1) 肿瘤有无功能:垂体肿瘤可分为功能性和无功能性肿瘤。功能性肿瘤的首发症状常与激素分泌过多相关。催乳素瘤是最常见的功能性垂体腺瘤,但它的占位效应可能更显著。非功能性肿瘤也可导致催乳素分泌增加,是因为瘤体压迫垂体柄导致运输至垂体前叶的多巴胺减少,下丘脑对催乳素分泌的抑制减少。垂体瘤手术前,常规检查激素水平,根据患者的症状和激素水平可以推断肿瘤的内分泌类型。

（2）内分泌相关疾病:对于生长激素过度分泌的患者,麻醉医师应密切关注上呼吸道、心脏和呼吸系统受累情况。库欣病患者的多系统表现也是麻醉医师关注的重点。具体评估细节见下文。

（3）垂体功能低下:肿瘤在鞍区生长可压迫周围正常垂体组织,导致垂体功能低下,此外,垂体放疗、手术或垂体内出血也可导致垂体功能低下。

（4）占位效应:多见于大腺瘤,症状出现较晚。占位效应可为局部的,如视交叉或动眼神经受压。较大的腺瘤可导致脑脊液回流障碍,颅内压升高。当患者出现头痛、恶心、呕吐和视盘水肿时,应怀疑颅内压力增高,避免导致颅内压升高的操作。

2. 气道评估　肢端肥大症患者常出现气道解剖结构改变,包括面部骨骼增大,尤其是下颌骨,同时还伴有巨舌、咽喉部软组织肥大、会厌襞裂肥大、喉钙质沉积病及喉返神经麻痹。由于上述气道的改变,高达 50% 的肢端肥大症患者会出现睡眠呼吸暂停,从而导致面罩通气、声门暴露和/或气管插管困难。肢端肥大症对气道的影响分为四级:Ⅰ,无影响;Ⅱ,鼻咽部软组织肥大,未累及声门;Ⅲ,声门狭窄或声带麻痹;Ⅳ,软组织肥大和声门狭窄同时存在。气道累及Ⅲ级和Ⅳ级的患者通常需采用清醒软镜插管。内科治疗或许可逆转肢端肥大症引起的软组织改变,但骨性改变不可逆。软组织复原不意味着气道管理变容易。

许多库欣病患者伴有病态肥胖,可能增加气道管理难度。体重下降将利于改善气道状态和通气功能。患者可有睡眠呼吸暂停,可能与肥胖和气道肌肉肌病有关。库欣病患者胃食管反流和胃排空延迟,这也是许多麻醉医师选择快诱导或清醒气管插管的原因之一。肢端肥大症患者因常合并睡眠呼吸暂停,术前用药应慎用。如患者极其焦虑可给予小剂量咪达唑仑并持续监测脉搏血氧饱和度,同时准备好拮抗剂氟马西尼。

3. 心血管评估　肥大症患者的心血管异常包括高血压、左心室增大、心律失常和心肌病、心力衰竭和心脏瓣膜病也较常见。据报道,在肢端肥大症患者中,存在小血管冠状动脉疾病和内皮依赖性血管舒张损害。因此,即使患者没有其他的孤立危险因素,只要出现心绞痛症状也应该被认为是缺血的证据。

与肢端肥大症不同,库欣病的心血管表现是由于严重高血压所致。未经治疗的患者舒张压可大于 100mmHg。导致高血压的直接原因是糖皮质激素水平过高,可能机制如下:①糖皮质激素促进肝血管紧张素原的生成,激活肾素-血管紧张素系统并增加血浆容量;②糖皮质激素导致血管紧张素Ⅱ受体在血管平滑肌细胞表达的增加,进而导致内源性甚至是外源性儿茶酚胺的反应性增强;③糖皮质激素对血管平滑肌磷脂酶 A_2 的抑制,减少了舒血管的前列腺素的生成。所以,针对这些潜在的严重心血管异常,需谨慎地分析肢端肥大症和库欣病患者静息状态下的心电图和超声心动图,并评估其临床心肺功能。

4. 需要注意的问题　对多数垂体肿瘤患者,内分泌学、代谢和血液学评估都是麻醉医师需要关注的部分。

（1）术前通常应治疗合并的内分泌疾病,如甲状腺功能减退、肾上腺功能减退或性类固醇激素缺乏症。全垂体功能减退的患者,应给予甲状腺素和氢化可的松替代治疗,并须持续到手术当天早上。分泌促甲状腺激素的肿瘤患者的甲状腺功能可能减退(甲状腺消融后)、亢进或正常。

对于甲状腺功能亢进患者,术前应予药物控制症状和体征。部分此类患者会被误诊为原发性甲状腺功能亢进症,并接受了甲状腺消融治疗。由于该治疗导致对肿瘤的负反馈减少,肿瘤将迅速生长并发生局部侵袭。

(2)中枢性尿崩和罕见的抗利尿激素分泌失调综合征(syndrome of inappropriate secretion of antidiuretic hormone,SIADH),可能与垂体肿瘤有关。尿崩与垂体柄或下丘脑肿瘤有关,也是经鼻蝶垂体瘤切除术的并发症之一。与垂体腺瘤相关的 SIADH 的发病机制不明。上述两种情况都可引起电解质异常,应在术前予以纠正。尿崩药物治疗应持续到手术当日。肢端肥大症患者和库欣病患者多有糖代谢紊乱,患者应至少在术前 1 周检测血糖和电解质。

(3)海绵窦形成蝶鞍的外侧缘,且除静脉结构外还包含颈内动脉海绵窦部分,虽然罕见但手术有可能发生灾难性出血。麻醉医师应明确血红蛋白的术前基础值,做好术前交叉配血以及备好红细胞和血浆。

(二) 术中麻醉管理

1. 麻醉监测 镜下经蝶窦入路垂体占位切除术均需行全身麻醉。除美国麻醉医师学会的标准监护外,还可根据患者及手术情况建立有创动脉监测,不仅利于持续动脉压监测,还利于经动脉导管获得血样,这对伴有糖尿病和尿崩症的垂体瘤患者十分重要。肢端肥大症患者可能存在尺侧血流量减少,因此桡动脉穿刺前应进行 Allen 试验。围术期有发生尿崩症的风险及术中可能出现循环波动的患者需留置导尿。除患者有严重的心脏功能不全,术中很少有监测中心静脉压的指征。由于术中可能发生罕见的灾难性出血,良好的静脉通路非常重要。手术时患者双臂处于包裹状态,故要确保上臂的静脉通路固定妥当、通畅。同理,所有患者均应交叉配血。

2. 麻醉诱导 镜下经蝶窦入路垂体肿瘤切除术的麻醉诱导没有特殊要求。需经口(非鼻)气管插管。肢端肥大症和库欣病患者存在困难气道的概率增加,诱导前应备有大号的麻醉面罩、口咽通气道、可视喉镜和/或弹性树胶探条等。充分做好预给氧。若判断有面罩通气困难或插管困难,应选择清醒软镜气管插管,并选用较细的气管导管。

充分固定气管导管并确保两肺呼吸音一致。口咽部填塞纱布以保护呼吸道不受血液和碎屑影响,防止血液进入胃而导致术后恶心呕吐。库欣病患者骨质疏松,而肢端肥大症患者因组织增大而增加了外周神经受压的风险,在摆体位的过程中,应注意垫好关节和受压点,避免发生体位相关损伤。

3. 麻醉维持 患者情况和麻醉医师的喜好选择静吸复合麻醉或全凭静脉麻醉。从麻醉开始就要仔细筹划术毕时的麻醉复苏。注意事项如下:

(1)经鼻蝶手术操作精细,要求患者完全制动:尤其是在肿瘤切除过程中,患者体动可能导致海绵窦或颈内动脉损伤。可通过追加神经肌肉阻滞剂和/或输注瑞芬太尼来实现制动。笔者所在的单位通常在术中持续输注瑞芬太尼 $0.2\mu g/(kg\cdot min)$,但不建议通过加大吸入麻醉药浓度的方法加深麻醉,因为高浓度的吸入麻醉药会导致中枢抑制,EEG 出现爆发抑制。除了蝶骨钻孔外,经鼻蝶窦入路手术中大部分操作刺激并不强烈,必要时追加短效 β 受体阻滞剂(如艾司洛尔)和短效阿片类药物。

(2)神经肌肉阻滞剂:一旦完成颅底重建后手术即将结束,应确保术后快速完全地逆转肌松、苏醒并拔管。笔者所在的单位经验为:麻醉维持中持续输注瑞芬太尼 0.2μg/（kg·min）能有效维持制动,而无需额外追加肌松药。如追加肌松药,建议选用甾类肌松药,因为舒更葡糖钠可以快速逆转维库溴铵或罗库溴铵的作用。

（3）血流动力学管理:将平均动脉压波动维持在基线 ±20% 以内。同时结合患者的基础情况和术中出血量增加的风险来决定是否维持较高的平均动脉压。手术医师通常使用含肾上腺素的纱条和棉片收缩鼻腔黏膜血管以减少出血,需注意可能会出现高血压和心律失常。通常这种情况是一过性的,可以通过给予短效 β 受体阻滞剂（艾司洛尔）、超短效阿片类药物（瑞芬太尼）或静脉麻醉药（丙泊酚）应对这些血流动力学变化。但是心脏病患者可能难以耐受,即使是短暂性心动过速和/或高血压,需及时进行处理。经鼻蝶窦入路垂体肿瘤切除过程中极少损伤颈内动脉,一旦发生则可能引起灾难性后果。术中外科医师可使用多普勒超声识辨颈内动脉的位置以避免误伤,一旦出现难以控制的大出血时,外科医师可以先填塞止血,再将患者转至介入手术室对损伤血管实行栓塞术,或行紧急开颅手术。

（4）通气管理:首选压力控制通气,维持动脉血二氧化碳分压 35~45mmHg。颅底填塞之前,手术医师会要求麻醉医师实施数次 Valsalva 呼吸,目的是升高胸膜腔内压至 30~40cmH_2O,以利于观察是否有脑脊液漏。

（5）术中血糖管理:围术期是否需要严格控制血糖尚有争议,但是,有明确的证据表明,高血糖对神经元是不利的。对于诊断明确的糖尿病患者,应密切监测围术期血糖水平,并在需要时通过定期静脉注射或输注胰岛素进行调节,将血糖维持在 110~180mg/dL 之间。糖尿病的围术期管理参见第一章第四节"特殊患者的麻醉"。

（6）围术期糖皮质激素的使用:库欣病患者不能使用类固醇。对行垂体手术的患者,麻醉医师应和手术医师进行协商是否需要使用糖皮质激素及选用何种类固醇。笔者所在单位会在术中静脉给予 5~10mg 地塞米松来预防术后 PONV 及减轻术野肿胀和手术的应激反应。但围术期使用地塞米松可抑制皮质醇水平,故在术后次日早晨抽血检测皮质醇时,可能误诊为垂体功能不全。对于库欣病患者,术后暂时不给氢化可的松,每 6h 检测一次血清皮质醇水平,血清皮质醇水平的降低可作为成功切除垂体瘤的生化依据。

4. 术中神经监测 鼻颅底手术术中需要进行颅底功能监测以避免术中并发症和促进患者的康复,尤其适用于肿瘤牵涉脑神经、手术入路经过脑神经或者脑血管可能已经受损的患者。常见的脑神经监测包括对第Ⅴ/Ⅶ/Ⅸ/Ⅹ对脑神经的检查。垂体肿瘤切除术中较少需要进行神经功能监测。关于术中神经监测详见第一章第五节"术中神经监测的麻醉管理"。

【苏醒期管理】

在手术完成后,一旦气道反射恢复,患者听从指令、能够维持自身气道,即拔除气管内导管以进行各项神经功能评估。首先要记得在手术结束时取出口咽部填塞的纱布,并彻底吸引口咽部,清除积聚的血液。咳嗽会增加静脉压,导致鼻出血,也会将鼻咽菌群带入切口,从而可能增加颅内感染的风险。止血困难或脑脊液漏修补后的患者在拔管期间呛咳可能尤其危险。降低拔管时呛咳发生率的方法包括静脉给予利多卡因或阿片类药物、采用 Bailey 手法在其仍处于深麻醉状态时用声门上气道装置替代气管导管、瑞芬太尼（0.03~0.05μg/（kg·min）静脉持续输注或维持效应室浓度 2ng/mL）能在降低气道反应性的同时保证患者自主呼吸。对于高危患者气管拔管时应考虑使用气管交换导管，以便在必要时可快速再次插管。大多数患者在麻醉后苏醒室复苏之后转到重症监护病房继续接受监护。

同其他手术一样，对鼻内镜下经蝶窦垂体肿瘤切除术的患者实施多模式预防术后恶心和呕吐。术后恶心呕吐会增加静脉压，引起鼻出血和破坏手术切口。对术后恶心和呕吐高风险的患者宜采用全凭静脉麻醉。地塞米松复合五羟色胺阻断剂（昂丹司琼 4mg）是普遍使用的预防术后恶心呕吐的药物。因地塞米松可干扰术后皮质醇检测，应与外科医师讨论是否需要使用地塞米松。

鼻内镜下蝶窦入路垂体手术后常伴有低至中度疼痛。非甾体抗炎药有增加颅内术后出血的风险，应避免使用。术中持续输注瑞芬太尼的患者在术毕停用瑞芬太尼前应予以长效阿片类药物如氢吗啡酮 0.01~0.02mg/kg 及时进行桥接。睡眠呼吸暂停患者对镇静剂和阿片类药物的呼吸抑制效应敏感，围术期并发症风险增加。对于合并睡眠呼吸暂停的患者，以及由于填塞及术后水肿而不能通过鼻腔呼吸的患者，应在术中使用超短效的阿片类药物如瑞芬太尼，以降低发生气道梗阻的风险。对于应用连续气道正压通气（continuous positive airway pressure，CPAP）或双水平气道正压通气（bilevel positive airway pressure，BiPAP）治疗的睡眠呼吸暂停患者，通常无法在术后继续行正压通气治疗，因其可导致颅内积气。

【术后并发症】

和传统的颅底手术遇到的并发症类似，经鼻颅底手术的常见并发症包括脑脊液鼻漏、出血、颅内积气、复视、视神经损伤。然而内镜手术并发症的发生率、严重程度和处理方法与传统颅底手术并不相同。相关的术后并发症如下。

（一）尿崩症

尿崩症是经蝶窦垂体手术的常见并发症，因损伤下丘脑和垂体柄影响抗利尿激素的分泌。在手术期间出现尿崩少见，大多数尿崩发生在术后 24~48h，7 天内缓解。尿崩以脱水时尿液不能浓缩为特征，因此有必要确认排尿量的增加不是由过度补液或高血糖所致。尿崩的实验室结果是低比重尿、尿液渗透压低于血浆渗透压、血清钠大于 145mmoL/L。其治疗包括：调整补液的种类和速度、补液采用 0.45% NaCl 溶液、每小时补液量为生理维持量 + 前 1h 尿量的 2/3。如患者的尿量持续增多，可静脉给予去氨加压素（DDAVP）0.5~4μg。

（二）席汉综合征

垂体卒中是由于垂体出血或梗死导致的一种不太常见的临床综合征。一般来说垂体卒中并不需急诊手术，而应该先纠正水电解质紊乱。患者由于急性皮质醇缺乏出现低血压，且对全身血管收缩剂反应不良。此时应用氢化可的松 100~200mg 或地塞米松 4mg 将有助于恢复血管反应性。

【总结】

经鼻内镜颅底手术的麻醉管理对麻醉医师来说是极富挑战性的——如体位摆放不当会导致术中外周神经损伤，头高位导致气栓发生，肿瘤的病理类型和所涉及的重要结构会导致大出血、损伤脑神经或血管,有时因暂时夹闭颈内动脉而需要进行脑保护措施。鼻颅底手术术中进行神经功能监测也较为普遍。术后还应关注恶心呕吐和疼痛的治疗。

经鼻内镜垂体瘤手术的麻醉管理具有鼻颅底手术麻醉管理的共性,又具有特殊性。共性体现在鼻颅底手术的麻醉诱导、麻醉维持、循环管理、术后苏醒等方面。特殊性在于垂体肿瘤改变神经内分泌系统,进而影响患者心血管系统、呼吸系统、骨骼肌系统和水电解质平衡。麻醉医师应该和手术团队及内分泌医师进行充分沟通并就围术期管理作出合理的决策,在改善患者术后康复和减少并发症方面作出贡献。

(沈 霞)

参考文献

1. 哥葡挞,格布. 简明神经麻醉与重症监护. 岳云,黄宇光,译. 北京:人民卫生出版社. 2009.

2. THONGRONG C, KASEMSIRI P, CARRAU R L, et al. Control of bleeding in endoscopic skull base surgery:current concepts to improve hemostasis. ISRN Surg,2013,2013:191543.

3. SHAHINIAN H K. Endoscopic Skull Base Surgery:A Comprehensive Guide with Illustrative Cases. Chapter 2:Anesthetic Considerations in Endoscopic Skull Base Surgery. 5-9.

4. SMITH M, HIRSCH N P. Pituitary disease and anaesthesia. Br J Anaesth,2000,85(1):3-14.

5. FANG J, XIE S, LI N, JIANG Z. Postoperative Complications of Endoscopic Versus Microscopic Transsphenoidal Pituitary Surgery:A Meta-Analysis. J Coll Physicians Surg Pak,2018,28(7):554-559.

6. PETERFREUND R A, HYDER O. Anesthesia for trassphenoidal pituitary surgery. UpToDate [2020-07-01]. https://www.uptodate.cn/contents/anesthesia-for-transsphenoidal-pituitary-surgery?search=Anesthesia%20for%20trassphenoidal%20pituitary%20surgery&source=search_result&selectedTitle=1~150&usage_type=default&display_rank=1.

第四节　鼻咽纤维血管瘤手术的麻醉

要点

1. **鼻咽纤维血管瘤多见于年轻男性**　此发育阶段的少年心理敏感而脆弱,需对其充分进行心理干预。

2. 急性大出血可导致循环剧烈波动 麻醉管理的主要目标是维持围术期血流动力学稳定。

【概述】

鼻咽纤维血管瘤源于鼻顶的后侧壁（图4-4-1）。该肿瘤多见于年轻男性患者（10~24岁），雄激素依赖性生长，发病率为 1∶150 000，占头颈部肿瘤发生率的 0.5%，为良性肿瘤。临床表现为鼻塞和鼻出血，CT 和 MRI 可协助诊断。根治性手术切除是主要的治疗方式。对大多数的鼻咽纤维血管瘤来说，颈外动脉的颌内动脉及其分支是主要的血供来源，有时会有颈内动脉系统供血。由于肿瘤具有丰富的血管，且瘤体内的异常血管缺少平滑肌层，瘤体一旦出血很难止血，术中出血量大。术前栓

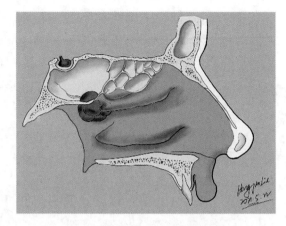

图 4-4-1　鼻咽纤维血管瘤的位置

塞肿瘤的主要供血动脉、术中控制性降压和节约用血技术可减少术中出血以及降低异体输血的概率。

既往鼻咽纤维血管瘤采取开放的手术方式，缺点是手术创伤大、并发症多和出血量大。近年来，随着内镜技术的发展，这类肿瘤的手术方式逐渐由开放转为在内镜下经鼻联合上颌窦前壁、或经颊部切开入路切除，优点是内镜下视野优化，同时减少术中出血、缩短住院时间和降低复发率。

【麻醉管理】

（一）术前准备和评估

这类患者多无内科并发症，较少合并心、脑血管和肾脏等疾病，但是可能因为反复出血表现为贫血。青少年思维已开始成熟，对手术和麻醉的恐惧主要来自对于手术和麻醉的未知性，害怕昏迷以及失去自控能力和疾病不可救治等。少年的自尊心特别易受伤害，他们非常担心治疗失败，害怕治疗过程中的身体伤害、形象受损以及在麻醉后无法苏醒等。相反，他们也可以从疾病的成功治疗过程中获得许多好的经验和增强自信心等，所以对这部分人群应充分做好心理干预，详见第九章第一节"术前焦虑的处理"。

对大多数的鼻咽纤维血管瘤来说，颌内动脉分支和颈外动脉分支是主要的血供来源。血供丰富的肿瘤切除对外科医师来说是一大挑战。术前供血动脉栓塞可以减少术中出血和优化手术视野。一般血管造影和颌内动脉栓塞于术前 24~72h 内完成，以避免栓塞后等待时间过久导致侧支循环建立。栓塞剂阻断肿瘤的主要供应支可能还同时在毛细血管水平阻断下游血供。动脉栓塞的常见不良反应主要表现为局部疼痛、淋巴细胞增生和发热。尽管栓塞剂脱落的概率很低，但还是要提高警惕，一旦发生将导致失明、心梗和死亡等严重并发症。

（二）术中麻醉管理

手术中可能出现急性大量出血，故麻醉管理的主要目标在于维持围术期血流动力学稳定。

1. 术中监测 除常规的监测,还需建立有创动脉血压监测、中心体温、麻醉深度(脑-电双频指数)、开放中心静脉进行 CVP 连续监测,此外"动态指标"如 SPV、PPV 和 SVV 在指导液体治疗时优于 CVP 监测。为保证可快速补液和输血,上肢外周静脉留置 16G 或 14G 的静脉通路。同时还要留置导尿,以帮助判断肾灌注及指导液体治疗。

2. 循环管理 当红细胞丢失过多时需要输血。合理用血的第一步永远是节约用血,第二步是有预见性的计划。常用的节约用血措施如下。

(1)急性高容量血液稀释(acute hypervolemic hemodilution,AHH)这是我们现在最常用的血液保护措施,指快速输注一定量的晶体液和胶体液,使血容量维持在高容状态。AHH 可以维持麻醉后有效循环血容量和组织灌注、减少血液有形成分的丢失、减少各种输血反应和输血传染病的发生。实施 AHH 的标准为 Hct>25%,Hb>7g/dL,CVP<14cmH$_2$O。虽然高浓度的吸入麻醉药可扩张外周血管从而利于快速扩容或高容量血液稀释的进行,但是可能过度抑制中枢导致 EEG 出现爆发抑制。现在我们常规维持患者适当的镇静深度(BIS 为 40~60),并在麻醉诱导后快速补充 1 500~2 000ml 晶体液和胶体液,使 Hct 比值降至 25% 左右。

维持胶体液渗透压和血浆渗透压基本相等,可避免大量晶体液进入组织导致水肿。在手术前输入 15~20mL/kg 的胶体液,血容量增加 20%~30%。快速扩容的实施可以根据患者的术前血球压积和目标血球压积作为指导依据。可根据以下公式估算快速扩容所需的液体量。

$$快速扩容所需的液体量 =EBV \times [(Hct_o-Hct_t)/Hct_t]/扩张系数$$

其中,EBV 为估计血容量(evaluated blood volume,男性 70mL/kg,女性 60mL/kg,儿童 80mL/kg),Hct$_o$ 为术前血球压积,Hct$_t$ 为目标血球压积,扩张系数(expansion factor,晶体液 =1/3,胶体液 =1)。

举例来说,男性 60kg,术前 Hct 为 35%,目标 Hct 为 25%,可快速补充胶体液的量为:$60 \times 70 \times [(35-25)/25]/1=1 680$mL,约需输注 25mL/kg 的胶体液。

(2)急性等容血液稀释(acute normovolemic hemodilution,ANH)这是一种贮存式自体输血方法。在麻醉后、手术主要出血步骤开始前,抽取患者一定量的自体血(通常为桡动脉置管放血),储存在抗凝集血袋中,同时输入胶体液或一定比例晶体液补充血容量,以减少术中血液有形成分的丢失。应注意血液稀释程度,一般使血细胞比容不低于 25%,术中密切监测患者生命体征、血细胞比容及尿量变化。采血量为 1~3 个单位不等(1 单位为 450~500mL),室温保存 6h 内应完成回输,后采集的血液应先回输。ANH 的禁忌证包括心肺功能受损、肾功能受损、基础 Hb<11g/dL、低蛋白血症、凝血功能障碍、无法及时监测 Hb 浓度、血小板数量和凝血功能。ANH 的采血量计算公式如下。

$$采血量(L)= EBV \times [(Hbo-Hbt)/Hbav]$$

其中,EBV 为估计血容量(成人血容量可以粗略估计为男性为 70mL/kg、女性为 60mL/kg),Hbo 为术前 Hb 值(g/dL),Hbt 为目标 Hb 值(g/dL),Hbav=(Hbo+Hbt)/2。

举例来说,男性 70kg,EBV 约为 5L,术前 Hb 为 15g/dL,目标 Hb 为 10g/dL,采血量为 $5L \times [(15-10)/12.5]=2L$。

(3)回收式自体输血:整个手术操作期间都可以使用血液回收装置,将手术失血进行回收、抗凝、洗涤、滤过等处理,然后回输给患者。回收式自体输血推荐用于预计出血量较大的手术,如体外循环、骨科手术、颅脑外科及大血管手术等。其禁忌证包括：①血液流出血管外超过6h；②怀疑流出的血液中含癌细胞；③怀疑流出的血液被细菌、粪便等污染；④流出的血液严重溶血；⑤和白细胞滤器联合使用时，可适当放宽使用适应证。鼻腔鼻窦手术是Ⅱ类伤口，要考虑细菌感染的风险。

3. 输血 输血应有预见性。有充分的证据表明健康患者在适当监护下可耐受最低7g/dL的Hb水平。由于鼻咽纤维血管瘤患者多较年轻，心血管系统代偿功能较好，所以也将输血的目标Hb值定为7g/dL。以1例年轻的鼻咽纤维血管瘤患者为例（男性，17岁，50kg，术前Hb14g/dL，Hct为44.8%，主要手术步骤结束时Hb5.7g/dL）进行说明：

（1）计算术中失血量

1）显性失血量=（吸引瓶量－冲洗液量－胸腔积液腹水羊水+纱布含血量）×120%（通常和实际出血有较大误差）；

2）估算失血量=EBV×（术前Hb－失血后Hb）/术前Hb（以术前Hb和失血后Hb对失血量进行估算），即估算失血量=3.5L×（14-5.7）/14=2.08L

（2）预判：启动用血流程。

1）最大允许失血量=估计血容量×（术前Hct－目标Hct）/术前Hct，因此本例患者的最大允许失血量=3.5L×（44.8%-25%）/44.8%=1.5L。

2）严密监测Hb变化，采用限制性输血策略。Hb≥10g/dL的患者围术期不需要输注红细胞，Hb<7g/dL时建议输注红细胞；血红蛋白在7~10g/dL时，应根据患者心肺代偿功能、有无代谢率增高及有无活动性出血等因素决定是否输注红细胞。

（3）输血量评估

1）当大量失血时（失血量超总血容量的1~2倍），需要在监测指标的指导下纠正凝血功能。推荐按比例输注血液成分，新鲜冰冻血浆：血小板悬液：红细胞悬液=1:1:1~2。冷沉淀补充纤维蛋白原及Ⅷ因子（Ⅷ因子不稳定，融化后应尽快输注）。每袋血制品间用生理盐水冲管。

2）估算需输血量：1单位红细胞含血红蛋白120×0.2=24（g）（以平均Hb值120g/L，每单位红细胞0.2L计算）；每输注1单位红细胞可提升血红蛋白值24g/血容量。因此本例中每输入1个单位浓缩红细胞可提升血红蛋白24/3.5=6.8g/L

【麻醉苏醒期管理】

术中液体治疗的最终目标是避免输液不足引起隐匿性低血容量和组织低灌注，及输液过多引起的心功能不全和血管外水肿。如果需要输血，建议在输血完成后再拔除气管导管。术后应予以充分的镇痛，笔者常规在术毕给予患者氢吗啡酮0.015mg/kg，除镇痛外吗啡还可以增加患者对气管导管的耐受度，保证平稳拔管。

此类患者拔管前务必保证意识清楚、血流动力学稳定、呼吸功能完备。拔管时应避免呛咳。在笔者所在科室，患者拔管前给予利多卡因1.5mg/kg可有效地避免拔管时剧烈的呛咳。另一种常用的方法为持续泵注瑞芬太尼，保持效应室浓度2ng/mL，可避免拔管呛咳。

【总结】

鼻咽纤维血管瘤多见于男性青春期儿童,处于此发育阶段的少年心理发育未完善,敏感而脆弱,不善于表达自己的情感。术前访视应充分认识到这一点,并给予心理支持。开放能快速补液的通路,建立有创监测和进行充分的血液稀释,密切观测失血情况,苏醒期避免拔管呛咳。

(沈　霞)

参考文献

1. EZRI T,ROTH Y,GEVA D,et al. Anesthetic management of juvenile nasopharyngeal angiofibroma resection. J Cardiothorac Vasc Anesth,2003,17(5):622-624.

2. TANG I P,SHASHINDER S,GOPALA KRISHNAN G,et al. Juvenile nasopharyngeal angiofibroma in a tertiary centre:ten-year experience. Singapore Med J,2009,50(3):261-264.

3. TIWARI P K,TERON P,SAIKIA N,et al. Juvenile Nasopharyngeal Angiofibroma:A Rise in Incidence. Indian J Otolaryngol Head Neck Surg,2016,68(2):141-148.

4. PRYOR S G,MOORE E J,KASPERBAUER J L. Endoscopic versus traditional approaches for excision of juvenile nasopharyngeal angiofibroma. Laryngoscope,2005,115(7):1201-1207.

5. FORTIER M A,MARTIN S R,CHORNEY J M,et al. Preoperative anxiety in adolescents undergoing surgery:a pilot study. Pediatr Anesth,2011,21(9):969-973.

6. LICKER M,SIERRA J,KALANGOS A,et al. Cardioprotective effects of acute normovolemic hemodilution in patients with severe aortic stenosis undergoing valve replacement. Transfusion, 2007,47(2):341-350.

7. FELDSCHUH J,ENSON Y. Prediction of the normal blood volume. Relation of blood volume to body habitus. Circulation,1977,56(4 Pt 1):605-612.

8. JACOB M,BRUEGGER D,CONZEN P,et al. Development and validation of a mathematical algorithm for quantifying preoperative blood volume by means of the decrease in hematocrit resulting from acute normovolemic hemodilution. Transfusion,2005,45(4):562-571.

9. WEISKOPF R B. Mathematical analysis of isovolemic hemodilution indicates that it can decrease the need for allogeneic blood transfusion. Transfusion,1995,35(1):37-41.

10. AABB. Standards for Perioperative Autologous Blood Collection and Administration. 5th ed.[2013-10-13]https://www.aabb.org/standards-accreditation/standards/standards-for-perioperative-autologous-blood-collection-and-administration.

第五节 哮喘患者鼻内镜手术的麻醉管理

要点

1. 麻醉前应将哮喘控制在最佳状态,患者在围术期仍应继续常规哮喘治疗。

2. 声门上通气装置可有效避免气管插管对气道的强刺激,浅麻醉是诱发支气管痉挛的首要因素。

3. 选用具有支气管扩张作用的药物,避免使用可引起组胺释放的药物。

4. 采用保护性肺通气策略,谨慎使用呼气末正压通气。

5. 警觉术中支气管痉挛的发生并按哮喘严重程度予以相应的治疗。

6. 麻醉苏醒过程要平稳。术后有效镇痛、继续使用哮喘药物、诱发性呼吸训练和早期活动对患者有益。

【概述】

哮喘是一种以慢性气道炎症为特征的特异性肺部疾病,患者具有呼吸道症状病史(如哮鸣、呼吸急促、胸闷和咳嗽),这些症状随时间而改变且严重程度也存在变化,并伴有可逆的呼气相气流受限。支气管痉挛是一种病理学诊断,指支气管平滑肌强烈收缩导致气道严重狭窄,患者表现为极度的呼吸困难,甚至出现哮鸣音。哮喘患者气管和支气管平滑肌敏感性增强,哮喘发作时出现支气管痉挛。研究发现,慢性鼻窦炎患者中有 40% 的人合并有哮喘疾病,同时 CT 或 X 线检查发现哮喘患者中 95% 的人患有慢性鼻窦炎,说明慢性鼻窦炎和哮喘之间的关系密切。流行病学、临床观察和免疫组织化学检查也支持上呼吸道和下呼吸道之间相互影响。具体的机制不甚明了,可能与先天及后天免疫系统激活导致的全身性炎症反应有关,并累及上下呼吸道。上下呼吸道之间的联系和相互影响在 Samter 三联征患者中体现得尤为典型,Samter 三联征在 1968 年由 Samter 和 Beers 在文献中描述,是一种由哮喘、阿司匹林过敏和鼻息肉构成的三联征。

麻醉医师在处理哮喘患者时存在一定困难,尤其是在需要气管插管时。哮鸣可发生在麻醉的任何阶段,最常见于全身麻醉诱导期间的气管插管之后。如发生哮鸣,通常为一过性,经治疗后不会留下后遗症。然而,支气管痉挛也可能会很严重,可引起严重并发症、甚至导致死亡。

【麻醉管理】

(一) 术前准备和评估

1. 良好的术前评估和介入可以降低哮喘患者围术期的风险 麻醉医师和患者充分交流后,了解患者的哮喘严重程度及控制情况,包括哮喘促发因素、发作次数、哮喘药物的使用、就诊情况(如严重发病时有无气管插管行机械通气)等。对于哮喘控制良好的患者,这类并发症的风险较低,而哮喘控制不佳者则风险增加。近期上呼吸道感染但哮喘控制良好的患者,术中支气管痉挛发生率未增加。一旦并存急性支气管痉挛的表现,鼻窦手术应当延迟。

2. 哮喘药物　哮喘患者应继续其常规药物治疗直至手术当日,氨茶碱应在手术前一晚停用。哮喘药物通常包括 $β_2$ 受体激动剂、白三烯受体拮抗剂、甲基黄嘌呤、奥马珠单抗(一种抗哮喘抗体药物)。患者可能吸入或全身运用激素治疗,询问激素治疗的时间和不良反应。在过去的6月内使用>2周激素的患者有发生肾上腺功能抑制的危险,这些患者在围术期应该静脉注射短效的氢化可的松(100mg,每8h)。使用哮喘治疗药物会影响术前实验室检查结果,如使用大剂量 $β_2$ 肾上腺素受体激动剂可能导致低钾血症、高血糖和低镁血症。回顾性研究提示,近30日内使用了哮喘药物、有哮喘症状的记录或因哮喘治疗就诊的患者发生围术期支气管痉挛和喉痉挛的可能性更高。患者正在使用的定量吸入器(metered dose inhaler,MDI)应该随患者带入手术室。

3. 术前用药　慎用镇静剂和/或阿片类药物,以免过度镇静和呼吸抑制。通常安抚患者并说明手术预期就足以减轻术前焦虑。虽然抗胆碱能药物(例如静脉给予格隆溴铵 0.2mg 或阿托品 0.4mg)可以减少分泌物并降低气道迷走神经反应。但这类药物可能引起心动过速和口干等不适,可酌情使用。$α_2$ 受体激动剂右美托咪定具有镇痛、镇静、抗焦虑及交感神经阻滞作用,可导致分泌物减少而不抑制呼吸。建议在气道操作前 20~30min,使用多剂量吸入器(如沙丁胺醇 2~4撤)或雾化吸入(沙丁胺醇 2.5mg)。

4. 体格检查　哮喘患者的术前体格检查应着重观察呼吸频率、哮鸣音、肺部感染征象和气体流动状况。在急性严重支气管痉挛中,呼吸音可能减弱或消失。不依赖类固醇药物的哮喘控制良好患者一般不需要更多检查。中到重度哮喘患者术前需进行肺功能检查。简单的筛查呼气相延长的方法是听诊主气道并记录用力呼气时间(forced expiratory time,FET)。FET>6s表示第1秒用力呼气容积(forced expiratory volume in one second,FEV_1)和用力肺活量(forced vital capacity,FVC)的比值明显降低,应当进行动脉血气(arterial blood gas,ABG)和肺功能检查(pulmonary function tests,PFTs)。心电图检查可能提示心房或心室肥大。如果肺过度膨胀,胸片提示膈肌扁平。

(二) 术中麻醉管理

根据术前评估、临床分级制订个性化麻醉计划,关键是避免和抑制气道痉挛的发生。

1. 麻醉诱导药物的选择

(1)镇静药物:丙泊酚是大多数患者首选的主要诱导药物,已证实其可降低哮喘和非哮喘患者插管所致支气管痉挛反应。注射丙泊酚前,静脉给予 1~1.5mg/kg 利多卡因不但可以减少丙泊酚的注射痛,还可以降低气道反应,从而预防支气管痉挛。对血流动力学不稳定的哮喘患者来说,其他可以选用的诱导药物包括(艾斯)氯胺酮和依托咪酯。氯胺酮具有拟交感神经性扩张支气管作用,因此适合血流动力学不稳定的哮喘患者。依托咪酯适用于对于血流动力学不稳定者的麻醉诱导,但可导致一过性急性肾上腺(皮质)功能不全。

(2)阿片类药物:大多数阿片类药物都会引起一定量的组胺释放,理论上可诱发支气管痉挛。合成类阿片类药物芬太尼、瑞芬太尼、舒芬太尼和氢吗啡酮基本上不引起组胺释放,已在哮喘患者中安全使用。哌替啶及吗啡在快速和/或大剂量给药时会引起相对高水平的组胺释放。

（3）神经肌肉阻滞药：琥珀胆碱和阿曲库铵可引起组胺大量释放，但琥珀胆碱不是哮喘患者的绝对禁忌证，尤其在急诊饱胃患者。罗库溴铵、顺阿曲库铵和维库溴铵不会引起此反应，可安全用于哮喘患者。术中过敏反应可能引起支气管痉挛，而最常引起术中过敏反应的是神经肌肉阻滞药。

2. 通气装置的选择和通气方式　气管插管是支气管收缩的强力刺激因素。尽可能避免气管插管，以减少术中支气管痉挛风险。声门上通气装置的支气管痉挛风险要小于气管插管，通常是这类患者全身麻醉首选的通气装置，但是需确保置入喉罩时足够的麻醉深度，以避免咽喉部刺激引发的气道痉挛。

使用肺保护性通气策略：潮气量（6~8mL/kg 预计体重）、呼吸末正压通气（6~8cmH$_2$O）以及酌情慎用肺复张措施。哮喘患者使用 PEEP 通气目前存在争议。外源性 PEEP 实际上可能加重空气潴留、加剧肺过度充气。但 PEEP 可以通过维持气道开放、防止气道塌陷，从而减少空气潴留。故哮喘患者应谨慎滴定和使用 PEEP，避免肺过度充气。确保机械通气有足够的呼气时间。

3. 麻醉维持　首选吸入性麻醉药物七氟烷，它是现有强效吸入性麻醉药中支气管扩张作用最明显的一种。作用机制为刺激 β$_2$ 受体，导致细胞内环磷酸腺苷增多，从而引起气管平滑肌松弛。地氟烷对气道有刺激作用，可导致分泌物增多、咳嗽、喉痉挛和支气管痉挛，不建议用于哮喘患者。氧化亚氮（N$_2$O）不刺激气道，但也没有支气管扩张作用，可与强效吸入性麻醉药或静脉麻醉药联合使用以维持全身麻醉。

如需在麻醉过程中控制心率和血压，应使用选择性 β$_1$ 受体阻滞剂如艾司洛尔和美托洛尔。因阻滞 β$_2$ 受体可引起支气管痉挛。慎用非甾体类药物。酮咯酸是一种非甾体抗炎药（nonsteroidal anti-inflammatory agent, NSAID），抑制环氧合酶-1 和 2，经胃肠外途径使用以缓解中度至重度急性疼痛，该药不得用于阿司匹林加重性呼吸系统疾病患者，否则可促发急性支气管收缩。

4. 术中支气管痉挛的处理　麻醉医师应保持警觉，及时识别支气管痉挛的发生。麻醉状态下支气管痉挛的征象包括：潮气量减少、吸气压高、血氧饱和度降低、呼气末二氧化碳（end-tidal carbon dioxide, EtCO$_2$）改变（如波形上斜、减少甚至缺失）、胸部听诊有哮鸣音。应排除导致上述表现的非支气管痉挛原因，如支气管插管、气胸、肺水肿、气管导管扭曲或阻塞。支气管痉挛也可能是全身性过敏反应的表现。提示全身性过敏反应的征象包括低血压、心动过速和皮疹。

当怀疑有支气管痉挛时，初始处理应将吸入氧浓度设定为 100%，并改为手动通气以评估顺应性和呼气。轻度支气管痉挛常可通过加深麻醉处理，方法为静脉推注丙泊酚或氯胺酮，或加深吸入麻醉药浓度。加深麻醉后支气管痉挛仍不能缓解的患者应使用短效 β$_2$ 受体激动剂。经气管导管或喉罩接口应给予迅速起效的 β$_2$ 受体激动剂（如沙丁胺醇），由于大量药物会凝集在气管导管中，应给予 8~10 揿。

其他用于治疗哮喘的药物和手段包括：

（1）抗胆碱药具有支气管扩张作用。可经静脉给予格隆溴铵 0.2mg 或阿托品 0.4mg，异丙托溴铵 4~8 揿。格隆溴铵产生的支气管扩张作用时间较阿托品更长（>4hVS 阿托品 3~4h）。由于药物起效需 20~30min，因此需联合快速起效的药物，如沙丁胺醇。

（2）大剂量糖皮质激素（氢化可的松 100mg 静脉给药或甲泼尼龙 60~80mg 静脉给药），需 4~6h 才能发挥作用，应与快速起效的药物联合使用。围术期使用类固醇不会增加手术并发症。

（3）肾上腺素用于治疗难治性支气管痉挛，静脉推注 10~50μg，和/或通过输液泵以 2~10μg/min 的速度持续静脉输注。

（4）其他药物和手段：有研究支持硫酸镁在哮喘急性发作中使用。但大剂量和高血液浓度的镁剂会导致骨骼肌无力、中枢神经系统抑制和血管平滑肌抑制；静脉给予硝酸甘油通过直接松弛平滑肌而有效治疗急性支气管痉挛；氦氧混合气因为密度低在哮喘患者的气道中可保持层流，主要的不足是混合气氧浓度较低 21%~30%，但可以在氢化可的松起效之前争取时间。体外膜肺氧合仅用于治疗最大程度药物和机械通气难以治疗的最严重支气管痉挛。

【苏醒期管理】

哮喘患者的术中情况决定了术后病程。如果手术过程无异常，并且很好地控制了疼痛、恶心和肺功能状态，则哮喘患者的术后管理与非哮喘患者相似。哮喘患者苏醒期的危险在于出现气道阻塞、喉和气道痉挛、低通气和低氧。苏醒的目标应是平稳、可控的苏醒。

首先患者应置于头高位，此体位有助于预防肺不张和维持氧合。采用抗胆碱酯酶药物（如新斯的明）逆转肌松可能引起支气管分泌物和气道反应性增加并引发支气管痉挛，新斯的明要联合抗胆碱能药物（格隆溴铵或阿托品），以阻断引起这种作用的毒蕈碱受体，但是新斯的明的作用时间长于阿托品。舒更葡糖钠通过包裹甾类肌松药（罗库溴铵或维库溴铵）逆转肌松。它不会产生毒蕈碱和支气管平滑肌收缩作用，耐受性通常良好。

对于气管插管的患者，清醒拔管时，苏醒期麻醉深度减浅而气管导管仍在原位可诱发支气管痉挛。对于此类患者可考虑在深麻醉下拔出气管导管，但有可能出现胃内容物和血性分泌物误吸入气道，仍有可能出现支气管痉挛。静脉给予利多卡因（1mg/kg）也可能有助于减轻气道反应性，特别是麻醉中发生过支气管痉挛的患者。麻醉苏醒期间经气管导管使用短效 β_2 受体激动药（沙丁胺醇 8~10 揿）也可缓解气管导管对气道的刺激。在笔者所在的单位，鼻内镜手术的患者常规使用声门上通气装置，避免了苏醒期气管导管相关的不良反应。也可以选择在足够的麻醉深度下将气管导管更换为声门上通气装置等待患者苏醒。笔者所在的单位常规在术后即刻将患者带喉罩/气管导管转入麻醉后恢复室（Post-anesthesia care unit，PACU）进行苏醒。在搬动患者之前，常规追加丙泊酚 1.5mg/kg，以避免浅麻醉下的刺激可能引起的不良事件。在 PACU，采用压力控制的同步间歇指令通气模式（synchronized Intermittent Mandatory Ventilation，SIMV），在自主呼吸恢复后转为持续气道正压通气模式（continuous positive airway pressure，CPAP），贯彻"no touch"原则，待患者自然苏醒后拔管。及早进行诱发性呼吸训练和早期活动对患者有益。虽然术后无创正压通气有益于部分拔管后需要呼吸支持的患者，但是鼻窦炎手术后患者禁止使用无创正压通气。

【总结】

总之，世界范围内哮喘的发生呈上升趋势，慢性鼻窦炎合并哮喘的情况也非常普遍。尽管全麻术中发生严重哮喘的概率很低,一旦发生却会危及生命,所以应规避诱发哮喘发作的因素。目前常用的麻醉药物具有抑制气道收缩的作用,但是在麻醉诱导和苏醒期仍会发生哮喘,应该有策略地积极防治。

(沈　霞)

参考文献

1. SMETANA G W,LAWRENCE V A,CORNELL J E,et al. Preoperative pulmonary risk stratification for noncardiothoracic surgery:systematic review for the American College of Physicians. Ann Intern Med,2006,144(8):581-595.

2. KANAT F,GOLCUK A,TEKE T,et al. Risk factors for postoperative pulmonary complications in upper abdominal surgery. ANZ J Surg,2007,77(3):135-141.

3. WOODS B D,SLADEN R N. Perioperative considerations for the patient with asthma and bronchospasm. Br J Anaesth,2009,103 Suppl 1:i57-65.

4. SMETANA G W,CONDE M V. Preoperative pulmonary update. Clin Geriatr Med,2008,24(4):607-624.

5. WARNER D O,WARNER M A,BARNES R D,et al. Perioperative respiratory complications in patients with asthma. Anesthesiology,1996,85(3):460-467.

6. MCCARREN M,MCDERMOTT M F,ZALENSKI R J,et al. Prediction of relapse within eight weeks after an acute asthma exacerbation in adults. J Clin Epidemiol,1998,51(2):107-118.

7. EMERMAN C L,CYDULKA R K. Factors associated with relapse after emergency department treatment for acute asthma. Ann Emerg Med,1995,26(1):6-11.

8. AQUILINA A T,HALL W J,DOUGLAS R G,et al. Airway reactivity in subjects with viral upper respiratory tract infections:the effects of exercise and cold air. Am Rev Respir Dis,1980,122(1):3-10.

9. DOBYNS J B. Anesthesia for adult patients with asthma. UpToDate[2020-11-15]. https://www.uptodate.cn/contents/anesthesia-for-adult-patients-with-asthma?search=Anesthesia%20for%20adult%20patients%20with%20asthma&source=search_result&selectedTitle=1~150&usage_type=default&display_rank=1.

第五章

咽喉科手术的麻醉

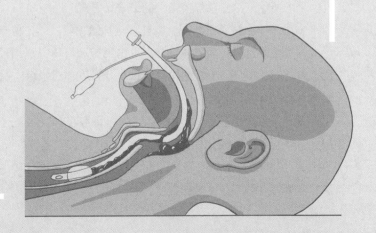

第一节 儿童腺样体和扁桃体手术的麻醉

要点

1. **充分术前评估** 此类患者常有迁延不愈的上呼吸道感染症状,包括流涕、咳嗽。术前应充分评估患儿的相关症状,甄别严重上呼吸道感染和下呼吸道感染。

2. **术中麻醉管理注意点** 选择型号合适的通气装置(气管导管、喉罩);妥善固定导管;合适的麻醉深度。

3. **苏醒期避免呛咳,平稳拔管** 苏醒期可调整患儿体位至侧卧位,采用"no-touch"原则,通常在术后25min左右平稳拔管。

4. **扁桃体切除术后出血是较为常见并发症。** 若发生术后出血,需防止患者吞入或呛入血液,立即行手术止血。

【概述】

儿童患者在耳鼻咽喉头颈外科行手术治疗的最主要手术类型即为腺样体手术(腺样体切除术)和扁桃体手术(扁桃体切除术)。20世纪七八十年代时,儿童患者行腺样体手术和扁桃体手术的麻醉方式是表面麻醉或局部浸润麻醉。然而,这两类手术的手术刺激强及术后疼痛剧烈,儿童患者术中难以配合,并会给患儿造成较大心理创伤。20世纪90年代以来,这两类手术的麻醉方式基本都采用气管插管全身麻醉。

腺样体亦称咽扁桃体,位于鼻咽顶壁和后壁交界处,两侧咽隐窝之间。腺样体在出生后即存在,6~7岁时最为显著,10岁以后逐渐萎缩。腺样体在反复炎症刺激下发生增生肥大,肥大的腺样体不同程度地阻塞后鼻孔和压迫咽鼓管,分泌物亦对咽、喉、下呼吸道造成刺激,可引起耳、鼻、咽、喉和下呼吸道的多种症状,如鼻塞、流涕、分泌性中耳炎等。若肥大腺样体长期堵塞气道造成呼吸不畅,可影响儿童发育,使其睡眠多梦、注意力不集中,并可由于长期张口呼吸造成腺样体面容。手术切除是治疗腺样体肥大的最常见方式。

扁桃体亦称腭扁桃体,是一对扁卵圆形的淋巴器官,位于口咽外侧壁在腭咽弓和腭舌弓之间形成的扁桃体窝内。扁桃体可产生淋巴细胞和抗体,故具有抗细菌抗病毒的防御功能,应严格掌握手术切除适应证。慢性扁桃体炎反复急性发作、过度肥大影响呼吸、慢性扁桃体炎影响其他脏器时,应考虑切除扁桃体。

儿童患者中,腺样体切除和扁桃体切除术有时会同时进行。两种手术的麻醉方法和注意点相同。区别在于腺样体切除术的疼痛程度轻微,仅需要非甾体抗炎药即可有效镇痛。在这两种手术中,麻醉的关注点在于气道建立、充分的麻醉深度和镇痛,以及平稳的术后拔管。这两种手术的麻醉特点并不在于操作难度,而在于整个过程中对各个细节的把控。

腺样体和扁桃体切除术的麻醉中,气道管理尤为重要,基于以下几个原因:

1. 麻醉医师与外科医师共用气道,且必须避免血液及分泌物进入气道。

2. 腺样体扁桃体切除术手术期间,喉痉挛的发生率高于其他外科操作期间的发生率。

3. 因 OSA 行腺样体扁桃体切除术的儿童在术后发生严重呼吸系统并发症的风险高。

此外,值得注意的是,儿童腺样体和扁桃体手术因为创面较大,且无法进行确切的血管结扎止血,术后有发生出血的风险。虽然数据表明,年龄更小的患者发生腺样体扁桃体术后出血的风险较小,仍要警惕存在出血造成误吸、窒息或出血量大引起休克的风险。有关咽部出血急症手术麻醉的相关内容,详细可参见第二章第一节"二、咽部出血"。

【麻醉管理】

(一) 术前准备和评估

对于拟行腺样体切除或扁桃体切除的患儿,术前访视和评估中,麻醉医师需要额外关注以下几点:

1. 了解患儿是否合并下呼吸道感染 腺样体肥大、扁桃体肥大、反复发作扁桃体炎的患儿,因长期炎症反应以及分泌物引流不畅,常常伴有下呼吸道感染。一部分患儿即使无下呼吸道感染,仍然存在流涕、多痰等类似上呼吸道感染的症状。在术前的血常规中,这部分患儿的外周血白细胞计数亦可能显示正常。因此需要在术前评估时仔细向家长询问患儿症状及病程,并进行双肺听诊。应当把此类患儿视为气道高反应者。有明确下呼吸道感染的患者应推迟手术。

2. 评估患儿是否存在插管困难可能 拟行腺样体切除或扁桃体切除的患儿,多有因长期呼吸不畅、张口呼吸而造成的腺样体面容。这些患儿颌面部骨骼发育不良,上颌骨变长,腭骨高拱,牙列不齐,上切牙突出,唇厚,缺乏表情。若存在长期缺氧,还会造成反应迟钝,智力低下。此类患儿可能存在插管困难。麻醉医师应仔细评估患儿张口、头颈活动度等指标,综合评估插管难度。若怀疑有插管困难,需备好可视喉镜、插管管芯、可视光棒等气道工具,并配备充足的技术熟练人员。

3. 了解患儿牙齿情况 由于腺样体切除、扁桃体切除患儿多为换牙期儿童,麻醉医师须在术前充分了解患儿牙齿情况,包括牙齿松动/缺失的数量、部位。在诱导插管、术后拔管期间,都要关注牙齿情况,防止发生牙齿损伤脱落。因为这可能造成气道异物的严重后果。外科医师在手术过程中,需要使用张口器,亦可能造成牙齿松动和脱落,故在放置和取出张口器前后,也要检查患儿牙齿。

4. 术前访视 在术前访视的过程中完成宣教,减轻患儿及其父母焦虑,可能对帮助患儿疼痛管理和减少术后急诊科就诊有积极意义。此外积极充分的沟通,可使患儿父母的配合度和患儿的依从性提升,有利于手术日患儿与家长平稳分离。

5. 若为腺样体扁桃体术后出血,须评估血液或血凝块是否造成气道堵塞、是否是活动性出血、是否存在失血性休克。麻醉医师需立即准备好吸引工具,探视口腔内是否有血液或血凝块,及时吸引出可能造成窒息的血液或血凝块。同时根据患儿是否存在黏膜干燥、皮肤弹性减弱、眼球凹陷等体征评估出血量,并立即开通静脉通路并连接监护设备。

（二）术中麻醉管理

1. 麻醉方法与药物选择 20世纪90年代以来，考虑到安全性及舒适性，儿童腺样体和扁桃体切除手术在全身麻醉下实施。腺样体切除和扁桃体切除的手术时长一般是30~60min，肌松药物可选择中短效时长的肌松药物，如罗库溴铵、苯磺顺阿曲库铵，苯磺顺阿曲库铵因其有较明显的组胺释放作用，一般不作为首选。腺样体切除和扁桃体切除术后疼痛感比较明显，因此术中常规应用中长效阿片类药物，如芬太尼、羟考酮、氢吗啡酮等。扁桃体的神经分布来自舌咽神经的扁桃体支及蝶腭神经节发出的腭小神经降支，前者由下极进入，后者自下极进入后呈环状围绕扁桃体，故手术时作浸润麻醉可获得良好镇痛效果。

在笔者所在医院儿童腺样体和扁桃体切除术中，肌松药物通常选用罗库溴铵、苯磺顺阿曲库铵；阿片类药物通常选用芬太尼、羟考酮、氢吗啡酮。以罗库溴铵和芬太尼为例，若为扁桃体切除+腺样体切除手术或扁桃体切除，罗库溴铵用量一般为0.5~0.7mg/kg，芬太尼用量一般为4~7μg/kg；腺样体切除手术，罗库溴铵用量一般为0.4~0.7mg/kg，芬太尼用量一般为3~5μg/kg。其中，0.5μg/kg的芬太尼量可在手术结束前使用。若无不适用非甾体类药物的情况，还可使用非甾体类药物改善镇痛效果。

2. 静脉诱导 vs. 吸入诱导 对无呼吸道并发症危险因素的儿童需综合考虑快速诱导、快速气道控制、提高手术室使用效率的需求，以及患儿清醒时对静脉置管的配合程度。笔者实践中，一般对年龄<12岁的儿童采用七氟醚（地氟醚因其气道刺激作用应避免使用）吸入诱导，除非其存在多种呼吸道并发症危险因素，而对≥12岁和/或体重>50kg的儿童采用静脉诱导。对于年龄较大的儿童，我们根据其焦虑程度和应对能力确定诱导方式。若患儿除扁桃体切除术相关风险外还存在其他呼吸道并发症可能（如合并OSA）优先选择静脉诱导，尤其对于重度OSA患儿，应尽量采用静脉诱导。在此之前，应准备好静脉用琥珀酰胆碱、阿托品、肾上腺素等药物。麻醉维持期间推荐七氟醚复合阿片类平衡麻醉或丙泊酚复合瑞芬太尼全凭静脉麻醉。

3. 气管管理工具选择——导管 vs. 喉罩 儿童腺样体切除、扁桃体切除常规选择气管内插管进行气道管理。我们建议对腺样体扁桃体切除术患儿采用带套囊的气管内导管（endotracheal tube，ETT），而非不带套囊的ETT或声门上气道（supraglottic airway，SGA）如喉罩。因为带套囊的ETT易于放置，术野易于暴露，并可提供确切的气道控制，很少需要重新放置。可采用预弯ETT或钢丝加强型ETT以避免导管扭折。带套囊的ETT的优点如下。

（1）能密封气管，避免肺误吸入血液和分泌物。

（2）防止高浓度氧气泄露，从而降低因在手术部位进行电刀操作致气道起火的可能。

（3）防止挥发性麻醉气体污染手术室。

（4）提供通往手术部位的开放通路，从而更有效的切除。

也有麻醉医师认为，相对于气管插管，喉罩的刺激比较小，因此在扁桃体切除术中，也有尝试选择可弯曲喉罩作为气道管理工具（腺样体手术由于术野可能被喉罩气囊遮挡，不适合用喉罩）。若用喉罩作为扁桃体切除术的气道管理工具，注意点主要在于外科医师选择合适的压舌板，并在放置张口器时，除了保证理想的手术视野，也要避免因压迫喉罩而导致通气不良的发生。当然，也需要就气道建立方法及在手术过程中与外科医师进行良好的沟通。

4. 气管导管固定 对于单腺样体切除术,气管导管一般放置于口内正中,用压舌板固定在舌体和压舌板之间;对于单扁桃体切除(单侧或双侧),气管导管的放置位置并无太严格的要求,只需要避开手术侧(单侧扁桃体切除),或者直接放置于正中(双侧扁桃体切除)。值得注意的是,由于张口器在打开时,可能会带动气管导管,造成气管导管移位,如导致导管置入过深(导致单肺通气)或过浅(导致通气不足)等。因此气管导管的妥善固定尤其重要。可以将气管导管紧贴患儿下颌,并保留一定的游离度,用胶带固定于下颌(图

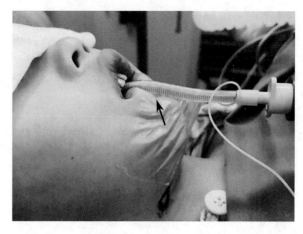

图 5-1-1 儿童腺样体和扁桃体手术中气管导管的固定技巧
气管导管应紧贴患儿下颌(箭头所指),并保留一定的游离度,用胶带固定于下颌。

5-1-1)。可在气管导管下垫软包布,或将接口移动至口角一侧,以免张口器压迫到喉部。在每次张口器置入或取出前后,需要听诊患儿双肺,确保气管导管位置正确。

【苏醒期管理】

腺样体切除和扁桃体切除术术野与呼吸道相通,手术本身的刺激和血液分泌物的刺激极易造成误吸和呛咳。并且,这两类手术的患者多为学龄前和学龄期儿童,本身就是发生术后躁动的高危人群,故而顺利平稳的苏醒是此类手术麻醉管理的重要部分。

(一)拔管前准备

腺样体切除或扁桃体切除手术结束前,麻醉医师应告知外科医师吸净患儿口咽部血液及分泌物。并在外科医师取出张口器后,再次确认患儿的牙齿是否有松动或缺失,再次确认气管导管在位。如若条件允许,这类手术患儿的拔管推荐在麻醉后复苏室(post-anesthesia care unit,PACU)进行,因为苏醒时间可能需要 20~50min。

在笔者单位,儿童腺样体切除和扁桃体切除术后常规转入 PACU 苏醒。PACU 内,随时备用常用麻醉及急救药物,以及气管插管工具(包括喉镜及气管导管)。进入 PACU 后,在足够的麻醉深度下,轻柔吸净患儿口咽部血液及分泌物,并将患儿体位改为侧卧位,抬高床头 10°~15°,轻柔放置合适型号的牙垫,并抽出气管导管气囊内部分空气(减少气囊对气管壁刺激)。在患儿自主呼吸恢复后,边吸引边拔出气管导管。

必须注意,拔管的过程中可能将已经非常松动的乳牙带脱落。乳牙脱落并不可怕,值得警惕并且必须避免的是防止脱落的乳牙成为气道异物,若未及时发现脱落的牙齿并取出,可能造成严重后果。为防止此类事件,在笔者所在的医院,麻醉医师在将患儿送入 PACU 时必须和接管患儿的麻醉护士交代牙齿情况,并在显著位置标记(床位处提示挂牌及气管导管固定胶布上标记)。

(二)苏醒期常用药物

(1)肌松拮抗药:若术中使用甾类或苄异喹啉类非去极化肌松药物,术毕拔管前,常规应用

新斯的明 0.04~0.07mg/kg 拮抗肌松,同时应用阿托品对抗新斯的明的毒蕈碱样作用,阿托品用量一般为新斯的明的半量。给予肌松拮抗药的时机需要注意,中短效肌松药的拮抗时机要在给予肌松药后 30min 以上,长效肌松药的拮抗时机要在给予肌松药后 60min 以上。新型肌松拮抗药物舒更葡糖钠可用于甾类肌松药物的拮抗,对于 2~17 岁年龄段患者,暂时只推荐用于罗库溴铵的拮抗。

(2)丙泊酚:为防止患儿术后躁动,在拔管前,需要确认患儿肺内吸入麻醉药已全部洗出。在这个过程中,可适当给予丙泊酚 0.5~2mg/kg 维持镇静深度。发生躁动时,也可适当给予丙泊酚 1~2mg/kg 镇静。

(3)利多卡因:静脉推注利多卡因 1~2mg/kg 可预防拔管过程中的呛咳。运用此种方法时,需要关注心率及心律的变化。

(三)关于苏醒期间的热点讨论

拔管时机选择——清醒拔管 vs. 深麻醉下拔管

对于腺样体切除和扁桃体切除术患儿术后拔管时机,笔者所在医院的常规做法是待患儿自主呼吸恢复、吸入麻醉药充分洗出后考虑拔管。但也有学者支持在自主呼吸恢复、深麻醉状态(吸入麻醉药浓度 0.8~1.2MAC)下拔管,认为可以避免呛咳和躁动。这两种拔管时机的考虑都有其优缺点,前者拔管后气道梗阻发生率更低,而后者呛咳和躁动发生率更低,目前并没有强力的循证医学证据表明哪一种更值得推荐。但两者的共同点在于,这类患儿的年龄较小,并且手术部位与呼吸通道直接相通,拔管需要更为谨慎,全程在严密的生命体征监护下,并做好充分的器具和药物准备。

【总结】

腺样体切除和扁桃体切除是耳鼻咽喉头颈外科的常规手术,手术患者多为学龄前和学龄期的儿童。临床经验显示,此类患儿多有长期慢性炎症导致的流涕、痰多等上呼吸道相关症状,呼吸道高反应性。若有长期呼吸不畅,还可出现"腺样体面容",造成气管插管困难。因此在术前访视中,麻醉医师需要仔细评估,了解患儿基本情况(包括是否有上呼吸道感染症状,及是否存在气管插管困难),预计可能出现的麻醉难点,并做好应对措施(苏醒期平稳拔管)。总之,这类手术麻醉管理的要点并不在于麻醉本身的难度或特殊性,而在于把持好整个过程中的各个细节。

(秦敏菊　张旭)

参考文献

1. YAO F S F. Yao and Artusio's anesthesiology. 9th Ed. Alphen aan den Rijn:Wolters Kluwer, 2021.

2. 孔维佳,周梁,王斌全. 耳鼻咽喉头颈外科学. 3 版. 北京:人民卫生出版社,2015.

3. BAIJAL R G,BIDANI S A,MINARD C G,et al. Perioperative respiratory complications following awake and deep extubation in children undergoing adenotonsillectomy. Paediatr Anaesth,2015,25

（4）：392-399.

4. KOO C H,LEE S Y,CHUNG S H,et al. Deep vs. awake extubation and LMA removal in terms of airway complications in pediatric patients undergoing anesthesia:A systemic review and meta-analysis. J Clin Med,2018,7（10）:353.

第二节　阻塞性睡眠呼吸障碍手术的麻醉

要点

1. 阻塞性睡眠呼吸暂停（Obstructive sleep apnea syndrome,OSA） OSA 是一种独立的疾病,诊断和分级标准参考多导睡眠监测。OSA 的治疗包括呼吸机持续气道正压通气、减重和手术治疗。OSA 的手术治疗悬雍垂腭咽成形术和/或扁桃体切除。

2. 充分术前评估 OSA 患者常合并肥胖,术前评估气道情况,做好多种气道建立方案准备。

3. 术中麻醉注意点 诱导前充分预给氧;调节患者体位成头高脚低斜坡位;术中使用肺保护性通气策略;部分药物剂量以瘦体重或校正体重计算。

4. 术后监护及术后呼吸机治疗 OSA 患者术后睡眠结构的改变可持续数天,故术后监测的时间应持续至术后 5~7 天。即使经过手术治疗的 OSA 患者,也建议使用呼吸机治疗。

【概述】

阻塞性睡眠呼吸暂停（obstructive sleep apnea,OSA）是以频繁发生的上气道塌陷为特征的睡眠相关的呼吸紊乱。

在耳鼻咽喉头颈外科的手术患者中,与 OSA 相关的患者不仅包括因重度 OSA 寻求外科手术治疗的人群,也包括治疗其他原发病同时合并 OSA 的人群。OSA 手术一般是指腭咽成形术或悬雍垂腭咽成形术,合并或不合并扁桃体切除。OSA 手术麻醉的基本方法步骤与扁桃体切除相同,其特别之处在于 OSA 患者的麻醉管理风险明显增加。OSA 患者对麻醉药、镇静药、止痛药有很高的敏感性,在常用的治疗剂量下,也可能出现镇静作用延长、上呼吸道梗阻而造成窒息。并且,OSA 患者中合并肥胖的比例高,60%~90% 的 OSA 患者为肥胖患者,这类患者的气管管理难度和风险增加。

无论是因 OSA 原发病或者因其他原发病合并 OSA 而行手术的患者,麻醉医师对这两类人群的关注和警惕都是一样的。

【OSA 的诊断和分级】

OSA 的诊断金标准是多导睡眠图（polysomnography，PSG）测得的呼吸暂停低通气指数（apnea-hypopnea index，AHI），即平均一个小时内出现的呼吸暂停（呼吸停止 10s 以上）和缺氧（动脉氧饱和度降低 4% 以上）的次数。若 AHI≥5，另加至少一个临床症状；或者 AHI≥15，即可诊断为 OSA。OSA 的临床分级也是根据 AHI 的数值进行。AHI 在 5~15 之间为轻度 OSA，AHI 在 15~30 之间为中度 OSA，AHI 大于 30 为重度 OSA。OSA 的临床症状包括：①睡眠呈片段化；②醒来时窒息感，喘息感；③晨起头痛，口干，咽喉痛；④频繁醒来排尿；⑤疲乏，昏昏欲睡；⑥无力，注意力不集中，记忆力减退。高危因素包括：家族史、高龄、男性、肥胖、代谢综合征、气道相关指标异常（颈围大，男 >43cm，女 >41cm）、巨舌、小下颌。

【OSA 的治疗】

OSA 的治疗包括无创的减重、夜间睡眠呼吸机治疗、口腔正畸，以及手术治疗。手术治疗一般指腭垂腭咽成形术（uvulopalatopharyngoplasty，UPPP），UPPP 术切除部分肥厚软腭组织、悬雍垂、多余的咽侧壁软组织及肥大的腭扁桃体，将咽侧壁黏膜向前拉紧缝合，以达到缓解软腭和口咽水平气道梗阻的目的。有时，单纯的扁桃体切除也作为治疗 OSA 的手术方式之一。

【麻醉管理】

（一）术前筛查-OSA 筛查量表

虽然 OSA 的诊断并不难，但是临床上进行多导睡眠图的比例并不高，尤其是因为其他原因而就诊的患者，术前完善多导睡眠图的比例更低。鉴于此，临床常用一些筛查量表，来评估患者是否存在 OSA。常用的筛查量表有 Berlin 量表、STOP 量表、STOP-Bang 量表、ASA 量表。有研究表明，这些量表的筛查敏感性达 65.6%~100%，以 STOP-Bang 量表为例，它对重度 OSA 的筛查敏感性达 100%。STOP-Bang 量表为判断题，分别代表了打鼾（snoring）、困倦（tiredness）、呼吸道梗阻（obstruction）、高血压（pressure）、体重（bodyweight）、年龄（age）、颈围（neck）和性别（gender）8 个项目，若有 3 个项目为肯定回答，可认为患者是 OSA。在术前访视时，麻醉医师可对有 OSA 临床症状或 OSA 高危因素的患者使用筛查量表，初步判断是否存在 OSA。

（二）术中麻醉管理

1. 药物的选择和使用　有研究显示，OSA 患者睡眠结构改变，而麻醉药、镇静药、镇痛药对于 OSA 患者睡眠结构的影响仍在研究中，这些药物影响 OSA 患者的具体机制仍无定论。事实上在临床实践中，OSA 患者对于这几类药物的敏感性都是增强的，应用多种不同的麻醉药、镇静药、镇痛药，或者过量使用这几类药物，都可能造成药物过量，引发上气道塌陷，造成呼吸暂停，甚至低氧血症。因此，OSA 的患者在临床治疗过程中，要谨慎使用这几类药物，并严格掌握剂量。一般来说，同一种类型的药物，只选取一种，不进行混用。特别是阿片类镇痛药，可使用多种方法减少阿片类药物的使用剂量。

（1）使用非阿片类镇痛药包括 NSAIDs、对乙酰氨基酚以及选择性环氧合酶-2 抑制剂。如右美托咪定和可乐定等镇静辅助药物可能减少术后阿片类药物的需求。

（2）使用局部麻醉药进行区域性镇痛（例如外周神经阻滞）也可能减少或消除对阿片类药物的需求。在笔者所在医院，外科医师常使用 1% 利多卡因浸润麻醉手术部位。

OSA 患者手术前也不提倡使用术前镇静药。若使用了这几类药物（麻醉药、镇静药、镇痛药），常规都要监测 SpO_2。若 OSA 患者合并肥胖，计算麻醉药、镇静药、镇痛药剂量时要特别注意体重依据的变化，可参见第一章第四节"特殊患者的麻醉"。

2. 气道管理 麻醉医师对于 OSA 患者气道安全的关注需要贯穿整个围术期，而麻醉诱导和术后拔管两个阶段，更易发生气道相关不良事件，更是麻醉管理的重点。

（1）在麻醉诱导期间，可以考虑如下措施：①调整患者体位为斜坡位；②使用纯氧进行充分预氧合；③可选择使用 5cmH_2O 的持续气道正压；④若评估存在困难气道可能，可选择行纤维支气管镜清醒插管建立气道。

（2）在手术麻醉期间，考虑如下措施：①采用肺保护策略的潮气量，即 6~8mL/kg（校正体重）；②控制较低的吸入氧浓度 FiO_2，一般建议 40%~80%；③使用 10~12cmH_2O 左右的 PEEP；④诱导后进行肺复张，术中间断进行肺复张：一般气道压 35~45cmH_2O，维持 30~60s；呼吸频率和 I/E 值视具体情况调整。

【 苏醒期管理 】

OSA 患者苏醒期管理与诱导期管理相同，是需要麻醉医师密切关注的阶段。

（一）肌松药物拮抗

OSA 患者术中无论使用了何种肌松药，必须确认拔管前肌松药物已代谢完全，或者已确切拮抗。由于 OSA 手术的耗时一般不长，故临床上常选用中短效的肌松药物，如罗库溴铵、苯磺顺阿曲库铵等。在手术结束后，应常规进行肌松拮抗，可选用胆碱酯酶拮抗剂新斯的明（0.04~0.07mg/kg）＋辅助用药阿托品（一般为新斯的明半量）。若使用甾类肌松药（罗库溴铵，维库溴铵等），还可选用特异新型拮抗药舒更葡糖钠，拮抗效果更为迅速确切。手术中推荐使用肌松监测仪进行监测。若使用了肌松监测仪，给予拮抗药物的时机在 TOF 计数恢复到≥2 个时，若未使用肌松监测仪，一般中效肌松药的拮抗时机在给药后 30min 以上，长效肌松药的拮抗时机在给药后 60min 以上。肌松拮抗完全的简易临床评估指标包括意识清晰；呛咳和吞咽反射恢复；能持续抬头离枕 5s 以上；呼吸平稳。

OSA 患者术后一般考虑当天拔除气管导管，若有一些不适合当天拔管的情况，或者麻醉医师评估拔管风险较大，可考虑带管进入监护室进行呼吸机支持治疗，再考虑次日拔管。拔管指征包括：①患者清醒，呛咳和吞咽反射恢复；②血流动力学稳定；③肌力恢复，可用肌松监测仪定量评估，或根据临床表现评估；④呼吸平稳，呼吸频率 10~20 次；⑤FiO_2=0.4 时，SpO_2>95%。

OSA 的患者即使平稳拔管后，上呼吸道梗阻的发生率也较高，容易出现低氧血症和缺氧，因此拔管后仍需严密监测生命体征。若有合并肥胖，更需要进行术后常规吸氧治疗以及心电监护。此外，这些患者的体位也需关注，比较适合的是上半身抬高 30°~45°。

(二) 术后镇痛治疗

如前所述,OSA 患者镇痛药物的使用需要更为谨慎。在 OSA 患者的镇痛治疗中,为避免引起术后呼吸遗忘造成呼吸道不良事件,阿片类药物的使用应避免多种同时使用,避免过量使用。更为安全的选择是阿片类药物小剂量滴定,术中局麻药物切口周围注射,以及非甾体抗炎药代替阿片类药物。

(三) OSA 患者睡眠结构变化对术后监护的影响

无论选择何种麻醉方式,手术应激和药物都会影响患者的睡眠结构,比较显著的一点是术后快速眼动睡眠(rapid eye movement sleep,REMS)比例的降低,以及数日后 REMS 比例的反跳。研究表明,在 OSA 患者中,这种变化更为显著,且 REMS 比例升高的时间可持续到术后 5~7 天,而 OSA 患者的 REMS 阶段更易发生阻塞性的睡眠呼吸暂停。因此,对于 OSA 患者的术后关注,特别是呼吸道不良事件的关注,不应该局限于术后 1~2 天,而应该持续到术后 5~7 天。

(四) 术后呼吸机治疗

笔者建议对确诊 OSA 且术前依从呼吸机治疗的患者在术后常规采用呼吸机治疗。对于未诊断为 OSA 者或诊断为 OSA 但不依从或不耐受呼吸机治疗的患者,笔者建议在发生低氧血症、气道梗阻、呼吸暂停或低通气时使用呼吸机治疗。呼吸机治疗最好在麻醉后恢复室(post-anesthesia care unit,PACU)即开始,在病房和出院回家后的康复过程中也应持续应用。只要患者卧床睡眠即应使用呼吸机治疗,因为术后患者常在白天睡觉。若患者在 PACU 或病房无法耐受呼吸机治疗,可采取一些措施来提高耐受性,如调整面罩(如,给进行鼻腔填塞或放置了鼻胃管的患者换用全面罩)、对气体进行加温湿化以及循序渐进地增加呼吸机的治疗压力。

已使用呼吸机治疗的 OSA 患者,可要求患者将设备带至医院,以便在术后继续使用。如可行,应按照既往治疗参数在 PACU 开始呼吸机治疗,通常为持续气道正压通气(continuous positive airway pressure,CPAP)。但在围手术期可能会发生面部肿胀、上气道水肿、体液转移和呼吸功能等变化,必要时需调整其原有参数设置。如果不知道之前的治疗参数,可以经验性从 8~10cmH_2O 水平开始 CPAP 治疗,然后逐渐调整,直到消除呼吸暂停、氧饱和度降低及打鼾。

重度 OSA 患者(如 AHI>30 次/h)和 OSA 合并肥胖通气低下综合征(obesity-hypoventilation syndrome,OHS)或慢性阻塞性肺疾病(chronic obstructive pulmonary disease,COPD)的患者接受 CPAP 治疗的获益可能最大。

【总结】

作为耳鼻咽喉头颈外科的常规手术之一,OSA 的手术治疗常常受到麻醉医师的关注和重视。这并不是由于手术麻醉本身的特殊性或难度,而是由 OSA 患者群体的特点决定:易于发生呼吸道梗阻而造成缺氧。因此,麻醉医师必须关注 OSA 患者的围术期各个环节,从术前麻醉诱导,到术中麻醉维持,再到术后拔管,甚至手术后数日监测,都需要付出更多的关注,提供更严密的监测。此外,值得麻醉医师关注的是,在外科患者群体中,未被诊断出的 OSA 患者比例是很高的,在临床麻醉中,需要依靠麻醉医师的警觉和经验来识别这些患者,并可以选择 OSA 筛查量表(如 STOP-Bang 量表等)来识别这类患者。一旦筛查出 OSA 可能,应该按照 OSA 患者的处理要点来进行。

(秦敏菊　张　旭)

参考文献

1. PIVETTA B,CHEN L,NAGAPPA M,et al. Use and performance of the STOP-Bang Questionnaire for obstructive sleep apnea screening across geographic regions:A systematic review and meta-analysis. JAMA Network Open,2021,4(3):e211009.

2. MCENTIRE D M,KIRKPATRICK D R,KERFELD M J,et al. Effect of sedative-hypnotics, anesthetics and analgesics on sleep architecture in obstructive sleep apnea. Expert Rev Clin Pharmacol,2014,7(6):787-806.

3. YAO F S F. Yao and Artusio's anesthesiology. 9th ed. Alphen aan den Rijn:Wolters Kluwer,2021.

4. 肖水芳,杜晓婉,张俊波.OSA 患者围手术期气道管理. 临床耳鼻咽喉头颈外科杂志. 2019, 33(4):295-297.

第三节　儿童气道重建手术的麻醉

要点

1. 术前评估　了解气管狭窄的病因(先天性或后天性),是否合并其他部位外伤或先天性病变;明确患者气管受损程度,是否已经气管切开等。

2. 麻醉管理　麻醉方式应选择全身麻醉,气道管理以通过气管切开处或经口气管插管为主,控制通气,吸入或全凭静脉麻醉。

3. 由于与外科医师共用气道,需及时与外科医师沟通选择适当的气道管理方式以及选择适当的气管导管型号。术中根据手术需要,可能会改变气道管理方式。

4. 苏醒期管理　外科医师根据病情和手术情况可能术后立即封堵气管切开切口或延迟封堵气管切开切口。如立即封堵气管切开切口则在拔除气管导管时应注意观察患者的呼吸情况。

【概述】

儿童气道重建始于 20 世纪早期。当时,白喉是引起喉部和气道病理改变的主要原因。随着交通事故导致的气道损害增加以及早产儿长时间插管呼吸支持导致的声门下狭窄出现,促使外科医师积极探索并改进气道重建术。声门下狭窄既有先天性也有后天性。先天性声门下狭窄往往是先天性综合征的一部分,而后天性声门下狭窄的原因主要是外伤、感染、医源性损伤等。医源性损伤的主要原因是长时间气管插管或气管导管套囊压力过高导致气管内壁黏膜损伤,导致气管内壁黏膜瘢痕形成,瘢痕收缩导致气管内径变小从而导致气管狭窄。先天性气管软化症(tracheomalacia,TM)是最常见的先天性气管畸形,弥漫性或节段性气管硬度下降,儿童中的发生率约为 1/2 100。它可单独发生,也可合并其他畸形(喉软骨软化病和喉裂)。临床有两种不同的解剖类型,一种是软骨软化,特点是软骨变软;另一种是膜性软化,表现为膜性气道壁过度向前移位,也称过度动态性气道塌陷(excessive dynamic airway collapse,EDAC)。当这种硬度下降蔓延至一侧或双侧主支气管时,即为气管支气管软化症(tracheobronchomalacia,TBM)。这两种情况都会导致呼气时气道过度狭窄和吸气时气道过度扩张。

气管重建术是目前儿童声门下狭窄的最主要治疗手段,多数情形下可分为单次手术和二期手术:单次手术指术毕不保留气管切开切口,二期手术指第一次手术完成后保留气管切开切口,然后根据情况择期封闭气管切开切口。对于常规切除加气道重建技术用于局部气管软化的病例,最常用于颈部气管软化。由经验丰富的术者操作时并发症发病率和死亡率均较低,且能治愈性缓解而无需多次内镜干预。然而,与任何气管切除术一样,它可导致不期望的气管再缩窄(即气管狭窄)。

TM 根治性手术治疗是指采用聚丙烯网片对气管后壁进行外科加固的气管支气管成形术即气管重建。亦可采用由异种材料、供体组织、无活性组织、自体组织或工程化组织做成的新气管来替换原有的缺陷气管,即气管置换术,但目前尚无可靠的气管替代物。如果气管造口管能取代异常气管段或固定异常气道使其开放,则仅行气管造口术也可能有效。TM 段越长,就需要越长的气管造口管。即使 TM 为弥漫性,气管造口术作为传递气道正压的通路也可能有益。气管造口术本身可通过破坏气管软骨和削弱气管壁而加重 TM。因此,气管造口术是最后的治疗手段。

【麻醉管理】

行气管重建术的患者,尤其是术前未行气管切开的患者,往往伴随喘鸣和不同程度的气道梗阻,因此气道管理是麻醉管理的重点和挑战。术前需进行软镜和硬支气管镜的检查。因麻醉和外科共用一个气道,根据患者的情况和手术方案与外科医师沟通制订合适的气道管理策略。

(一)麻醉前评估

对于声门下狭窄的患者,术前必须进行周密的评估,明确病变的类型以及气道修补方案。尤其先天性气道疾病往往合并有先天性缺陷如心脏病等。部分症状严重的患者可能术前已经气管切开,对于这部分患者我们要了解其气管筒大小、类型和气管造口时间。术前通过影像学资料和临床症状判断造口下的气管是否有狭窄以及狭窄程度。对于术前没有行气管切开的患者,尤其要重视术前气道评估。无论患者属于哪种情形,我们需关注以下几点。

1. 主诉及病史 既往气道手术史、气管插管史(插管次数、插管时间)、是否早产、肺部疾病史、气道异常家族史、是否合并进食、吞咽困难、睡眠障碍以及嗓音改变。

2. 体格检查 术前详细的体格检查至关重要,重点包括听诊有无喘鸣或其他类型的呼吸噪声,有无呼吸窘迫的临床证据(吸气三凹症,鼻翼扇动),或颈部肿块的存在。

3. 影像学检查 包括电子喉镜检查和颈及上胸部 CT 扫描。电子喉镜可以发现患者是否合并存在声门狭窄、声带粘连等情况。通过 CT 扫描可评估患者气管狭窄程度、部位以及是否有外部肿块压迫。评估疑似 TM 的诊断方式包括动态纤维支气管镜检查(dynamic flexible bronchoscopy,DFB)、动态气道 CT(dynamic airway computed tomography,DACT),以及肺功能测定(pulmonary function test,PFT)。

(二) 术前分离镇静和术中麻醉管理

气道重建手术精细、复杂,对麻醉管理要求较高,麻醉医师面临极强的挑战。首先儿童生理特点不同于成人,各脏器功能尚不完善、氧储备小。其次,麻醉医师和外科医师共用一个娇嫩狭小的气道,麻醉医师必须保障为手术医师提供满意的手术视野,同时保障通气和氧合功能。麻醉医师需要在术前做充分的准备,首先,各种规格的气管导管及紧急气管切开包应该准备就绪,其次也要做好心理准备以应对术中可能出现的各种突发情况。要针对气道刺激导致的呛咳和完全性气道阻塞制订麻醉方案。围麻醉期任何一个环节都至关重要,所有接受气道重建术的患者均应采用全身麻醉。全身麻醉方式包括静吸复合麻醉和全凭静脉麻醉,两者均可选择。

1. 术前分离镇静 对于术前是否使用苯二氮䓬类或阿片类药物有争议。面对陌生环境以及和父母分离,儿童均会有紧张恐惧心理,强行分离入手术室和麻醉诱导可能会加剧患儿紧张情绪。哭闹会导致气道分泌物增多,导致气道进一步狭窄,增加气道管理难度。因此对于术前紧张且无明确气道阻塞的患儿在入手术室前给予适量镇静药减少哭闹非常必要。对于术前气道就存在呼吸功能不全的患儿通常不予以术前用药,考虑直接带入手术室进行七氟醚吸入诱导。

2. 术中麻醉管理 气道成形术的手术部位主要是气管,因此手术中不断地刺激气管黏膜,如果麻醉深度不足以及肌松程度不够,可能会造成患者术中发生呛咳及体动。严重影响手术的正常进行,甚至会导致气道痉挛、低氧等不良事件。需使用较大剂量的短效阿片类药物术中持续输注,辅以适当的镇静和深度神经肌肉阻滞。

部分患者需要行气管软骨修补,软骨来源一般为肋软骨。取肋骨可能会造成胸膜损伤,因此,在取完肋骨后缝合伤口前,要通过鼓肺配合外科医师检验是否存在气胸。具体方法为将取肋骨处的伤口注入生理盐水,麻醉机通气方式改为手动,挤压储气囊使气道压维持在 30cmH$_2$O 持续 30s。如果伤口处有气泡冒出则说明发生了气胸,需要行胸腔闭式引流,若无气泡冒出则可以关闭伤口。

3. 气道管理方案 TM 可无症状,特别是在气道轻度缩窄的情况下,通常不需要治疗。然而,如果患者出现异常(如,感染期间)或在某些临床情况下(如,全身麻醉、进行性高碳酸血症性呼吸衰竭及脱离机械通气),随着气道狭窄的加重,通常会出现症状或体征,其初始治疗是针对 TM 的基础病因及共存疾病。若患者在初始治疗后仍有症状,建议下一步采取支架置入等治疗。

通常选硅酮支架,其分为管状和Y型两种。管状的硅酮支架常常移位或被黏液堵塞,通常表现为新发咳嗽、声音嘶哑或呼吸困难;Y形硅酮支架能防止移位。

每个患者的气道狭窄情况、是否行气管切开、是否合并声门异常以及手术方式不尽相同,因此不能将所有患者的气道管理方式标准化。术中麻醉医师与手术医师需要共用气道,不同的手术方式和手术阶段需要不同的气道管理方式,因此术前有必要与外科医师进行充分的沟通,并根据手术方式共同制订气道管理策略。如果患者术前未行气管切开,在麻醉诱导前再次评估患者气道情况,根据气道最狭窄处选择能顺利通过的气管导管,根据狭窄部位确定气管导管的深度以确保气管导管套囊位于狭窄处与隆突之间。若插管过程中遇到阻力,切不可使用暴力。

如果气管导管未能顺利通过狭窄处且造成狭窄处黏膜水肿,将造成灾难性后果。可更换更小型号的气管导管;或置入喉罩保障患者通气和氧合,然后与手术医师讨论是否行气管切开。对于术前已行气管切开的患者,术前要确认在气切口之下的气管有无狭窄。气管导管应选择抗压的钢丝导管,导管外径的选择可参考气管筒的直径,并注意插入深度。完成插管并确认好深度后妥善固定,防止气管导管意外滑出,推荐将气管导管缝合于气切口处的皮肤。

术中手术医师可能会根据手术需要,要求将经口气管插管改为经气切口插管,或者将经气切口插管改为经口插管。在更换插管方式时,应在确保安全的前提下更换。如将经气切口插管改为经口插管时,应当在气管导管尖端通过声门后再拔除气切口的导管。在将经口插管改为经气切口插管时,先将气管导管拔出至气管导管尖端位于气切口上方时停止,待经气切口顺利插入气管导管后再将经口导管完全拔除。

【苏醒期管理】

对于气道功能受损的患者来说,术后早期是一段相当脆弱的时期。不同的手术方式对术后患者苏醒的要求不一样,在手术结束前应跟手术医师进行沟通以确定患者术后气道如何处理。

对于术后无气切口或直接封闭气切口的患者,根据手术需要外科医师会要求术后直接拔除气管导管或者保留气管导管回病房或监护室。对于术后直接拔除气管导管的患者,可能存在拔管后气管塌陷的风险,拔除气管导管前做好再次插管的准备,也可先在气管导管内置入一根气管导管交换管再拔除气管导管并保留交换管,待确认安全后拔除交换管。如果患者无气切口且术后要求保留导管,术后则需密切关注气管导管状态,注意呼吸机参数变化,做好导管保留期间的镇静镇痛,避免分泌物堵塞、导管移位以及呛咳等问题。最后根据外科手术要求,选择合适的时机拔除导管。拔管前同样也要做好评估,备好再次插管准备。

对于术后保留气管切开的患者,待患者呼吸恢复良好后即可拔除气管导管更换气切套管。

无论有无气切,气道手术对气管黏膜刺激较大,患者苏醒期可能出现剧烈呛咳,严重时发生气道痉挛甚至影响手术效果,因此苏醒期平稳至关重要。对于术后需要保留气管导管的患者采取适度的镇静、镇痛,我们可以采取丙泊酚联合阿片类以及右美托咪定静脉负荷 $1\mu g/kg$(10min 内缓慢推注),然后改为 $0.3\mu g/(kg \cdot h)$ 持续静脉泵注。对于术毕要求即刻拔管的患儿,既要保证患儿气道保护性反射恢复,又要确保患儿安静合作,此时我们可以在手术结束前 5~30min 单次静脉注射右美托咪定 0.3~0.5μg/kg 以预防患儿术后躁动等问题。

【总结】

儿童气管成型术并非 ENT 常见手术,因此大多数麻醉医师处理此类患者的麻醉经验并不丰富。在管理这样的患者时,全面的评估和与外科医师的充分沟通是麻醉成功的关键。不管是术前已经气管切开的患者还是未行气管切开的患者,都应该根据患者的情况、手术的需要来制订个体化的麻醉方案,为手术提供完善的手术视野并安全掌控患者的气道,提供平稳的苏醒。

(贾继娥)

参考文献

1. 谭乐恬,陈琦,林岳鑫,等. 喉气管重建术治疗儿童声门下狭窄的临床分析. 中华耳鼻咽喉头颈外科杂志,2012,(12):978-981.

2. SMITH M M,COTTON R T. Diagnosis and management of laryngotracheal stenosis. Expert Rev Respir Med,2018,12(8):709-717.

3. MARSTON A P,WHITE D R. Subglottic Stenosis. Clin Perinatol,2018,45(4):787-804.

第四节 支撑喉镜下显微喉镜手术的麻醉

要点

1. 结合术前电子喉镜及影像学检查结果,充分做好术前气道评估;若术前评估为困难气道,按照已预料困难气道流程进行气道管理。

2. 此类手术具有"手术时间短但手术刺激大"的特点。重点是防治支撑喉镜悬吊时的迷走反射。因外科和麻醉共用气道,麻醉医师应根据具体情况灵活使用合适的通气技术,确保患者良好通气和氧合。

3. 激光显喉手术应防范气道失火,熟悉和遵守相关的安全守则。

【概述】

支撑喉镜由喉镜、连接部与支架三个部分组成,是直接喉镜的一种,可以探入喉内部进行喉部检查、辅助喉部手术进行治疗。19 世纪中叶,Kleinsasser 将喉镜和支撑杆连在一起成为支撑喉镜,并由 Jako Pilling 加以改进,之后广泛应用于临床。支撑喉镜下喉显微手术时,外科医师为了保持手术视野的稳定和静止,多数会使用两种悬吊装置(图 5-4-1):一种依托于胸部,可以通过支点扭转;另外一种悬吊于手术床,可以升降。一旦悬吊装置安装完成以后,外科医师通过移动显微镜使视角进入暴露区域,并使用不同的喉显微器械来处理病变。

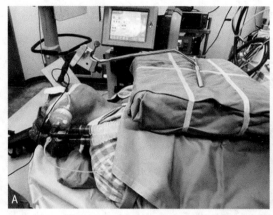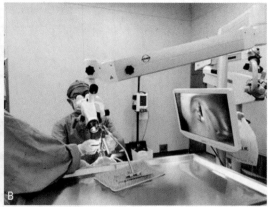

图 5-4-1　支撑喉镜的两种悬吊装置

A. 支点扭转式;B. 悬吊式。

支撑喉镜下显微手术适应证包括经保守治疗无效的声带小结、声带息肉、喉血管瘤、喉乳头状瘤、喉纤维瘤、喉神经纤维瘤、早期喉癌等。手术的主要目的包括:改善发音(如声带小结和息肉)、改善通气(声门巨大息肉和血管瘤)、明确病理性质(喉癌活检)或切除肿瘤(如激光治疗喉乳头状瘤、声带白斑及原位癌)。本节内容主要介绍硬支撑喉镜下显微喉镜手术的麻醉管理。

【麻醉管理】

(一) 术前准备和评估

1. 声带小结和声带息肉的患者多年轻、身体较健康。怀疑喉癌及声带白斑的患者多为老年人,有吸烟、酗酒史;部分患者合并有阻塞性睡眠呼吸暂停及慢性支气管炎史。应对患者全身多系统行常规评估,以及术前有无特殊用药等。

2. 对气道进行综合评估　除常规的术前气道评估,如患者头颈活动度、张口度、颈围、Mallampati 分级、甲颏间距等。还需结合近期的影像学检查、喉部动态镜检查和/或经鼻软性喉镜检查结果。

3. 了解病变位置　喉部病变的性质、大小、位置、质地以及是否改变患者正常的解剖结构,与手术医师探讨围术期的气道管理方案。具体包括:能否气管插管、气管导管的型号和放置位置等。

(二) 术中麻醉管理

支撑喉镜下喉显微手术在全身麻醉下进行。麻醉医师和耳鼻咽喉头颈外科医师共用气道,耳鼻咽喉头颈外科医师需要在病变部位充分暴露的条件下完成手术,而麻醉医师关注的是患者是否为困难气道,术中能否保障患者充足的通气和氧合。麻醉医师和耳鼻咽喉头颈外科医师之间在围手术期需要进行充分沟通。

1. 麻醉方法 麻醉医师可根据自己的经验或通气方式选择全凭静脉麻醉(通常是瑞芬太尼复合丙泊酚)或静吸复合麻醉。在开放通气系统,需要实施全凭静脉麻醉。除已预料的困难气道患者需进行清醒软镜插管外,多数患者多可在常规麻醉诱导后进行气管插管。为提供开阔的手术操作空间和视野,需要使用带套囊、型号较小的气管导管(如女性选择内径5mm或男性选择5.5mm)。避免气管导管横跨于口腔中央为硬支撑喉镜进入留出空间。须将气管导管妥善固定在下颌或嘴角,密切关注患者头位变动(头后仰颈过伸位时气管导管滑出声门口)。在硬支撑喉镜悬吊时一方面要关注气管导管是否受压。另一方面,麻醉医师应该密切关注心率变化。因为此类操作过程刺激非常强烈,会发生严重迷走神经反射,甚至心搏骤停。除足够的麻醉深度外,一旦出现心率减慢应采取以下措施:叮嘱手术医师松开悬吊;予以阿托品0.01mg/kg,必要时重复给予。虽然异丙肾上腺素也具有提升心率的作用,但是和具有抗迷走作用的阿托品相比,异丙肾上腺素可能导致血压降低和并发心律失常的不良后果。

2. 麻醉药物的选择 支撑喉镜手术多数为短小手术,术中刺激强烈,术后疼痛程度低。故术中既要维持足够的麻醉深度,又要避免苏醒延迟。目前临床上使用的麻醉药物多为短效的药物,如镇静药物丙泊酚、吸入麻醉药物七氟烷和地氟烷、超短效的强效阿片类药物包括瑞芬太尼和阿芬太尼。在笔者单位,通常选用超短效的强效阿片类药物-瑞芬太尼。肌松药多选用短效的去极化肌松药(琥珀酰胆碱),其最常见的不良反应是术后肌痛且持续时间可长达数天,导致患者的就医体验非常糟糕。可以采取以下措施预防术后肌痛:①诱导时预注射琥珀酰胆碱10mg;②及早应用非甾体抗炎药;③麻醉诱导时以罗库溴铵替代琥珀酰胆碱,在术后以舒更葡糖钠拮抗。但是目前舒更葡糖钠的价格比较昂贵,需考虑患者的经济能力。

3. 通气管理 喉、咽、气管手术能够开展的前提是已有适当的设备能在保障气道安全的同时确保足够通气,通气策略可以根据呼吸回路属于密闭系统还是开放系统而进行相应改变。通常情况下选择密闭通气系统,全身麻醉下经口插入较小型号的气管导管或安全型激光手术导管来保障通气与氧供。若气管导管影响手术视野暴露或操作,应选择不插气管导管的开放通气系统,通气策略可采用全凭静脉下保留自主呼吸、窒息通气和喷射通气(包括魏氏喷射鼻咽通气道联合声门上喷射通气)。近年来一些新技术的出现优化了传统的窒息通气和喷射通气技术,如经鼻湿化高流量通气(transnasal humidified rapid-insufflation ventilatory exchange,THRIVE)和高频叠加常频喷射通气技术。笔者医院通常采用声门下手控常频喷射通气(图5-4-2)或THRIVE技术(图5-4-3)。详细内容参见第一章第三节"困难气道的评估和管理"中"五、共用气道手术的通气策略"。

【苏醒期管理】

支撑喉镜下喉显微手术术后患者可能会出现咽痛、声嘶及气道黏膜肿胀等问题,手术部位的刺激会导致患者持续咽部异物感或引发连续性呛咳,继而导致手术部位出血或气道水肿。保障此类患者平稳顺利地苏醒是对麻醉医师的挑战。

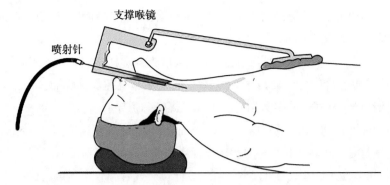

图 5-4-2 声门下喷射通气

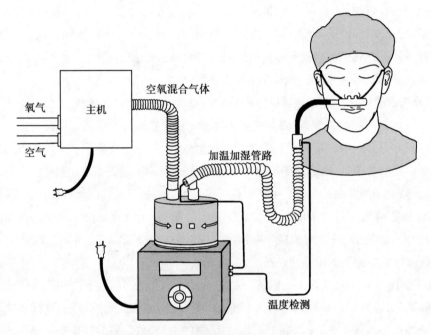

图 5-4-3 经鼻高流量湿化氧疗

(一) 拔管问题——清醒拔管 vs. 深麻醉下拔管

苏醒期和麻醉诱导期一样是麻醉管理过程中容易出现不良事件的时期。在 2020 版气管导管拔除专家共识中也指出拔管分为四个阶段,应按步骤制订拔管计划、做好拔管准备、实施拔管及做好拔管后处理等过程。必须规范拔管,依据病情制订针对性的个性化拔管方案。

患者清醒后进行气管拔管是最安全的。保障平稳拔管的措施包括:①持续输注小剂量瑞芬太尼 [效应室浓度 2.0ng/mL 或 0.03μg/(kg·min^{-1})];②在气管插管前,对声门和声门下行 2% 利多卡因表面麻醉。但该方法仅适用于 30min 左右的短小手术;③拔管前静脉推注 1.5mg/kg 2% 利多卡因;④术毕将气管导管更换为喉罩。

部分患者可能需要在深麻醉下拔除气管导管。所谓深麻醉下拔管是指患者自主呼吸充分恢复但咽喉反射仍处于抑制状态时拔除气管导管。深麻醉拔管可以减少发生喉痉挛和支气管痉挛的风险,利于气道高反应性的患者;深麻醉下拔管可以减少拔管应激引起的循环激动、氧耗增加,有利于缺血性心脏病患者。深麻醉下拔管的优势还包括避免眼内压和颅内压升高。深麻醉下拔管时七氟烷最低肺泡气浓度(minimal alveolar concentration,MAC)应不小于1.0MAC。通常患者在导管气囊抽气时没有呛咳或屏气反应、仍可保留规律的自主呼吸模式则预示可平稳拔管；确保无肌松药和阿片类药物的残余作用；明视下充分吸净聚集在口咽部的血液和分泌物；还需要具有气道管理经验丰富的麻醉医师,一旦拔管后气道丢失可重新掌控气道。

但深麻醉下拔除气管导管至患者完全苏醒的阶段可能出现气道梗阻和返流误吸,也不适用于困难气道患者。对于术前无通气和插管困难的患者可以考虑在深麻醉下拔管或者在拔管后置入喉罩。

(二) 术后疼痛及恶心呕吐的预防

支撑喉镜手术后局部疼痛程度较低,给予非甾体抗炎药可以有效地为患者提供满意的镇痛效果。虽然非甾体抗炎药具有潜在的血小板抑制作用从而增加出血的危险,理论上需避免使用。但是从笔者所在医院的实践经验来看,术中应用非甾类抗炎药物不但可有效预防术后疼痛,而且无术后出血等严重不良事件的发生,对防治琥珀酰胆碱相关的肌痛也有效。

术后恶心呕吐会影响患者的转归,麻醉医师必须重视术后恶心呕吐的防治。术后恶心呕吐的高危因素包括:①女性;②年轻;③不吸烟;④手术因素(手术时长大于3h、腹腔镜手术、减重手术、妇科手术及胆囊切除术);⑤既往术后恶心呕吐史或晕动症史;⑥使用阿片类药物镇痛。即使支撑喉镜下显微手术时间非常短,且围术期阿片类药物使用量不大,我们仍应积极预防术后恶心呕吐。术后PONV的防治详见第九章第五节"术后恶心呕吐的处理"。

(三) 并发症及预防

支撑喉镜经口插入并在患者胸部固定,操作过程中容易损伤软腭,引起舌体麻木、门牙松动或脱落等并发症的发生。手术结束后应再次检查口咽腔,确定组织受损程度,牙齿是否有损伤。应和手术医师再次确认已取出声门处用于压迫止血的棉片或纱条,预防气道相关不良事件。

喉癌显微手术后最常见的术后并发症为出血,报道的发生率为5%~8%。大多数术后出血发生于麻醉后苏醒室(post-anesthesia care unit,PACU),主要表现为咳嗽和吐血。苏醒期间挣扎和拔管后咳嗽可能增加术后出血的发生率。需要手术再探查的患者可能存在困难气道,应在手术室进行处理。

【 硬支撑喉镜下激光手术的麻醉 】

(一) CO_2 激光和 KTP 激光

笔者医院目前主要采用 CO_2 激光和 KTP 激光治疗喉部病变。CO_2 激光疗法是通过调节二氧化碳激光的输出功率和时间等条件,从而改变激光作用于组织上的热能,其运用激光热效应气化切割患者的病变组织。CO_2 激光治疗较常规手术刀治疗具有一定优势,如出血少、术后瘢痕形成小、疼痛肿胀程度轻、操作时间短、较电刀产生的热损伤小故对病理诊断的影响小等。1978年,Vaughan 报道了首例应用 CO_2 激光切除声门上型喉癌。

KTP 激光全称叫磷酸钛钾激光(potassium-titanyl-phosphate,KTP laser),为波长 532nm 的绿激光。除了具有激光的热效应、压力效应、电磁效应之外,KTP 激光波长与氧化血红蛋白的一个波峰重叠而具有显著的光化效应。因此,血管性或血管增生性病变对 KTP 的反应非常敏感。

2006年哈佛大学喉科专家 Zeitels SM 首次报道将其用于喉乳头状瘤及声带异型增生。

无论是 CO_2 激光还是 KTP 激光治疗,在喉部病变时可互补使用以达到最佳疗效。然而,激光手术有其潜在的危害,最严重的是气道燃烧。

（二）气道失火的防范和处理措施

1. 气道失火的防范措施　硬支撑喉镜下激光手术的麻醉管理除遵循一般全身麻醉的管理原则外,激光手术需注意气道失火的发生,做好相关的防范措施。

（1）除非影响手术暴露,尽可能使用具有双套囊的抗激光导管。常用的抗激光 ETT 为 Laser-Flex 套囊 ETT（图 5-4-4）,其可耐受 CO_2 和 KTP 激光。在实际操作中,Laser-Flex ETT 没有深度标记,因此难以评估 ETT 的置入深度。在笔者所在医院,麻醉医师通常于距导管尖端 21cm（女性）和 23cm（男性）处分别做标记,直视下见气管导管进入声门、继续推进直至标记处位于上切牙水平。并根据听诊呼吸音调整气管导管的置入深度。

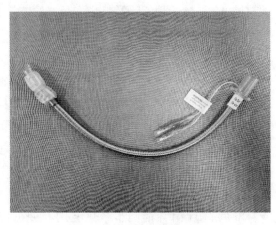

图 5-4-4　抗激光导管

（2）吸入空氧混合气体,尽可能降低吸入氧浓度,在患者可耐受的情况下,应给予低于 30% 的 FiO_2。

（3）氧化亚氮（笑气）助燃,应避免使用。

（4）气管导管套囊中应注入生理盐水,但注水会使得套囊放气时间延长,可在术毕深麻醉状态下将生理盐水抽出,置换为空气,便于苏醒期快速拔管。

（5）尽可能限制激光的强度和时长。

（6）在气道中填塞湿润的生理盐水纱条,保护邻近组织并降低导管失火风险,术毕务必如数取出。

（7）外科手边随时备有水源,例如装满生理盐水的 50mL 注射器。

2. 气道失火的处理措施　以上这些措施可以减少但不能完全消除失火的隐患。如果发生了气道燃烧,记住四个 "E" 的处理措施。

（1）拔除（extract）:拔除所有可燃物,如气管导管、纱条、棉片等。

（2）清除（eliminate）:清除所有助燃剂,如立即断开供氧管路、停止任何吸入麻醉剂,停止通气,断开麻醉机回路。

（3）灭火（extinguish）:立即在气道内注入生理盐水熄灭余火。

（4）评估（evaluate）:立即在直接喉镜和支气管镜下评估上、下呼吸道的损伤情况,如有明显损伤应重新插管,严重病例需要气管切开,并立即请相关专家会诊治疗,可考虑支气管肺泡灌洗、使用激素和正压机械通气。

（三）激光手术的其他风险

激光手术不仅对患者有风险,而且对手术室人员也有风险。激光导致组织汽化产生的烟雾有潜在的感染风险,工作人员应佩戴可过滤细小颗粒的口罩;激光可能意外地造成手术室火情;激光可能反射到工作人员的眼睛里造成眼部损伤,建议佩戴防护眼镜,患者的眼部也应覆盖保护;为了保护手术室以外的人,窗户应该被盖住,并悬挂警告牌提醒那些可能需要在手术过程中进入手术室的人。

【总结】

喉显微手术用于切除各种声带病变,包括瘢痕、炎症组织、血管病变和喉原位癌。支撑喉镜下显微喉镜手术同其他的喉部手术一样,在手术期间外科医师和麻醉医师共用气道。因此,制订麻醉管理计划时需要与外科医师密切配合,尤其是气道管理方面。支撑喉镜下治疗喉癌的患者在手术后可能发生术后出血,一旦需要手术再探查的患者可能存在困难气道。激光显喉手术应防范气道失火,熟悉和遵守相关的安全守则。

(贾继娥)

参考文献

1. PATE A,NOURAE S A. Transnasal Humidified Rapid-Insufflation Ventilatory Exchange (THRIVE):a physiological method of increasing apnea time in patients with difficult airways. Anaesthesia,2015,70(3):323-329.

2. MÖLLER W,FENG S,DOMANSKI U,et al. Nasal high flow reduces dead space. J Appl Physiol (1985),2017,122(1):191-197.

3. PARKE R L,BLOCH A,MCGUINNESS S P. Effect of very-high-flow nasal therapy on airway pressure and end-expiratory lung impedance in healthy volunteers. Respir Care,2015,60(10):1397-1403.

4. 张杨,马浩南,于泳浩.窒息氧合技术对重度阻塞性睡眠呼吸暂停低通气综合征患者无通气安全时间的影响.临床麻醉学杂志,2020,39(11):1096-1099.

5. SHIPPAM W,PRESTON R,DOUGLAS J,et al. High-flow nasal oxygen vs. standard flow-rate facemask pre-oxygenation in pregnant patients:a randomized physiological study. Anaesthesia, 2019,74(4):450-456.

6. VAUGHAN C W. Transoral laryngeal surgery using the CO_2 laser:laboratory experiments and clinical experience. Laryngoscope,1978,88(9 Pt 1):1399-1420.

7. MENDELSOHN A H,REMACLE M. Transoral robotic surgery for laryngeal cancer. Curr Opin Otolaryngol Head Neck Surg,2015,23(2):148-152.

8. MÖCKELMANN N,BUSCH C J,MÜNSCHER A,et al. Timing of neck dissection in patients undergoing transoral robotic surgery for head and neck cancer. Eur J Surg Oncol,2015,41(6):773-778.

9. WOO P,REED AP. Anesthesia and otolaryngology // LEVINE A I,GOVINDARAJ S,DEMARIA S. Anesthesiology and Otolaryngology. New York,NY:Springer,2013.147-172.

10. HSU J,TAN M. Anesthesia Considerations in Laryngeal Surgery. Int Anesthesiol Clin,2017,55 (1):11-32.

第五节　下咽和喉开放手术的麻醉

要点

1. 充分术前评估　此类患者多为高龄并伴有长期吸烟饮酒史,应关注患者的心肺功能及用药情况。

2. 气道评估及建立　应充分评估咽喉部肿物的位置、大小、对气道的影响,明确是否存在困难气道并为麻醉诱导方式的选择做好预案。

3. 麻醉管理要点　重点关注气道和血压的管理,其他包括抑制气管切开过程中的应激反应、平衡神经监测与神经肌肉阻断药物的应用、皮瓣移植手术应维持皮瓣的充分灌注。

4. 二次手术的麻醉注意点　确保气道安全的有效方法是经气管造瘘口行气管插管。气管切开时间在 1 周以内时,窦道尚未形成,气管导管置入时,可能发生导管进入撕裂的黏膜层导致无法通气的危急情况。

【概述】

喉部由软骨性骨骼、肌肉(喉内肌和喉外肌)和内衬黏膜组成。喉的主要功能包括发声、维持和保护气道通畅以及进行 Valsalva 动作。喉部的解剖结构包括软骨、声带、肌肉和神经。喉癌或邻近结构癌症或者癌症治疗引起的解剖结构改变都会增加气道管理的难度。肿瘤累及会厌前后及声带外侧组织间隙中填充的脂肪时,会出现组织顺应性降低、气道变窄以及气管插管的难度增加。此外,放射性损伤、炎症或影响淋巴引流或静脉引流的占位等均会导致喉部水肿,从而引起组织脆弱和气道狭窄。

咽喉部的手术方式取决于病变的位置及侵犯的范围,手术治疗以去除病变及转移组织为主要目的。临床上常见的手术方式包含直接切除咽喉部病变手术、根据扩散范围行颈廓清手术,以及因病变切除修复需求而行皮瓣重建手术。现将手术方式简述如下。

喉部分切除术包括垂直部分喉切除术、水平部分喉切除术、水平垂直部分喉切除术,是彻底切除病变组织的前提下尽量保留喉功能的手术方式。全喉切除术是指切除全部喉组织,在颈部成型气管造口,食管与口咽的连续性不受影响。下咽癌多采用手术加放化疗的方法进行综合治疗。根据原发部位的不同分为梨状窝癌、喉咽后壁癌和环后癌。临床所见下咽癌病例以中、晚期居多,此类手术在切除肿瘤组织的同时可能同时需行皮瓣修复、胃代食管、结肠或空肠代食管术。根据淋巴清扫的范围不同将颈廓清分为根治性颈淋巴结清扫术、功能性颈淋巴结清扫术、择区性颈淋巴结清扫术。根治性颈淋巴结清扫术的切除范围为颈部六个区域的淋巴结群和与其相关的非淋巴结构。功能性颈淋巴结清扫术是在传统的根治性颈淋巴结清扫术的基础上保留胸锁乳突肌、颈内静脉和副神经。择区性颈淋巴结清扫术是根据头颈部特定部位肿瘤伴随的颈淋巴结转移规律而设定的非全颈性淋巴结清扫。在咽喉部肿瘤手术中的皮瓣重建手术以肌皮瓣移植为主,根据供区不同可分为胸锁乳突肌肌皮瓣移植术、斜方肌肌皮瓣移植术、胸大肌肌皮瓣移植术、背阔肌肌皮瓣移植术。

【麻醉管理】

（一）术前评估和准备

1. 一般情况的评估 咽喉部肿瘤以老年患者多发,且大多存在长期的吸烟饮酒史,因而伴有循环、呼吸等系统的慢性疾病多见,应注意心肺功能及术前用药情况的评估。另外,部分患者术前伴随吞咽困难、进食状况恶化等情况,因此亦应注意此类患者营养状况的评估。

（1）心功能评估:详尽的病史采集和体格检查有助于评估此类患者的围术期心血管风险。根据 2014 年发表的美国心脏病学会/美国美国心脏协会（ACC/AHA）关于非心脏手术患者围术期心血管风险评估及管理指南,较大的头颈部手术属于中度危险手术,围术期严重心血管并发症的发生概率在 1%~5% 范围内。应根据患者的体能状态予以仔细评估,除常规的心电图检查外,根据病情需要可行 24h 动态心电图、心脏彩超等相关检查。若患者伴有冠心病等心血管系统疾病时,麻醉医师应根据患者的症状与外科医师以及心脏专科医师协商讨论是否需行进一步的检查。患者的 β 受体阻滞剂、ACEI 或 ARB 类、他汀类等药物推荐服用至手术当日。

（2）肺功能评估:喉肿瘤患者多伴有长期吸烟史,慢性阻塞性肺疾病是此类患者的常见并发症,因而罹患围术期呼吸系统并发症的可能性要高于其他手术人群。对呼吸系统功能的评估除了最基本的病史和查体如询问吸烟史、是否戒烟、有无呼吸困难、呼吸困难的诱发因素和缓解方法、所用药物、听诊呼吸音等,必要时建议行更多的术前检查如肺功能检查、血气分析等。此类患者因手术部位的特殊性在围术期存在饮食呛咳的可能性,术前若存在肺部感染将导致围术期呼吸系统并发症大大增加。因此,此类患者呼吸系统评估和干预的重点应是戒烟,控制肺部炎症,优化当前的肺部功能,尽可能地避免围术期呼吸系统并发症的发生。

（3）营养状态的评估:术前营养不良与多项围术期并发症如术后伤口愈合缓慢、感染机会增加、褥疮机会增加等均存在相关性,亦可能进一步增加其他围术期并发症发生率和死亡率,并延长住院时间。详尽的病史和查体能够为患者的营养状况提供有效评估。如果病史中出现进食饮水障碍、近来体重下降、肌肉力量/体能状态恶化、频繁黏膜破溃或皮肤溃疡等,都提示营养不良的可能。体检中提示营养不良的表现包括皮下脂肪/肌肉容量流失、皮肤溃疡/黏膜破溃、外周水肿和睑结膜苍白等。实验室检验结果中人血白蛋白及前白蛋白水平能够帮助确诊营养不良,并辅助评估严重程度。如果存在严重营养不良的状况,需要营养师对患者的营养状态进行优化。

（4）患者心理状态的准备:应和患者充分沟通术后呼吸方式的改变如未经鼻咽部加温和湿化的空气直接进入造瘘口刺激气道,气管筒的刺激可导致患者频繁出现咳嗽甚至出现睡眠剥夺;患者不能经口进食须经鼻饲管进行营养治疗;患者存在术后暂时或永久失去言语交流的功能等。应对患者进行充分的心理疏导并予以相应的专业指导如可以采取何种有效的沟通方法。

2. 气道评估 术前充分的气道评估对于此类患者是十分必要的。喉癌患者中气道管理的困难各不相同,取决于癌症的分期和位置。早期喉癌（如原位癌、T_1 期和 T_2 期）主要为软组织病变,气管导管通常可以通过肿瘤部位。例如,早期声门癌可能损害声带活动度,但尚未导致声带固定或声门阻塞。中、晚期喉癌侵及黏膜下软骨,可致气道变窄及组织顺应性降低,气管导管可能难以或不能通过肿瘤部位。因此,对于晚期喉癌患者,应与外科医师讨论气道管理的方案,包括是否需行清醒气管插管或局麻下先行气管造口术。

可以从患者的病史及症状、查体和辅助检查结果等方面进行气道的综合判断。包括患者是否存在喉镜暴露和插管困难病史,平卧及运动时是否存在呼吸困难的症状;注意检查头颈部活动度、是否存在软组织水肿或纤维化、张口大小以及牙齿状况。对于存在喉部病变的患者,气道相关影像学检查或喉部动态镜检查(评估声带运动)可能有助于识别上述气道管理的潜在问题,应将其作为围术期气道评估的一部分。CT 或 MRI 可发现肿块、解剖结构异常和组织水肿的证据。但应认识到影像学检查评估喉部病变气道的局限性。手术前几周进行的检查可能并不能反映快速进展性喉部疾病在进行手术时的气道状况。此外,CT 很难评估声带活动度,除非在呼吸周期的不同阶段进行了多次成像,CT 检查也不能准确估计气道的最大管径。仿真内镜检查和气道超声为新出现的气道评估技术,但目前尚未普遍用于临床。

(二) 术中麻醉管理

全身麻醉管理的重点为气道的管理和循环的管理。部分喉切除的患者通常不存在困难气道,但是行全喉切除手术的患者要考虑因肿瘤占位导致的困难气道。其他麻醉注意点包括:维持麻醉深度抑制气管切开过程中的应激反应、平衡神经监测与肌肉松弛药的应用、皮瓣移植手术应维持皮瓣的充分灌注。

1. 气道建立方法 此类手术需行气管插管全身麻醉。根据术前气道评估结果,选择合适的麻醉诱导方案,尤其是困难气道患者应做好相应的插管计划,同时备好相应的气道工具。一般可采取以下几种方式建立气道:常规快诱导气管插管、清醒气管插管、清醒状态下局麻气管切开,无论采取何种插管方式,均需耳鼻咽喉头颈外科医师在场,以防意外情况下紧急行气管切开术。若喉部肿瘤质脆、具有显著出血倾向,或气道阻塞严重致气管导管很难通过时可能需要外科医师选择清醒状态下局麻气管切开。若患者存在张口困难、气道阻塞严重影响通气时不建议行快诱导下气管插管,推荐行清醒气管插管。清醒气管插管的要点是完善的表面麻醉和充分的沟通获得患者的理解和配合。多采用 2%~4% 的利多卡因、1% 丁卡因通过喷雾器、注射器、喉麻管、软镜工作通道、环甲膜穿刺等方式进行表面麻醉,应用阿托品、东莨菪碱、盐酸戊乙奎醚等抗胆碱药物减少分泌物,合并使用咪达唑仑、芬太尼、右美托咪定辅助镇静镇痛。采用纤维软镜、可视喉镜、可视光棒等插管工具完成插管操作。在手术期间,外科医师会将气管导管(endotracheal tube,ETT)插入气管,并根据需要推进或回撤气管导管,直到手术结束建立气管造瘘口。

2. 术中循环管理 此类患者的麻醉监测除了心电图、无创血压、脉搏氧饱和度、呼气末二氧化碳分压和体温等必须监测的指标外,可以考虑行脑电双频指数监测、放置动脉导管行有创动脉监测,以期为患者的麻醉深度、通气情况以及血流动力学提供更多信息。因为咽喉部肿瘤患者多伴随吸烟、慢性阻塞性肺疾病(chronic obstructive pulmonary disease,COPD)病史,术中呼气末二氧化碳分压可能并不能准确地反映其动脉二氧化碳水平,动脉血气分析对于评估术中肺部功能能够提供指导。有创动脉监测可以持续监测血流动力学变化,以便及时治疗低血压和心动过缓。通常这些手术的患者会因术前进食困难出现慢性低血容量。接受放疗的患者还可能出现压力感受性反射障碍,其可能刺激舌咽神经或迷走神经的分支或颈动脉压力感受器,从而引起强烈的迷走神经反应。在放置动脉导管之前,麻醉医师需要向外科医师询问皮瓣可能的供应部位,以免造成皮瓣血管的损伤。通常笔者所在医院进行全喉切除术持续 2.5~3h,失血量为 100~200mL,静脉输注晶体液 1 500~2 000mL。

3. 抑制气管切开过程中的应激反应　在咽喉部各类手术方式中,气管切开、置入气管导管是此类手术过程中刺激较为剧烈的操作。应在此前适当加深麻醉,避免因为麻醉深度不足引起患者的剧烈呛咳,进而引发气胸、通气管道置入困难导致低氧血症、心脑血管意外等并发症。在麻醉管理中,建议行脑电双频指数(bispectral index,BIS)监测麻醉深度,将 BIS 指数维持于 40~60,同时维持一定的肌松状态,必要时可在气管切开前静注阿片类药物、神经肌肉阻断药物抑制患者的应激反应并保证患者处于绝对的制动状态。

4. 神经监测与神经肌肉阻断药物的应用　在颈廓清手术过程中,手术区域分布的三叉神经、面神经、副神经、迷走神经、舌下神经、膈神经和臂丛神经或其分支,存在损伤风险。为避免手术操作引起的神经意外损伤,需行神经功能监测来定位并确认那些具有运动功能的神经(分支)。而麻醉管理过程中神经肌肉阻断药物的应用可能影响神经监测的效果。临床工作中,多采用"单次量技术"即尽量在麻醉诱导时使用一次中长效的神经肌肉阻断药物辅助气管插管,后续手术过程中一般不再追加神经肌肉阻断药物。为避免患者出现呛咳、体动等,需维持较深的麻醉深度。临床上多采用静吸复合麻醉来达到此目的。如吸入麻醉药物复合阿片类镇痛药物瑞芬太尼、舒芬太尼等。但是大剂量的麻醉药物会引起循环系统的抑制和苏醒延迟,尤其是在老年患者或全身情况较差的患者中。α_2 肾上腺素受体激动剂右美托咪定具有镇静、镇痛的作用,可以减轻气道的应激反应,进而降低气管导管刺激所致的呛咳等风险。因此,在笔者临床实践中,持续泵注小剂量的右美托咪定可以减少其他麻醉药物的使用剂量达到满足神经监测的需求。另外,近年来有临床研究证实小剂量的神经肌肉阻断药物并不影响诸如听神经瘤切除术、鼓室成形术等头颈部手术中的神经监测效果。因此,部分神经肌肉阻滞技术亦适用于此类手术的神经监测。

5. 保证皮瓣的充分灌注　皮瓣移植手术一般耗时长,创面暴露大,常常会发生明显的低体温。体温过低可能导致移植皮瓣发生血管痉挛进而引起皮瓣的缺血。而严重的低体温将会影响麻醉药物的代谢,增加失血、伤口感染的风险,导致术后不良并发症和病死率增加。因此,在此类手术中,应采用多种措施预防低体温的发生,如使用加温毯、输入加热的液体和血液制品、提高环境温度等。

低血容量和低血压因降低皮瓣的灌注而导致皮瓣的缺血。因此,充足的血容量是必需的。但是过多的液体负荷存在引起皮瓣水肿的风险,进而影响皮瓣的血运和存活。补液过量亦会引起并发症(如肺水肿)以及皮瓣周围组织水肿。一项回顾性研究纳入了接受游离皮瓣乳房再造术的患者,发现静脉液体过剩会引起吻合口血栓形成和皮瓣并发症。因此,精确的液体管理在皮瓣移植手术中是十分必要的。另外,在输注的液体种类上,推荐输注右旋糖苷来调节血液流变学防止血栓形成。

在重建游离皮瓣期间,血流动力学管理的目标为优化移植组织的灌注,同时避免液体过剩所致的局部和全身不良影响。我们会进行补液使血容量正常,并根据患者因素和临床评估结果谨慎使用血管活性药物。全身麻醉药容易引起低血压,补液联合血管活性药物通常可将其抵消。关于是否使用血管加压药(尤其是血管收缩药物),目前尚有争议。现有最佳证据表明,对于接受头颈部手术的患者,术中使用血管加压药不会增加皮瓣移植失败或并发症的风险。2019年的一项 meta 分析纳入了 12 项研究(1 项随机对照试验和 11 项观察性研究),近 8 000 例患者接受了游离皮瓣手术,报道称与没有接受血管加压药的患者相比,接受血管加压药的患者中皮瓣移植失败的发生率较低(OR 为 0.71,95% 的置信区间为 0.5~0.99)。一项大型单中心回顾性研究纳入了因癌症在头颈部、乳腺、肢体或躯干进行游离皮瓣重建的患者,发现谨慎使用去氧肾上腺素、麻黄碱或氯化钙使血压波动幅度维持在基础值的 20% 内不会增加皮瓣移植失败和皮蒂损伤的风险。

关于维持皮瓣灌注的血管加压药选择,现有证据有限。一项小型前瞻性研究纳入了接受游离皮瓣手术的患者,观察了术后低血压的治疗,发现与肾上腺素、多巴酚丁胺或多培沙明相比,去甲肾上腺素可改善皮瓣血流量。尚不清楚这些研究结果是否适用于皮瓣手术期间使用血管加压药的情况。

【苏醒期管理】

此类手术的麻醉苏醒期应遵循苏醒平稳的原则。让行气道手术的患者在苏醒期做到平稳、无呛咳并不是一件简单的事情。现将笔者所在科室的麻醉管理经验列出以供参考。

(一) 术后镇痛

下咽和咽喉开放手术的创伤大,镇痛充分是苏醒平稳的前提条件,尤其是在手术接近尾声的后半程,长效的阿片类药物复合非甾体抗炎药的应用对于提高患者术后的舒适度十分必要。近年来,α_2 肾上腺素受体激动剂右美托咪定因具有镇静、镇痛但对呼吸系统影响微弱的特点在咽喉部手术中优势明显,其可以减轻气道的应激反应,进而降低气管导管刺激所致的呛咳等风险。

(二) 喉部局麻药的应用

下咽和咽喉开放手术结束后,一般需将术中使用的气管导管更换为专用的气切套管。更换之前,在气切套管的套囊上涂抹局部麻醉药丁卡因、利多卡因凝胶等,以利于患者苏醒期耐受气切套管。

(三) 苏醒期间合适的体位

患者带管进入麻醉后恢复室(post anesthesia care unit,PACU)后,将患者上半身抬高 30°,增加患者的功能残气量,改善头颈部的静脉回流。同时应注意在等待患者苏醒过程中,尽量避免任何声音和触碰的刺激。

(四) 有计划的"主动拔管"

下咽手术伴颈部清扫或皮瓣移植手术时程长,停用麻醉药物后,要留有一定的时间让吸入麻醉药物、静脉麻醉药物以及肌松药充分地代谢。在判断肌松恢复充分、吸入麻醉药充分洗出后,可以诱导患者的自主呼吸,不要在患者呛咳、挣扎时被动拔出气管导管。拔管前静脉注射 1.5mg/kg 利多卡因有利于减轻气道反应。

【术后管理】

(一) 术后镇痛

术后镇痛的目标主要包括两个方面:①尽可能地缓解患者的疼痛,提高患者的舒适度;②减少因镇痛导致的不良反应和并发症。因此,不仅需要根据患者的主观描述和客观指标来判断疼痛的程度,也要衡量患者是否存在不良反应。最常用的疼痛评估手段包括使用视觉模拟评分量表、数字等级评定量表和 Wong-Baker 面部表情量表等。对于可以文字交流的患者通过自报疼痛分数可以评估疼痛程度。对于昏迷的患者或无法有效沟通时,生命体征、呼吸方式、面部表情、肢体运动等都可以用于疼痛评估。咽喉部肿瘤患者行开放手术并气管切开后,除了疼痛,患者还存在气切套管对呼吸道的持续刺激。因此,多模式镇痛方案能够为此类术后患者提供安全有效的镇痛管理。阿片类药物一般用于中度到重度疼痛的处理。对乙酰氨基酚和非甾体抗炎药(non-steroidal anti-inflammatory drugs,NSAIDs)是治疗轻度到中度疼痛的非常有效的辅助镇痛药物。近年来,右美托咪定因其良好的镇静、镇痛且对呼吸系统影响微弱的特点在咽喉部肿瘤手术后的镇痛治疗中有效地避免了患者呛咳的发生。术后镇痛的主要不良反应包括皮肤瘙痒、恶心呕吐、尿潴留,部分患者会有嗜睡、头晕等现象。通过上述多模式镇痛方案减少阿片类药物的应用,从而降低不良反应的发生率。另外,联合应用糖皮质激素、五羟色胺受体拮抗剂、多巴胺受体拮抗剂等可有效降低术后恶心呕吐的发生率。

(二) 术后出血

在咽喉部手术后出现出血等意外情况需在全身麻醉下再次探查手术时,因患者已行气管切开术,经面罩给氧或者经口行气管插管都是不可行的,确保气道安全的有效方法是经气管造瘘口行气管插管。气管导管置入时,可能发生导管进入撕裂的黏膜层导致无法通气的危急情况。可在清醒或保留患者呼吸的情况下,经造瘘口滴入 2% 的利多卡因 2~4mL,然后轻轻地置入充分润滑的气管导管,直到呼气末二氧化碳波形证明导管在位。此操作过程中,选择较细的气管导管可提高置管成功率。亦可快诱导后,在外科医师使用外科器械充分暴露造瘘口的前提下,先向造瘘口内置入 Flova 探条作为导引,再在探条的导引下置入合适型号的气管导管。此类患者的麻醉诱导,均应在耳鼻咽喉头颈外科医师在位的情况下施行。

(三) 术后严重的高血压

部分患者术后即使在镇痛效果良好的情况下也可出现严重的高血压,可能的原因包括:①术后气管筒的刺激;②干燥寒冷的空气没有经过鼻咽腔的温润后直接经造瘘口进入气道;③鼻饲管的刺激以及咳嗽咳痰导致的睡眠剥夺;④失去语言功能的患者可能出现了严重的心理应激。相应的处理包括心理疏导、湿滑和加温吸入空气、给予镇静安眠药物、必要时予以血管活性药物。

【总结】

咽喉部肿瘤患者麻醉管理的主要难点为气道管理。全面的气道评估包括影像学检查、喉部动态镜检查和/或经鼻软性喉镜检查。既往颈部放疗会引起组织纤维化和水肿,可能增加气道管理的难度。在综合患者的全身条件及气道情况后,麻醉医师应谨慎选择合适的麻醉诱导方案,尤其是困难气道患者应做好相应的插管计划,同时备好相应的气道工具。

患者在麻醉期间容易出现血流动力学不稳定。接受了放疗的患者通常存在营养不良和低血容量,颈部放疗还可能引起压力感受性反射障碍。因此,应建立有创动脉监测实时观察患者血压和心率变化。术程中应合理应用麻醉药物抑制气管切开及气管导管置入操作的应激反应。需行颈廓清手术时注意平衡神经监测和神经肌肉阻断药物的应用;需行皮瓣移植时,应维持移植皮瓣的充分灌注。

通过完善的镇痛、减少气切套管的刺激、有计划地诱导自主呼吸等措施促进此类患者平稳、无呛咳地苏醒。若出现术后出血等意外情况需行二次手术时,因气管切开造瘘口尚未形成窦道,麻醉诱导应在耳鼻咽喉头颈外科医师在场的情况下施行,避免发生导管进入撕裂的黏膜层导致无法通气的危急情况。

(李双双　贾继娥)

参考文献

1. HE Y, LIANG D, LI D, et al. Incidence and mortality of laryngeal cancer in China, 2015. Chin J Cancer Res, 2020, 32(1): 10-17.

2. MURPHY G S. Neuromuscular monitoring in the perioperative period. Anesth Analg, 2018, 126(2): 464-468.

3. HU R, LIU J X, JIANG H. Dexmedetomidine versus remifentanil sedation during awake fiberoptic nasotracheal intubation: a double-blinded randomized controlled trial. J Anesth, 2013, 27(2): 211-217.

4. MINOGUE S C, RALPH J, LAMPA M J. Laryngotracheal topicalization with lidocaine before intubation decreases the incidence of coughing on emergence from general anesthesia. Anesth Analg, 2004, 99(4): 1253-1257.

5. XU R, ZHU Y, LU Y, et al. Dexmedetomidine versus midazolam on cough and recovery quality after partial and total laryngectomy-a randomized controlled trial. BMC Anesthesiol, 2020, 20(1): 249.

6. ZHENG G, DONG W, LEWIS C M. General anesthesia imposes negative effects on heart rate and blood pressure regulation in patients with a history of head and neck radiation therapy. Anesth Analg, 2017, 125: 2056-2062.

7. AHMAD I, MILLHOFF B, JOHN M, et al. Virtual endoscopy—a new assessment tool in difficult airway management. J Clin Anesth, 2015, 27: 508-513.

8. THOMAS B P, STROTHER M K, DONNELLY E F, et al. CT virtual endoscopy in the evaluation of large airway disease: review. AJR Am J Roentgenol, 2009, 192: S20-30.

9. GOH C S L, NG M J M, SONG D H, et al. Perioperative vasopressor use in free flap surgery: A systematic review and meta-analysis. J Reconstr Microsurg, 2019, 35(7): 529-540.

10. FANG L, LIU J, YU C, et al. Intraoperative use of vasopressors does not increase the risk of free flap compromise and failure in cancer patients. Ann Surg, 2018, 268(2): 379-384.

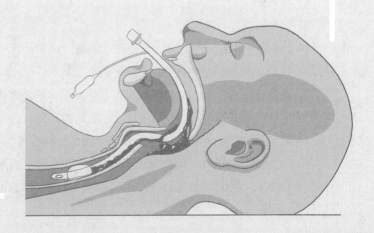

第六章

头颈外科手术的麻醉

第一节 头颈外科手术麻醉的特点

要点

1. **充分术前评估** 完成病史评估和针对麻醉的体格检查,重点关注可能引起术中并发症的疾病和气道,气道评估需根据患者体征,结合影像学及内镜检查,全面了解气道解剖和病变范围。

2. **麻醉管理原则** 首选全身麻醉,需预先制订一套有序应对气道建立失败的方案,麻醉维持推荐使用全凭静脉麻醉,同时监测脑电双频指数。

3. **苏醒期管理** 建议在患者的气道保护性反射恢复后再实施拔管,也可采用其他技术:如术毕深麻醉下更换声门上气道装置,及苏醒期使用瑞芬太尼泵注,均有助于平稳苏醒和拔管。如预计拔管失败的风险高,则应暂缓拔管;对高风险患者如需要拔管,应做好再次插管和建立外科气道的准备。

【概述】

头颈外科,是现代耳鼻咽喉头颈外科中,一个以头颈部肿瘤为主要研究和诊治范围的三级学科。头颈外科手术种类繁多,包括上颌骨切除术、腮腺肿瘤切除手术、喉切除及颈淋巴结清扫和/或皮瓣重建、甲状腺手术、颈静脉体瘤切除术、气道镜手术等。头颈部肿瘤包括自颅底到锁骨上、颈椎之前这一解剖范围的肿瘤,以恶性肿瘤多见。因病变常涉及气道且毗邻结构复杂,肿瘤切除后又常常需要进行皮瓣修复,因此头颈外科手术往往创伤较大、持续时间比较长,麻醉管理更为复杂。与外科发展相适应,头颈外科手术的麻醉,也成为临床麻醉中一个越来越受重视的亚专业,其最常涉及的困难气道和管理技术,也随着外科和麻醉的发展不断进步,并成为临床麻醉的关注热点。本节主要讨论头颈外科手术麻醉管理的一般原则,包括这些手术的气道管理。

【麻醉管理】

(一) 术前准备和评估

所有患者在麻醉前都要完成病史评估和针对麻醉的体格检查,头颈外科手术的术前评估应重点关注可能引起术中并发症的疾病和气道。

1. **并发症评估** 很多疾病在拟行头颈外科手术的患者中更为常见,其中头颈部肿瘤大多与吸烟饮酒有关,故患者容易合并心肺疾病、肝病和其他可能影响麻醉管理的疾病,应仔细采集病史。详细内容参见第一章第二节"耳鼻咽喉头颈外科手术的术前评估"。

(1)心血管系统评估:除常规的心电图检查外,根据病情需要可行 24h 动态心电图、心脏彩超等相关检查。合并控制不良的高血压、脑血管疾病、冠状动脉疾病的患者,应与外科医师及相应专科医师商讨合适的手术时机。对于正在服用抗凝药的患者,应平衡手术与本身疾病的关系,决定是否停用抗凝药。

（2）呼吸系统评估:应询问有无吸烟史、是否戒烟、有无呼吸困难、呼吸困难的诱发因素和缓解方法、所用药物,必要时建议行进一步的术前检查,如肺功能检查、血气分析等。此类患者干预的重点应是戒烟,控制肺部炎症,优化当前的肺部功能。

（3）其他系统评估:头颈部肿瘤患者可能存在进食困难,导致贫血和电解质紊乱,术前应检测血红蛋白和肝肾功能电解质,同时按相应指征行其他实验室检查,在术前需纠正重度贫血和补充电解质。合并阻塞性睡眠呼吸暂停的患者对镇静药和阿片类药物尤为敏感,在麻醉诱导期、苏醒期和术后更易出现气道梗阻。患者的后组脑神经(第Ⅹ对、第Ⅺ对和第Ⅻ对)受累可能增加麻醉围术期误吸和气道梗阻的风险,增加气道管理的难度。

2. 气道评估 头颈外科手术比其他手术更易出现气道管理困难,其中头颈癌患者发生困难气道管理的风险最高,术前气道评估尤为重要。术前评估应包括:面罩通气困难、直接喉镜插管困难和可视喉镜插管困难。应仔细询问患者病史,查阅既往麻醉记录,困难气管插管史是预测困难气道管理的重要因素,但是基础疾病会进展,头颈外科患者既往插管顺利,也不能保证之后气道管理一定顺利。

除进行常规的气道相关体格检查外,要注意患者气道梗阻的症状和体征,包括患者是否存在休息或活动时的呼吸困难、吞咽困难、喘鸣、咳嗽和声音改变等。应警惕静息时喘鸣或强迫体位患者,静息时吸气相喘鸣提示声门上、声门周围或声门水平气道直径缩小了至少50%;呼气相喘鸣提示气管或气管支气管狭窄;吸气相-呼气相双相喘鸣提示声门下阻塞性疾病。颈部放疗史是预示面罩通气和插管困难的独立危险因素,放疗可引起组织纤维化、组织顺应性下降、张口和伸颈受限,以及声门和会厌水肿。

头颈部肿瘤,特别是有气道梗阻症状的患者,需结合CT、MRI和喉镜等影像学检查全面评估气道解剖和病变范围,确定病变的位置、大小、波及范围和血供,气道梗阻程度、声带活动度以及喉和气管偏移或受压的程度。高危患者的气道管理策略应与外科医师共同讨论,而且气道管理全程都应有外科医师的参与。详细内容请参见第一章第三节"困难气道的评估和管理"。

（二）术中麻醉管理

1. 麻醉方法 大部分头颈外科手术首选全身麻醉,全身麻醉可保护患者气道,确保气体交换充分,避免患者体动,遗忘效应可靠,还能避免分散外科医师的注意力。范围较小的颈部手术,如某些良性包块切除可在局部麻醉下完成。

2. 麻醉监护 术中应常规监测无创血压、心电图、氧饱和度、呼气末二氧化碳和体温。对于有严重的冠状动脉疾病、高血压、脑血管疾病、肝肾功能不全的患者,有血流动力学不稳定的风险,例如颈部大范围手术时可能刺激颈动脉窦压力感受器,需进行持续动脉监测;预计会有大量失血或是术后需肠外营养的患者需行中心静脉置管。对于实施全凭静脉麻醉,可监测脑电双频指数(bispectral index,BIS)来帮助评估镇静深度、指导麻醉药的使用。对于老年患者,应该充分了解其生理特点,减少麻醉药的使用剂量。

3. 气道管理　气道管理策略取决于具体手术、病变部位、患者症状、病情的紧急程度,也取决于麻醉医师的专业技能和设备条件。头颈外科手术时间长,且病变毗邻气道,多选用气管导管作为术中气道管理工具。喉罩是面罩和气管插管的一种替代选择,它易于放置,比气管插管的刺激性小,可避免苏醒期呛咳。相比于第一代喉罩,第二代喉罩具有更高的漏气压,并可降低误吸风险,越来越多的麻醉医师在一些短小的头颈外科手术中选择第二代喉罩作为通气工具,比如简单的甲状腺和腮腺类手术。

对一般患者,通常采用快速序贯诱导的方式建立气道,目前可视化插管工具已经普及,其更易暴露声门。对预计存在直接喉镜插管困难的头颈外科手术患者,应直接行可视喉镜插管,以增加一次插管的成功率。光学管芯质硬且占用空间小,适用于头颈部活动受限及张口度小的患者,同时比软镜更易通过可活动的声门上和声门肿块。纤维软镜清醒插管被列为可预料困难气道气管插管的"金标准",但对操作者的技能要求较高,在笔者医院麻醉医师需经培训考核合格后才可在患者上实施操作(具体的软镜操作步骤请参见第一章第三节"困难气道的评估和管理")。每种气道工具都有优缺点,可针对不同困难气道场景来组合使用不同的工具,可视喉镜联合软镜或光学管芯在复杂气道管理中的应用日益普遍。可视喉镜更大范围地打开视空间,便于在气道解剖异常或气道肿瘤患者中操作软镜或光学管芯,这种联合插管技术可以提供连续直视插管条件,减少受肿瘤干扰的程度。

由于头颈外科患者气管插管失败发生率较高,维持氧合是气道管理的基础,需要预先制订好应对插管失败的措施。在笔者单位,每间手术间都配有气道抢救车,车内置有各种通气装置(如二代喉罩、口咽通气道、鼻咽通气道等声门上通气装置),以应对未预料的困难气道。传统的预充氧方法可延长呼吸暂停时间,经鼻高流量吸氧被证实可将头颈部患者的呼吸暂停时间平均延长至 17min,在预计气道管理困难时应考虑使用该技术,以减少医源性创伤。当出现插管失败导致急性气道阻塞的情况,外科医师可以使用硬质支气管镜实施通气,也可以通过硬质支气管镜显露声门,再经声门开口插入气管导管或引导探条,对紧急外科气道而言,外科环甲膜切开术明显优于经皮环甲膜穿刺术。对明确困难气道患者,应采用清醒插管或清醒气管切开的方式来建立气道,两种方式均需取得患者的同意和配合。

4. 麻醉维持　许多头颈外科手术解剖结构复杂,操作精细,易诱发不良神经反射。选择吸入和静脉麻醉药应达到下述目的:①在不同程度的手术刺激下维持稳定的麻醉深度;②尽量减少出血,保持术野清晰、干燥;③预防术后恶心呕吐。

头颈外科手术麻醉的维持可以使用吸入和/或静脉麻醉药,我们倾向于使用丙泊酚和阿片类药物靶控输注,同时术中监测脑电双频指数。与吸入麻醉相比,全凭静脉麻醉可以缩短术后苏醒时间,减少术后恶心呕吐,同时可以配合喉外科手术中间歇通气呼吸暂停技术的使用。对于大多数术后可能出现轻至中度疼痛的手术,宜使用丙泊酚 3~3.5μg/mL 和瑞芬太尼 2~5ng/mL 的靶控输注,老年患者和有并发症的患者应合理调整剂量。麻醉维持中阿片类药物剂量取决于预计的术中刺激和术后疼痛程度、手术时间、患者因素和具体手术方式,与间断注射相比,持续输注阿片类药物可以减少总剂量,维持血流动力学稳定性。

在头颈部手术中操作刺激可能会诱发不良的神经反射,如在颈淋巴结清扫术中,颈动脉窦压力感受器受到手术牵拉的机械刺激,容易发生压力-迷走反射,引起心动过缓、低血压、心律不齐甚至短暂心搏骤停,因此术中应密切监测心率及循环变化,一旦发生上述情况,应通知手术医师立即暂停手术操作,如无改善,需积极对症处理。

头颈外科手术需要减少渗血提供清晰的术野,宜采用控制性降压来达到这一目的。在临床实践中,不能单纯以血压下降的数值或手术视野不出血为标准,应结合患者的并发症,与外科医师共同讨论控制性降压的必要性及目标血压。对控制不佳的高血压、脑血管疾病、严重冠状动脉疾病或晚期肝病患者,应避免采用控制性降压技术,同时积极处理围术期的低血压。临床上,瑞芬太尼联合丙泊酚持续输注或吸入麻醉药物,通常可以达到满意的降压程度,使用瑞芬太尼很少出现反跳性高血压和心动过速,一般不必给予血管活性药物。

手术创面较大、时间长的头颈部手术应监测体温,术中可使用保温毯或输液加温器等保温措施,同时注意液体平衡和失血,颈部放疗可引起口干、气道肿胀、吞咽困难、进食困难和脱水,导致患者在麻醉诱导期易出现低血压,麻醉诱导前应补充血容量,并在术中监测血红蛋白和电解质。如果病变部位毗邻主要颈部血管,可能会出现严重出血,需立即采取应对措施,外科医师按压止血、麻醉医师进行补液必要时输注血制品。

【苏醒期管理】

(一) 拔管

头颈外科手术的麻醉苏醒应保证患者平稳清醒拔管,无呛咳和躁动。与其他择期手术相比,头颈外科手术在麻醉苏醒和拔管期及之后不久更易出现以下并发症,包括:喉痉挛、气道水肿、气道梗阻和需要再次插管。因此气管拔管和插管一样要计划周全,并制订清晰的策略。

术毕要考虑患者的基础气道情况,以及手术导致的气道改变,来制订合理的拔管策略,如参考术前插管的困难程度、手术范围和持续时间、术后肿胀或出血的风险,以及患者当前和术前的病情,是否有必要实施气管切开等。若预计患者拔管失败的风险较高,可以暂缓拔管,将患者转运到 ICU 实施进一步治疗,若考虑对高危患者尝试拔管,则要做好可能需要再次插管或建立外科气道的准备,所有必要的气道设备和人员均要到位。

拔管应在患者的气道保护性反射恢复后进行,以防患者呛咳导致术后再出血或循环波动。平稳苏醒和拔管的策略包括 Bailey 手法,该方法是在深度麻醉下拔除气管导管后,用声门上气道装置(通常为喉罩)进行气道管理,以待患者苏醒。喉罩对气道刺激较小,有助于麻醉后平稳苏醒;麻醉苏醒期可以继续输注小剂量的瑞芬太尼 [如 0.03~0.08μg/(kg·min)],以减轻气管拔管引起的呛咳和血流动力学剧烈改变,同时不延长苏醒时间;此外完善的术后镇痛,苏醒期合适的体位(头高脚底位)、保温等措施都可以提高患者的舒适度,减少苏醒期躁动的发生。

(二) 预防术后恶心呕吐

对于头颈外科手术患者,呃逆和呕吐均会增加头颈部静脉压,导致术后出血、血肿形成,应积极预防术后恶心呕吐。我们可采用多种方法来预防,包括术中全凭静脉麻醉,给予 5-HT$_3$ 拮抗剂,多巴胺受体拮抗剂和地塞米松等,以及采用多模式疼痛管理以尽量减少阿片类药物的使用剂量。

(三) 术后镇痛

头颈外科手术疼痛多为轻到中度,对于未建立外科气道患者,不推荐使用术后静脉持续镇痛。对于已建立外科气道患者,可使用阿片类药物经静脉进行术后病人自控镇痛。

【总结】

头颈外科手术首选全身麻醉,该类患者的气道管理困难的发生率要比许多其他外科患者更为常见,术前气道评估应结合患者体征和影像学检查评估患者是否存在面罩通气困难和插管困难,选择合适的气道管理工具,维持氧合是气道管理的基础。我们首选麻醉维持方法是全凭静脉麻醉,同时监测脑电双频指数,完善术中镇痛并预防术后恶心呕吐。麻醉苏醒应确保患者平稳苏醒后拔管,或根据手术情况行气管切开或暂缓拔管。

(刘卫卫　张　旭)

参考文献

1. HEINZER R, VAT S, MARQUES-VIDAL P, et al. Prevalence of sleep-disordered breathing in the general population: The hypnolaus study. Lancet Respir Med, 2015, 3 (4): 310-318.

2. HILLMAN D R, PLATT P R, EASTWOOD P R. Anesthesia, sleep, and upper airway collapsibility. Anesthesiol Clin, 2010, 28 (3): 443-455.

3. O'DELL K. Predictors of difficult intubation and the otolaryngology perioperative consult. Anesthesiol Clin, 2015, 33 (2): 279-290.

4. SCHAEUBLE J C, CALDWELL J E. Effective communication of difficult airway management to subsequent anesthesia providers. Anesth Analg, 2009, 109 (2): 684-686.

5. COOK T M, MACDOUGALL-DAVIS S R. Complications and failure of airway management. Br J Anaesth, 2012, 109 Suppl 1: i68-i85.

6. ONNELLY NR, GHANDOUR K, ROBBINS L, et al. Management of unexpected difficult airway at a teaching institution over a 7-year period. J Clin Anesth, 2006, 18 (3): 198-208.

7. PATEL A, NOURAEI S A. Transnasal humidified rapid-insufflation ventilatory exchange (THRIVE): a physiological method of increasing apnoea time in patients with difficult airways. Anaesthesia, 2015, 70 (3): 323-329.

8. JAQUET Y, MONNIER P, VAN MELLE G, et al. Complications of different ventilation strategies in endoscopic laryngeal surgery: a 10-year review. Anesthesiology, 2006, 104 (1): 52-59.

9. DAVIES J M, HILLEL A D, MARONIAN NC, et al. The Hunsaker Mon-Jet tube with jet ventilation is effective for microlaryngeal surgery. Can J Anaesth, 2009, 56 (4): 284-286.

10. NEKHENDZY V. Anesthesia for head and neck surgery. UpToDate (Acceseed on Apr 15, 2022).

第二节 甲状腺、腮腺、甲状舌管囊肿手术的麻醉

要点

1. **术前评估** 甲状腺手术患者需评估甲状腺功能,甲状腺功能为甲亢或重度甲减的患者,应推迟择期手术;腮腺手术体检着重于颞下颌关节活动性;均需结合影像学评估气道是否有偏移和压迫,喉镜检查评估声带功能。

2. **麻醉管理原则** 优先选用全身麻醉,气管内插管优于声门上气道装置,采用喉返神经及面神经监测患者避免使用长效神经肌肉阻滞药。

3. **苏醒期管理** 拔管避免呛咳,全凭静脉麻醉,拔管期间利多卡因静推或小剂量瑞芬泵注均可以降低呛咳;警惕术后并发症,喉返神经损伤、气管软化、甲状腺危象、低钙血症、面神经麻痹、颈部血肿,预防术后恶心呕吐。

一、甲状腺手术的麻醉

甲状腺是人体内最大的内分泌腺,由两个锥形侧叶构成,其间由甲状腺峡相连,借纤维组织固定于气管上方及甲状软骨两侧,平均重量 20~25g。主要分泌甲状腺激素和降钙素,影响全身组织的氧化代谢和成长发育。甲状腺功能亢进(简称"甲亢")或甲状腺功能减退(简称"甲减")会引发生理改变,从而影响麻醉管理和围术期结局。

甲状腺切除术可治疗多种良性和恶性疾病,甲状腺手术主要包括甲状腺良性肿瘤切除、甲状腺癌根治以及甲亢药物治疗失败或甲亢不能行药物治疗。甲状腺切除术是通过颈部横切口完成的,长度取决于甲状腺大小和患者体型。远距离入路微创甲状腺切除术存在争议,包括内镜甲状腺切除术和机器人手术,仅用于特定患者,且术者需由对此经验丰富的外科医师担任。巨大的甲状腺肿瘤血流丰富,术中容易出血过多,术中由于肿瘤或手术操作压迫颈动脉窦会引起血流动力学的剧烈变化。

除了极少数情况外,甲状腺手术为择期手术。对于麻醉医师而言甲状腺疾病和甲状腺手术麻醉的困难在于除了和麻醉相关的注意事项,要特别关注甲状腺功能评估、甲状腺的位置和大小、甲状腺与气管及周围相邻血管结构的关系。麻醉医师应仔细术前评估,制订好应对困难气道及术后并发症的方案保证患者围术期安全。

【麻醉管理】

(一) 术前准备和评估

麻醉前评估包括病史收集和与麻醉重点相关的体格检查,对于甲状腺手术麻醉医师需额外关注以下几点:

1. 甲状腺功能评估 对于已知有甲状腺疾病并接受了治疗的患者,需要确定其甲状腺功能是否正常。如果患者正接受甲状腺药物治疗,且其过去 3~6 个月甲状腺功能报告正常,则不需要在术前进行甲状腺功能检查;如果病史和体格检查结果提示甲状腺疾病,首先是进行甲状腺功能的实验室检查;对于近期诊断为甲状腺疾病的患者,以及仍处于甲亢或重度甲减的患者,应推迟择期手术,直至确定治疗后甲状腺功能已恢复正常;若需进行限期手术或急诊手术,时间允许的情况下,重度甲减或甲亢患者应在手术前先接受相关治疗,以尽可能减少并发症。正在服用的抗甲状腺药物和 β 受体阻滞剂应服用至手术当日早晨。

2. 气道评估 对于有甲状腺疾病或甲状腺肿的患者,一般不需要进行影像学检查来专门评估气道情况。有声嘶、声音改变、饮水呛咳的表现或既往有纵隔手术、颈部手术或再次甲状腺手术的患者需要外科医师实施诊断性的喉镜检查。巨大甲状腺肿或甲状腺肿呈弥漫性肿大,或囊肿破裂、甲状腺急性出血等,常压迫周围邻近的器官,其中以压迫气管较常见(图 6-2-1)。甲状腺病变压迫气道时可有不同程度的呼吸困难,安静时有喘鸣或不能平卧均提示气道梗阻比较严重,即使没有喘鸣也不能排除明显气道狭窄的可能,通常会进行 CT 或 MRI 检查来评估甲状腺肿的大小、甲状腺肿尾侧的范围、气管受压的程度,以及肿块的位置(如前纵隔或后纵隔)。良性甲状腺肿的气管压迫可通过放置气管内插管使气道狭窄段开放,癌性甲状腺肿是插管困难的独立危险因素,应做好应对困难气道的准备。胸骨后甲状腺肿和上腔静脉综合征患者,处理方式取决于

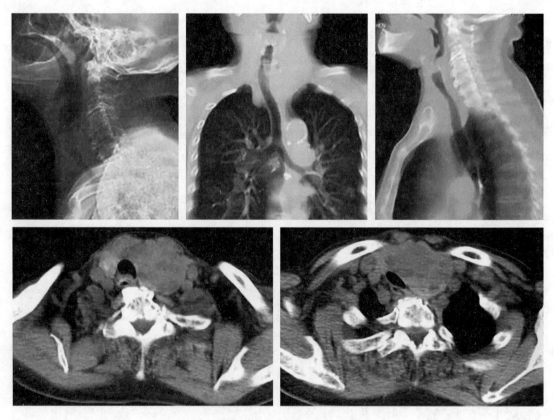

图 6-2-1 左甲状腺肿物

个体病例的具体特征、麻醉科和外科团队的技术力量。

（二）术中麻醉管理

1. 麻醉方法——局部麻醉/区域麻醉 vs. 全身麻醉　麻醉技术的选择应基于患者因素以及患者、外科医师和麻醉医师的倾向。对于一般的甲状腺瘤手术可考虑在局麻或颈神经丛阻滞下完成，患者保持清醒状态，术者可以随时检查患者的发声情况，以避免喉返神经损伤。配合一定镇静和镇痛措施，大部分患者的麻醉效果比较好，并且给有某些并发症的患者带来利处，比如可避免合并有心脏病的患者术中发生剧烈的血流动力学改变。如果没有采用其他手术切口部位（如腋窝或耳后），局部/区域麻醉也可用于微创甲状腺手术。一项大型系列病例研究显示，在局部或区域麻醉下行甲状腺切除术的患者中，有 2%~12% 因为焦虑、麻醉效果不理想、手术困难或气道问题而转为全身麻醉。

如上文所述，可选用局麻或颈神经丛阻滞完成甲状腺手术，但是全身麻醉依然是甲状腺手术首选麻醉方法。行全身麻醉时，患者可从麻醉开始时就保持气道开放、手术野固定，同时避免将局部/区域麻醉紧急转为全身麻醉的可能性。甲状腺切除术后患者通常只是轻度疼痛，因此全身麻醉的基础上无需额外采取颈浅神经丛阻滞来减少术后疼痛。

2. 气道管理——气管插管 vs. 声门上通气装置（如喉罩）　甲状腺手术常规采取气管插管，大部分的甲状腺手术都可通过标准的气管插管技术来管理气道。然而，如果甲状腺肿引起了症状、呈浸润性或是位于胸骨后，则可能需要改变麻醉诱导和气管插管的方法。对于因气管严重受压而出现喘鸣的患者，应进行清醒插管，以降低自主通气停止时的气道完全梗阻风险。导管的长度和口径可根据影像上所显示的气管受压位置、管腔狭窄程度，选择合适的加强型和加长型的气管导管。对于有气道损害的患者，手术团队应随时准备好进行紧急气管切开术。胸骨后纵隔甲状腺肿、晚期甲状腺癌引起的严重气道梗阻患者全身麻醉诱导是有风险的，应在全身麻醉诱导前使用体外膜肺氧合（extracorporeal membrane oxygenerator，ECMO），避免麻醉诱导后气道丢失，进而出现无法通气、无法氧合的情况。

甲状腺手术也可选用喉罩进行全身麻醉气道管理。喉罩可以用于自主呼吸和间歇正压通气，目前也有使用喉罩实施保留自主呼吸的全身麻醉，通过软镜来观察声带运动以评估喉返神经功能的报道。喉罩还能够使患者在麻醉苏醒时更少发生呛咳。但在伸展患者颈部以摆放手术体位后或在术中对气管进行操作后很可能需要调整喉罩位置，并且术中颈部牵拉操作可能导致喉痉挛和喉罩移位的风险。

3. 神经监测　喉返神经损伤是甲状腺手术中最常见的严重不良事件之一，术中神经监测是目前唯一在手术中验证喉返神经功能完整性的方法，神经监测可降低喉返神经损伤的风险，方法是使用带有嵌入式电极的加强气管导管，在可视喉镜下，确定套囊上方的蓝色刺激电极与两侧声带贴合，当术中喉返神经受到刺激时，声带肌产生肌电信号，可通过气管导管表面与声带接触的电极记录到肌电图。在甲状腺手术中，合理地使用非去极化神经肌肉阻滞药是保障术中神经监测的关键，神经肌肉阻滞药应确保气管插管和手术期间的肌肉松弛，并及时恢复神经肌肉功能以利于监测神经信号。由于舒更葡糖钠的上市，现大多数麻醉医师选择罗库溴铵作为甲状腺手术诱导和维持的神经肌肉阻滞药。有研究发现在行喉返神经监测的甲状腺手术中，使用 1.6 倍

ED95 的苯磺顺阿曲库铵进行气管插管后,首次可采集到肌电图(electromyography,EMG)信号的时间为苯磺顺阿曲库铵注射后 23min。故研究者认为,虽然舒更葡糖钠可快速有效地逆转罗库溴铵的神经肌肉阻滞作用,但舒更葡糖钠的价格昂贵。故选用磺顺阿曲库铵(0.08mg/kg)是成本效益高的方案。

4. 麻醉维持 甲状腺功能亢进的患者应避免使用有拟交感作用的药物如氯胺酮,术中应保持合适的麻醉深度并充分镇痛,避免浅麻醉。如果术中挤压甲状腺时出现心率增快,可静脉持续泵注短效 β 受体阻滞剂如艾司洛尔。甲状腺功能减退的患者可能对麻醉及镇痛药物比较敏感,应注意维持合适的麻醉深度,使血压和心率处于正常水平。

术中对气管进行操作具有刺激性,可造成咳嗽或患者体动。可通过输注瑞芬太尼[0.03~0.3μg/(kg·min)]来抑制这种反应,根据患者因素及使用的其他麻醉药物调整剂量,并且不会产生不良的术后阿片类药物反应。对乙酰氨基酚、非甾体抗炎药物或弱阿片类药物通常就足以使大多数患者术后舒适。

对于所有接受甲状腺手术的患者,需采取措施来预防术后恶心呕吐,从而减少因干呕或呕吐而造成伤口血肿形成的风险。可适当地联合应用 5-HT$_3$ 受体拮抗剂和地塞米松,其中地塞米松还有助于减少气道水肿。对于术后恶心呕吐的高危患者,麻醉方法可选择全凭静脉麻醉。

【苏醒期管理】

麻醉复苏和拔管期间出现严重高血压或咳嗽可诱发手术部位出血,并可能形成血肿,因此麻醉医师在复苏与拔管期应避免患者呛咳。

首选清醒拔管,即患者完全清醒,能够听从指令,咽喉保护性反射恢复后拔除气管导管。在深麻醉下进行咽部分泌物吸引,在麻醉清醒阶段要减少气道操作和头颈移位以避免痉挛。拔除气管导管时患者应处于舒适的体位,理想的体位是半坐位。目前有一些药物和方法可降低呛咳发生但不延长苏醒时间。拔管前 5min 静脉给予利多卡因(1.5mg/kg),在拔管期间小剂量的瑞芬太尼输注[0.01~0.05μg/(kg·min)]。可常规应用这些方法或使用于高危患者(如吸烟者或易形成颈部血肿的患者),帮助患者平稳度过苏醒期。

深麻醉下拔管减少呛咳和喉痉挛的发生率,但是可能增加气道梗阻和误吸的风险。Bailey 操作可作为一种选择,在患者仍处于神经肌肉阻滞和深麻醉状态下使用声门上气道装置来代替气管导管。这种技术使麻醉深度、氧饱和度、气道管理和分泌物的隔离都在可控范围内,但需有经验的麻醉医师完成。

常见的甲状腺手术并发症如下。

1. 喉返神经损伤 喉返神经损伤是由外科医师的判断或由神经监测发现,但若无术中损伤证据,在拔管后才变得明显。喉返神经支配大部分喉内肌,其可能发生部分损伤,导致声带运动减弱,也可发生完全损伤,导致声带麻痹。一侧喉返神经引起声音嘶哑,可由健侧声带过度向患侧内收代偿;双侧喉返神经损伤表现为喘鸣和呼吸困难,常需要紧急的再次气管插管。喉返神经损伤需要与气管插管造成的环杓关节脱位相鉴别,必要时行明视下检查判断。

2. 喉上神经损伤 喉上神经外支损伤引起环甲肌瘫痪,导致患者声带松弛,声调降低。喉上神经内支损伤时,由于喉黏膜感觉丧失,患者失去喉部的发射性咳嗽,进食特别是饮水时可引起误吸。

3. 颈部血肿 颈部血肿大部分发生在术后4h内,几乎均发生在24h内,是甲状腺切除术后罕见但很严重的并发症。颈部血肿可以表现为颈部疼痛、受压、肿胀、引流量过多、声音变化、吞咽困难、喘鸣、呼吸困难和躁动。对颈部血肿需要高度警觉并采取早期干预措施。采用头高位以降低静脉压、雾化吸入肾上腺素以及静脉给予类固醇激素治疗可能是有用的暂时性策略,但不应延迟确定性治疗。若时间允许,应将患者送返手术室行急诊手术探查。情况紧急患者需要立即在床旁拆除缝线和清除血肿以保持气道通畅。外科医师需要做好建立外科气道的准备,面临致命性梗阻、氧饱和度过低时,直接或可视喉镜行气管内插管是最快捷的气道建立方法。

4. 甲状腺切除术后气管软化 已经证实的甲状腺切除术后气管软化的高危因素有:长期甲状腺肿、气管压迫和胸骨后扩张。临床诊断依据是通过外科医师触诊及气管导管拔出后的梗阻症状。对于有高危因素的患者,我们会进行气囊漏气试验来评估拔管前气管内导管周围的气流。如气囊漏气试验阳性,则使用交换探条来辅助拔管,以便在需要时能够快速再插管。

5. 甲亢危象 甲亢危象是罕见的由甲亢控制不良导致的致命性并发症。常由控制不佳的甲亢因精神刺激、感染、术前准备不充分而诱发。甲状腺危象的死亡率很高(10%~30%),因此除了针对甲状腺的特异性治疗,ICU中的支持治疗以及识别和去除诱发因素也很重要。甲状腺危象患者通常存在急剧加重的甲状腺功能亢进症状。其典型症状包括:心动过速、高热、中枢神经系统(central nervous system,CNS)功能障碍(激越、谵妄、精神病性症状、木僵或昏迷)和胃肠道症状(恶心、呕吐、腹痛)。诊断依据是实验室检测患者的血液激素水平(甲状腺功能亢进患者的游离T_4和/或T_3升高,TSH抑制),存在危及生命的严重症状(高热、心血管功能障碍、精神状态改变)。对于有甲状腺危象临床特征的患者,需立刻展开治疗:β受体阻滞剂(给予可充分控制心率的普萘洛尔,通常为一次口服60~80mg,每4~6h 1次)、硫脲类药物以及糖皮质激素(氢化可的松,一次100mg,静脉给药,每8h 1次)。在使用硫脲类药物后1h给予碘[碘化钾口服液,5滴口服(20滴/mL,每滴50mg碘化物),每6h 1次;或复方碘溶液,10滴(20滴/mL,每滴6.25mg碘,每8h 1次)]。胆汁酸螯合剂(考来烯胺,每次4g口服,一日4次)可减少甲状腺激素的肠肝循环,可能也对重症患者有益。甲状腺危象的临床症状改善后,需要长期治疗以预防重度甲状腺毒症的复发。

6. 低钙血症 低钙血症的原因是术中甲状旁腺腺体直接损伤、腺体的血供阻断或腺体切除。术后低血钙通常发生在24h后,表现为手指尖和口唇麻木感,如果不治疗,可进一步进展为手足抽搐和癫痫发作。通常选用10%葡萄糖酸钙溶液10mL缓慢静推,20min后症状可减轻。

7. 吞咽困难 吞咽困难在甲状腺手术前后都比较常见,甲状腺切除术后吞咽困难的病因不明,但相关因素可能包括术后粘连、喉部上抬能力下降、环甲肌损伤或炎症,或甲状腺周围神经损伤。虽然手术刚完成时会有早期吞咽功能下降,但若无喉返神经损伤,术后6个月时的吞咽功能一般优于术前基线水平,这可与压迫程度缓解有关。

8. 霍纳综合征(Horner综合征) 霍纳综合征是罕见的甲状腺切除术并发症,症状包括瞳孔缩小、上睑下垂和无汗症,缺血性神经损伤、牵开器牵拉颈交感神经链或术后血肿都可破坏交感神经链,常由颈侧区淋巴结清扫引起。

9. 乳糜漏　乳糜漏是由胸导管损伤引起,一般表现为乳白色渗液、锁骨上窝膨出,以及相应区域皮肤硬结或发红,最常在术侧区淋巴结清扫时发生。乳糜漏会引起严重液体和电解质失衡,治疗不当甚至可引起死亡。乳糜漏流量较低(<500mL/d)时可采取禁食保守治疗,较多时则需要行胸导管结扎术。

二、腮腺手术的麻醉

腮腺是人体最大的一对唾液腺,位于两颊,外耳前下方,形状像倒立的金字塔,基底自颧弓延伸,顶部覆盖并包围下颌角,因其位置浅表易被触诊到。面神经穿过腮腺,行走于腮腺浅叶和深叶之间,在此分为两大部分,浅表为颞面支,深部为颈面支。由于面神经非常重要,在腮腺手术中需要对其进行保护。耳大神经是另一重要的临近结构,腮腺手术中耳大神经分支受损可能是术后耳垂麻木的常见原因。

腮腺肿瘤是腮腺常见的病变,需要手术治疗。大多数腮腺肿瘤为良性,最常见的为多形性腺瘤(也称为良性混合瘤,60%~70%),其次为 Warthin 肿瘤(也称为乳头状囊腺淋巴瘤,14%~20%),需行腮腺浅叶切除术。腮腺恶性肿瘤有黏液表皮样癌、多形性腺瘤恶变等。腮腺占位手术切除是常见的治疗方式,其他方式包括放疗和化疗。

【麻醉管理】

(一) 术前准备和评估

与甲状腺手术评估相似,除基本麻醉前评估要点外应着重于气道评估。仔细询问患者头、颈、面部手术史及放疗史,患者的既往气管插管史,既往放疗史被认为是面罩通气困难的独立危险因素。需通过 CT 或 MRI 等影像学检查评估患者气道是否受累,较大的腮腺肿瘤可能会影响气道的通畅性,累及咬肌和颞下颌关节时张口受限,可能引起面罩通气困难和气管插管困难。术前体格检查需检查患者张口度、甲颏间距、颈围、颈部活动度等。

(二) 术中麻醉管理

1. 麻醉方法——局部麻醉 vs. 全身麻醉　尽管有报道在局麻下也能进行腮腺占位切除术,但随着患者舒适性要求的提高,以及外科手术中的精细操作需要完全制动,现多选用全身麻醉。

2. 气道管理　单纯的浅/深叶腮腺切除,可选择喉罩作为气道管理工具,如需进行颈淋巴结清扫,可与外科医师协商,一般二代喉罩可以满足术中气道管理。手术操作可能影响喉罩的稳定性,故大多数麻醉医师依然选择气管插管全身麻醉,应根据术前气道评估选择合适的气道工具进行气管插管,对于怀疑面罩通气困难患者首选清醒纤维软镜气管插管,对于张口度较小的患者选择清醒软镜经鼻气管插管,避免麻醉诱导后气道完全梗阻,无法通气和氧合,外科医师需做好建立外科气道的准备。

3. 麻醉维持　因为面神经在解剖上紧挨着腮腺,大部分情况下面神经可以保留,但是对行恶性肿瘤切除,面神经通常不予以保留,对面神经是否保留术前和患者需要做充分的沟通和交流,对于医源性损害需要做面神经即时或延期修复。目前腮腺占位切除术需常规使用面神经监测,术中进行面神经监测时需尽可能保证神经肌肉接头功能的完整性,因此神经肌肉阻滞药的使用剂量应有所限制。通常从切皮到暴露面神经需要半个小时左右的时间,而且眼轮匝肌的恢复早于拇内收肌,所以麻醉诱导可使用米库氯铵、罗库溴铵等不会影响面神经监测的中短效非去极化神经肌肉阻滞药。在后续面神经监测期间通常不再追加神经肌肉阻滞剂,但应警惕浅麻醉和术中知晓的风险。使用较大剂量的阿片类药物和吸入麻醉药可确保足够的麻醉深度和绝对制动以满足手术的需要。值得注意的是深麻醉可导致心血管功能受到抑制。目前有文献报道,舒更葡糖钠 2mg/kg 可以有效快速逆转插管剂量罗库溴铵对神经肌肉接头的阻滞作用,在不延迟和减少面神经监测信号的情况下满足手术和麻醉的需求。

【苏醒期管理】

患者伤口的敷料可能影响面罩通气和再插管,所以应在患者完全清醒、肌松完全恢复、通气功能和咽部反射完全恢复后再拔除气管导管。苏醒期应力求拔管平稳,避免呛咳和血流动力学剧烈波动,避免因术腔出血造成血肿压迫气道。

【腮腺手术并发症】

(一)呼吸困难

如患者出现呼吸困难,首先考虑术腔内的血肿压迫气道可能,需早期诊断,如情况紧急,因立即拆除缝线并清除血肿。

(二)感觉减退

所有腮腺术后患者的感觉都会发生变化,恢复情况也不尽相同。这是由于面神经支配上颈部、耳部和面部耳前皮肤的感觉支被切断所致。这种分布的预期感觉丧失(感觉减退)应在术前与患者讨论,恢复时间可能延迟一年或更长时间,某些区域的感觉减退可能是永久性的。由于手术切口周围的耳部和面部区域感觉减退,患者在术后早期应预防热损伤。

(三)味觉出汗综合征(Frey 综合征)

该病原因尚不明确,可能是由于被切断的耳颞神经和原支配腮腺分泌功能的副交感神经纤维再生时,与被切断的原支配汗腺和皮下血管的交感神经末梢发生错位连接愈合,故而当咀嚼和味觉刺激时引起副交感神经兴奋,同时引起面部潮红和出汗。最新研究显示 Frey 综合征的发病率与肿瘤大小相关。

三、甲状舌管囊肿手术的麻醉

甲状舌管囊肿(thyroglossal duct cyst,TGDC)是最常见的颈部先天性畸形,位于颈前中线舌骨上下,起源于甲状舌管残余上皮,良性肿物,儿童中颈前肿块 70%~75% 为 TGDC,罕见恶变。典型表现为颈前囊性肿块,边界清,位置较固定,可随着伸舌、吞咽上下移动,可伴有感染,压痛,皮肤红肿,破溃等。婴幼儿舌内型较大肿块可出现喉喘鸣,呼吸道梗阻与吞咽困难。怀疑甲状舌管囊肿时,颈部增强 CT 是首选的影像学检查。

囊肿可出现在甲状舌管路径上的任何部位,该路径始于舌根部的盲孔,止于胸骨上切迹水平,根据囊肿位置不同主要分为四型:舌骨上型、甲状舌骨型(图 6-2-2)、胸骨上型、舌内型(图6-2-3)。大多数为甲状舌骨型,囊肿位于舌骨处或恰好在舌骨下方,与甲状舌骨膜相邻。极少数患者为舌内型,表现为咽部异物感、吞咽困难、喉喘鸣,婴幼儿可表现为吸气性呼吸困难,喉镜检查表现为突出于舌根和会厌谷的囊性肿物,与舌根间无间隙,多选用经口内镜手术。甲状舌管囊肿与甲状软骨联系紧密,因此囊肿较大时可导致喉软骨重塑。但囊肿一般无侵犯性,因此在切除大囊肿后也很少需要喉部重建术。

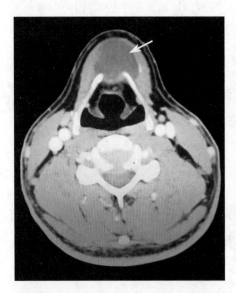 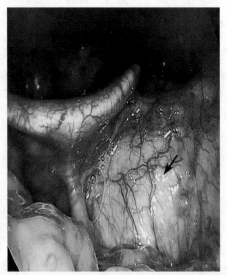

图 6-2-2　甲状舌骨型甲状舌管囊肿(箭头)的影像学表现　　图 6-2-3　舌内型甲状舌管囊肿的喉镜下表现(箭头)

【麻醉管理】

(一) 术前准备和评估

　　大多数甲状舌管囊肿患者为儿童或青少年,但多达 1/3 的患者在 20 岁及其以上。TGDC 通常因为感染或喘鸣或导致阻塞性睡眠呼吸暂停被发现,术前访视应询问患者生命体征,是否存在喘鸣、呼吸困难等症状,儿童患者需了解两周之内是否有上感史,是否有哮喘支气管炎病史。其次结合影像学检查,确定囊肿与舌骨的邻近关系,以及囊肿的大小、范围和位置,是否侵犯气道。所有甲状舌管囊肿的患者应与异位甲状腺相鉴别,在术前评估甲状腺功能。

(二) 术中麻醉管理

　　对于非舌内型 TGDC,手术方式为经典的 Sistrunk 手术(图 6-2-4)。做颈前横切口,切开颈阔肌,解剖胸骨舌骨肌和甲状舌骨肌,暴露肿块,自下向上分离组织,切除囊肿、瘘管,切除 1~1.5cm 舌骨,以及附着的部分肌肉筋膜组织,向舌盲孔追溯切除并结扎。因手术位置靠近气道,所以优选气管内插管全身麻醉,维持足够的镇痛和麻醉深度,术中绝对制动。

　　舌内型 TGDC 常用的手术方案为显微喉镜 CO_2 激光术和内镜下等离子射频切除术。术中需

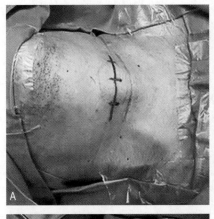
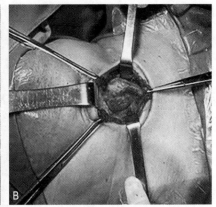
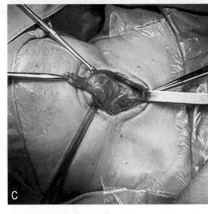

图 6-2-4　经典的 Sistrunk 术式手术步骤
A. 沿颈横纹在囊肿表面做标记线；B. 切开
皮肤、颈阔肌、筋膜层至囊肿表面；C. 沿囊
肿表面自下向上分离囊肿，保持囊肿的完
整性。

与外科医师共用气道，需与外科医师讨论气管导管的型号和类型，常选用内径 6mm 的钢丝加强
型气管导管，并将气管导管固定于口角，以便手术器械进入，术中必须充分固定，以免导管脱出或
移位造成麻醉气体或氧气从气道漏出。显微喉镜激光手术因术中吸入氧浓度，应将吸入氧浓度
调至 30%。

【苏醒期管理】

在患者完全清醒、肌松完全恢复、通气功能和咽部反射完全恢复后再拔除气管导管。舌内型
TGDC 行口内手术的患者，在术毕深麻醉下吸尽口腔内分泌物，避免分泌物刺激气道引起呛咳甚
至喉痉挛。苏醒期应力求拔管平稳，避免呛咳和血流动力学剧烈波动，避免术腔再出血造成血肿
压迫气道。

【手术并发症】

TGDC 术后最常见的并发症为各种原因引起的术腔积血、血肿形成，压迫气道引起呼吸困难，
压迫咽腔导致吞咽困难。术后应注意引流管内引流液颜色，早期诊断，必要床旁备气管切开包。

【总结】

甲状腺、腮腺、甲状舌管囊肿手术为常见的头颈外科手术，此类患者多为择期手术，术前甲状腺功能评估以及气道评估十分重要,术前制订好气道插管策略,必要时行清醒软镜插管。对于神经监测的患者依然要维持足够的麻醉深度和制动,所有患者均需预防术后恶心呕吐。苏醒期需清醒平稳拔管,避免呛咳,警惕术后并发症,做到早发现并积极处理。

(刘卫卫 张 旭)

参考文献

1. FELDMAN T,BOROW K M,SARNE D H,et al. Myocardial mechanics in hyperthyroidism: importance of left ventricular loading conditions,heart rate and contractile state. J Am Coll Cardiol,1986,7(5):967-974.

2. KAHALY G J,KAMPMANN C,MOHR-KAHALY S. Cardiovascular hemodynamics and exercise tolerance in thyroid disease. Thyroid,2002,12(6):473-481.

3. LEE S M,JUNG T S,HAHM J R,et al. Thyrotoxicosis with coronary spasm that required coronary artery bypass surgery. Intern Med,2007,46(23):1915-1918.

4. SPANKNEBEL K,CHABOT J A,DIGIORGI M,et al. Thyroidectomy using local anesthesia:a report of 1025 cases over 16 years. J Am Coll Surg,2005,201(3):375-385.

5. WARSCHKOW R,TARANTINO I,JENSEN K,et al. Bilateral superficial cervical plexus block in combination with general anesthesia has a low efficacy in thyroid surgery:a meta-analysis of randomized controlled trials. Thyroid,2012,22(1):44-52.

6. WHITE M L,DOHERTY G M,GAUGER P G. Evidence-based surgical management of substernal goiter. World J Surg,2008,32(7):1285-1300.

7. HARDING J,SEBAG F,SIERRA M,et al. Thyroid surgery:postoperative hematoma—prevention and treatment. Langenbecks Arch Surg,2006,391(3):169-173.

8. LOH W S,CHONG S M,LOH K S. Intralaryngeal thyroglossal duct cyst:implications for the migratory pathway of the thyroglossal duct. Ann Otol Rhinol Laryngol,2006,115(2):114-116.

第三节　咽旁间隙肿物手术的麻醉

要点

1. 了解患者症状体征,肿瘤大小、位置与神经血管的关系,手术径路以及肿瘤对气道管理的影响等。

2. 气道管理可能存在风险。咽旁间隙肿物往往会向内膨胀性生长,挤占一部分上气道空间,给气道管理带来困难,术毕必要时行预防性气管切开。

3. 术中刺激迷走神经或损伤重要血管的可能性较大,需要行有创动脉血压监测,开放粗大的外周静脉或建立中心静脉通道保证安全,备血管活性药物。

4. 对于咽旁间隙肿物术后,应优化复苏期管理,避免围术期剧烈呛咳导致的再出血风险。一旦发生再出血,尽早对伤口减压,进行气道干预,必要时建立外科气道。

【概述】

咽旁间隙是一个位于上咽外侧的由筋膜围成的潜在间隙,是一个包含了许多重要结构的复杂区域。咽旁间隙位于翼内肌、腮腺深部与咽侧壁之间,呈倒立的锥体形(图6-3-1)。其基底位于颅底,比邻颞骨和蝶骨。在此狭小的区域内有颈动脉管、颈静脉孔和舌下神经管。咽旁间隙的尖端位于舌骨大角处。前壁由翼下颌缝和翼状筋膜组成,后侧以椎前筋膜和颈动脉鞘为界。咽旁间隙的后内侧部分也与咽后间隙相通。咽为咽旁间隙内侧界。外侧最复杂,上部由下颌骨升支、翼内肌和腮腺的深叶组成,下部由二腹肌后腹组成。咽旁间隙被由茎突延伸到腭帆张肌及翼突内侧板的筋膜(又称茎突隔膜或 Zuckerkandl-Testut 筋膜)分为茎突前间隙和茎突后间隙。后隙内含有舌咽神经、迷走神经、副神经、舌下神经、颈交感干及颈内动脉、颈内静脉、颈动脉体。前隙内含有脂肪、小唾液腺,上颌动脉和三叉神经下颌支的分支(图6-3-2A),其矢状位和冠状位如图6-3-2B、C所示。

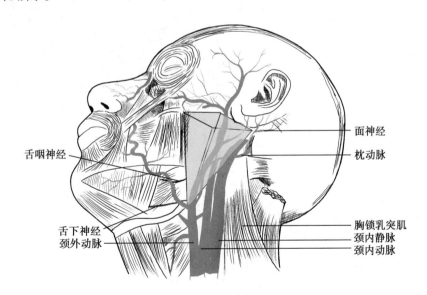

舌咽神经

面神经
枕动脉

舌下神经
颈外动脉

胸锁乳突肌
颈内静脉
颈内动脉

图 6-3-1 咽旁间隙边界图(刘洪君 绘图)

咽旁间隙肿瘤按其部位、肿瘤来源、生长速度、侵袭特性及患者的年龄等而出现不同的症状和体征。咽旁间隙肿瘤多为良性肿瘤,其中以唾液腺性肿瘤多见,神经源性肿瘤其次。肿瘤生长缓慢,位置潜在,故早期多无明显症状,多为无意中触及或查体时发现颈部的无痛性肿物。随着

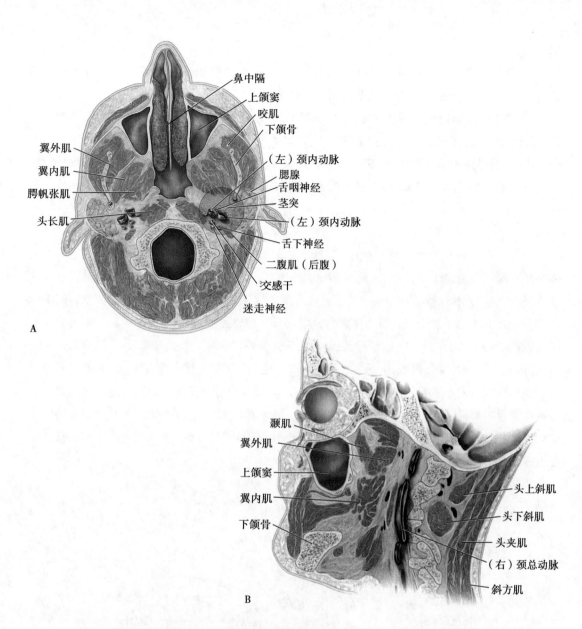

A

鼻中隔
上颌窦
咬肌
下颌骨
（左）颈内动脉
腮腺
舌咽神经
茎突
（左）颈内动脉
舌下神经
二腹肌（后腹）
交感干
迷走神经

翼外肌
翼内肌
腭帆张肌
头长肌

B

颞肌
翼外肌
上颌窦
翼内肌
下颌骨
头上斜肌
头下斜肌
头夹肌
（右）颈总动脉
斜方肌

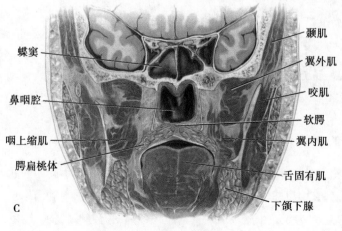

蝶窦
鼻咽腔
咽上缩肌
腭扁桃体
C
颞肌
翼外肌
咬肌
软腭
翼内肌
舌固有肌
下颌下腺

图 6-3-2　咽旁间隙解剖示意图
（刘洪君　绘图）
A. 横断面；B. 矢状面；C. 冠状面。

病情的发展,主要表现为颈部肿瘤邻近器官结构受累的症状。肿瘤阻塞咽鼓管咽口可引起耳鸣、听力损失及中耳积液等,肿瘤过大可引起鼻塞及打鼾等。口咽部膨胀性生长的肿瘤可引起呼吸及吞咽困难,压迫喉咽部可出现声音的改变及呼吸困难。如果肿瘤向翼腭窝内生长或位于下颌升支与颈椎横突之间将引起张口受限,甚至颈部活动障碍。肿瘤导致神经受累及原发于神经的肿瘤,将出现神经痛(如颈痛、咽痛或一侧耳痛),累及颈交感神经可出现特有的 Horner 综合征,迷走神经受累可出现同侧声带麻痹出现声嘶,舌下神经受累出现同侧舌瘫,较少见的舌咽副神经受累出现相应的神经麻痹症状。亦有的患者因压迫颈内动脉而引起头痛。如患者因"进食异物感1个月"行 MRI 检查提示左侧咽旁间隙占位,左腮腺深叶受压稍变形,左侧颈内静脉、颈内动脉受压向后移位,颈内静脉被压扁(图 6-3-3)。

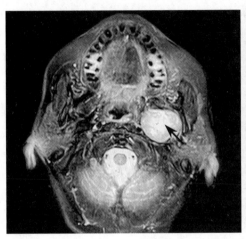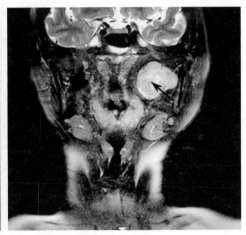

图 6-3-3　左侧咽旁间隙占位 MRI 表现
可见占位大小约 3.3cm×3.2cm×2.5cm,考虑良性占位,多形性腺瘤可能。

手术切除是咽旁间隙肿瘤的主要的治疗方法。咽旁间隙占位常常因为与周围血管神经发生包绕和粘连等情况,导致手术切除存在一定的困难和风险。

选择手术治疗可以有多种入路。常见的手术入路有经口入路、经颈伴或不伴下颌骨切开入路、经颈-腮腺径路、经颈-下颌骨正中裂开径路、经侧颅底径路、上颌骨外旋入路、扩大翼点联合下颌骨切开入路,其他少见的入路包括经腮腺入路、经口经颈联合入路、经颈经咽联合入路、经颞下窝入路等。可以选择常规颈外开放入路,也可以选择内镜辅助下切除。目前笔者所在医院已开展手术机器人辅助下咽旁肿瘤切除手术,选择肿瘤位置靠近口咽喉咽腔的患者。临床实践证明,手术机器人辅助下咽旁肿瘤切除手术具有切口小、出血少、手术视野清晰,可避开血管神经重要结构的优点。

此类手术常见的并发症包括:①肿瘤术后复发,复发的原因主要是肿瘤包膜的破裂及肿瘤未完全切除;②神经损伤,最常见的受累神经是面神经(尤其是经颈腮腺、经腮腺入路),其次是第Ⅸ、Ⅹ、Ⅺ、Ⅻ对脑神经和颈交感神经丛,损伤多为暂时性,也可永久性;③血管损伤,最常见的是颈动脉损伤,严重时患者死于出血性休克,其次是颈静脉、椎动脉及颈外动脉;④经上下颌骨切开路径的常见并发症为牙脱落、骨连接不正或不连接;⑤其他并发症如切口痛、切口感染、脑脊液漏及呼吸道梗阻等。

【麻醉管理】

(一) 术前评估和准备

在决定麻醉方案前必须询问病史并进行体格检查。了解患者症状体征,判断是否存在颈部肿物累及邻近器官结构。

咽旁间隙的解剖位置深在,内在结构复杂,内含有重要的神经血管,故术前的影像学检查非常重要,CT 和 MRI 检查有助于评估肿瘤的大小、部位、与周围血管神经及上呼吸道的关系,这对于手术入路的选择非常重要。与血管关系密切的肿瘤,数字减影血管造影(digital subtraction angiography,DSA)或 DSA + 球囊闭塞试验(balloon occlusion test,BOT)可以明确肿瘤与血管的关系,以及如果阻断肿瘤附近或包绕的动脉,脑血流的代偿情况。

术前进行纤维喉镜检查有助于了解颅脑神经的损伤情况,纤维鼻咽镜的检查有助于手术医师确定手术入路而手术入路决定了麻醉医师行气管插管的路径。

(二) 术中麻醉管理

咽旁间隙占位手术的麻醉管理目标包括:①安全控制气道,充分的通气及氧合;②术中维持合适的镇静深度和肌松深度;③维持循环稳定;④及时发现脑灌注不足。

1. 麻醉方法 一般选择全身麻醉的方式。根据咽旁占位的位置及手术入路,经口或经鼻气管插管。无论全凭静脉麻醉还是平衡麻醉都是此类手术理想的全身麻醉方法。可以使用脑电双频指数(bispectral index,BIS)监测镇静深度。头颈部肌肉组织丰富,手术医师往往需要分离、牵拉甚至离断肌肉组织才能到达肿瘤所在的位置。为了防止电灼诱发的肌肉颤动需要维持较深的肌松。笔者所在医院术中维持输注神经肌肉阻滞剂,可以考虑使用持续泵注并使用肌松监测仪维持四个成串刺激(train of four stimulation,TOF)计数为 0~1。

2. 气道管理 在进行麻醉诱导前,首先必须回答两个重要的问题。首先,该患者面罩或喉罩通气有无困难。其次患者有无张口受限,是否可使用传统喉镜或可视喉镜进行气管插管。如果任一问题的答案为"否",那么需要根据实施者的经验和技术水平、人员配置、设备条件及气道管理方案等,谨慎选择是否实施快诱导。如果存在疑虑,在麻醉诱导前应使用替代方法,如使用纤维软镜清醒气管插管或者局麻下气管切开建立外科气道。经口还是经鼻气管插管需要与手术者进行沟通,了解手术入路以及外科的需求。如经口入路手术,应选择经鼻气管插管。需要注意的是,即使在术前进行气管切开建立外科气道,术中仍有可能因为手术操作、纱布、组织碎片或出血导致气道阻塞。

3. 循环管理 咽旁间隙占位与颈部血管、神经关系紧密毗邻,术中容易出现剧烈的循环波动。通常需要建立有创动脉血压监测开放粗大的外周静脉或建立中心静脉通道,备用常见血管活性药物。麻醉医师应密切关注以下手术操作过程:①术者手指进行肿瘤与周围组织钝性分离时,刺激颈动脉窦会引起反射性心率减慢,甚至心搏骤停;②肿瘤位于咽旁间隙靠上位置的手术,直视下很难暴露肿瘤,外科医师通常凭经验和感觉进行钝性分离,一旦血管损伤可导致大出血;③当需要阻断重要脑供血动脉时应密切监测,记录阻断血供的时间,在动脉阻断期间升高平均动脉压,及早发现并处理脑缺血。

4. 神经监测 咽旁间隙占位可通过膨胀、包绕或者侵入性生长影响所在区域的血管和神经等重要结构。手术中最易受损的颅脑神经是面神经,所以术中可以考虑实施面神经功能监测,以判断术中面神经功能。术中最容易受损的血管是颈内动脉。可进行双侧脑氧饱和度监测,通过术中左右侧数值对比、与基础数值对比,及时发现脑灌注的异常。脑灌注下降时脑电双频指数(BIS)也会发生变化,可预警脑缺血的发生。

【苏醒期管理】

(一) 气道问题

对于咽旁间隙肿物术后,苏醒期拔管应避免呛咳。呛咳时头面部静脉压升高和体循环激动都可能导致术后出血。若引流不畅,聚积的血液会压迫口咽部导致上呼吸道梗阻。

术中持续输注神经肌肉阻滞剂直至止血彻底。肌松拮抗的时机非常重要,通常待患者自主呼吸部分恢复时再使用新斯的明拮抗;如果术中使用的非去极化神经肌肉阻滞剂是罗库溴铵,则可采用舒更葡糖钠进行拮抗。

行颈外入路手术的患者术后进行颈部绷带包绕行压迫止血。缠绕过紧会阻碍头面部静脉回流,导致组织水肿。如果术后术腔出血,引流不畅,易发生向内压迫,造成上呼吸道梗阻。此类患者术后如果低流量吸氧,缺氧的发生常滞后于低潮气量通气导致的二氧化碳蓄积。待发现低氧血症时往往已出现意识障碍,严重时可能造成窒息死亡。术后如果手指脉搏氧饱和度≥94%,可不实施氧疗,同时行鼻导管 $ETCO_2$ 监测动态变化,警惕上呼吸道梗阻的发生。一旦发现严重的上呼吸道梗阻,需要立即松开颈部绷带包绕,必要时拆除部分缝线减压,同时联系外科医师进行手术探查。如怀疑有持续性出血,宜尽早重新气管插管建立气道。如果插管困难,则应建立外科气道,实施气道保护。术后静脉给予类固醇激素减轻气道水肿。笔者医院的经验是术毕暂缓拔管,患者带管入术后重症监护病房,继续呼吸机治疗,次日再行脱机拔管,这样做的优势在于延长气道保护时间,确保肌松恢复完全,循环稳定,及早发现术后出血。若观察 48h 无出血和窒息等情况,患者基本脱离危险。

(二) 术后恶心呕吐

术后恶心呕吐会对伤口愈合造成不良影响。经口内入路手术的患者术后留置胃管行管饲。口咽部创面以及胃管的刺激会增加术后恶心呕吐的发生率,应积极进行防治。术后恶心呕吐的防治详见第九章第五节"术后恶心呕吐的处理"。

(三) 术后镇痛

此类手术术后疼痛程度为轻、中度,使用非甾体抗炎药即可有效控制术后疼痛。由于此类患者术后存在气道梗阻的风险,选择阿片类药物进行术后镇痛需密切观察呼吸情况。

【总结】

咽旁间隙占位位置特殊,临近重要的血管和神经,手术对麻醉管理提出了挑战。建立气道和术后拔管、术中神经反射或大动脉出血是麻醉医师管理的重点和难点。尤其在脑重要供血血管阻断的时候需进行密切监测及早发现脑缺血的发生。内镜辅助下和机器人辅助下的咽旁间隙占位肿瘤切除手术正逐步开展,克服了经颈外入路手术视野局限的缺点,降低了医源性神经血管损害的发生率。

(李卫星　张旭)

【病例介绍】

患者男性,52岁,体重65kg,身高174cm。主诉"咽部异物感4年余",行鼻咽部MRI检查,提示右侧咽旁间隙肿块。诊断为"咽旁间隙占位",拟择期在全身麻醉下行颈外入路手术治疗。

(一)麻醉前评估

1. 患者一般情况　患者一般可,既往高血压病史,平时控制血压130/67mmHg,(平均动脉压88mmHg),ASA Ⅱ级。生命体征基础值:心率68次/min,血压135/80mmHg,平均动脉压98mmHg。否认有与脑缺血相关的症状。

2. 气道评估　患者张口3指,呼吸平稳,颈部活动好。纤维喉镜检查上气道通畅,声带活动好。

(二)麻醉管理

1. 麻醉诱导和监测　入室后常规监测生命体征,充分预给氧。开放外周静脉,予以芬太尼0.2mg+丙泊酚180mg+罗库溴铵50mg,置入7.5#加强型气管导管,麻醉诱导过程顺利。

2. 麻醉维持和手术过程　术中吸入3%七氟烷,间断追加罗库溴铵25mg维持肌松;间断追加芬太尼总量0.5mg。手术期间共出现3次心率减慢,最低40次/min,予以阿托品0.5mg静推后心率回升至70~80次/min。术中血压维持在120~130/60~70mmHg,平均动脉压80~90mmHg。手术历时3h 10min。

3. 麻醉苏醒　术毕带管回PACU继续机械通气,期间患者呼吸和循环平稳。于术后30min拔除气管导管,60min时仍不能唤醒患者,90min时呼唤名字可睁眼,但回答问题口齿含糊。行神经系统检查发现患者左侧肢体肌力较右侧差。和外科医师沟通后了解到,外科医师曾在手指盲探分离肿瘤时,造成颈内动脉出血予以结扎颈内动脉止血。急查头颅CT提示右侧大脑半球几乎全部低密度缺血梗死,伴明显肿胀,中线等结构明显左移。

(三)术后随访和转归

患者昏迷不醒,转综合医院ICU继续治疗,患者死亡。

(四)本病例有待改进之处

咽旁间隙肿瘤切除手术,术前评估尤为重要。要了解肿瘤的位置,肿瘤毗邻哪些重要的血管神经,手术入路是否会损伤重要结构。占位侵犯颈内动脉的患者,术前可以考虑行球囊阻塞试验,判断一侧颈内动脉阻断后脑血管侧支代偿功能。本病例中,外科医师处理欠缺的方面包括:术前未行BOT检查,术侧颈内动脉结扎止血后导致广泛的脑缺血。其次,由于当时医疗设备的欠缺,未能在直视下进行手术操作,分离肿瘤主要依赖于术者的经验和指尖感觉。借助内镜或机器人手术的直视下手术,手术视野清晰,在完整切除病变的同时保护颈动脉和脑神经等重要结构。

麻醉管理有待改进的方面包括:术前应明确肿瘤与血管的毗邻关系,就术中可能涉及重要血管的手术方案与外科医师进行沟通,制订针对性的术中监测及应对方案;术中随时与手术医师保持密切沟通,当需要阻断重要脑供血动脉时应密切监测,及早发现并处理脑缺血;当发生术后苏醒延迟时,应及早判断并处理可能发生的脑缺血。

参考文献

1. 戈登堡,戈亚尔. 机器人头颈外科手术解剖学. 房居高,何时知,李连贺,译. 上海:科学出版社,2021.

2. 魏宏权. 咽旁隙和颞下窝肿瘤的外科治疗进展. 中国耳鼻咽喉颅底外科杂志,2018,024(002):91-96,102.

3. 罗显,吴平,何剑,等. 咽旁隙肿瘤手术入路探讨. 中国耳鼻咽喉颅底外科杂志,2017,23(3):5.

4. GOLDENBERG D,ONDIK M P. DaVinci robot-assisted transcervical excision of a parapharyngeal space tumor. J Robot Surg,2010,4(3):197.

5. WANG J,LI W Y,YANG D H,et al. Endoscope-assisted Transoral Approach for Parapharyngeal Space Tumor Resection. Chin Med J(Engl),2017,130(18):2267-2268.

第四节　颈动脉体瘤切除术的麻醉

要点

1. **术前评估**　明确肿瘤的 Shamblin 分级、瘤体血供来源、压迫症状、是否有内分泌功能;明确患者术前的脑神经功能状态、评估声带活动性;必要时,应行动脉造影以了解颈部及脑部血循环情况。

2. **维持血流动力学稳定**　做好应对大量失血的准备,建立有创动脉血压监测、通畅的静脉通路、扩容和血液稀释;密切关注手术进程,避免循环剧烈波动,手术操作刺激颈动脉窦时,可能发生心动过缓甚至心搏骤停,颈动脉窦局麻药浸润可预防反射性心动过缓和低血压。

3. **维持理想的脑灌注**　在颈内动脉阻断期间,将平均动脉压维持在比基础值高出近 20% 的水平,有利于维持脑灌注;维持正常的动脉血二氧化碳分压;术中神经监测有助于早期识别脑灌注不足。

4. **迅速而高质量的麻醉苏醒**　平稳而快速的苏醒有助于及早评估患者术后的神经功能状况;应避免苏醒期呛咳和躁动。

5. 加强术后监护　警惕潜在的严重术后并发症,如出血、脑卒中、脑神经损伤、心血管反应和呼吸困难等。在双侧颈动脉体瘤术后,尤其要关注因机体丧失对缺氧发生的通气反应而导致的呼吸暂停。

【概述】

颈动脉体(carotid body)位于颈总动脉分叉处的后方,是一种外周化学感受器,可感受动脉血氧分压、二氧化碳分压及 pH 值的变化。当缺氧、二氧化碳分压升高、pH 值降低时,颈动脉体接受刺激而使机体发生相应的变化,表现为呼吸加深加快,心率增快,心排出量增多。

颈动脉体瘤(carotid body tumour, CBT)是一种罕见的化学感受器肿瘤,发病率约为 0.012%,大部分为良性,恶性病变率为 2%~8%。肿瘤多位于颈总动脉分叉处,虽然生长缓慢,但由于位置特殊,如果不及早治疗,会导致压迫症状和脑神经功能障碍,且存在恶变和转移的可能,故一旦诊断明确,手术切除是首选的治疗方法。

1. 解剖　CBT 的血供丰富,瘤体常与颈动脉和脑神经粘连,手术难度大,术后并发症发生率高。2019 年一项荟萃分析纳入 4 418 例 CBT 患者,术后 30 天内平均脑梗发生率为 3.5%,平均病死率为 2.3%,平均脑神经损伤率为 25.4%。如何减少术中出血并降低术后脑血管和神经损伤并发症是关注的焦点。

2. 分型　明确肿瘤分型有助于预测术中出血及颈动脉处理方案。根据肿瘤与颈动脉的关系,肿瘤通常被分为 Shamblin Ⅰ、Ⅱ、Ⅲ 型:Ⅰ型,颈动脉很少被肿瘤包绕,瘤体可安全剥离;Ⅱ型,颈动脉部分被肿瘤包绕,但未累及血管壁中层和内膜,瘤体剥离有难度,术中有时需行颈动脉腔内转流;Ⅲ型,肿瘤包绕动脉严重,难以完全切除,常需行颈动脉切除重建。

3. 麻醉评估　术前麻醉医师应与外科医师就手术计划进行详尽的沟通,以制订有针对性的麻醉管理计划。目前外科治疗现状及进展如下:

(1)对于体积较小、颈动脉粘连较轻的肿瘤,多数可行单纯肿瘤剥离术。体积较大与颈动脉包绕紧密的肿瘤,与血管分离困难,术中必要时会结扎颈外动脉。若术中损伤颈内动脉,根据损伤程度,需对其进行单纯缝补、人工补片成型、甚至血管重建以保证脑部血供。

(2)当肿瘤与颈内动脉无法分离,需将颈内动脉或颈动脉分叉与肿瘤一并切除,同时行血管搭桥以重建血流。搭桥过程中脑保护是较为重要的步骤,切除肿瘤之前预先重建颈内动脉,比传统先切除肿瘤后再重建血管的方法缩短了颈动脉阻断时间。颈内动脉转流管的使用对脑保护也有一定帮助。

(3)对于体积巨大、位置较高的 CBT,颞下窝入路可有效暴露和控制肿瘤远端颈内动脉,对侵犯侧颅底的肿瘤完整切除和血管重建。此外,血管腔内技术也逐渐被应用于 CBT 的手术切除,但尚缺乏大样本的研究报道。

【麻醉管理】

(一)术前准备和评估

1. 评估瘤体情况　明确肿瘤的 Shamblin 分型及血供来源,便于预估手术出血、脑缺血和神经损伤的风险,拟定麻醉计划。对于瘤体大、预计手术切除困难者,术前应行双侧颈动脉、椎动脉及全脑血管造影,以了解颈部及脑部血循环的具体情况,为术中决策提供依据。必要时可先行供血动脉栓塞术。

2. 评估肿瘤压迫症状 术前症状提示术中风险,对于已经存在的症状和脑神经功能缺陷应记录在案。CBT早期多无症状,随着体积增大,压迫颈部组织会出现相应的局部症状。例如:压迫颈总或颈内动脉可出现头晕、耳鸣、视力模糊甚至晕厥等脑缺血症状;压迫气管可出现呼吸困难;压迫喉返神经可出现声音嘶哑和呛咳,术前应行电子喉镜检查,判断喉功能;压迫颈动脉窦可因体位改变而出现心率减慢、血压下降、晕厥等症状。

3. 评估肿瘤功能症状 CBT为副神经节瘤的一种,多数无功能,极少数肿瘤具有神经内分泌功能,可能导致血儿茶酚胺升高,也有极少数合并存在肾上腺肿瘤的情况。功能性肿瘤可导致麻醉诱导和手术操作过程中危险的循环波动。若患者有头痛、心动过速、阵发性血压升高等症状,应测定血及尿中儿茶酚胺及其代谢物的浓度,一旦证实肿瘤有内分泌功能,应通过术前使用 α 和 β 受体阻滞剂来做充分的准备,其原则与嗜铬细胞瘤的术前准备相似。

4. 一般情况评估 对于有高血压、糖尿病等并发症的患者,应将疾病控制在理想水平。应获得基础心率及血压水平,为术中循环管理提供目标。对于有心脏疾病的患者,术前心脏功能的评估可参照围术期心血管评估的相关指南。

5. 气道评估 以下情况均提示困难气道可能:①颈部放疗史;②大的肿瘤引起咽壁的明显压迫,大的双侧肿瘤会使这种情况更为突出;③已存在喉返神经损伤、声带运动障碍者,需要谨慎考虑拔管计划。

(二) 术中麻醉管理

麻醉管理的目标在于:维持稳定的血流动力学,维持理想的脑灌注,利用术中神经监测来识别、避免和处理脑缺血,降低术后脑血管和神经损伤并发症。

1. 麻醉方法——区域麻醉 vs. 全身麻醉 CBT切除术可以在区域麻醉或全身麻醉下进行。目前尚缺乏关于CBT切除术最佳麻醉技术的循证医学证据。无论采用何种麻醉方法,麻醉管理的目标不变。

在区域麻醉技术中,优先选择颈浅丛神经阻滞,当联合颈深丛神经阻滞时需警惕膈神经麻痹。与全身麻醉相比,区域麻醉的主要优势在于,可以在患者清醒的情况下,行连续的神经功能监测,其次在于可用于高风险的心脏病患者。区域麻醉的缺点包括:①不能很好地控制气道;②患者可能会有体动;③在阻断颈动脉时若发生急性神经功能变化(如脑卒中或癫痫),可能需要进行紧急气道处置和改为全身麻醉;④此外,患者或外科医师也可能拒绝区域麻醉技术。

在全身麻醉中,当采用颈动脉分流时,应避免使用笑气,因其可导致流入大脑远端血管内的小空气栓子扩大。术中神经电生理监测需要避免在插管剂量后追加神经肌肉阻滞剂,这使得阿片类药物的使用更为重要,完善的镇痛有利于维持稳定的血流动力学、耐受气管插管和平稳苏醒,在有长效阿片类药物用于术后镇痛的基础上,术中持续输注超短效的瑞芬太尼有助于实现平稳和快速的苏醒。

2. 维持血流动力学稳定 首先,做好应对大量失血的准备。应建立有创动脉压监测并开放粗大的外周静脉通路,瘤体大者应开放中心静脉通路,优选股静脉通路,因为术侧的操作和水肿使得头颈部的静脉回流需要依赖对侧的颈内静脉。诱导后行急性高容量血液稀释,可联合使用晶体液和胶体液,以减少术中红细胞的丢失,胶体液宜采用中分子量低取代级的羟乙基淀粉,且不超过推荐剂量范围[<50mL/(kg·d)],以减少对凝血功能的影响。监测 PPV 和尿量,实施目标导向的液体治疗。

其次,术中操作易刺激颈动脉窦,引起反射性的心率及血压下降,甚至心搏骤停。应提前备好血管活性药物,并密切关注手术进度。若发生严重的心率血压下降,应提醒手术医师暂停手术操作,循环即可恢复。颈动脉窦局麻药浸润可预防反射性心动过缓和低血压。

3. 维持理想的脑灌注 在阻断颈内动脉血流期间,维持理想的脑灌注对预后至关重要。多项研究证实,在颈内动脉阻断期间,将平均动脉压维持在比基础值高出近 20% 的水平,有利于维持脑灌注。术中应维持正常的动脉血二氧化碳分压,避免因高碳酸血症或低碳酸血症而加重脑缺血。在颈动脉阻断前可给予巴比妥类药物有助于脑血流重新分布,预防局灶性脑缺血损伤,但这种潜在的优势应和其导致的严重心血管抑制和苏醒延迟相权衡。亚低温也是被报道的可用于脑保护的方法,可通过给患者戴冰帽,降低脑耗氧量。

4. 术中神经监测 对于难以剥离的Ⅲ型肿瘤或当颈内动脉被不慎损伤时,需要钳闭颈内动脉,临时阻断血流,以行动脉修补、重建或切除。在区域麻醉下进行手术时,可持续监测颈内动脉阻断后患者的神经功能变化(意识、感觉、运动、反射)。对于全身麻醉下的患者,可使用颈内动脉残端压监测、脑电图、体感诱发电位、经颅多普勒超声和脑氧饱和度监测。监测的目的在于判断是否有必要行颈动脉分流、是否需要提高血压以及改变手术方式。尽管多种方法都可以用来监测术中神经功能,各有利弊,但目前关于改善预后方面的数据仍有限。

【苏醒期管理和术后监护】

迅速而高质量的麻醉苏醒有助于快速评估患者术后的神经功能状况,应避免苏醒期呛咳和躁动。除评估意识、定向力、四肢活动以判断是否存在缺血性脑损伤之外,还应观察脑神经相关症状,并且关注生命体征,尤其要关注因化学感受器功能障碍,机体丧失对缺氧发生的通气反应而导致的呼吸暂停(多见于双侧肿瘤切除病例)。需警惕潜在的严重术后并发症如术后出血、呼吸困难等。应对患者加强术后监护,预见、诊断和迅速处理可能发生的并发症。

【总结】

CBT 手术需要精湛的手术技巧以及严密精细的麻醉管理。维持血流动力学稳定和理想的脑灌注是麻醉管理中最重要的方面,其次要保障快速而平稳的苏醒以早期评估中枢神经和脑神经的功能。

【病例介绍】

患者,男性,19 岁,体重 55kg,身高 172cm,BMI 18.6kg/m²,因"发现右侧上颈部肿物 3 年"就诊。查体见左侧外耳道红色新生物;右侧上颈部肿块,质韧界清,活动固定,无压痛,大小约

3cm×4cm;无其他阳性体征。查耳部 MRI 提示左侧颈静脉孔区及右侧颈动脉分叉处富血供肿块占位。行颅内动脉、颈动脉 CT 血管成像（computed tomography angiography，CTA）检查、颈部彩超提示右侧颈动脉体瘤，左侧颈静脉球瘤可能性大（图 6-4-1）。综合上述症状及检查，术前诊断为右侧颈动脉体瘤、左侧颈静脉球瘤。患者存在双侧病灶，考虑病情的轻重缓急，拟先行右侧颈动脉体瘤切除术。

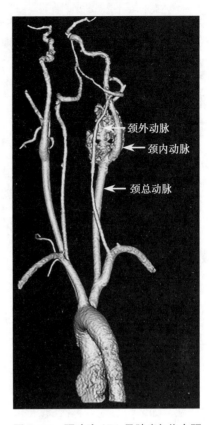

图 6-4-1 颈动脉 CTA 见肿瘤包绕右颈外、颈内动脉

（一）麻醉前评估

1. 患者一般情况 患者为年轻男性，无内科并发症，ASA I 级。

2. 生命体征基础值 心率 82 次/min，血压 110/70mmHg，平均动脉压 83mmHg。

3. 肿瘤相关症状和体征 本例颈动脉体瘤为无分泌功能的副神经节瘤，Shamblin II 型。患者尚无肿瘤相关的压迫症状，也无头痛、心悸及阵发性血压增高等可疑的神经内分泌症状。

4. 气道评估 张口度、甲颏间距、上唇咬合试验、头颈活动度和 Mallampati 评级均正常。无呼吸困难、声音嘶哑和饮水呛咳。术前电子喉镜检查见喉部结构和功能正常。胸片见气管居中。

5. 外科准备 备红细胞 4 个单位，血浆 400mL。

（二）麻醉管理

1. 麻醉诱导和监测 入室后建立常规监护和脑电双频指数监测（bispectral index，BIS）。给予丙泊酚、瑞芬太尼和罗库溴铵全凭静脉全麻诱导，气管插管顺利。诱导后建立桡动脉血压监测，行动脉血气分析，选择右股静脉行中心静脉置管，使用 18G 静脉留置针行右肘正中静脉穿刺并开放补液，导尿并持续监测尿量和膀胱温度。患者平卧位，头偏向对侧 90°。

2. 麻醉维持 丙泊酚联合瑞芬太尼靶控输注，维持麻醉深度在 BIS 值 40~60，使用去氧肾上腺素将血压维持在基础值。压力控制通气，维持正常的动脉血二氧化碳分压。给予羟乙基淀粉 1 000mL 行急性高容量血液稀释，监测 PPV，实施目标导向的液体管理。在分离及阻断颈内动脉期间，将平均动脉压升高 20% 左右（95~105mmHg），以维持脑灌注（图 6-4-2），给予肝素 40mg 抗凝。使用空气加温毯并输注加温液体以维持体温正常。

3. 手术经过 术中见肿瘤富含血供，大小约 4.2cm×3.8cm×4.6cm，包绕颈外动脉、颈内动脉和迷走神经，属 Shamblin II 型。逐步断扎和分离肿瘤滋养血管分支，将迷走神经、颈外动脉和颈内动脉与肿瘤分离，最后肿瘤仍有 1cm 左右和颈动脉分叉处的颈外动脉相连，将肿瘤和分叉处颈外动脉一同切除，并缝扎断端，缝合时阻断颈动脉，共计 5min10s。完整切除肿瘤后，检查颈内动脉、颈内静脉和迷走神经均解剖完整。手术用时 6h，出血 200mL。

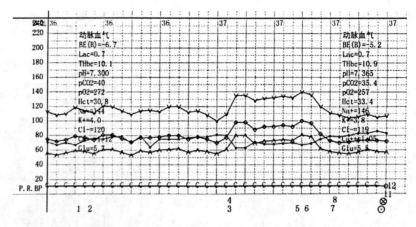

图 6-4-2 麻醉单示意图（最下标注的数字为事件记录）

标注 4. 开始剥离瘤体与颈内动脉；标注 5. 阻断颈内动脉；标注 6. 开放颈内动脉。

4. 麻醉苏醒 术毕清醒拔管，给予氢吗啡酮 1.4mg 镇痛。患者血流动力学平稳，呼吸频率和潮气量正常。评估神经功能：患者神清，定向力恢复，对答切题，四肢活动正常，但伸舌偏向患侧，声音嘶哑。

（三）术后随访和转归

术后第二天随访患者，声音嘶哑较前略有好转，进食及饮水有呛咳，伸舌偏向患侧，余各项体征恢复如常。一周后再次随访，偏舌和呛咳无明显改善，考虑术侧喉返神经和舌下神经损伤，外科予以营养神经治疗，并留置胃管肠内营养。患者于术后第 17 日出院，术后病理提示"右颈副神经节瘤"。

考虑到患者对侧同时患有颈静脉球瘤，应待上述颅脑神经功能恢复后行颈静脉球瘤切除术，喉返神经的康复程度将决定对侧颈静脉球瘤切除术麻醉管理的风险和挑战。

（夏俊明）

参考文献

1. ROBERTSON V, POLI F, HOBSON B, et al. A systematic review and meta-analysis of the presentation and surgical management of patients with carotid body tumours. Eur J Vasc Endovasc Surg, 2019, 57（4）: 477-486.

2. LAW Y, CHAN Y C, CHENG S W. Surgical management of carotid body tumor-is Shamblin classification sufficient to predict surgical outcome? Vascular, 2017, 25（2）: 184-189.

3. 顾光超, 郑月宏. 颈动脉体瘤的影像学检查及外科治疗进展. 血管与腔内血管外科杂志, 2020, 6（05）: 439-441.

4. KAVAKLI A S, OZTURK N K. Anesthetic approaches in carotid body tumor surgery. North Clin Istanbul. 2016; 3（2）: 97-103.

5. MCCONKEY P P, KIEN N D. Cerebral protection with thiopentone during combined carotid endarterectomy and clipping of intraluminal aneurysm. Anesth Intensive Care, 2002, 30（2）: 219-

222.

6. GUAY J,KOPP S. Cerebral monitors versus regional anesthesia to detect cerebral ischemia in patients undergoing carotid endarterectomy:a meta-analysis. Can J Anaesth,2013,60(3):266-279.

7. MALCHAREK MJ,KULPOK A,DELETIS V,et al. Intraoperative multimodal evoked potential monitoring during carotid endarterectomy:a retrospective study of 264 patients. Anesth Analg, 2015,120(6):1352-1360.

8. VAN DER SCHAAF I C,HORN J,MOLL F L,et al. Transcranial Doppler monitoring after carotid endarterectomy. Ann Vasc Surg,2005,19(1):19-24.

9. CALLIGARO K D,DOUGHERTY M J. Correlation of carotid artery stump pressure and neurologic changes during 474 carotid endarterectomies performed in awake patients. J Vasc Surg,2005,42 (4):684-689.

10. SEN I,STEPHEN E,MALEPATHI K,et al. Neurological complications in carotid body tumors:A 6-year single-center experience. J Vasc Surg,2013,57(2):64-68.

第七章

耳鼻咽喉头颈外科介入手术的麻醉

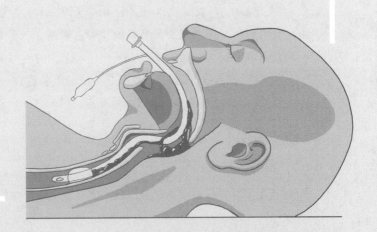

要点

1. 了解患者症状体征、病变的位置大小、需要做介入手术的原因和目的。

2. 在介入手术室,辐射是一个重要的职业危害。

3. 介入手术一般局麻下进行,必要时心电监护或行麻醉性监护。但仍需进行充分气道评估,做好术中需要紧急气管处置预案。

4. 球囊闭塞试验(balloon occlusion test,BOT)术中高危时刻往往在阻塞球囊充起和释放的过程中。

【概述】

介入手术,是利用现代高科技手段进行的一种微创性治疗——就是在医学影像设备的引导下,将特制的导管、导丝等精密器械引入人体,对体内病变进行诊断和局部治疗。介入手术应用数字技术,扩大了医师的视野,借助导管、导丝延长了医师的双手,它的切口(穿刺点)仅有米粒大小,不用切开人体组织,就可治疗许多过去无法治疗,必须手术治疗或内科治疗疗效欠佳的疾病,如肿瘤、血管瘤、各种出血等。介入治疗具有不开刀、创伤小、恢复快、效果好的特点,是未来医学的发展趋势。

数字减影血管造影(digital subtraction angiography,DSA)介入融通疗法是现代医学发展的一个必然趋势,突出的特点是:①微创——皮肤创口仅为 2mm 左右,患者痛苦少;②实时疗效评估:在现代影像设备(DSA)下,精确地进行实时疗效评估;③副作用小——用药量小,局部药物浓度高,且不存在耐药性问题,副作用小;④靶向性(针对性)强——精确定位,精确治疗,对正常组织损伤小;⑤康复快——通常在术后 12h 可正常活动,恢复快。

球囊闭塞试验(balloon occlusion test,BOT)是一种经皮经血管用球囊闭塞颈内动脉,以评估脑血管代偿供血能力的技术,由 Serbinenko 于 1974 年首次报道,至今已有 30 余年的历史,由于其定位明确、操作简便、测量直观、结果可靠,被广泛用于评价颅内侧支循环,用于对颅内动脉瘤或肿瘤采用治疗性颈内动脉闭塞前。如患者能耐受,阻断时间持续 15~30min,并进行神经功能评定和监测。如患者出现脑缺血表现,主要表现为如头晕、感觉缺失、肢体无力、失语或意识改变甚至抽搐、呼吸抑制等,说明患者 Willis 环和其他侧支血管代偿不良,即为 BOT 阳性,应立即排空球囊,恢复供血,严重时需行气道干预(如面罩正压通气及气管插管等)。临床上还可以结合降压试验、交叉充盈试验,提高 BOT 敏感性和特殊性。术后常规采用硫酸鱼精蛋白拮抗。

那么什么样的耳鼻咽喉头颈外科的患者需要做介入手术呢? 此类患者往往是占位性病变,影像学检查发现病变与血管关系密切。行介入手术的目的如下:①评估病变与周围血管神经的位置关系;②判断瘤体血供情况;③判断相关血管阻断后,对应脑供血区域的血供代偿情况;④栓塞瘤体主要供血动脉,为后续外科切除做准备。

【麻醉管理】

(一)影响麻醉管理的因素

1. **环境因素** 神经血管治疗室以双平面血管造影单元为基础,该单元使用两个 C 臂 X 线管来同时捕获正交图像,这些射线管可以被移动并 360° 旋转,故能在颅内动脉瘤栓塞时捕获 3D 图像。其典型方法是将一个 C 臂置于前-后位,另一个 C 臂置于侧面,这对麻醉医师提出了重大的人体工程学挑战,因为成像设备、显示器等围绕在患者的床周,而床是固定的。由于双平面透视设备必须在患者头部周围自由旋转,因此气道通路受到一定的限制。麻醉设备必须放置在远离患者的地方,通常在患者的臀部或脚的部位,并与患者的头部保持较远的距离,呼吸管路和静脉导管的延长需要仔细的计划。

2. 辐射安全　在介入手术室,辐射是一个重要的职业危害。辐射暴露的风险包括:组织损伤、诱发癌症、遗传影响和胎儿暴露。防辐射的两种主要方法是距离和屏蔽。辐射强度与放射源距离的平方成正比。对于医护人员而言,最主要的辐射效应由散射辐射产生。脉冲频率(每秒脉冲数)越低,辐射暴露越少。保护设备应包括一个裹身式的铅围裙,覆盖在胸部/腹部/骨盆,甲状腺防护罩,以及含铅有机玻璃,这些设备可有效吸收 90%~95% 的辐射。一项研究发现,当在前额测量辐射剂量时,麻醉医师实际上比介入医师受到的辐射更多。此外,麻醉医师用药次数与暴露直接相关。血管栓塞是高剂量的放射治疗,因为 DSA 比标准透视需要更多电离辐射,对累积辐射暴露要保持高度警惕。

3. 造影剂过敏　麻醉管理中需要警惕对比剂的过敏性反应和化学毒性反应,人群中对比剂反应的发生率高达 15%。过敏性反应表现为恶心、荨麻疹、支气管痉挛、血管性水肿、喉痉挛、低血压或癫痫。过敏性反应的高危患者常有多发过敏史、哮喘史或既往对比剂过敏史。而化学毒性反应是剂量依赖性的,包括肾毒性反应及由于介质的高渗性引起的液体转移。最有效的预防措施包括在对比剂暴露前保持足够的静脉补液。注意识别肾疾病风险的患者,高风险者术后24~48h 随访血清肌酐;任何心律失常、呼吸困难、神经状态改变、体重增加或其他液体超负荷的症状都应及时评估。

4. 制动　患者体动以后产生的运动伪影是影响图像质量的一个重要因素。在数字减影血管造影(DSA)"路书"生成过程中,对比增强的血管解剖图显示为白色分叉树枝状。介入医师一般将它作为血管内导丝和血管内导管的引导指示,前提是患者没有体位变动。出于精确成像的需要,加上血管损伤的风险,使得很多介入医师在患者条件允许的情况下,更希望在全麻下做手术。

5. 患者和外科医师因素　令患者不适的相关因素包括腹股沟插管、注射对比剂(可能在动脉分布区域产生灼烧感)、血管成形术、血管内血栓清除,以及在造影台上相对较长时间仰卧不动(尽量减少衬垫以获得舒适)。因此,对于复杂的手术或长时间的手术,常规使用深度镇静或全身麻醉,以确保患者的最佳舒适度,并防止患者活动。在决定是否实施时,重要的考虑因素是外科医师的偏好、经验/熟练程度、神经功能缺失程度(患者配合指令和与团队成员沟通的能力),以及患者的并发症。

(二) 术前准备和评估

介入手术患者的术前准备同普通全麻手术,同样需要禁食禁饮。术前需要了解患者症状体征,病变的位置大小,需要做介入手术的原因、目的以及大概过程。

拟行介入手术的耳鼻咽喉头颈外科患者常病变范围较大,合并脑神经功能受损,以及多次放化疗病史。术前评估注意评估患者营养状态、肝肾功能、有无贫血等;另外特别需要关注气道评估:有无口咽部新生物所导致的通气受限、有无张口受限及头颈部活动受限;有无脑神经功能障碍、有无后循环卒中等。

(三) 术中麻醉管理

术中麻醉医师需要随时与手术医师保持沟通,及时发现术中变化,调整呼吸循环管理策略。为提高介入医师造影术的准确性,应保持患者绝对制动,可采用肌松监测下持续泵注神经肌肉阻滞剂来实现。

1. 麻醉方法　神经介入手术对麻醉方法的选择需要根据每一位患者的全身状况和临床特点,外科医师的偏好、经验,患者配合指令和与手术医师沟通的能力。腹股沟置管、注射对比剂、血管内血栓清除,以及在造影台上长时间仰卧不动等因素都会造成患者不适。

对于简单、短小的神经介入手术一般由手术医师实施局部麻醉,比如单纯血管造影。

对于相对长时间的手术,比如 BOT 试验,可以考虑使用右美托咪定适度镇静,以消除患者紧张情绪,提高患者舒适度。需要注意的是镇静深度,以获得患者安静放松,右美托咪定提高颈内动脉球囊闭塞试验患者术中唤醒试验的质量,同时能够流畅配合介入医生询问,判断肢体运动能力和认知功能。BOT 试验术中的阻塞球囊充起和释放过程是整个试验过程的高危阶段。患者容易发生循环波动、破裂出血、抽搐。所以术中需要做好紧急插管、保护气道的准备。

对于需要进行介入下栓塞或行血管支架植入的手术,可以选择全身麻醉。进行此类手术的耳鼻咽喉科患者在手术操作过程中可能发生循环的剧烈波动、瘤体破裂出血、诱发癫痫样发作。进行气管插管全身麻醉可以很好地保护气道,减少手术操作对循环产生的应激效应,预防癫痫样发作。

对于急诊介入手术,患者全身情况常复杂且不稳定,可能存在高血压、心肌缺血、心律失常、电解质紊乱、肺水肿、神经功能损害、饱胃和气道保护性反射减弱,需要充分做好术前评估和相应准备,以确保患者安全。非禁食患者一定要警惕误吸风险。

2. 气道管理　由于神经介入手术室远离中心手术室,麻醉医师术中远离患者的特殊性,使得麻醉气道管理存在一定的安全隐患。因此,神经介入手术室需要有充分的设备保障,确保气道管理物品、复苏设备和各种抢救药品随时可得可用。确保神经介入手术室内通信设备畅通,保证紧急情况下可随时与外界取得联系和帮助。术中由于需频繁移动手术床,导致监测管线、输液通道、呼吸回路意外脱落的风险增加。故在手术开始之前,需要确实固定各种管路于患者体侧,留足活动空间,避免因手术床的移动、透视球管旋转而导致意外的发生。

镇静下行介入手术的患者可以考虑放置鼻咽通气道。喉罩也可以有效地用于 DSA 全麻择期患者。对于困难气道(肥胖、口咽部新生物、通气受限、脑神经功能障碍、后循环卒中等)的患者必须考虑全麻,可视管芯、可视喉镜等都有助于困难气道的建立,也可考虑纤维软镜清醒插管。

对行介入手术的耳鼻咽喉科患者,术前需要充分评估气道通畅程度,术中出血加重气道困难程度的风险。做好充分的气道管理预案,包括环甲膜穿刺、手控喷射通气装置、必要时术前局麻下预防性气管切开。

对于活动性出血停止,张口好的患者,在备好强力吸引装置,充分预给氧的前提下,一般采用常规诱导,采用可视喉镜联合可视管芯、盲探光棒或探条,确保插管一次成功。对于仍然存在活动性出血,量不多、无其他困难气道表现的患者,斜坡卧位,头偏向一侧便于引流,按饱胃患者处理,充分预给氧,使用琥珀胆碱快诱导,不建议使用面罩加压通气,联合使用气道工具,保证首次插管成功率。对于存在困难气道的尚在出血患者,可以考虑清醒插管,此时需要综合评估患者的情况,做好随时气管切开的准备。

3. 循环管理　介入手术首要步骤是建立血管通路,股动脉穿刺最为常用。用 Seldinger 经皮股动脉穿刺法进行动脉置管,常会在整个手术中留置导管鞘,鞘管处持续滴入肝素化生理盐水,防止血凝块在动脉内形成。围术期注意预防血栓栓塞(大动脉破裂及凝胶、颗粒、弹簧圈移位引起的)和空气栓塞的发生。

血压急剧升高会导致动脉瘤破裂和脑水肿。术中任何时候出现动脉血压的急剧升高,可能提示颅内压升高。麻醉管理的关键是保证充足的脑血流与高血压脑病/脑水肿之间的平衡。介入手术中,大多数麻醉医师主张使用有创脉监测,有助于保证麻醉过程中血流动力学的平稳。连续动脉血压监测有助于早期发现并发症,同时可以指导血管活性药物的应用,从而使得血压达到一个满意的目标范围。术中需要控制血流动力学的事件、患者表现和处理措施见表 7-0-1。

表 7-0-1　需要控制血流动力学的事件

事件	患者表现	治疗措施
气管插管	心动过速,高血压	静脉使用艾司洛尔、利多卡因、阿片类、降压药或加深麻醉
股动脉置管	短暂的刺激反应	阿片类或短效降压药
颈动脉闭塞试验	确认颈动脉闭塞患者的脑血管储备情况	可能诱发低血压
颅内压急剧升高	可能表现为高血压和心动过缓	通过过度换气、渗透疗法、脑室引流;维持高 MAP 保证足够的 CBF-脑灌注压导向治疗
脑水肿	颅内高压的迹象	考虑 ICP 监测指导治疗;利尿药,加深麻醉,保持足够灌注压

【苏醒期管理】

(一) 拔管问题

介入手术因为动脉血管腔内植入了移植物,为了避免剧烈呛咳对移植物的位置造成影响,需要安静平稳的苏醒过程。在自主呼吸恢复的情况下,充分镇痛(可以考虑维持瑞芬太尼效应室靶控浓度 1~2ng/mL),直至患者完全清醒拔管,然后再停止输注。

已经实施气管切开的患者拔管后不存在气道梗阻的风险,患者可经气管造口进行呼吸。对于因晚期鼻咽癌出血行介入和肿瘤切除的患者,术者和麻醉医师需要根据术中情况,预估术后组织水肿、出血的风险的可能程度,讨论决定是否需要进行预防性气管切开。

(二) 术后镇痛

介入手术后疼痛多不剧烈,给予非甾体抗炎药可以为患者提供满意的镇痛效果。对于行介入和肿瘤切除手术的鼻咽癌患者应酌情追加阿片类药物。

【总结】

介入手术以其微创、独特的通道优势,今天已经广泛开展。其对于耳鼻咽喉头颈外科疾病的评估和治疗起到了不可替代的作用。实施此类手术麻醉,要考虑到介入手术的特殊性、对比剂过敏问题以及辐射防护的问题。根据手术需求选择麻醉方式,做好应对紧急气道的准备。苏醒过程力求平稳,术后镇痛需求较低。

【病例介绍】

患者男性,50岁,体重67kg,身高182cm。主诉鼻咽恶性肿瘤放疗后4年余。反复右鼻出血1周。因再次鼻出血就诊,急诊予以导尿管水囊压迫鼻咽部止血处理。急查鼻咽部MRI提示鼻咽癌治疗后复发,鼻咽癌侵犯颅底,双侧中耳乳突炎伴积液,右侧半卵圆中心及额叶、顶叶深部异常信号,腔梗及出血灶,右侧额叶顶叶部分脑回表面强化,放疗后改变。既往无特殊(图7-0-1)。拟急诊行介入栓塞止血 + 鼻腔病灶清理联合手术。

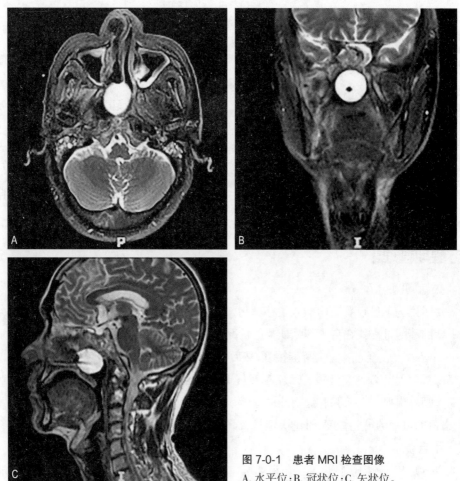

图 7-0-1　患者 MRI 检查图像
A. 水平位;B. 冠状位;C. 矢状位。

（一）麻醉前准备和评估

1. 一般情况 健康状况尚可，具有大出血致休克和气道堵塞窒息的风险故 ASA Ⅲ 级。

2. 气道评估和准备 患者张口 1 指，颈部活动尚可。鼻咽部水囊压迫，导致软腭向下塌陷，咽部空间小，困难气道可能性大。大出血可能导致窒息，备强力吸引装置。初步制订气道管理方案如下：因该患者出血风险大，清醒插管可能因为刺激导致呛咳诱发出血。故拟先行表面麻醉下可视管芯气道评估，如果条件允许，计划快诱导气管插管。备盲探光棒，环甲膜穿刺及喷射通气装置，同时联系耳鼻咽喉头颈外科医师到场备气管切开。

3. 生命体征基础值 心率 78 次/min，血压 123/67mmHg，氧饱和度 96%。患者口吐鲜血，出血量未知，血红蛋白浓度未知。肿瘤侵犯颈内动脉，出血风险大，开放外周粗大静脉快速补液。

4. 外科准备 备血 4 单位，血浆 400mL、备建立外科气道的工具。

（二）术中麻醉管理

1. 麻醉诱导和监测 入室后常规监测生命体征，充分预给氧。继续经外周静脉快速补液。患者平卧，充分预给氧予以利多卡因气雾剂表面麻醉。表麻起效后，麻醉医师使用可视管芯先探查患者口咽部暴露情况，可以观察到后连合及部分声门。退出管芯，拟开始快诱导气管插管。此时患者呃逆两次，继而口鼻涌出大量鲜血。考虑患者此前张口受限，现在合并出血，经口气管插管基本不可行。故立即将患者摆放于侧卧位，外科医师为患者实施局麻下气管切开术。经气切口置入 7.0# 带气囊气管导管，结合明视和呼气末二氧化碳波形及分压确认气管导管位于气管内，随后予以艾司氯胺酮 50mg+ 罗库溴铵 50mg。患者入睡后经吸痰管从气管内吸引出少量痰液，未见血性分泌物。与此同时，麻醉助理行左桡动脉穿刺置管，监测有创动脉血压。此时心率 120 次/min，血压 90/50mmHg，氧饱和度 100%。口鼻血液流出减少，并逐渐停止。在 B 超引导下行右侧锁骨下静脉穿刺留置双腔深静脉导管，监测 CVP 和进行输液治疗。

2. 麻醉维持和手术经过 术中吸入 6% 地氟烷维持麻醉，持续泵注罗库溴铵共 142mg，维持肌松；持续泵注瑞芬太尼，共用 4.9mg。术中血压基本维持在 100~120/50~60mmHg。整个手术过程历时 6h15min。术中累计出血 3 000mL，尿量 100mL，输晶体液 2 500mL，羟乙基淀粉 1 000mL，输浓缩红细胞 5 个单位，血浆 800mL。

3. 麻醉苏醒 术毕患者自主呼吸恢复，留置气管导管。将患者转送 ICU 行呼吸机辅助呼吸，辅以右美托咪定镇静。

（三）术后随访和转归

次日晨患者脱离呼吸机治疗，拔除气管导管。

（李卫星　张　旭）

参考文献

1. SERBINENKO F A. Balloon catheterization and occlusion of major cerebral vessels. J Neurosurg，1974，41（2）：125-145.

2. ANASTASIAN Z H, STROZYK D, MEYERS P M, et al. Radiation exposure of the anesthesiologist in the neuro-interventional suite. Anesthesiology, 2011, 114(3):512-520.

3. 陈淼,韩雪萍,尚学栋,等.右美托咪定对颈内动脉球囊闭塞试验患者术中唤醒试验质量的影响.中华麻醉学杂志,2017,37(005):601-605.

第八章

耳鼻咽喉头颈外科机器人手术的麻醉

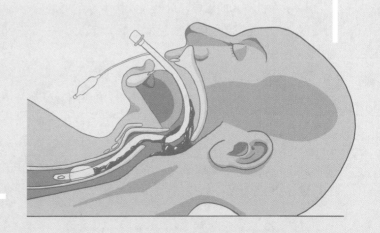

要点

1. 近年来,机器人手术在耳鼻咽喉头颈外科中迅速开展。机器人手术并非全自动化手术,是外科医师的"辅助机械手臂"。

2. 麻醉医师和机器人共享头面部空间,气道管理是麻醉管理的重点。应充分进行术前气道评估、密切关注术中气道变化、谨慎制订术后拔管计划。

3. 工作空间狭小,且机器人设备与患者连接后不易移动,一旦发生危机事件,患者不能得到及时的救治。

4. 机器人手术复杂且耗时长,麻醉医师密切关注患者内环境变化,需及时发现和处理张口器的使用、人工气腹和体位变化导致的不良事件。

【概述】

（一）机器人手术系统的历史和发展

"机器人"一词来源于剧作家 Capek 于 1921 年创作的戏剧 "Rossum's Universal Robots"。这个单词源自捷克语 "robota",表示奴隶的劳动。1940 年,伴随着工业操作手的发明,使得制作真正意义的机器人成为可能。

1994 年,美国加州 Computer Motion 公司首先推出了"伊索（automated endoscopic system for optimal positioning,AESOP）"外科机器人装置,也是世界第一台帮助手术医师和护士进行手术的腹腔镜操作外科机器人装置。随后该公司又推出了第一台具有 7 个自由度的外科机器人,即"宙斯（ZEUS）"机器人外科手术系统。

1995 年,Intuitive Surgical 公司在美国国防部门资助下成功研发了"达芬奇（da Vinci）机器人手术系统"。目前,手术机器人的使用范围已经涵盖泌尿、普外、心胸、妇科、口腔头颈、骨科、神经外科、耳鼻咽喉头颈外科等多领域的手术。进入 21 世纪,手术机器人系统用于临床,其全新的理念和技术优势被认为是外科学发展史上的又一次革命,也预示着第三代外科手术时代的来临。随着手术机器人的普及使用,麻醉机器人和其他医学机器人正在进入临床,人类社会也将步入机器人医学的全新时代。

（二）手术机器人的特点

1. 手术机器人的组成　机器人外科手术系统是一种高级机器人平台,其设计理念是通过使用微创的方法实施复杂的外科手术。手术机器人由三部分组成:外科医师控制台、床旁机械臂系统、成像系统（图 8-0-1）。

（1）外科医师控制台:控制台位于手术室无菌区之外,主刀医师坐在控制台中使用双手（通过操作两个主控制器）及脚（通过脚踏板）来控制器械和一个三维高清内镜。正如在立体目镜中看到的那样,手术器械尖端与外科医师的双手同步运动。

（2）床旁机械臂系统:位于手术区。床旁机械臂系统是外科手术机器人的操作部件,其主要功能是为器械臂和摄像臂提供支撑。助手在无菌区内的床旁机械臂系统边工作,负责更换器械和内镜,协助主刀医师完成手术。为了确保患者安全,助手医师比主刀医师对床旁机械臂系统的

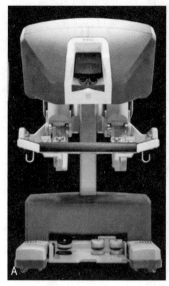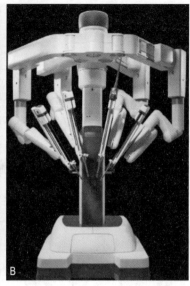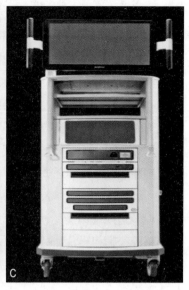

图 8-0-1　手术机器人的组成部分

A.外科医师控制台;B. 床旁机械臂系统;C.成像系统。

运动具有优先控制权。

（3）成像系统:位于无菌区外。成像系统内装有手术机器人的核心处理器以及图像处理设备,可由巡回护士进行操作,并可放置各类辅助手术设备。手术机器人的内镜为高分辨率三维（3D）镜头,对手术视野进行 10 倍数以上放大,为主刀医师带来患者体腔内三维立体高清影像,使主刀医师较普通腹腔镜手术更能把握操作距离、更能辨认解剖结构,提升了手术精准度。

2. 手术机器人辅助手术优势

（1）手术可视化更加清晰:3D 成像系统对手术视野具有 10 倍以上的放大倍数,使得术者能够在术中观察到更加清晰的组织解剖结构,极大地提高了手术可视化。同时,可以清晰地暴露病变的位置及其与正常组织的界限,有利于在充分切除病变组织的同时尽可能减少正常组织损伤和术后并发症的产生。

（2）震颤过滤:机器人的工作臂有 7 个自由度,包括臂关节上下、前后、左右运动与机械手的左右、旋转、开合、末端关节弯曲共 7 种动作,可作沿垂直轴 360° 和水平轴 270° 旋转,且每个关节活动度均大于 90° ,能在有限的狭窄空间内以不同角度在靶器官周围进行精细操作。经口机器人手术镜头的精度极高,并且具有对术者手部震颤进行过滤的功能,有力地保障了患者和术者的安全。

（3）减小手术创伤:现代手术的发展趋势是手术 "微创化",一方面是指尽可能减少创口大小,另一方面是指尽量隐藏手术痕迹。经口机器人手术借助口腔自然腔道,经过高精度镜头将图像呈现在主刀面前,极大拓展了手术视野,扩大了微创手术的指征。机器人辅助的头颈外科手术,创口大都是较为隐秘的位置,为追求美观的患者提供了良好的解决办法。在满足结构美观的同时,也尽可能地保留了各个部位组织的功能,如喉部手术的发音、吞咽等。在术后恢复速度方面,机器人手术都是以 "微创" 为前提,无论是头颈部的手术,还是其他如心胸、结直肠的手术,损伤均小于传统开放手术,患者术后的恢复也较传统开放手术更为迅速和良好。举例来说,机器人辅助的甲状腺手术较传统开放的甲状腺手术在术后第 1~2 天的疼痛程度低。

(4)降低人力成本:术者可以在更为轻松的工作环境下进行手术操作,从而减轻疲劳,精力更加集中;且机器人手术自动化程度高,可减少手术参与人员,极大提高效率。

(5)其他:手术模拟、远程指导和远程临场手术是机器人技术的潜在新优势。机器人模拟使得人们能够进行手术模拟训练,从而可能减少并发症和缩短学习曲线,甚至可能开发出新的技术方法。除了采用一个介入性机器人平台对登记的图像进行输入整合外,机器人还可录制关于外科医师如何执行具体任务的资料。远程指导可以让经验丰富的医师远程指导缺乏经验的外科医师进行训练或实施手术。当手术机器人系统配有两个控制台时,一名外科医师可通过对器械的把控以及适时交由接受训练的医师操作来指导其训练。但是,与主治医师站在手术台旁协助接受训练的医师相比,目前尚无文献支持使用双控制台系统训练外科医师。

3. 手术机器人在耳鼻咽喉头颈外科中的应用 机器人辅助下的耳鼻咽喉头颈外科手术在近年来得到了快速的发展。机器人手术系统首先被 FDA 批准用于口腔、咽喉的良性病变手术治疗,其优势在于清晰的手术视野对分辨舌咽神经、舌下神经和舌神经舌动脉等非常有利,手术更加精准。笔者所在医院已经开展了机器人扁桃体切除术、舌部分切除术、喉切除术以及治疗阻塞性睡眠呼吸暂停(obstructive sleep apnea,OSA)的声门上成形术和腭咽成形术,并且取得了良好的手术效果。机器人甲状腺手术也在近年逐步开展起来,通过腋窝入路的机器人甲状腺手术能够满足美容的要求,同时机器人在狭小空间里精巧的操作和对血管淋巴结的处理更具有独特的优势。对于靠近口咽、喉咽部的咽旁肿瘤,机器人手术具有切口小、出血少、避开颈外入路损伤重要血管神经的优势。

4. 手术机器人辅助手术在耳鼻咽喉头颈外科中的常用手术方式

(1)经口腔入路机器人手术(transoral robotic surgery,TORS):指经口腔入路的机器人手术(图 8-0-2)。经口入路的头颈外科手术弥补了头颅腔隙小的限制,是目前手术应用与研究的热点。TORS 主要针对喉、口腔、口咽及颅底等部位中等体积大小(T_3 以下)的肿瘤,且通过屏幕可以清楚显示与正常组织的交界。特别是对于下咽或喉部较大或复杂的良性或恶性病变,常规的显微手术下无法切除时可采用 TORS 术式。另外,TORS 技术还可以应用于游离皮瓣的重建。TORS 可涵盖口咽、声门上及下咽部多个区域的良恶性病变,尤其在切除下咽部的肿瘤具有独特的优势。即使病变位于狭小深窄的空间,TORS 也可以为术者提供犹如经颈部开放入路般的条件,得心应手地进行手术操作,因此TORS 术在喉部手术、口咽手术包括颅底手术中都能适用。头颈外科医师能够通过这一微创的方式完成复杂的外科手术。对于复发性口咽癌,TORS 术是开放性手术切除的一个理想的

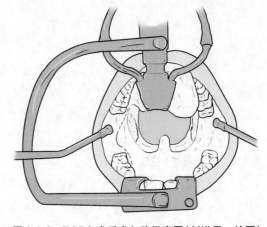

图 8-0-2　TORS 术手术入路示意图(刘洪君　绘图)

替代术式。但是,开展复发性口咽癌手术切除前需要仔细对患者进行筛选,以保证使用机器人牵开器后可充分暴露肿瘤、肿瘤边界明确、肿瘤没有超过舌根的中线。一项回顾性多中心病例对照研究比较了 64 例接受 TORS 治疗的患者与 64 例接受开放性补救切除的患者,TORS 组患者术后需要行气管造口及管饲的发生率显著降低、失血量减少、住院时间缩短。对于这些经过仔细筛选后接受 TORS 治疗的复发性口咽癌患者,2 年生存率达到 74%。这提示,对于复发性口咽癌患者行 TORS 是可行的,而且患者结局较好。

鉴于 TORS 是目前应用最广泛的耳鼻咽喉头颈外科机器人的手术术式,本章节将主要介绍 TORS 术式的麻醉管理。

（2）经双侧乳晕和腋窝途径（bilateral axilla-breast approach,BABA）入路:BABA 入路手术主要应用于甲状腺肿瘤的切除（图 8-0-3）。目前,机器人辅助 BABA 术式在韩国已成为一种甲状腺手术规范术式。这种方式既带来无可比拟的美容效果,又减少了患者的不适。目前普遍接受的 BABA 手术适应证包括:①14~60 岁;②甲状腺癌局限于包膜内,未侵犯气管和喉返神经;③无广泛淋巴结转移;④既往无甲状腺手术史;⑤患者一般情况良好,无严重心肺并发症,能耐受全身麻醉;⑥患者具有对手术切口美观的强烈意愿。和传统腔镜手术相比,应用 BABA 行甲状腺术无需

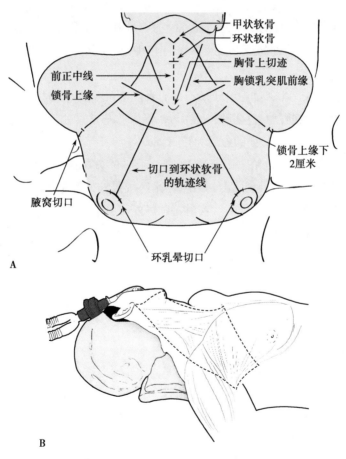

图 8-0-3　BABA 及 TAA 手术切口示意图（刘洪君 绘图）

A. 正面 BABA 及 TAA 手术切口示意图;B. 侧面 TAA 手术切口示意图。

使用 CO_2 打出皮下气肿以创造空间,从而避免了高碳酸血症、皮下气肿和纵隔气肿等并发症的发生。有文献报道机器人 BABA 入路行甲状腺切除术的学习曲线平均为 20 例,比经腔镜下甲状腺手术的学习曲线短暂。当团队的协作配合建立后,手术时间与腔镜下甲状腺手术相比缩短;用于建立皮下隧道、机器人位及安装机械臂等步骤的时间也明显缩短。

1)经腋径路(transaxillary approach,TAA):TAA 是腔镜甲状腺手术常用的术式。TAA 是行单侧甲状腺叶切术的良好选择,在需行双侧甲状腺叶切除术的患者中不及 BABA 术应用广泛。

2)经自然腔道内镜手术和经双侧腋窝耳后入路腔镜甲状腺切除术:这两种手术入路的目标人群多为女性,尤其是那些不希望手术破坏乳房的年轻女性。目前两种术式仍处于研究阶段。

5. 手术机器人的局限性　机器人手术虽然具有传统手术方式无法比拟的优势,但是它也存在不足和缺陷。

首先,机器人手术系统的设备体积过于庞大,自重超过半吨。安装调试过程比较复杂,在使用过程中可能会发生各种机械故障,一旦出现"死机"会影响到术者的操作。手术医师和系统之间的磨合期较长,术前准备和手术中更换器械等操作耗时较长,患者在手术室内等待和停留的时间也相应延长。

其次,手术机器人价格昂贵,机器购置费用和维修费用高。目前的手术机器人手术系统还缺乏能够模拟手术医师触摸手感的功能,因此也发生了手术机器人误伤非手术部位的医源性伤害。手术机器人系统其产品对软件的技术垄断不利于使用单位对其功能的再开发,限制了机器人手术系统的竞争性发展。

再次,目前的机器人手术并非适合于所有的患者。机器人手术不适用于合并严重心、肺、神经等系统疾病、多发或晚期肿瘤、过度肥胖的患者。尚没有充分的临床证据支持机器人辅助的大型复杂手术患者能在术后获得长期的愈后和转归。

最后,机器人手术的开展也给临床麻醉医师带来了许多新的挑战。机器人手术系统多会占据手术室较多的空间,在耳鼻咽喉头颈外科中,手术区域位于头面部,因此麻醉医师在术中远离患者,削弱了麻醉医师管理患者的能力。麻醉医师需要和手术医师和手术室护士共同接受严格的训练,在发生危急情况时,能够快速从患者体内撤离机器人系统,确保麻醉科医师能够迅速开展急救。患者特殊的体位、长时间手术、CO_2 气腹(气胸)、CO_2 蓄积、血流动力学不稳定、组织损伤等也会对麻醉管理和监测提出了更高的标准。

【麻醉管理】

(一)术前评估和准备

除常规的术前评估外,对于下列患者接受机器人手术需要考虑以下因素:

1. 病变范围　机器人手术最初用于良性病变的切除。由于其操作精细、解剖结构分辨清晰,因此也开始逐渐扩展到肿瘤患者的手术治疗。但是,由于目前的机器人缺乏外科医师的触摸感,肿瘤侵犯相邻组织导致边界不清可能会导致正常组织的损伤或是切缘病变残留。因此,对于病变范围过大或者是肿瘤侵犯周围组织应考虑传统手术或者是非手术的治疗方式。此外,对于多个区域存在多发病灶的患者,考虑到术中需要反复调整机器人的位置等客观因素,也不建议采用机器人手术。

2. 并发症患者 目前实施机器人手术的过程中,外科医师和系统的配合需要长时间的磨合,手术前的准备和手术中更换器械等操作耗时较长,患者麻醉与苏醒时间也相应延长,对于术前就有严重的心肺功能损伤患者,建议选择传统的开放手术。需要应用到 CO_2 气腹的头颈手术(如甲状腺切除术)的患者如合并有气腹禁忌证(如青光眼、颅内压升高、严重心肺疾病、存在有血栓高风险、过度肥胖),就需要权衡利弊和进行重点评估。

3. 年龄 随着手术机器人的发展和外科医师操作技术的提高,年龄已不是机器人手术的禁忌证。已经有很多高龄患者成功接受机器人手术的病例报道。此外,机器人手术在儿童外科手术中也有了一定的发展。

4. 疾病类型 耳鼻咽喉头颈外科手术是困难气道的"重灾区",一些鼻咽癌、口咽、头颈肿瘤的患者时常合并有困难气道,对于此类手术患者的气道情况需重点评估;在评估气道时,结合一些影像学检查是非常有必要的。另外,值得注意的是气道评估和管理包含于整个围手术期,因手术原因造成围术期的气道情况改变,都需要麻醉医师在术前进行一个完整的气道管理评估与管理计划。

(二) 术中麻醉管理

1. 麻醉方法 机器人辅助下的耳鼻咽喉头颈外科手术的麻醉方式大多为全身麻醉。机器人手术时间长,可选用血气分配系数低的吸入麻醉药如地氟烷或七氟烷,持续输注超短效的瑞芬太尼抑制伤害性刺激。麻醉维持期间使用其他静脉全麻药物需要考虑药物在长时间手术患者、老年人以及肥胖患者的药代学特点,避免药物蓄积。

2. 气道管理 麻醉医师与外科常共用头面部空间是耳鼻咽喉头颈外科手术区别于其他外科手术的最主要不同点。在机器人手术期间,麻醉医师要格外重视气管导管的"移位"问题。颈部屈曲时,气管导管的位置可从主气管进入支气管内;颈部伸展(如 BABA 手术位)时,气管导管可向头侧移位进入口咽部;头部外旋也会导致气管导管的尖端偏离隆突约 0.7cm。术者操作机械臂不熟练或机械臂无法提供合适的力反馈等都增加了术中导管脱落的风险。选择经鼻插管、合适的导管固定方式有助于降低气管导管脱落的风险。麻醉医师在术中持续关注手术操作是否导致气管导管的位置发生变化,也可提醒外科医师谨慎操作以避免导管脱落导致的严重不良后果。激光手术应使用抗激光气管导管,麻醉维持采用全凭静脉麻醉。

3. 循环管理 考虑到机器人手术时间较长、术中可能出现血流动力学不稳定的情况、麻醉医师远离患者等因素,笔者团队会降低进行动脉穿刺连续进行有创血压监测的标准,以便于迅速处理血流动力学变化和调整麻醉深度。我们对有心血管系统疾病或有颈部放疗史的患者全部进行有创动脉监测。脉搏指示连续心输出量(pulse indicator continuous cardiac output,PiCCO)是一种微创心功能监测技术,适用于合并有心肺系统疾病、术中可能发生大出血及循环不稳定、长时间手术的患者。

4. 患者制动管理 机器人辅助手术要求患者在术中完全制动。我们在麻醉维持期间持续输注神经肌肉阻滞剂以助于建立安静固定的手术空间和保障精准的手术操作。神经肌肉阻滞剂的种类可以选择中、短效的非去极化神经肌肉阻滞剂,采用周围神经监测仪进行肌松程度监测,

TOF 计数 =0 是适宜的神经肌肉阻滞水平,可完全避免患者出现吞咽动作和体动。进行肌松监测的另一优势在于可评估者术后进行肌松拮抗是否充分,避免术后肌松残余。

5. 其他

（1）麻醉管理还包括体温管理、容量管理、维持水电解质平衡等。进行体温监测和定时进行血气分析,相应的指标是麻醉医师进行麻醉管理的依据。机器人手术视野清晰、操作精细,发生围术期大出血的风险较低。以下因素会增加术中血流动力学不稳定的风险:①外科医师对于这类新的术式缺乏熟练度,手术时间延长;②手术医师选择新的手术入路,对血管走行解剖判断失误的可能性增加;③目前的机器人缺乏外科医师手指的触摸感,机械臂误伤血管,有机械臂误伤血管造成大出血的报告。以上原因是机器人手术中容易造成低体温、循环不稳定及水电解质失衡的主要原因。

（2）使用 CO_2 暴露手术野的机器人甲状腺手术,可能发生皮下和纵隔气肿、CO_2 导致的高碳酸血症、循环波动、脑灌注增加、呼吸通气指标异常、CO_2 气栓等不良反应。无气体机器人甲状腺手术,术者通过腋下切口入路实施机器人辅助的甲状腺手术,从而避免 CO_2 带来的不良反应。

（3）由于机器人装置体积巨大,占据了手术室很大一部分的空间,导致麻醉科医师近距离观察和接触患者的空间被压缩（图 8-0-4）。因此,所有输液管路和有创性监测管路要确保非常通畅和妥善固定,避免出现导管脱落的不良事件。此外,由于术中患者体位的变动,有创监测的传感器零点位置也需要相应调整。手术过程中,一旦发生紧急情况需要麻醉医师即刻处理时,必须先将机器人的所有机械臂撤离手术区域后才能将患者转换至正常体位实施救治,这显然造成了时

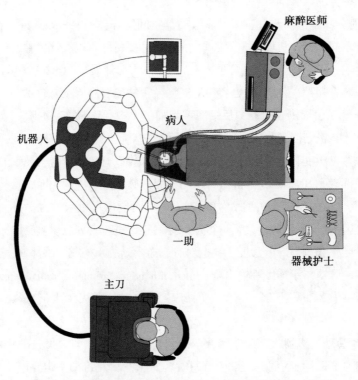

图 8-0-4　耳鼻咽喉头颈外科机器人手术示意图（刘洪君　绘图）

间上的延误。因此,麻醉医师在手术过程中应当保持更高的警觉性,及早发现任何可能对患者造成伤害的问题。同时,手术团队必须熟悉在紧急情况下如何快速撤除机器人设备,以便提供良好的复苏条件。

（4）由于机器人手术的特点,机器人的机械臂也可能会损伤患者的头面部或者其他非术区组织。同时,患者头部可能会被手术铺巾遮蔽不能接近,因此要求麻醉医师能及时察觉。通常避免损伤的方法有:持续的胃肠吸引减压、口腔填塞纱条、眼睛的封闭保护。同时提高机械臂、手术台和器械摆放的科学合理性,要求术者仔细操作也有助于避免损伤的发生。

【苏醒期管理】

（一）术后拔管

麻醉苏醒期管理是机器人手术的麻醉管理重点与难点之一。TORS 后的最危险的情况是发生拔管后气道梗阻。因此在苏醒期需谨慎评估手术和麻醉对患者气道产生的影响和改变。长时间手术牵拉和组织操作可导致气道水肿,切除相对较大的组织表面可能增加术后气道出血的风险。其次,一些机器人手术使用的气腹压力高,长时间的过度头低体位,可加重头面部组织的水肿,气管、声门、舌也不例外。因此,对于术后出现明显的眼周组织肿胀者,需考虑伴有气道、声门和舌体的肿胀的可能性,此类患者在手术室拔管后气道梗阻的风险明显增加。对于一些术中出血较多、术后咽喉部严重水肿的患者或者行舌根、会厌等切除的患者,应进行预防性气管造口术。必须由麻醉医师和外科医师一致认为没有气道过度水肿的证据,方可在手术结束后拔除气管导管。我们会在拔管前放置鼻咽通气道,将患者头位抬高 15°~30°,待患者完全清醒后拔管。同时确保备有紧急气道设备(包括可视喉镜)并有外科医师在场以备紧急建立外科气道。

气管拔管后常见短暂且轻微的吸气期喘鸣。如果发生喘鸣,使用持续气道正压通气（CPAP）是一种有效的处理策略。对于接受 TORS 的患者,我们会在 PACU 中通过 $EtCO_2$ 常规监测通气。如果患者存在气道水肿且残余麻醉作用或阿片类药物导致意识受损,则 $EtCO_2$ 水平升高时很快就会变得无法唤醒,需要行紧急气道管理。一些医疗中心通常会将拔管推迟到术后次日,尤其是手术时长超过 3~4h 的手术。对于需要保留气管导管的患者,适度的镇静和镇痛是非常必要的,这类患者大多需要进入 ICU 行进一步观察和治疗。

（二）术后躁动

发生术后躁动和谵妄的危险因素包括长时间手术、患者年龄(年轻)、耳鼻咽喉头颈外科手术、术后疼痛、留置胃管、导尿管或引流管等。在手术结束前或苏醒期给予小剂量的右美托咪定（0.3~0.5μg/kg）能够预防术后躁动的发生。术后早期拔除导尿管和引流管也是降低术后躁动谵妄的有效手段。耳鼻咽喉头颈外科机器人手术后患者出现躁动应首先排除以下因素并及时处理:术后喉头和气道肿胀导致的呼吸困难,纵隔气肿、气胸导致的低氧血症也是患者术后躁动的危险因素,应及时发现和进行相应的处理。

使用 CO_2 气腹的机器人手术的患者术后躁动和谵妄发生率较高,通常认为这是由于手术期间 CO_2 大量溶解在组织内,其排出速度相对缓慢。此外,如果采用通过过度通气法将 CO_2 快速排出体外,会相对收缩脑血管,降低脑血流量,不利于吸入麻醉药物排出体外,这些都是术后躁动和谵妄的原因;因此也要考虑避免快速过度通气导致的矫枉过正。

(三)术后镇痛

和传统的开放手术相比,耳鼻咽喉头颈外科机器人手术的优势在于手术切口小,体现了手术微创化,故术后疼痛程度较轻。术后良好的镇痛不仅可以加快患者机器人手术后的康复,而且提升患者接受机器人手术的就医体验。术后镇痛方案推荐非甾体抗炎药药物为主,酌情复合阿片类药物。

【总结】

耳鼻咽喉头颈外科机器人手术的迅速开展对麻醉管理提出了新的要求。耳鼻咽喉头颈外科患者困难气道发生率高、机器人手术耗时长、共用气道、人工气腹、体位变化以及术后的气道改变等都是麻醉管理的关注点与困难点,麻醉医师应制订周全的麻醉管理策略。伴随着外科手术微创化的发展趋势,新型机器人手术也将陆续开展,与麻醉相关的围术期并发症也会发生变化和增加。麻醉科医师应充分了解机器人手术的原理和特点、不断总结麻醉管理经验,不仅保障患者围术期安全,还应为体现机器人手术的"微创"优势提供支撑作用。

【病例介绍】

患者,男性,57岁,体重83kg,因"咽部异物感4个月"就诊。术前喉镜检查(图8-0-5)及CT检查示会厌肿物(图8-0-6),收入院拟择期行TORS会厌肿瘤切除。

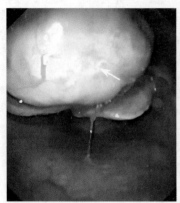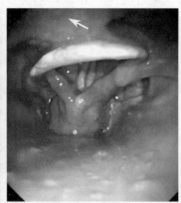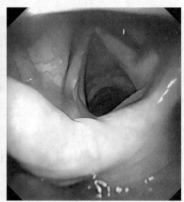

图 8-0-5　喉镜检查表现
可见会厌舌面巨大占位。

(一)麻醉前准备和评估

1. 一般情况　健康状况尚可,既往高血压病史,服药物控制可,否认其他慢性系统病史,否认呼吸困难,ASA Ⅱ级。

2. 气道评估和准备　患者术前无气道梗阻症状,肿瘤的占位主要集中在口咽部及会厌舌面,未累及喉咽部,提示患者的通气道基本通畅、无面罩通气困难、有送可视管芯插管进声门的空间。可采取快诱导麻醉方案,插管工具选择可视管芯。同时头颈外科医师在场备气管切开。

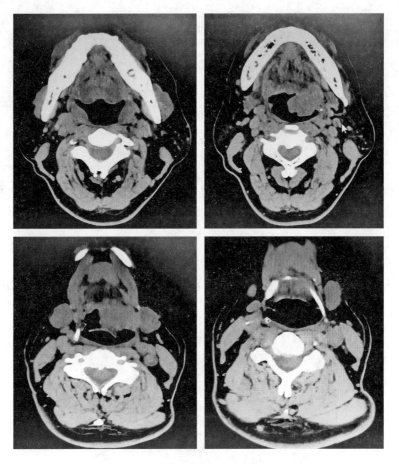

图 8-0-6　头颈部 CT 表现

可见舌根、会厌巨大软组织占位。

3. 生命体征基础值　心率 78 次/min,血压 133/87mmHg,氧饱和度 96%。

4. 外科准备　备建立外科气道的工具。

(二) 术中麻醉管理

1. 麻醉诱导　患者平卧位充分预给氧 3min,随后静脉推注舒芬太尼 0.2μg/kg + 丙泊酚 2.5mg/kg+ 罗库溴铵 0.7mg/kg,面罩通气效果好;1min 后可视管芯紧贴口咽后壁进入,绕过被肿块压偏的会厌,成功进入声门,经口插管一次成功。

2. 麻醉维持和手术经过　采用静吸复合麻醉方案。地氟烷最低肺泡气浓度(minimum alveolar concentration,MAC)0.5~1.5MAC+ 瑞芬太尼 0.1μg/(kg·min)持续输注;术中持续输注罗库溴铵 0.2mg/(kg·h)以维持神经肌肉阻滞程度 TOF 值为 0。桡动脉穿刺监测有创动脉压。外科医师考虑到该患者术后有会厌肿胀导致气道梗阻的风险较大,同时为兼顾术中机器人镜下手术视野的清晰(图 8-0-7),在手术开始前进行了气管切开。TORS 手术历时 1h,手术和麻醉过程均顺利。

3. 麻醉苏醒　术毕予舒更葡糖钠进行肌松拮抗,10min 患者恢复自主呼吸,TOF>90%,30min 后患者意识恢复、循环平稳拔出气管导管。术后 40min 后将患者送返病房。

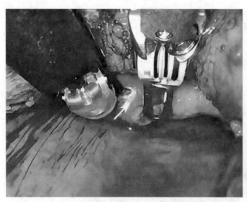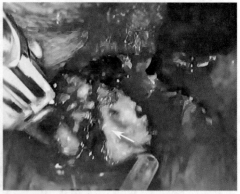

图 8-0-7　手术过程机器人操作下的手术视野示意图

（三）术后随访和转归

患者于术后第九天顺利出院,喉功能检查显示:会厌舌面光滑,活动良好(图 8-0-8)。

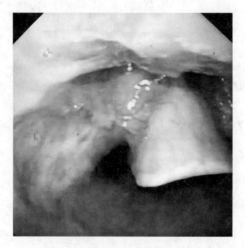

图 8-0-8　喉功能检查
可见会厌舌面光滑。

（陶智蔚）

参考文献

1. MELAMED A,MARGUL D J,CHEN L,et al. Survival after minimally invasive radical hysterectomy for early-stage cervical cancer. N Engl J Med,2018,379(20):1905-1914.

2. KAOUK J H,KHALIFEH A,LAYDNER H,et al. Transvaginal hybrid natural orifice transluminal surgery robotic donor nephrectomy:first clinical application.Urology,2012,80(6):1171-1175.

3. BONATTI J,SCHACHNER T,BONAROS N,et al. Robotically assisted totally endoscopic coronary bypass surgery. Circulation,2011,124(2):236-244.

4. DARLONG V,KUNHABDULLA N,PANDEY R,et aL Hemodynamic changes during robotic

radical prostatectomy. Saudi J Anaesth,2012,6（3）:213-218.

5. WHITE H,FORD S,BUSH B,et al. Salvage surgery for recurrent cancers of the oropharynx: comparing TORS with standard open surgical approaches. JAMA Otolaryngol Head Neck Surg, 2013,139（8）:773-778.

6. GUTT C N,ONIU T,MEHRABI A,et al. Circulatory and respiratory complications of carbon dioxide insufflation. Dig Surg,2004,21（2）:95-105.

7. GENDEN E M,KOTZ T,TONG C C,et al. Transoral robotic resection and reconstruction for head and neck cancer. Laryngoscope,2011,121（8）:1668-1674.

8. SMITH R V,SCHIFF B A,GARG M,et al. The impact of transoral robotic surgery on the overall treatment of oropharyngeal cancer patients. Laryngoscope,2015,125（Suppl 10）:S1-S15.

第九章

围术期特殊情况的处理

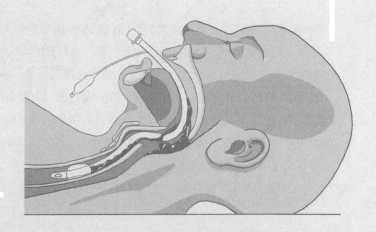

第一节　术前焦虑的处理

要点

1. 围术期儿童普遍存在焦虑,术前焦虑可导致不良的医疗后果。
2. 非药物和药物干预可以有效地缓解术前焦虑。
3. 非药物手段包括术前宣教、聚焦于以提升临床结局为目的的应对行为、辅以其他便于家庭采用和获取缓解焦虑的手段。
4. 采用药物手段需考虑药物的药理特性、不良作用以及患者的并发症。
5. 成人术前焦虑源于对手术和麻醉的恐惧,他们希望得到帮助来应对焦虑。非药物和药物干预同样适用。

【概述】

焦虑是人类对未知的一种情绪反应,普遍存在于将要进行手术的成人和儿童。据报道,儿童术前焦虑的发生率可高达 60%,成人术前焦虑的发生率为 11%~80%。尽管术前焦虑被认为是手术不可或缺的一部分,但是这个普遍的问题却会带来深远的健康问题。已有研究证实术前焦虑的儿童麻醉诱导不平稳、维持所需要的麻醉药物剂量以及对术后镇痛药物的需要量增加、术后康复延缓,甚至出现行为学的改变。在成人,术前焦虑也会增加术中麻醉药物的需要量、延缓术后的康复进程和增加术后镇痛药物的需求量。较高剂量的阿片类药物可能通过减缓呼吸频率导致肺部并发症、减少活动度而增加血栓发生的风险,最终影响患者的术后康复。

和成人相比,儿童的身心发育尚不完善,儿童术前焦虑受到的关注度也较高。本章将着重阐述儿童术前焦虑的危险因素、诊断量表和防治措施。

一、儿童术前焦虑

儿童在接受任何外科手术前表现出焦虑很常见。研究发现在围术期高达 65% 的患儿会有焦虑和恐惧等情绪改变。产生焦虑的原因包括害怕即将到来的疼痛、与父母的分离(尤其以 3~10 岁的患儿人群为显著)、陌生的环境以及无助感。此外,父母常会担心手术,这进一步增加了儿童的焦虑程度。术前焦虑可导致麻醉诱导时的不良情绪和行为。麻醉诱导期的不良情绪和行为与苏醒期躁动、术后行为改变(例如广泛性焦虑、分离焦虑、情感淡漠、叛逆反抗、进食困难、睡眠障碍、尿床复发等)密切相关。术前焦虑程度较高的儿童术后疼痛更为明显,而减少术前焦虑的措施也可改善术后疼痛。因此只要有可能,应该综合非药物和药物手段来减少焦虑并促进术后恢复。

(一)识别儿童围术期焦虑

识别哪些患儿可能存在术前焦虑有助于采取个体化的干预措施。预示麻醉诱导期配合不佳的危险因素包括:①年龄小于4岁的儿童,麻醉诱导的服从性随年龄增长而改善,因为随着患儿的年龄增长,其对语言和事件的理解能力逐步增加;②术前准备时间不充分。这意味着患儿在很短的时间内接受各种陌生人(护士、外科医师、麻醉医师等)的访问却没有足够的时间去整合所有的信息和得到安慰;随着医疗模式的改变,越来越多的患儿接受门诊手术或日间手术,从而术前准备不充分;③害羞、内向、依赖性强、行为障碍的患儿在新的环境中更容易焦虑;④既往有负面的手术、麻醉和住院等就医经历、住院次数多的儿童也更容易出现焦虑,在大龄儿童,随着身心的成长和成熟,既往负面的或多次的就医经历对其焦虑的影响逐渐减少,因为他/她们开始充分理解手术和麻醉能解决什么问题;⑤禁食时间越长,患儿越容易激惹;⑥父母的情绪反应影响患儿的焦虑程度。通常父母情绪平稳的孩子较父母焦虑的孩子在诱导期表现良好。

运用改良耶鲁术前焦虑评定量表(The Modified Yale Preoperative Anxiety Scale,m-YPAS)可筛选患儿是否存在术前焦虑。但是该量表通常用于研究而非临床实践中。对于患儿家长采用状态-特质焦虑问卷(State-Trait Anxiety Inventory,STAI)、医院焦虑抑郁量表(Hospital Anxiety and Depression Scale,HADS)表进行筛查并判断焦虑的程度(附录1~附录3)。

(二) 缓解术前焦虑的方法和手段

患儿术前焦虑将对麻醉医师的工作造成挑战:暴风雨式的麻醉诱导、苏醒期躁动,也加重患儿父母的焦虑,更不利于患儿术后的康复。有很多的策略和方法可以缓解术前焦虑。值得注意的是,非药物手段是缓解术前焦虑的首选,而药物手段是非药物手段的补充和补救手段。当然,需要多次手术或者以前有过术前创伤经历及特殊的无法协作的患儿(如孤独症的患儿),宜首选药物干预。

1. 非药物手段和策略 焦虑是人类对未知事件和状况的情绪反应。麻醉医师可以通过向患儿及其父母提供手术和麻醉相关的信息对患儿和家长进行心理干预和疏导。术后注意事项及疼痛管理方法等也应向家属进行介绍。策略主要包括以下三个方面,详细方法可见表9-1-1。

表 9-1-1 抗儿童术前焦虑的非药物手段

抗焦虑策略	实践案例
入院前宣教和准备	宣传手册、视频,参观手术室,心理咨询
游戏治疗	和游戏治疗师进行互动,其间采用视觉装备并由治疗师陪同入手术室
分散注意力的技巧	吹气球、玩具、看电视和做游戏
参与麻醉管理过程	患儿手持麻醉面罩"吹气球"和参与建立麻醉回路
环境适应	熟悉手术室的灯光和音乐,能减少医务人员和外界噪声对患儿的影响
主动的父母和医务人员参与	父母在场(依据父母的焦虑程度决定)
用于交流的辅助工具	写下患儿需求的卡片,可以用一些符号和图表
放松技巧	深呼吸和放松练习,催眠和冥想
转运方式	玩具电动车转运
适应新医疗模式和时代的抗焦虑手段	开发基于网络量身定制的减缓焦虑的程序

（1）术前宣教：包括宣传手册/漫画、参观医院木偶表演和视听教材等。通过上述宣教，绝大多数儿童都能够为住院可能出现的事情做好准备、减轻患儿及其父母的焦虑和帮助患儿疼痛管理。焦虑的父母会提升患儿的焦虑程度，有研究发现，父母陪伴期间接受上述术前宣教后，不仅减少自身的术前焦虑也有助于缓解患儿的焦虑。

（2）医患面对面交流：医护人员与患儿及其父母面对面的互动交流是任何宣教材料所不能替代的。建立医患信任关系，受信任的医师能够更好地向患者解释操作的必要性，并打消其安全顾虑。对麻醉医师而言，需兼顾对患儿及其家长进行心理辅导。要谨记，作为临床医师，践行人文关怀一定是通过尽可能地在患者身边，多沟通多交流。

面对面交流的内容包括：①与患儿之间建立起真诚、热情、友善、相互理解及彼此合作的关系能减轻家长焦虑情绪，但这需要花尽量长的时间；②用简浅、易懂、能使人安心的话语向患儿解释将要在医院里发生的事；③在麻醉实施前和实施期间应该使用具有同情、婉转、使患儿增强自信的言辞；④在讨论麻醉危险因素时，应给予家长充足的时间来交流和解惑；⑤为每个患儿制订一个最合适的术后镇痛方案。

（3）父母陪伴诱导：麻醉诱导过程中允许患儿父母在场可能会提高父母的满意度，但也可能增加患儿及父母的焦虑。而且家长们进入手术室有可能对手术室的无菌环境、常规运作造成影响。在笔者所在的医院，我们允许家长在诱导室协助完成患儿的吸入麻醉诱导，并提前告诉家长诱导过程中可能令人感到不安的情况，例如兴奋躁动、无意识的四肢挥动、咳嗽、呼吸不规则等，让家长提前做好心理准备。否则当患儿出现这些兴奋期的表现时，家长会恐慌。此时麻醉医师再进行解释，家长也仍然会有疑惑，对麻醉医师的信任度大为降低。

（4）开发适应新医疗模式和时代的干预手段　越来越多的儿科手术可在门诊完成。日间对于门诊/日间手术的患儿，由于从入院至手术的过程更短，对患儿及其父母的心理辅导和干预通常不充分，故术前抗焦虑的效果通常较住院患者差。有研究发现，手术当日医务人员平均仅花费3~5min的时间在术前等待室与患儿及家属进行沟通。这么短的时间用于术前准备显然是不够的，因为患儿和父母在等待区通常处于高度紧张的状态，他们获取和处理信息的能力是不足的。随着新媒体时代的到来，年轻父母使用智能手机的普及率可达100%，通过开发相关的小程序、App、微信服务号等，将术前沟通的干预提前，患儿及其父母可以在等待预约手术的时间里，通过简便、生动的方式，充分获得手术及麻醉相关的信息，从而有效地为患儿和父母做好心理准备。

2. 术前镇静用药　患儿的年龄会影响对术前用药的需求。一般来说，6~8月龄的患儿对分离和由其他人代为照顾表现得比较平稳，通常不需要术前镇静药物。在学步儿童和学龄前儿童，由于其不理解手术和麻醉的目的，在她们眼里，麻醉和手术是可怕的事情。同时，随着儿童体能增强和活动能力的增长，对这些儿童应尤其注重抗焦虑策略。5岁左右的儿童有自我存在感，对潜在的危险也有进一步的感知能力，同时他们也更能对一些解释和推理有了较好的理解，所以他们对于非药物抗焦虑手段能够进行参与。青少年则很少会自发自主地表达焦虑的情绪，同时因为社交期望，他们也很少在行为上表现出焦虑。所以通过知晓基础焦虑抑郁表现、识别胆小的性格和躯体语言都可以预测这些患者是否存在术前焦虑。随着儿童的成长发育，术前用药可以作为一种选项和他们进行协商沟通。

应该充分了解术前用药的指征和禁忌证,通过充分的术前评估、权衡风险收益比后,制订个体化的术前给药方案。可以和父母(合适的时候儿童也应该参与)共同讨论术前用药将带来的效果。如果患儿之前已经接受过术前镇静用药,那么药物的剂量和种类也很容易决定,也容易知道用药的效果及相关的不良反应等。

术前用药的策略和方式可因患者、医院、文化和国家之间的差异而有所不同。给药时机既要考虑发挥最佳效果又不耽误手术计划安排。所以团队之间应该就术前镇静用药时机进行密切有效的沟通,切忌贸然给药。给药前要确保儿童已禁食。确保给药的环境安全,便于对患儿进行密切观察,同时急救设备是随手可得的。理想的情况是,只要儿童使用了镇静药物就应该躺在推床上,上半身抬高并接受监护。在被推往手术室的过程中,应备有吸引装置和简易的呼吸皮囊以及有具备急救培训能力的人员陪同。一旦出现呼吸抑制或意识受抑,应该启动气道保护和呼吸支持。可以使用的拮抗药物如纳洛酮(拮抗阿片类药物)和氟马西尼(拮抗苯二氮䓬类)。

很多药物可以使用于术前镇静。常用的药物包括苯二氮䓬类、α_2 受体激动剂、NMDA 受体拮抗剂。选择哪一种作为术前用药的考虑因素包括:药物类型、药代特点、药物的适应证和禁忌证、儿童的配合程度以及是否有苏醒期躁动史。举例来说,假使一名焦虑的儿童愿意口服药物,那么首选咪达唑仑。在中国目前尚无口服咪达唑仑糖浆,注射剂型的咪达唑仑虽然可以作口服,但其苦涩的口感不易被患儿接受。笔者通常将静脉咪达唑仑制剂与香草口味糖浆按 1∶1 的体积混合,可提升患儿的接受度。澳大利亚已研发出一种巧克力口味的咪达唑仑药片,临床研究发现,和口服静脉制剂相比,患儿对该片剂的接受度显著提升,但缺点是不适用于不会吞咽的幼小患儿。如果药物的口感不好患儿拒绝,那么口服可乐定也是一种选择。拒绝口服药物的患儿,可以经鼻给予右美托咪定。然而近期的研究发现口服咪达唑仑较上述 2 种 α_2 受体激动剂在抗患儿术前焦虑的效果更确切。

术前使用镇静药物的禁忌证包括:①已预料的困难气道;②阻塞性或中枢性睡眠呼吸暂停;③存在反流误吸风险;④严重的肝肾功能损害;⑤颅内压升高或意识改变;⑥急性系统性疾病;⑦新出现吸空气时氧饱和度下降;⑧上呼吸道感染;⑨对拟准备使用的药物过敏。常用的术前抗焦虑药见表 9-1-2。

表 9-1-2　常用术前抗焦虑药物

药物	作用机制	患儿年龄	建议剂量	起效时间/min	持续时间/min	优点	缺点
咪达唑仑(口服)	GABAa 受体激动剂	1 月龄~18 岁	0.25~0.5mg/kg(最高剂量 15mg)	30~45	45~60	减少 PONV	反常躁动,苏醒期躁动,口感差
右美托咪定(经鼻)	选择性 α_2 受体激动剂	>12 月	2~3μg/kg(最高剂量 200μg)	25	40~135(剂量依赖)	经鼻给药,半衰期短于可乐定	心率减慢,和高血压
氯胺酮(艾斯氯胺酮的效价为氯胺酮的 2 倍,减量)	NMDA 受体拮抗剂	2~81 岁	肌内注射:4~5mg/kg;静脉注射:1~2mg/kg	10~5	180	快速起效,和咪达唑仑复合使用	分泌物增加,幻觉、苏醒期躁动、PONV

（三）一些特殊患者的术前用药

1. 睡眠呼吸暂停（obstructive sleep apnea syndrome，OSA）的患儿　术前镇静可能会导致术前和术后呼吸道梗阻和低氧。然而对有些患儿而言，没有术前镇静的处理根本无法完成安全和平稳的麻醉诱导。故对此类患儿来说，有术前用药的适应证时务必谨慎给予，而且应该有麻醉医师参与术前用药。咪达唑仑增加上气道的阻力、导致中枢性的呼吸暂停、中枢对缺氧和高碳酸血症的反应性下降。右美托咪定可以降低分钟通气量和增加二氧化碳分压，但这种程度的增加和正常睡眠状态导致的增加程度相似。故理论上来讲，右美托咪定优于咪达唑仑。和右美托咪定一样，氯胺酮也不损害上呼吸道的通畅和张力，但是氯胺酮可能导致分泌物增加，进而可能引发其他问题。有研究建议对于行扁桃体切除术的患儿，采用视频、歌曲、移动电子设备等分散其注意力，并让其父母陪同，来取代抗焦虑药物。

2. 肥胖儿童　对于肥胖儿童术前用药的顾虑会比较多，因为此类儿童通常伴有睡眠呼吸暂停和胃食管反流，而且也很难估算合适的药物剂量。生理改变可能会导致药物在肥胖儿童体内的药代变化，导致治疗剂量和出现严重不良反应之间的药物剂量范围变得很窄。在肥胖的成人，咪达唑仑的分布容积变大，意味着负荷剂量以总体重来计算，而维持剂量应该按理想体重计算。由于药物清除不受影响，之所以给予大剂量的咪达唑仑是为了达到初始的合适的血浆浓度，但是会导致镇静时间延长。在肥胖儿童中相关的药代学参数有限。虽然按理想体重给予咪达唑仑会导致临床效果滞后，但是这种方法避免了呼吸抑制。现有的证据表明，临床医师的经验和判断在术前给药方面起了重要的作用。有必要权衡治疗作用与药物过量导致的不良作用。对 OSA 儿童，麻醉前用药时应持续监测脉搏氧饱和度。

3. 术前用药效果不确切的患儿　有的患儿会出现术前用药后无效或效果不佳的情况。这些影响因素包括：相较于麻醉诱导时间，术前给药时机过早；选用的药物种类、给药途径、剂量不同，有的患儿可能出现了反常的躁动（多见于咪达唑仑）。如果患儿将口服的咪达唑仑吐出，那么经鼻给予其他药物也是不错的选择。如果既往术前镇静效果不佳是因为药物剂量不足，那么这次可以给予稍大的剂量或者复合其他的药物以达到满意的效果。这些药物复合配方包括：苯二氮䓬类如咪达唑仑复合氯胺酮；苯二氮䓬类复合 α_2 受体激动剂；苯二氮䓬类或 α_2 受体激动剂复合阿片类药物。这种药物配伍使用在笔者所在的医院已经被证明有效。当然药物配伍使用要关注那些有呼吸道阻塞或呼吸抑制潜在风险的患儿，因为药物配伍使用可能产生协同作用从而增加药物过量的风险。尤其在咪达唑仑复合阿片类药物会增加呼吸抑制的风险。

二、成人术前焦虑

导致成人术前焦虑的因素很多，而且这些因素可能具有叠加效应。通常情况下，手术意味着无助，患者害怕术后疼痛和身体形象的改变，而且需要接受手术治疗本身就会导致患者焦虑。术前等待时间也是导致焦虑的原因。急诊手术患者在手术期间会有被抛弃感。等待时间过长而且没有相关的信息获得会增加焦虑的程度。手术室的环境也会影响患者的焦虑程度。比如机器报警声和手术器械打开时发出的噪声也会显著增加患者的焦虑。在接受诊疗过程中，患者可能会觉得没有得到应有的尊重和医护人员的共情。在现代医疗模式下,患者接受门诊手术的比例逐渐增加,其间患者没有充分地得知相关信息和心理支持。以上不仅增加患者及其家属的焦虑,而且也使之失去了对医疗系统的信心和信任。

尽管围术期焦虑被认为是手术经历的正常部分,然而焦虑却是影响深远的普遍问题。焦虑会引发生理应激反应,从而影响愈合。焦虑会增加麻醉的风险,而且可能增加患者术后对镇痛药物的需求,从而影响患者的术后恢复,如减慢呼吸导致肺部疾病、活动减少导致血栓以及胃肠道问题。焦虑还会增加感染的风险和降低免疫系统的功能。

有研究发现,近三分之二的择期手术患者意识到他们存在术前焦虑,表现为情绪上的痛苦或不安。引起焦虑的主要原因分别为麻醉(23%)、手术(27%)和两者都有(38%)。而且,几乎所有意识到自己存在焦虑(65%)和/或负面情绪(59%)的患者都希望得到麻醉医师的帮助来应对他们的焦虑。不同患者术前严重的焦虑发生率和影响因素各不相同。我们采用医院焦虑抑郁量表对成人喉癌患者于术前进行评估其精神状态,发现36%的患者术前存在严重的焦虑和抑郁(总分≥15),其中拟行全喉切除术的患者较拟行部分喉切除术的患者焦虑抑郁程度加重;年轻患者较年长患者精神负担更重。同样我们采用该量表对择期行听神经瘤显微手术的患者进行精神状态评估,发现近1/4的患者术前存在严重的精神负担(总分≥15),从确诊至接受手术治疗的间隔时间延长以及患者呈现的临床症状较多是导致该类患者精神负担加重的危险因素。除选用量表进行筛查外,在繁忙的临床工作中可以使用"二分法(no/yes)"来询问患者是否存在术前焦虑和在应对焦虑时接受帮助的意愿。如果患者希望得到帮助来应对他们的焦虑,应该询问他们更喜欢什么样的帮助,因为患者在这方面的偏好有很大的差异。

非药物手段和药物手段同样适用于缓解成人术前焦虑。首选非药物手段,包括有效的、针对性的沟通和心理治疗。作为医务人员,应充分认识到,绝大多数的患者不具备相关的医学知识背景。

(1)术前一天:应充分告知手术的基本信息和禁食时间和原因。避免泛泛地宣教而应该进行针对性宣教,让患者参与其中;关于手术信息应包括术前、术中和术后的相关信息,如镇痛药物的选择、术后48h可能会发生什么,可以与谁联系,可以做什么,避免做什么等。

(2)在等待区:患者通常有"被遗弃感"和"无助感"。应允许有家属的陪伴及时更新前一台手术的进展,允许使用供娱乐的电子设备、音乐、视频。医务人员可适当地与患者进行肢体接触和眼神交流。

(3)在手术室内:应保持手术室环境的安静舒适,关闭音乐、避免使用不恰当的用词和讨论其他手术室的紧急事件以免引起患者的恐慌。

(4)其他:印堂穴及耳郭处神门穴、心穴、肾穴针灸被证明能有效减少术前焦虑。

药物手段包括术前使用苯二氮䓬类药物如咪达唑仑,对于60岁以上、虚弱、预先用过阿片类镇痛药及肝功能不全的患者需减量。还有研究显示,褪黑素和咪达唑仑在成人抗焦虑方面具有相同的效果。褪黑素的安全范围广,故相较于其他的术前药更具有吸引力。和咪达唑仑相比,褪黑素在术后对睡眠的紊乱和苏醒期躁动方面具有预防作用,但是目前还没有在临床上将褪黑素作为术前用药的常规选择。

【总结】

术前焦虑是一种情绪反应,源于对未知事件的恐惧和担心。术前焦虑会引发不良的临床结局,应该进行积极的干预。无论是儿童还是成人,非药物手段和药物手段都可以有效缓解术前焦虑。选择药物手段是基于非药物手段失败的前提下,选用药物手段干预应该掌握药物的适应证和禁忌证,用药后进行监护,并对潜在的不良反应设立相应的应急预案。医疗模式的改变也会产生增加术前焦虑的因素,应开发针对新的医疗模式和时代的基于网络的干预手段。

(沈 霞)

参考文献

1. AUST H, EBERHART L, STURM T, et al. A cross-sectional study on preoperative anxiety in adults. J Psychosom Res, 2018, 111: 133-139.

2. HEIKAL S, STUART G. Anxiolytic premedication for children. BJA Educ, 2020, 20(7): 220-225.

3. AGBAYANI C G, FORTIER M A, KAIN Z N. Non-pharmacological methods of reducing perioperative anxiety in children. BJA Educ, 2020, 20(12): 424-430.

4. WANG S M, MARANETS I, WEINBERG M E, et al. Parental auricular acupuncture as an adjunct for parental presence during induction of anesthesia. Anesthesiology, 2004, 100(6): 1399-1404.

5. SALMAN S, TANG E K Y, CHEUNG L C, et al. A novel, palatable paediatric oral formulation of midazolam: pharmacokinetics, tolerability, efficacy and safety. Anaesthesia, 2018, 73(12): 1469-1477.

6. LIU P P, SUN Y, WU C, et al. The effectiveness of transport in a toy car for reducing preoperative anxiety in preschool children: a randomised controlled prospective trial. Br J Anaesth, 2018, 121(2): 438-444.

7. VAGNOLI L, BETTINI A, AMORE E, et al. Relaxation-guided imagery reduces perioperative anxiety and pain in children: a randomized study. Eur J Pediatr, 2019, 178(6): 913-921.

8. WANG Y, LU W, SHEN X. Assessment of preoperative psychologic distress in laryngeal cancer patients. Acta Otolaryngol, 2019, 139(2): 184-186.

9. LI Y, RAN G, CHEN K, et al. Preoperative Psychological Burdens in Patients with Vestibular Schwannoma. Ann Otol Rhinol Laryngol, 2022, 131(3): 239-243.

10. BAILEY L. Strategies for decreasing patient anxiety in the perioperative setting. AORN J, 2010, 92(4): 445-57.

第二节 术中知晓

要点

1. 全身麻醉发生术中知晓概率约为 1/1 000,随患者人群、问卷调查量表及随访时机不同而波动。

2. 麻醉深度不足是引起术中知晓的主要原因,可能是麻醉医师和患者两方面原因。

3. 术中知晓可导致患者 PTSD 的发生,也不利于公众对麻醉学科的认同。

4. 预防术中知晓的措施包括:术前识别高危患者、使用咪达唑仑、维持吸入麻醉药呼气末≥0.7MAC、全凭静脉麻醉应进行脑电双频指数监测。

5. 全身麻醉期间做梦也是一种主观经历,可能增加术中知晓的风险。

6. 儿童也会发生术中知晓,发生率高于成人,特征与成人不同。

【概述】

麻醉医师在日常工作中常会遇到患者提问类似的问题——"我会在术中醒来吗?""会不会我醒着却没有被发现?"此类问题不仅体现了公众对术中知晓的关注或恐惧,也体现了对麻醉专业的不了解。根据美国麻醉医师协会的最新调查,患者对麻醉最为担心的问题为:失去记忆、术中知晓、术后疼痛、术后恶心呕吐和死亡等。由此可见,术中知晓常常被患者和医师称为最可怕的手术并发症之一。约有 1/1 000 全身麻醉没有达到充分的催眠和记忆遗忘效应,导致术中知晓和术后的外显记忆。这些患者中很大一部分会发展为长期的心理后遗症,包括创伤后应激障碍。

一、术中知晓的定义和发生率

(一) 定义

术中知晓,又被称为麻醉知晓或全麻知晓。这个术语可能会引起混淆,因为知晓(awareness)在神经认知科学领域中仅指经历意识的过程或表现意识的现象。然而在临床麻醉学领域,术中知晓既代表术中事件的经历,也代表随后对这些事件的明确回忆。"意识"与"知晓"常被混淆,这两种认知过程的不同已经通过前臂止血带隔离试验在临床中得到阐述。在这项研究中,大约66% 的患者在全身麻醉期间能够对多个命令做出至少一个明确的反应,说明这些患者存在意识。但是在有反应的人中,只有 25% 的人真正记得这件事。因此,术中有意识的患者多于术后有明确回忆的患者,说明术中知晓不仅是意识问题,也是记忆问题。

(二) 发生率

第一个关于术中知晓的报告可以追溯到 1846 年在美国哈佛大学麻省总院的乙醚麻醉下的手术演示。患者 Abbott 在事后回忆说他知道整个手术的经过但是没有在手术期间感受到疼痛。

Hutchinson 等在 1961 年报道了第一个关于术中知晓发生率的研究。随后,在美国和欧洲都有关于术中知晓发生率的大型、前瞻性、多中心研究。其中,Sandin 等报道术中知晓发生率为 0.16%,而 Sebel 等报道术中知晓发生率 0.13%。综合这两项研究的结果,普通人群术中知晓的发生率约为 12 例/10 000,而高危人群的发生率高出近 10 倍(1 例/100)。国内单中心、小样本研究报道的术中知晓发生率则高达 1.5%~2.0%。总体而言,术中知晓的发生率是很低的。

不同的研究之间可因采用了不同的调查问卷而得到不同的术中知晓发生率。目前国际上推荐使用改良的 Brice 调查问卷评估术中知晓,问卷主要包括五大问题:①在入睡前你所记得的最后一件事是什么? ②在醒来时你所记得的第一件事是什么? ③在这两者间你还记得什么? ④在手术中你做过梦吗? ⑤有关这次手术,你感觉最差的是什么? 其中,关于显性记忆的提问对于发现患者有明确回忆很重要,如 Brice 调查问卷的问题三。

对患者术后回访的时机也很重要。已有研究表明,除非特意要求,患者不会主动告知医师术中知晓的发生。实际上,只有 1/3 的知晓病例是在全麻患者离开麻醉恢复室(postanesthesia care unit,PACU)前确定的,另有约 1/3 的知晓病例是在术后 1~2 周才报告的,而大部分患者是在术后 24h 发出报告。在稍晚些的随访中更容易得知患者术中发生知晓。在早期的随访中,如患者不愿谈及术中知晓这一问题可能提示患者处理这种心理创伤存在困难,这也增加了通过后续多次随访得到患者是否发生术中知晓的难度。

二、术中知晓的危险因素

不足为奇,麻醉深度不足是引起术中知晓的主要原因。这可能来自麻醉医师和患者两方面的因素:①有术中知晓病史的患者发生术中知晓的风险增加;②药物滥用(阿片类药物和可卡因)及慢性酗酒的患者可因诱导细胞色素 P450 酶活性而导致机体对麻醉药物不敏感;③遗传因素也可能在抵抗麻醉药的遗忘效应中发挥作用,如红发人群的最低肺泡浓度(MAC)增加;④终末期器官灌注衰竭的患者术中知晓的风险增加。某些心脏手术、创伤手术和胎儿窘迫的急诊剖宫产术也是典型的高危病例,因为在这些情况下,麻醉医师人为地采取了“浅麻醉”或“最小化麻醉”以避免危及生命。然而,在有些情况下,麻醉深度不足不是麻醉管理方案的一部分。例如,麻醉医师面临气管插管困难时,仅予以患者神经肌肉阻滞剂维持患者制动,以至于患者处于长时间的肌松状态,却没有合适的镇静深度。机器故障、麻醉医师缺乏警觉性也是术中知晓的重要原因。

需要注意的是,耳鼻咽喉头颈外科手术的患者可能是发生术中知晓的高危人群。首先,在这类人群中困难气道的发生率较高。其次,喉开放手术中,为配合手术进程需不止一次更换气管导管,其间吸入麻醉药物的输送会中断。再次,耳鼻咽喉头颈外科手术实施过程中,麻醉医师远离患者头位、静脉通路随着患者被覆盖,一旦出现呼吸回路断开和静脉通路故障都不利于被麻醉医师第一时间发现。

三、术中知晓的危害

发生术中知晓可以认为患者经历了创伤。据调查,高达 30%~71% 的术中知晓患者会出现创伤后应激综合征(post traumatic stress disorder,PTSD),患者常有幻听、痛觉、麻痹、焦虑,甚至濒死、窒息等记忆。70% 经历术中知晓的患者术后会出现睡眠障碍、噩梦、回想、焦虑,惧怕手术甚至拒绝医疗服务等情况。研究发现发生 PTSD 与术中肌松剂的使用有关,患者在术中醒来却不能动弹、也无法交流。他们不能理解这种现象,更会担心余生都处于这种失控状态。第一例与肌松相关的术中知晓可追溯到由 Winterbottom 于 1950 年发布的病例报道。对于 PTSD 等严重并发症,一旦处理不当,甚至会引起严重的医疗纠纷,麻醉科医师应重视术中知晓引起的严重情感和精神(心理)健康问题。其次,如果我们未能较好控制患者术中的意识,会极大影响公众对麻醉的认知,而且会产生法律问题。当然,"患者发生术中知晓"这一事件也会给当事的麻醉医师带来较重的精神负担。

四、预防术中知晓的麻醉方案

1. 术前访视 在术前访视患者时,麻醉科医师需要根据术中知晓的可能危险因素,从病史、麻醉史、手术类型和麻醉管理等方面筛选出高危人群。若患者具有术中知晓的危险因素,须告知患者术中发生知晓的可能性;如果由于患者生理原因不能进行较深的麻醉,告知患者有术中知晓的可能并安抚患者,也可使用苯二氮䓬类药物或东莨菪碱用于遗忘。在有术中知晓和 PTSD 病史的患者再次进行手术前,与他们会面,建立信任,让他们参与麻醉方案的制订。镇静状态可能引发回忆,这种回忆可能被误认为是术中知晓,因此,麻醉医师在实施镇静前,应与患者进行充分的沟通,满足患者对意识程度的合理期望,避免不切实际的期望。对于实施清醒开颅手术的患者,也要告知术中保持清醒的原因和必要性。

2. 术中麻醉管理的措施 其主要包括:①做一次彻底的麻醉机检查,注意挥发罐内的吸入麻醉药剂量,以及静脉管路通畅和输药泵处于正常工作状态;②预防性使用苯二氮䓬类药物,包括术前和浅麻醉时应用,有研究表明术前给予 3~5mg 咪达唑仑可有效预防术中知晓,预防性使用胆碱能受体拮抗剂东莨菪碱也有一定作用;③发生气管插管困难时,应追加镇静药;④单纯的血流动力学数据不是判断麻醉深度的指标,麻醉科医师对使用过 β 受体阻滞剂、钙通道阻滞剂及掩盖麻醉状态所导致生理反应的药物应保持警惕;⑤肌松药可影响麻醉医师对麻醉深度的判定,除非手术需要,至少保持 TOF 计数 =1;⑥监测呼气末吸入麻醉药浓度,维持年龄校正后的呼气末浓度 >0.7 最低肺泡吸入浓度(minimum alveolar concentration,MAC),全凭静脉麻醉应该维持 BIS 值 40~60;⑦减少术中对患者的不必要刺激(声、光),有研究显示耳塞的使用可能有预防术中知晓的作用;⑧提倡使用基于脑电图信号分析的麻醉深度监测手段,避免麻醉过浅或过深;⑨一旦发现麻醉失误(麻醉药物未给予)和可疑术中知晓(术中体动),除及时加深麻醉外也应告知和安慰麻醉中的患者"你目前很安全,不用担心",在手术结束后加强随访;⑩理性认识"术中体动"。体动可能是源于对疼痛的不自主反应,而非镇静深度不足;膈肌随着机械通气上下运动时可出现收缩的情况,患者出现呃逆动作;硬膜外麻醉下患者腹壁肌肉张力变大时外科医师也会认为是因为患者处于苏醒状态。

3. 脑电图监测与术中知晓的预防 使用脑电图(electroencephalogram,EEG)预防术中知晓是麻醉学领域的一个热门话题。早在 1937 年,Gibbs 等就证实了 EEG 对麻醉药物的敏感性,并指出如同可以通过心电图连续监测心脏的活动一样,麻醉医师也可以通过观察脑电图监测麻醉深度。目前市面上有多种基于脑电图特征的麻醉深度监测仪,包括脑电双频谱指数(bispectral index，BIS）监测仪、熵（entropy）模型、Narcotrend 监测仪、SEDline 监测仪等。

（1）Myles 开展的 B-Aware 试验中对全麻中可能发生术中知晓的高危患者进行了前瞻性研究，发现 BIS 监测组出现术中知晓的概率（2 例，0.17%）明显低于常规组（11 例，0.91%）。这些数据表明，BIS 监测可将高危人群发生术中知晓的概率降低至普通人群水平。然而 Avidan 等开展的 B-Unaware 研究表明，BIS 监测在预防术中知晓方面并不优于 MAC 监测。这表明，麻醉方案而非监测方式本身和术中知晓的发生有关。B-Aware 试验和 B-Unaware 是两项具有里程碑意义的研究。它们之间的重要区别是 B-Aware 试验有大部分患者接受全凭静脉麻醉，而 B-Unaware 试验内只有吸入性麻醉药物。由于我们对静脉麻醉药的效果没有现成的衡量标准，但吸入麻醉药却有（MAC），因此在 B-Aware 试验中，BIS 监测可更有效地监测麻醉深度和预防术中知晓。但是 BIS 监测不适用于 N_2O、氯胺酮和氙气。这些药物通过拮抗谷氨酸 NMDA 受体，而不是增强 GABA 的作用而产生麻醉作用。N_2O 和氯胺酮麻醉下脑电活动增加，从而 BIS 值增加。

（2）以 BIS 为代表的设备基于脑电信号处理（processed EEG，pEEG），采用不同的时域分析、频域分析和/或爆发抑制数据推导出相关指数，量化患者的麻醉深度。其缺点包括：①指数在成人中获得，可能不适用于儿童及老年人；②指数与麻醉药作用下的脑生理改变没有直接相关性，也缺乏麻醉药作用下脑反应性的直观图；③指数具有通用性，即用一个固定的数值代表同样的麻醉深度。其理论基础为随着麻醉药物剂量的增加，EEG 以慢波为主。这显然不适用于所有的麻醉药（如接受氯胺酮麻醉的患者 EEG 呈现快波为主；接受右美托咪定的患者 EEG 以慢波为主，但易被唤醒）。综上，基于 EEG 的麻醉深度指数仍有不确定性。

（3）识别原始脑电图数据可能更有利于监测麻醉深度。但是，未经处理的脑电图监测易受人为因素影响，并非所有手术室都可用，而且许多麻醉医师对其不熟悉，致使其实用性不如经过处理的脑电图技术。麻醉医师可以通过识别原始脑电中麻醉药物特有的神经生理信号及频谱图来了解脑状态。比如，丙泊酚麻醉下患者意识消失时脑电波以慢 δ 波和 α 波为主；氯胺酮镇静下脑电波信号以 β 和 γ 波为主；使用右美托咪定的患者脑电波以慢 δ 波和棘波为主；吸入麻醉药物七氟醚和地氟醚麻醉的患者的脑电波以慢 δ、α 波和 θ 波为主。研究发现老年人和儿童使用上述麻醉药物时呈现和成人同质的脑电波信号。

在耳鼻咽喉头颈外科手术中，预防术中知晓的重点在于：①完善的术前气道评估降低遭遇未预料困难气道的发生率，制订合理的气道管理方案，在尝试建立人工气道的过程中，要维持恰当的麻醉深度；②在喉开放手术中，密切关注手术进程，在需要更换气管导管前，以丙泊酚等静脉麻醉药物衔接吸入麻醉，以避免因频繁开放气道而导致的吸入麻醉药物肺泡内有效浓度下降；③确保静脉通路的可及性，并随时检查。

发生术中知晓的处理，如果患者出现术中知晓，麻醉医师要详细询问并记录患者的感受，应给予支持、抱有同情、不加以评判、并进行适当的随访。如果患者出现术中知晓，评估患者心理症状或发生 PTSD 的风险，必要时提供心理咨询。

五、如何看待全麻期间做梦

除了显而易见的术中知晓，全身麻醉期间还可以发生其他主观经历。Bigelow 在早期乙醚的使用记录中描述了全身麻醉时做梦的经历：一位 16 岁的女孩坐在椅子上吸入乙醚 3min 后睡着了，在继续安静地睡了 3min 后，她被拔掉了一颗磨牙。在拔牙那一刻她皱起了眉头，举起手捂着嘴，说她做了一个愉快的梦，但对手术一无所知。早在 1847 年，就报道过麻醉期间的性梦。最近的研究估计麻醉期间做梦的发生率为 22%。丙泊酚麻醉下清宫术中发生性幻觉的比率为 10%。

麻醉后出现梦境的机制尚未阐明。年轻、男性、日常能回忆起做的梦以及那些接受丙泊酚麻醉的人最有可能做梦。丙泊酚镇静后患者皮层受抑制，而负责性行为、情感反应、记忆产生消退的皮层下核团却没有得到充分的抑制。同时麻醉药物可能激发患者产生梦境。其次产生性幻想可能与手术操作部位有关，这也解释了为什么清宫术的性幻觉比例高于其他的操作。药物因素也在发病中起作用：氯胺酮类麻醉药的梦境发生率非常高；与阿托品相比，东莨菪碱可以完全消除梦境。"做梦的概率"也取决于询问患者的时间，当术后就立即询问患者时，做梦的概率会很高。

梦与术中知晓的关系尚不清楚。对 B-Aware 试验中患者的二次分析表明，在术中知晓时做梦和浅麻醉有关。最近的数据表明，做梦与浅麻醉并无关联（根据 BIS 测量），但做梦者术中知晓的风险增加了 19 倍。总的来说：①做梦使术中知晓的风险增加了 19 倍；②做梦与浅麻醉无关；③但浅麻醉是术中知晓的主要原因。

六、儿童术中知晓

相较于成人，关于儿童术中知晓的研究较少。目前的研究证实儿童也发生术中知晓，但是相关特征和成人相差较大。

1. 儿童术中知晓发生率　其发生率为 0.2%~1.2%，高于成人术中知晓的发生率。Brice 调查量表并不适用于儿童。儿童术中知晓的调查问卷必须精心设计，使其与儿童的理解水平相一致。可通过采用简单的语法和词汇、对问题做充分解释说明、按围术期事件发生顺序进行提问、针对性而非泛泛的提问来提高术中知晓的检出率。

2. 儿童术中知晓的危险因素　但对于儿童，高危因素并不确切。在一项针对 5~16 岁儿童的止血带试验中，研究者发现在吸入氟烷和笑气的情况下，仍有 20% 的患儿存在意识，但是无一例报告术中知晓。和成人不同的是，肌松药和术前用药对术中知晓的发生不产生影响。

3. 儿童术中知晓的危害　从现有少量的报道来看，似乎儿童不会像成人一样出现严重的心理问题。大部分儿童可以妥善地处理术中知晓事件，或许他们认为感知手术过程中发生的事件是正常现象。但是确有报道显示一些儿童在术中知晓发生后发生创伤性应激后紊乱。

4. 预防和处理儿童术中知晓　如同预防成人术中知晓应保证适当的麻醉深度一样，预防儿童术中知晓最简单的方法就是确保使用了适当麻醉药剂量和耐心等待效应部位的麻醉药物达到足够高的浓度。我们知道儿童对麻醉药物的需要量比成人高，但是我们对儿童的麻醉药理学知识仍然不够完善。比如我们对 MAC 值如何随年龄变化也只有一个粗略的概念，但并没有不同年龄清醒 MAC 值的具体数据。在儿童，我们对于静脉药物在血浆和效应部位药物浓度达到平衡所需的时间也知之甚少。也尚无研究来评估基于脑电图的监测方法预防儿童术中知晓的有效性。

有证据表明,若患儿本人、其父母或者家庭成员有术中知晓史,那么其发生术中知晓的风险会增加。处理儿童术中知晓的原则和成人一样,一旦儿童报告有术中知晓,那么应该相信他们/她们并做出相应的处理,不要不重视或不信任。

【总结】

术中知晓是患者、麻醉医师和大众关心的一个问题。尽管发生率低,但仍有许多未解的问题,但术中知晓是一种需要认真考虑的真实现象。很容易理解的是,一旦患者接受全身麻醉,他/她决不愿意经历术中知晓。公众之所以关心术中知晓是因为他们对麻醉医师的工作及环境不了解所致。麻醉医师经过正规的医学教育和培训、掌握丰富的药理知识和内外科知识;而且麻醉过程中,除麻醉医师的强大的责任心,更有相关的设备和监护仪器可保障手术刺激与麻醉深度相匹配。进行相关的宣传和科普工作或许可以减少公众对术中知晓的顾虑和猜疑。正在进行的研究将有助于阐明目前使用的脑功能监测仪的作用,但仍需要进一步的工作来阐明术中知晓和记忆形成之间的相关要素。儿童术中知晓不同于成人,但也应关注。

(沈 霞)

参考文献

1. KERSSENS C,KLEIN J,BONKE B. Awareness:Monitoring versus remembering what happened. Anesthesiology,2003,99(3):570-575.

2. SANDIN R H,ENLUND G,SAMUELSSON P,et al. Awareness during anaesthesia:a prospective case study. Lancet,2000,355(9205):707-711.

3. LIEM E B,LIN C M,SULEMAN M I,et al. Anesthetic requirement is increased in redheads. Anesthesiology,2004,101(2):279-283.

4. MYLES P S,LESLIE K,MCNEIL J,et al. Bispectral index monitoring to prevent awareness during anaesthesia:the B-Aware randomised controlled trial. Lancet,2004,363(9423):1757-1763.

5. AVIDAN M S,ZHANG L,BURNSIDE B A,et al. Anesthesia awareness and the bispectral index. N Engl J Med,2008,358(11):1097-1108.

6. MASHOUR G A. Posttraumatic stress disorder after intraoperative awareness and high-risk surgery. Anesth Analg,2010,110(3):668-670.

7. PURDON PL,SAMPSON A,PAVONE KJ,et al. Clinical electroencephalography for anesthesiologists:Part I:Background and basic signatures. J Anesth,2015,123(4):937-960.

8. YANG Z,YI B. Patient experience of sexual hallucinations after propofol-induced painless abortion may lead to violence against medical personnel. J Anesth,2016,30(3):486-488.

9. BLUSSÉ VAN OUD-ALBLAS H J,VAN DIJK M,LIU C,et al. Intraoperative awareness during paediatric anaesthesia. Br J Anaesth,2009,102(1):104-110.

10. PANDIT J J. Accidental awareness after general anesthesia. UpToDate.(Accessed on July 19, 2021)

第三节　术后躁动及谵妄的处理

要点

1. 对于苏醒期谵妄尚无明确的名称、定义、筛查量表、诊断标准及防治手段。

2. 苏醒期谵妄可导致近期和远期不良后果。

3. 儿童苏醒期谵妄通常指苏醒期躁动。可根据患儿危险因素、PAED 量表和排除病理因素相关的临床表现进行诊断。

4. 成人苏醒期谵妄和术后谵妄属于不同的概念。通常依据患者危险因素、PAED 量表/RASS 量表结合 CAM 量表、并排除因药物中毒的相关症状后进行诊断。

5. 苏醒期谵妄的防治措施包括非药物治疗和药物治疗,以前者为首选。

【概述】

根据《精神疾病诊断与统计手册》(*Diagnostic and Statistical Manual of Mental Disorders*,DSM-5),谵妄是神经认知功能异常,其特征性的表现为认知功能损害,患者必须表现出以下全部 4 项特征才能被诊断为谵妄:①注意力障碍(即对环境的认识清晰度下降),伴明显集中、保持或转移注意力的能力下降(这种意识障碍可能较轻微,最初仅表现为昏睡或注意力分散,临床医师和/或家人常常会认为其与原发性疾病有关而不予重视);②认知改变(例如记忆缺失、定向障碍、语言障碍)或出现知觉障碍,而又不能用目前存在的痴呆来解释;③短时间内(通常为数小时或数日)发生,症状往往在一天内出现波动;④来自病史、体格检查或实验室检测结果的证据表明,这种障碍由全身疾病状态、药物中毒或药物戒断直接导致。

谵妄一般分为三种临床亚型:高活动型、低活动型和混合型。

苏醒期谵妄的概念最早于 1961 年由 Eckenhoff 提出,属于谵妄的一个亚类。临床特征为患者在麻醉苏醒早期出现的短暂的意识水平改变、定向力下降、躁动、可呈现出高活动型或低活动型、在床上有破坏性动作,甚至出现危害自己和看护人员的危险行为。苏醒期谵妄可以发生于任何年龄段的患者中,以健康的儿童和年轻成人多见。苏醒期谵妄的其他术语包括麻醉苏醒期躁动(通常用于儿童)、恢复室谵妄和术后谵妄。虽然这些术语通常在文献中混用,但他们之间有差异。举例来说,苏醒期躁动是概括性术语,包含苏醒期谵妄和疼痛等;术后谵妄和苏醒期谵妄虽然具有相关性,却是不同的临床现象。

用于筛查苏醒期谵妄的量表也没有统一的标准。迄今,只有儿童麻醉苏醒期谵妄评分量表(pediatric anesthesia emergence delirium scale,PAED)已经被验证可有效用于儿童苏醒期谵妄。虽然有研究显示,PAED 量表检测既往有参战经历的成人的 ED 具有有效性,然而这些研究对象多伴有精神疾病如焦虑、抑郁和创伤后应激障碍(post traumatic stress disorder,PTSD)。无论在成人还是儿童,由于没有就苏醒期谵妄给予统一的术语和明确的定义、评估工具、鉴别诊断标准,因此苏醒期谵妄发生率的变异度较大,为 1.8%~75%。本节我们将参考现有的文献资料,分别对儿童和成人苏醒期谵妄的常用术语、定义、诊断及防治措施进行描述。

一、儿童苏醒期躁动及谵妄

在儿童,苏醒期谵妄(emergence delirium,ED)是指发生于全身麻醉后恢复早期表现出的感知紊乱和精神运动性激动,多见于学龄前儿童(2~5 岁)。患儿出现意识紊乱、幻觉、妄想;行为上可表现出呻吟、哭泣、不安和在病床上翻滚。由于 ED 的定义不统一,儿童全身麻醉后 ED 的发生率跨度大,约为 10%~80%。儿童 ED 的持续时间较短,但是一旦发生不仅患儿伤害自身和伤害医务人员的风险增加,还会导致苏醒室逗留时间延长。儿童 ED 的远期不良作用可能包括患儿行为改变如进食紊乱、睡眠紊乱和分离焦虑等。有研究显示 ED 的患儿术后出现行为异常的风险较无 ED 的患儿增加 1.43 倍。

(一)危险因素

儿童苏醒期谵妄的危险因素主要包括:年龄、精神状态、疼痛、麻醉药物、手术类型等。

1. 年龄　2~5 岁的学龄前儿童更容易出现术后躁动,这可能是由于儿童大脑的发育过程与成人大脑年龄相关的退化过程是呈镜像的,在年纪较小的儿童大脑内,去甲肾上腺素、乙酰胆碱、多巴胺、GABA 等的水平与正常成人相比是下降的,因此年纪越小的儿童越容易出现术后躁动。有研究报道 3~9 岁患儿术后躁动发生率为 13%,而 10~19 岁患儿则只有 9%,由此可见,患儿年龄与发生术后躁动的危险程度呈负相关。

2. 术前焦虑　也是术后躁动的重要影响因素。术前处于极度焦虑的儿童术后很容易出现躁动,此外,在进入手术室后或在麻醉之前表现出焦虑不安的儿童也有很大概率出现术后躁动;平时表现出情绪化、好动性、行为冲动和性格孤僻的儿童术后躁动发生率更高。患儿术前焦虑的危险因素为:年龄小、父母焦虑、社会适应力差、既往就医体验差、无既往日间手术的经历及性格内向。父母焦虑也增加患儿出现术后谵妄的风险。

3. 疼痛　关于 ED 与术后疼痛之间是否存在因果关系目前仍存在争议。通常两者并存,但有的情况下又互不相关。举例来说,行无痛 MRI 检查的患儿在七氟醚麻醉后仍会发生 ED。而使用丙泊酚麻醉的儿童即使快速苏醒,发生 ED 的概率却不高。目前认为疼痛本身并不是谵妄的主要组成部分,而 ED 是一种轻度躁动和精神痛苦的状态,可以因疼痛、疾病、焦虑而促发。

4. 麻醉药物　很多研究比较了七氟醚和其他麻醉药与 ED 发生的关系。目前较多的研究认为儿童 ED 的发生与血气分配系数低的吸入麻醉药使用有关(七氟醚和地氟醚),只用上述吸入麻醉药的患儿快速苏醒可能是导致 ED 的原因。使用七氟烷或丙泊酚后患者苏醒时间相似,但是使用七氟烷的患者术后发生 ED 的概率增加,这表明快速苏醒与术后躁动没有直接关系;同时,与吸入麻醉药氟烷相比,七氟烷所导致的术后躁动的概率明显增加。七氟烷导致儿童术后躁动的机制目前尚不清楚,有证据表明七氟烷麻醉导致术后躁动可能与在术后躁动期间儿童脑内葡萄糖和乳酸浓度升高相关。在小鼠试验发现,七氟醚特异性地激动蓝斑核神经元,而蓝斑核是肾上腺素能兴奋的脑区,这部分解释了七氟醚导致儿童 ED。

5. 手术类型 行眼科和耳鼻咽喉头颈外科手术的患儿容易发生术后谵妄。手术时间长也增加患儿出现术后谵妄的风险。

(二) 儿童 ED 的诊断标准

应结合危险因素、临床表现、PAED 量表并排除导致苏醒期谵妄发生的其他病理状态和药物因素。

1. 患儿危险因素 主要包括学龄前儿童（2~5 岁）、术前焦虑和行眼科和耳鼻咽喉头颈外科手术、吸入麻醉。

2. PAED 量表 该表共有 5 项指标，分别是患儿与看护者有目光接触、患儿行为有目的性、患儿能察觉自己所处的环境、患儿烦躁不安、患儿无法安慰。每个选项评分为 0~4 分，其中 1~3 项患儿一点也不满足则记为 4 分，完全满足记为 0 分；4~5 项则是一点不满足记为 0 分，完全满足记为 4 分，所有评分总和≥10 分，患儿即诊断为术后躁动。其中前 3 项（眼神接触、有目的的活动和意识到周围的环境）与 ED 高度相关，其敏感性（0.93）和特异性（0.94）均较高。而 PAED 量表的最后 2 项（烦躁和不能被安抚）用于诊断 ED 的敏感度（0.34）较低。但 PAED 量表主要适用于 2 岁及以上的患儿，对于年龄小于 2 岁的患儿，目前并没有推荐适用的诊断量表。

3. 鉴别诊断 应排除低氧、高二氧化碳、脓毒血症、低血糖、电解质紊乱、残余药物作用都会导致类似临床现象的发生，因此在判断患儿是否为 ED 前这些因素必须先得到纠正。

(三) 防治儿童 ED 的措施

预防重于治疗。预防措施包括药物手段和非药物手段，其中以非药物手段更推荐使用。用于治疗 ED 的药物和预防 ED 的药物相同。

1. 鉴于术前焦虑和术后 ED 之间的密切相关性，做好预防措施对减少儿童苏醒期谵妄的发生具有重要意义。术前和患儿的父母进行沟通讨论，采用视频、宣传手册、医疗设施参观、父母进入手术室陪同麻醉等措施，为患儿做好术前心理安抚工作，尽可能减少患儿术前焦虑情绪；也可以通过在手术当天分散患儿注意力，有效降低患儿术后躁动的发生率。父母的焦虑情绪也会影响到患儿，因此在术前做好患儿父母的宣传工作，降低父母的焦虑情绪对于预防患儿术后躁动同样起到重要作用。

2. 也可以通过在术前使用镇静药物减少患儿焦虑。但是有研究显示术前口服咪达唑仑不能有效降低 ED 的发生（发生 ED 的相对危险度为 0.81），父母陪同诱导也不能减低 ED 的发生（相对危险度为 0.91）（详见术前焦虑一节）。

3. 关于 ED 的研究多围绕吸入麻醉药物七氟醚开展。许多研究比较了不同麻醉药对 ED 发生的影响，结果发现和七氟醚麻醉相比，丙泊酚麻醉后儿童发生 ED 的风险显著降低。有研究显示，对于 2~5 岁的学龄前儿童，全凭静脉麻醉（total intravenous anesthesia，TIVA）麻醉较七氟醚麻醉可将 ED 发生率从 31% 降至 5%，因此建议避免对该年龄段患儿使用七氟醚麻醉。

4. 在术前、术中辅助使用其他的药物减少七氟醚麻醉后的 ED 发生也是临床麻醉常用的方法。七氟醚麻醉时辅助使用其他药物发生 ED 风险比依次为右美托咪定（0.37）、芬太尼（0.37）、氯胺酮（0.43）、可乐定（0.45）、七氟醚麻醉结束前负荷量丙泊酚（0.58），但麻醉诱导使用丙泊酚无效。

5. 虽然疼痛导致的术后躁动不属于 ED,但是大众广为接受的是,恰当的术后镇痛可以降低 ED 的发生。

6. 治疗 ED 时首先要明确 ED 的诊断。对轻度的 ED 患儿进行安抚使之平静;如出现患儿伤害自身的较严重的 ED,应该给予镇静药物进行干预。目前尚无关于治疗儿童 ED 的药物种类及有效性的指南。根据加拿大儿科麻醉学会的调查报告,42% 的麻醉医师首选丙泊酚治疗 ED,一次给药后有效治愈率可高达 87%。

二、成人苏醒期躁动及谵妄

现有的研究显示成人苏醒期谵妄可能表现为全身麻醉后苏醒初期出现的躁动(高活动型)或嗜睡伴神志改变(低活动型)。成人苏醒期谵妄可能会拔出留置于身上的导管、伤害自己、伤口裂开、出血进而需要再手术进行修补;增加患者、家庭以及照料者的费用;成人苏醒期谵妄患者较正常苏醒的患者须要 6 倍以上的护理资源。低活动性的 ED 患者多表现为镇静和无反应,这类患者住院时间通常延长 1~2 天,而且这种形式的 ED 更容易发展为术后谵妄(postoperative delirium,POD)甚至认知功能损害。

然而,目前关于成人苏醒期谵妄的研究结果并不一致。主要源于没有关于成人苏醒期谵妄统一的定义。其次,没有经验证有效的评估量表。最后,现有的文献没有将成人苏醒期谵妄、其他类型的谵妄、药物中毒导致的谵妄和某些病理状态下的临床表现进行区分。

(一) 危险因素

一致公认的危险因素包括:患者因素、手术和麻醉因素、服用某些药物、激发因素如医疗植入物、低氧、窒息感和疼痛。

1. 患者因素 包括男性、年轻(40 岁以下)、抽烟酗酒史、长期使用苯二氮䓬类药物或抗抑郁药、服用甲氟喹、经历战争、焦虑抑郁特质、PTSD。我们在临床工作中发现,老年患者听力下降也是苏醒期谵妄的潜在危险因素。

2. 手术和麻醉因素 手术时间持续 1.5h 以上、手术类型(乳房手术、ENT 手术)、术中使用吸入麻醉药物。在成人中,使用七氟醚和地氟醚等具有较低血气分配系数的吸入麻醉药导致术后躁动发生率较高,可能与吸入麻醉药在中枢神经系统的清除效率有关,患者的听觉和行动恢复早于意识恢复,进而导致苏醒期谵妄。

3. 药物因素 药物之间的相互作用也会恶化苏醒期谵妄。如血清素综合征的患者在使用抗抑郁药、可卡因和芬太尼后病情恶化。胆碱能综合征与使用东莨菪碱和苯二氮䓬类有关。通常在对这两类药物毒性的鉴别诊断过程中须要排除这两类药物导致的谵妄,这种情况多被低估,因为麻醉医师可能会忽视这种情况的存在。神经肌肉阻断药物的参与作用可表现为患者通气不足和低氧。甲氟喹(一种防治疟疾的药物)长期服用可导致精神和神经系统副作用包括做噩梦、焦虑偏执、躁动、记忆损害和幻觉,这些现象与苏醒期谵妄临床症状非常相似。

4. 严重疼痛 尽管现在围术期疼痛管理已经有了一定的发展,但是由于不同患者对疼痛的敏感程度有差异,因此疼痛也是术后躁动的独立危险因素。患者因疼痛所导致的不适行为和术后躁动较难区分,但是有研究发现,当术后疼痛得分≥5,患者术后躁动的风险增加。同时,术后躁动也可能会加重术后疼痛,因此,尽量做好患者围术期疼痛管理对于降低患者术后躁动有重要意义。男性患者对疼痛可能更为敏感,对于男性患者围术期可能需要更多镇痛药物。

(二)成人 ED 的诊断

诊断依据主要源于现有文献的推荐意见,包括危险因素、相关量表和鉴别诊断。

1. 危险因素 术中使用吸入麻醉药物、骨折修复、耳鼻咽喉头颈外科手术、泌尿科手术、留置导尿管、气管插管、严重疼痛、长时间手术。

2. 量表 在儿童中使用的 PAED 量用于成人虽然有一定的局限性,但是已被验证其有效性。近年来,Richmond 躁动-镇静评分量表(richmond agitation and sedation scale,RASS)和 ICU 意识模糊评估量表(confusion assessment method,CAM-ICU)结合使用已被广泛用于筛选苏醒期谵妄。RASS 量表分为 10 个等级:①0 表示正常安静状态;②+1~+4 表示患者由坐立不安的烦躁状态至攻击性强的状态;③–1~–5 表示患者由嗜睡至不能唤醒的状态。术后 CAM 量表主要包括:①意识状态剧烈改变;②注意力缺损;③思维紊乱;④意识水平改变。患者只要满足①+②+(③或④)即可诊断为谵妄。

3. 鉴别诊断 排除药物中毒引起的谵妄、病理状态(缺氧、代谢紊乱、脱水)导致的谵妄表现。

(1)术后谵妄:按时间轴发展,苏醒期谵妄可依次进展为术后谵妄,继而术后认知功能障碍。苏醒期谵妄和术后谵妄具有的相似之处在于,都可以被围术期不良刺激(如手术、药物、噪声、灯光)所诱发,但是针对两者的防治手段是完全不同的。两者作为不同的概念常被混淆使用,应该将他们区分开来。

术后谵妄多见于具有内科并发症的老年患者,发生于术后第一天至第七天。易感因素和促发因素共同作用导致术后谵妄的发生。已知的危险因素包括乙酰胆碱缺乏、多巴胺能活性增加、炎症因子、药物滥用导致的 γ 氨基丁酸缺乏、感知功能受损、睡眠剥夺、陌生环境、社交隔绝、年龄老化相关的认知功能损害、便秘、留置导尿管、抽烟、麻醉、并发症(如糖尿病高血压)、脱水、代谢紊乱、感染、低氧、高/低碳酸血症、低灌注、药物的相互作用。

老年患者发生术后谵妄的风险增加,可高达 50% 的大于 65 岁的老年患者会出现术后谵妄。住院期间患者发生谵妄与术后并发症、再入院以及死亡率相关。故美国老年医学学会(The American Geriatrics Society,AGS)关于老年术后谵妄的专家共识推荐以预防为主。预防手段包括:熟悉围术期环境、术前允许使用助听器和眼镜、术后熟悉苏醒环境、苏醒期有家庭成员或朋友陪伴、鼓励早期进食和活动、认知锻炼保障睡眠及吸氧等。维持合适的麻醉深度,个体化管理血压、恰当镇痛、首选非甾体抗炎药。尽量避免使用哌替啶、避免使用抗抑郁药和抗乙酰胆碱药、抗组胺药。氯胺酮具有抗炎和镇痛作用可减少术后谵妄的发生,术中使用右美托咪定也可预防术后谵妄的发生。

(2)胆碱能综合征:临床症状类似于苏醒期谵妄。在健康成人中发生的由抗乙酰胆碱药物引发的症状。一旦胆碱能综合征被当作 ED 进行治疗(如采用丙泊酚、氯胺酮或者氟哌啶醇)患者的病情将会恶化。胆碱能综合征的典型症状包括无汗、瞳孔散大、便秘、尿急、膀胱满胀感。通常患者在苏醒期不能准确述说最后三项症状。毒扁豆碱治疗胆碱能综合征有效,但会导致恶心呕吐。术前应了解患者是否使用过抗恶心呕吐药物、抗组胺类药物、抗帕金森药物、苯二氮䓬类药物、阿片类、东莨菪碱及阿托品。

（3）血清素综合征:一些麻醉药物可诱发该综合征。这些药物包括合成阿片类药物如芬太尼、舒芬太尼、哌替啶、美沙酮、曲马多、苯丙胺、单胺氧化酶抑制剂、三环类抗抑郁药、血清素-去甲肾上腺素再摄取抑制剂、可卡因、锂制剂。通常详细询问病史有助于鉴别诊断。血清素综合征特有的症状为肌阵挛、高体温、出汗、瞳孔散大。而苏醒期谵妄患者不具有上述表现。

（三）成人苏醒期谵妄的防治

鉴于苏醒期谵妄的定义不确切,苏醒期谵妄的诊断可能有误,目前没有关于苏醒期谵妄的治疗指南。FDA尚未批准任何一种药物用于防治苏醒期谵妄。基于目前文献推荐的方法如下。

1. 术前宣教和情感支持　有研究显示,在以大力开展术前宣教替代术前使用苯二氮䓬类药物的医疗机构,苏醒期谵妄的发生率较低。

2. 术中避免使用吸入麻醉、代替以全凭静脉麻醉。或者吸入麻醉辅以右美托咪定和氯胺酮。右美托咪定可以术中持续输注;亦可在麻醉诱导时予以负荷量右美托咪定 $0.5\sim1\mu g/kg$ 或者氯胺酮 $0.5mg/kg$。术中辅以右美托咪定的优点在于减少术后疼痛及恶心呕吐的发生。也有病例报道,在家属在场不能治愈苏醒期谵妄的情况下,右美托咪定 $0.5\sim1\mu g/kg$ 可以逆转 ED。

【总结】

苏醒期谵妄在儿童的研究多于成人。现有的文献对于苏醒期谵妄没有统一的术语、定义、量表、诊断标准及防治措施。目前认同的苏醒期谵妄定义是指麻醉后苏醒期出现的焦虑不安、混乱和具有攻击性。儿童苏醒期谵妄的量表 PAED 已经验证,但是成人苏醒期谵妄的量表有待开发和验证。成人苏醒期谵妄应该和药物滥用相关的谵妄、一些病理情况引发的相似症状以及术后谵妄进行区分。这有助于采取准确的防治手段。对具有苏醒期谵妄风险的患者应做好预防措施,无论儿童还是成人,术前加强宣教和情感支持并减少患者的焦虑情绪对预防苏醒期谵妄具有良好的效果和前景。

（沈　霞）

参考文献

1. American Psychiatric Association. Diagnostic and statistical manual of mental disorders, 5th ed., （DSM-5）. Washington, DC: American Psychiatric Publishing, 2013.

2. HANNA AH, MASON LJ. Challenges in paediatric ambulatory anesthesia. Curr Opin Anaesthesiol, 2012, 25（3）: 315-320.

3. PATEL A, DAVIDSON M, TRAN MC, et al. Dexmedetomidine infusion for analgesia and prevention of emergence agitation in children with obstructive sleep apnea syndrome undergoing tonsillectomy and adenoidectomy. Anesth Analg, 2010, 111（4）: 1004-1010.

第四节　术后镇痛

要点

1. **术后疼痛的概述**　术后疼痛的概念、危害。

2. **术后疼痛的评估**　疼痛评估包括对疼痛强度的评估、对疼痛原因及可能并发的生命体征改变的评估、对治疗效果和副作用的评估、患者满意度的评估等。在急性疼痛中,疼痛强度是最重要的评估之一,包括视觉模拟评分量表、数字等级评定量表、语言等级评定量表等。

3. **术后疼痛的管理**　手术后疼痛治疗的目的是在安全和最低副作用的前提下达到良好的镇痛并且使患者的满意度最高。因此需要制订好术后镇痛的管理目标、组建合适的管理团队、选择合适的镇痛方法、采用多模式镇痛,达到有效镇痛的目的。

外科手术创伤及其引起的疼痛可以诱使患者机体发生一系列应激反应,导致机体微环境的改变,影响患者机体的免疫应答状态从而直接影响患者术后的情绪和恢复。良好的术后镇痛可以减轻应激反应从而促进伤口的愈合以及机体的康复,同时减轻患者因手术带来的痛苦。咽喉、头颈部由于其部位的特殊,手术形成的创伤会不同程度地影响患者的语言、吞咽和呼吸功能,这就给术后镇痛提出更高的要求。因此,有效的评估和管理此类患者的术后疼痛是加速患者康复、提高患者满意度的重要措施。

【概述】

疼痛是伴随实际或潜在的组织损伤而产生的或根据损伤而描述的一种不愉快的感受和情绪体验。手术后疼痛(post-operative pain)是伴随着手术伤害刺激而产生的上述感受和体验,伤害性刺激可由生理性变成病理性。研究显示,80% 的患者经历了术后疼痛,其中可高达 75% 患者出现中、重度疼痛,然而仅有不到 50% 的人得到缓解。

手术后的疼痛刺激会对体内各系统均产生不良影响,延缓机体的康复。术后疼痛不仅仅给患者带来身体上的痛苦和心理上的负担,同时增强自主神经反射,引发内分泌系统紊乱,促进皮质激素和儿茶酚胺释放,引起一系列的并发症。疼痛可引起心率增快、血压升高等症状;患者术后因疼痛无法或不敢有力地咳嗽,会导致肺部并发症;疼痛导致的胃肠蠕动减少会使胃肠功能恢复延迟;造成的肌肉张力增加、肌肉痉挛等会促使深静脉血栓的形成;疼痛还可导致失眠、焦虑、恐惧、忧郁等情绪障碍。此外,阿片类药物所伴随的副作用很常见,不合理的镇痛管理更会导致严重不良事件,从而影响患者的术后康复。

（一）术后疼痛分类

疼痛根据持续的时间长短、病因以及痛觉感知的不同而分为不同类别。

1. **急性疼痛**　急性疼痛持续时间通常短于 1 个月,常与手术创伤、组织损伤或某些疾病状态有关,是继发于机体创伤并伴随着创伤痊愈而减轻的疼痛。

2. 慢性疼痛　慢性疼痛(chronic post-surgical pain,CPSP)为持续 3 个月以上的疼痛,可在原发疾病或组织损伤愈合后持续存在。慢性疼痛形成的易发因素包括:①手术前有中到重度疼痛、精神易激、抑郁、多次手术;②术中或手术后损伤神经;③采用放疗、化疗。其中最突出的因素是手术后疼痛控制不佳和精神抑郁。常见的慢性疼痛包括腰背痛、复杂性区域疼痛综合征、癌痛、肌筋膜痛等。

3. 神经病理性疼痛　神经病理性疼痛(neuropathic pain,NPP)是由躯体感觉神经系统的损伤或疾病而直接造成的疼痛,它属于一种慢性疼痛,疼痛表现为自发性疼痛、痛觉过敏、异常疼痛和感觉异常等临床特征。神经病理性疼痛可导致痛觉过敏,常被描述成灼痛、辐射样疼痛、撕裂样疼痛和电击痛。

4. 伤害性疼痛　伤害性疼痛源于躯体或内脏的损伤激活相应的外周感受器,从而产生的定位准确的疼痛。

5. 炎性疼痛　炎性疼痛可分为急性炎症产生的伤害性疼痛和慢性炎症产生的神经病理性疼痛。源于组织损伤而导致的痛觉过敏,从而对疼痛刺激反应性增强。

(二) 术后疼痛对机体的影响

手术后的疼痛在多个器官和系统引发不同程度的应激反应,未受控制的术后疼痛会导致以下诸多不良的影响。

1. 术后急性疼痛对机体的影响

(1) 对机体整体生理功能的影响:交感神经系统的兴奋使全身氧耗量增加,对已存在缺血可能的脏器有不良影响;交感神经系统功能亢进,儿茶酚胺及肾上腺皮质激素分泌增多,机体分解代谢功能增强;神经系统功能亢进等可引起疲劳、机体血压升高、心率加快、眩晕等。

(2) 对循环系统的影响:心率增快、血管收缩、心脏负荷增加、心肌耗氧量增加,可能使原有心脏病的患者病情加重,甚至出现心血管不良事件,如心肌缺血、心力衰竭、心肌梗死或恶性心律失常等。疼痛刺激引起交感神经末梢和肾上腺髓质释放儿茶酚胺(肾上腺素和去甲肾上腺素),儿茶酚胺与 α 受体和 β 受体结合,产生交感神经兴奋的一系列的生理表现。伤害性刺激可引起下丘脑视上核和室旁核神经元分泌抗利尿激素,经垂体后叶释放进入血液。抗利尿激素促进肾脏对水的重吸收,增加血容量。抗利尿激素可作用于血管平滑肌的抗利尿激素受体,引起血管平滑肌收缩。疼痛刺激可激活 RAAS 系统,产生相应的生理效应。肾上腺皮质球状带分泌的醛固酮的释放增多,引起肾脏保钠保水和排钾,可导致细胞外液增加。

(3) 对呼吸系统的影响:手术损伤后,伤害性感受器的激活能触发多条有害性脊髓反射弧,使膈神经兴奋的脊髓反射性抑制;术后急性疼痛常可导致患者呼吸功能减退,导致术后呼吸功能的恢复延迟。手术后的疼痛常引起患者的肌张力增加,进而引发通气功能降低、肺顺应性下降。疼痛导致呼吸浅快、辅助呼吸时呼吸相关肌群肌肉僵硬,易致患者通气量下降,因惧怕伤口疼痛而限制了其应有的咳嗽功能,影响呼吸道分泌物的排出,可能导致患者术后发生肺部感染和肺不张。水钠潴留引起血管外肺水增多,患者往往发生通气血流比异常。在高危患者和术前呼吸功能减退的患者中,疼痛还可导致缺氧和/或二氧化碳蓄积,最终可能引发呼吸衰竭。

（4）对胃肠运动功能的影响：急性术后疼痛引起的交感神经系统兴奋反射性地抑制胃肠道功能，导致胃肠蠕动减少、胃肠道功能出现紊乱或胃肠功能恢复延迟。可能发生肠麻痹、恶心呕吐，甚至胃肠道的细菌和毒素进入血液循环，诱发内毒素血症和败血症。

（5）对泌尿系统功能的影响：尿道及膀胱肌运动力减弱，引发尿潴留；因上述原因长期留置导尿管者，尿路感染的风险增加。

（6）对骨骼肌肉系统的影响：肌肉张力增加甚至肌肉痉挛，限制了机体活动，与下述急性术后疼痛对血液系统的影响一起，共同引起术后深静脉血栓（deep vein thrombosis，DVT），甚至肺栓塞（pulmonary embolism，PE）的发生。

（7）对血液系统的影响：急性术后疼痛由应激途径引起血液血黏度、血小板功能、血液凝固系统、抗凝系统和纤溶系统等发生改变。主要表现为血小板黏附能力增强，纤溶系统活性下降，机体处于高凝状态，在术后制动的患者极易发生静脉血栓。

（8）对神经内分泌及代谢系统的影响：内分泌应激反应增强，引发术后高凝状态以及中枢免疫炎性反应；疼痛还可促使体内释放多种激素，如儿茶酚胺、促肾上腺皮质激素、皮质醇、醛固酮、抗利尿激素等。由于促进分解代谢的激素分泌增加，合成代谢激素分泌减少，使糖原分解和异生作用加强，从而导致水钠潴留，血糖水平升高，酮体和乳酸生成增加，机体呈负氮平衡。

（9）对免疫系统的影响：术后疼痛应激反应可导致淋巴细胞减少、白细胞增多、网状内皮细胞抑制、单核细胞活性下降。同时，患者的细胞免疫和体液免疫功能受到抑制。术后免疫功能的抑制是术后发生感染的关键因素之一。

（10）对机体心理方面的影响：机体在受到伤害刺激时不仅感觉到疼痛，同时往往伴有情绪的变化，表现为一系列的躯体运动性反应和自主神经内脏性反应。疼痛对情绪的影响形成闭合环路，短期急性疼痛可导致患者情绪处于焦虑、恐惧、无助、忧郁、不满、过度敏感、挫折、沮丧等不良状态；同时引起家属恐慌、手足无措的感觉；长期慢性疼痛可导致抑郁，对环境淡漠，反应迟钝。而当患者注意力过于集中时，情绪过度紧张、烦躁等常又会加重疼痛。

2. 术后慢性疼痛对机体的影响　如果急性术后疼痛没有得到适当的治疗，长时间的疼痛可能会导致神经可塑性的改变和慢性疼痛的发生发展。手术后长期疼痛（持续1年以上）是心理、精神改变的风险因素。

3. 头颈部术后疼痛　头颈部手术包括耳鼻咽喉、口腔以及颈部等部分手术，手术创伤会不同程度影响患者的视力、语言以及吞咽等功能，会加重患者的疼痛感觉。剧烈的疼痛也会加重患者的应激反应，影响治疗效果，延缓患者康复。例如耳鼻咽喉头颈外科手术种类繁多，且颌面、口腔、咽喉各个部位神经分布非常丰富，加之共用气道问题，对麻醉管理要求高，尤其是在麻醉恢复期，必须保证较高的苏醒质量；颈部因为神经分布丰富，即使颈神经丛阻滞非常完善，在手术牵拉时患者仍会感到不适，术后仍有声嘶、心血管及呼吸等方面的并发症风险，因此有效的评估和管理此类患者的术后疼痛是加速患者康复、提高患者满意度的重要措施。

（三）疼痛术前评估

临床医师进行详尽的术前评估，包括躯体和精神疾病情况、伴随的药物治疗情况、慢性疼痛史、药物滥用情况等。对于药物滥用史，除了阿片类药物外，还应确定是否存在酒精成瘾或滥用苯二氮䓬类药物、可卡因和其他可能影响疼痛管理的精神类药品。依据病史、体格检查和具体的手术创伤大小或手术部位制订个性化的疼痛管理方案。方案的制订还应充分考虑患者的个体因素,包括年龄、认知状态、手术史、伴发疾病和既往的治疗情况、药物过敏和禁忌等。

(四)疼痛强度评估

疼痛本身是主观的,所以患者的主诉是所有疼痛评估的基础。为准确判定疼痛的有无和疼痛强度,临床医师需要使用评估工具,目前临床常用的疼痛评估工具如下。

1. 视觉模拟评分量表　视觉模拟评分量表(visual analogue scale/score,VAS)比较灵敏,有可比性。具体做法是:在纸上面画一条10cm的横线,横线的一端为0,表示无痛;另一端为10,表示剧痛;中间部分表示不同程度的疼痛。让患者根据自我感觉在横线上画一记号,表示疼痛的程度。轻度疼痛平均值为(2.57±1.04),中度疼痛平均值为(5.18±1.41),重度疼痛平均值为(8.41±1.35)。VAS简单易行、有效,相对比较客观而且敏感,在表达疼痛强度时,是一种较少受到其他因素影响的测量方法,广泛用于临床和研究工作中。临床治疗前后使用同样的方法即可对疼痛治疗的效果进行较为客观的评价。

在患者初次使用VAS方法时,因为患者不习惯用这种方法表达疼痛的程度,应用的关键是医务人员对该方法的解释和说明,对患者应充分理解和耐心,根据患者的具体情况,采用贴近患者的语言和词汇进行多角度的解释和说明,特别是选择好两端点的词汇并充分说明是十分重要的,使患者能够充分理解并能正确与自身的疼痛强度相对应,建立起将感受到的疼痛强度用线性图形正确表达出来的概念。然而,在老年人、儿童、精神错乱和服用镇静剂的患者,以及晚期癌痛患者情绪不好时,一般难以完成VAS评价。一般VAS方法用于8岁以上,能够正确表达自己感受和身体状况的患者。VAS方法的最大不足是仅对疼痛强度的测量,忽略了疼痛内含的其他问题。

2. 数字等级评定量表　数字等级评定量表(numerical rating scale,NRS)是VAS方法的一种数字直观的表达方法,其优点是较VAS方法更为直观,患者被要求用数字(0~10)表达出感受疼痛的强度,由于患者易于理解和表达,明显减轻了医务人员的负担,是一种简单有效和最为常用的评价方法(图9-4-1)。通常可用疼痛与睡眠的关系提示疼痛的强度,若疼痛完全不影响睡眠,疼痛应评为4分以下,为轻度痛;若疼痛影响睡眠但仍可自然入睡,疼痛应评为4~6分,为中度痛;若疼痛导致不能睡眠或睡眠中痛醒,需用镇痛药物或其他手段辅助帮助睡眠,疼痛应评为7~10分,为重度痛。此法的不足之处是患者容易受到数字和描述字的干扰,降低了其灵敏性和准确性。NRS是临床最常用的疼痛评估方法。

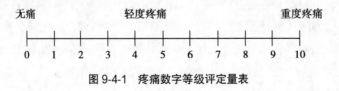

图 9-4-1　疼痛数字等级评定量表

3. 语言等级评定量表　语言等级评定量表(verbal rating scale,VRS)是通过患者口述描绘评分,让患者根据自身的疼痛强度选择相应关键词,分别是"无痛""轻微痛""中度痛""很痛""非常痛""难以忍受痛"。但在临床上患者常常感到准确选择描绘疼痛强度的词汇是困难的,常需要使用更多描述语言加以模拟说明。口述描绘评分的方法容易使医务人员和患者进行交流,由于患者的文化素养和理解能力的差异,需要医务人员对表达疼痛强度的关键词汇加以解释和描述,使患者能够正确理解和使用口述描绘评分的方法表达自身的疼痛强度。在使用该方法时,观察者应注意患者在表达疼痛强度时会受到情绪的影响,要正确对待患者的情绪化因素并进行评价。

4. Wong-Baker 面部表情量表 Wong-Baker 面部表情量表(Wong-Baker face pain rating scale)由 6 张从微笑或幸福直至流泪的不同表情的面部象形图组成,适用于交流困难如儿童(3~5 岁)、老年人、意识不清或不能用言语准确表达的患者(图 3-3-2)。

(五)疼痛治疗效果评估

对患者予以疼痛治疗后,应及时评估疗效,只有疼痛得以有效缓解,才能保证患者术后机体功能快速恢复。对常规治疗无效且疼痛评分高的患者需进行检查,以确定疼痛是否由于手术并发症(如伤口裂开、感染)、新发疾病(如深静脉血栓和肺栓塞)、阿片类药物耐受或心理困扰等因素导致。对于疼痛未稳定控制的患者,应反复评估每次药物治疗或非药物方法干预后的效果。通常在静脉注射给药后 5~15min、口服用药后 1~2h,药物达最大作用时评估镇痛效果。评估静息和运动时的疼痛强度,只有运动时疼痛减轻才能保证患者手术后躯体功能的最大恢复。在评估疼痛治疗效果的同时还应评估记录如镇静、谵妄、恶心等与疼痛治疗相关的不良反应。

(六)疼痛的管理

疼痛是患者术后主要的应激因素之一,可导致患者术后早期下床活动或出院时间延迟,阻碍外科患者术后康复,影响患者术后生活质量。应该建立由麻醉科医师、外科医师、护理与临床药师等组成的术后急性疼痛服务(acute pain services,APS)团队,以提高术后疼痛治疗质量,提高患者舒适度和满意度,减少术后并发症。

术后疼痛管理的目的是显著减轻疼痛,把术后疼痛控制在一个患者能够承受的范围内,并尽力把副作用发生率降到最低。依据目前的技术水平,术后镇痛是十分有效的,而且是充分安全的。有效的镇痛还可以改善睡眠、增强术后免疫功能、使患者敢于咳嗽排痰、提前下床活动等,从而加快术后康复,有效减少了肺部感染、下肢静脉栓塞、肠粘连等术后并发症。

1. 术后疼痛管理团队 术后疼痛的管理是需要多方参与的过程,需要建立以麻醉医师为主体,外科医师、病房护士、麻醉专科护士和康复科医师等多方参与的管理团队,才会发挥最大的作用。

(1)麻醉医师:麻醉医师是疼痛管理中核心镇痛技术的实施者。急性疼痛服务专职麻醉科医师对护士、外科医师及所有麻醉科医师进行急性疼痛管理培训,制订疼痛治疗方案并且与相关人员举行定期会议,分析在疼痛治疗过程中出现的问题,根据现有的证据提出符合现阶段情况的适宜改进措施。同时还要收集和整理外科医师对镇痛的要求,考虑手术操作、镇痛技术对术后康复的影响以及对外科医师判断术后病情的影响,根据具体情况制订针对某一器官或系统疾病的镇痛策略。定期对相关循证依据进行更新,收集并分析相关资料,寻找更适宜的疼痛治疗措施。

(2)外科医师:与麻醉科医师、护理人员一起制订围术期疼痛管理策略,包括术前镇痛药物的应用,术中尽量采用微创手术技术,术中进行区域阻滞等。了解镇痛技术的进展,实施新术式及应用新药物时与小组成员探讨可能对术后疼痛及镇痛技术的影响。同时还应尽量缩短手术时间,减少术中出血。对围术期疼痛治疗策略予以配合和监督。

（3）护士

1）病房护士对患者进行疼痛相关知识宣教,监督镇痛措施的实施情况,评估患者疼痛程度(静态和动态),记录疼痛治疗过程中患者一般状况以及意识状况。疼痛治疗过程发现并发症时,应及时联系急性疼痛服务成员进行相应治疗。同时还应定时参与有关疼痛治疗的学习,熟悉相关药物及治疗措施以及不良反应。每个科室应该配备1或2名疼痛专职护士,负责科室间协调及对其他护士进行相应的培训,监督科室疼痛策略实施情况。

2）麻醉专科护士对术后自控镇痛泵应用进行随访记录,在床旁对病房护士进行培训。对病房护士反映的问题进行反馈,针对各个科室制订相应的急性疼痛管理护理规范。

（4）其他:康复科医师应根据患者一般状况制订术后康复方案,提出康复过程中疼痛治疗需求。

2. 术后疼痛管理目的、原则和方法　手术后疼痛治疗的目的是在安全的前提和最低副作用的前提下达到良好的镇痛并获得较高的患者满意度,从而促进患者康复。术后镇痛的原则是根据手术创伤的程度、结合患者术后功能康复需求、优化术后镇痛方案,以获得最优转归。

（1）多模式镇痛:联合应用不同镇痛技术或作用机制不同的镇痛药,作用于疼痛传导通路的不同靶点,发挥镇痛的相加或协同作用,由于每种药物的剂量减少,副作用相应减轻,此种方法称为多模式镇痛。除日间手术和创伤程度小的手术仅用单一药物或方法即可镇痛外,多模式镇痛是手术后镇痛,尤其是中等以上手术镇痛的基石。常用的联合方法包括:局麻药切口浸润、超声引导下的区域阻滞或外周神经阻滞,可单独用于手术后镇痛,但常镇痛不全,可与全身性镇痛药(NSAIDs或曲马多或阿片类)联合应用,在局部用药基础上全身用药,患者镇痛药的需要量明显降低,药物的不良反应发生率低。作用机制不同药物的联合应用包括阿片类、曲马多、对乙酰氨基酚、NSAIDS、氯胺酮类等,常用的药物联合方法包括:阿片类药物或曲马多与对乙酰氨基酚联合、对乙酰氨基酚和NSAIDs联合、阿片类或曲马多与NSAIDS联合等。

（2）局部神经阻滞:局部神经阻滞主要包括切口局部浸润、外周神经阻滞和椎管内给药等途径。对于头颈部术后疼痛高危人群,可选择切口浸润以及外周神经阻滞的镇痛方法。超声技术的发展完善了神经阻滞导管置入技术,单次阻滞或进行连续阻滞均可提供良好的镇痛效果,可减少患者围术期阿片类药物的用量,降低相应并发症的发生率。

局部切口浸润可选择0.25%~0.50%罗哌卡因或0.200%~0.375%丁哌卡因15~20mL,由外科医师配合使用,可达到4~6h手术切口镇痛的效果,通常与其他镇痛方式联合应用,也可在外科切口部位置管进行连续阻滞。

头颈部手术常用的局部麻醉技术有:

1）蝶腭阻滞:蝶腭神经节拥有眶、鼻、颊黏膜、腭、鼻窦的感觉神经。可用于内镜鼻窦手术麻醉,减轻术后恶心呕吐。蝶腭神经节阻滞的并发症包括血管内注射、血肿、复视、眶下神经损伤。

2）上颌神经(V2):上颌神经是感觉神经,支配同侧上唇皮肤、下眼睑、颊中部、鼻后部的感觉功能。因上颌神经出入于眶下孔,部分上颌神经可通过眶下阻断,或通过蝶腭阻断蝶腭神经节。蝶腭神经节接受上颌神经和其他支配面神经(脑神经Ⅶ)的感觉传入。

3)下颌神经(V3):下齿槽神经阻滞:下颌神经是感觉和运动神经,支配耳前、颞、舌前 2/3、下颌骨。下齿槽神经阻滞适用于下颌骨、下颌齿、口腔底、舌、下唇及颏手术。并发症包括血管内注射、血肿、阻滞失败。

4)颈丛阻滞:颈丛由 C_1~C_4 腹侧支组成,支配颈前侧部、耳周区域、锁骨中部区域皮肤。适用于甲状腺切除术、甲状旁腺切除术、气管造口术、颈动脉内膜切除术和颈部表浅手术。颈丛阻滞的严重并发症包括全脊麻和椎动脉注射,主要与颈深丛阻滞有关。其他的颈丛阻滞相关并发症还包括血管内注射、血肿、膈神经麻痹。

5)喉返神经阻滞:喉返神经兼具感觉和运动功能。该神经运动支配除环甲状软骨以外的所有喉部肌肉,感觉支配声带以下的喉部。喉返神经阻滞具有导致声带麻痹和气道梗阻的风险,所以使用经气管的方法阻滞喉返神经的局部区域。经气管喉返神经阻滞的并发症包括血管内注射、血肿、食管损伤。

6)喉上神经阻滞:喉上神经感觉支配声带以上的喉部,运动支配环甲肌,主要并发症包括血管内注射、血肿、周围结构组织损伤、阻滞失败。

(3)全身给药:术后镇痛药物常用剂型:药片、栓剂和液体。常用的给药途径:口服给药、肌内注射给药、直肠给药和静脉途径给药。对于一些 ENT 小型手术疼痛轻微的患者,可以根据患者情况给予一些片剂,使用方便不良反应少。肌内注射给药常用阿片类药物,给药方便简单、费用低,但可以出现呼吸抑制、药物依赖性。近年来患者自控镇痛(patient-controlled analgesia,PCA)作为一种新型的镇痛给药方法,它较为有效地克服了传统给药方法的缺点,因镇痛效果好且不良反应少而被更多地应用于耳鼻咽喉头颈外科手术中,取得了良好的镇痛效果。常用镇痛药物有:

1)阿片类药物:强阿片类药物即麻醉性镇痛药,是治疗中重度急、慢性疼痛的最常用药物,通过激动外周和中枢神经系统(脊髓及脑)阿片受体发挥镇痛作用。目前已证实的阿片类受体包括 μ、κ、δ 和孤啡肽四型,其中 μ、κ 和 δ 受体与手术后镇痛关系密切。阿片类药物种类多样,根据镇痛强度的不同可分为强阿片药和弱阿片药。强阿片类药物包括吗啡、芬太尼、哌替啶、舒芬太尼、羟考酮和氢吗啡酮等,主要用于手术后中、重度疼痛治疗。激动-拮抗药和部分激动药,如布托啡诺、地佐辛、喷他佐辛、纳布啡、丁丙诺啡,主要用于手术后中度痛的治疗,也可作为多模式镇痛的组成部分用于重度疼痛治疗。阿片类药物是缓解术后急性疼痛最有效的药物,但是缓解疼痛的同时相关副作用很多,如恶心呕吐、皮肤瘙痒、精神状态改变、呼吸抑制、免疫调节、痛觉过敏、肠梗阻、尿潴留、过度镇静、雄激素缺乏、睡眠紊乱等。

2)对乙酰氨基酚:对乙酰氨基酚通过抑制中枢性前列腺素合成而对外周前列腺素合成没有影响来发挥镇痛作用。除了镇痛效果,对乙酰氨基酚还是弱抗炎药物。对乙酰氨基酚可通过肠内和肠外给药,术后通常每 6h 给药一次。在耳鼻咽喉头颈外科,对乙酰氨基酚已被证实可减少儿童扁桃体切除术后阿片类药物需求。此外,对乙酰氨基酚与 NSAIDs 联合使用与单独使用相比具有更强的围术期镇痛效果。对乙酰氨基酚的最大剂量是 4 000mg/天,但对于肝功能异常的患者应该限制在 3 000mg/d。对乙酰氨基酚是最常见的急性肝衰诱发因素,通常是因为药物使用过量。与 NSAIDs 不同的是对乙酰氨基酚在肾功能、胃黏膜和血小板方面没有明显影响。

3)NSAIDs 类药物:此类药物可分为非选择性 NSAIDs 和选择性 COX-2 抑制剂。可用的有肠外或肠内剂型,常见的 NSAIDs 包括布洛芬、酮咯酸、萘普生。NSAIDs 已被证实可在多种类型手术中减少围术期阿片类药物用量,包括耳鼻咽喉头颈外科手术。NSAIDs 的不良反应主要来源于对 COX-1 酶的抑制,包括肾功能不全、胃肠道出血和血小板功能异常等风险。虽然血小板功能异常和出血是服用 NSAIDs 的风险,但是并没有证据显示酮咯酸和布洛芬明显增加内镜鼻窦手术、甲状腺手术或腺样体扁桃体切除术的出血。因为这些副作用与抑制 COX-1 相关,COX-2选择性抑制剂塞来昔布被用于 ENT 手术的多模式镇痛。塞来昔布已被证实可改善门诊 ENT 手术患者的疼痛和患者满意度,在头颈部肿瘤手术中减少阿片类药物需要量。

4)曲马多:曲马多为中枢镇痛药,有两种异构体:(+)-曲马多和(−)-曲马多。前者及其代谢产物(+)-O-去甲曲马多(M1)是 μ 阿片受体的激动剂,两者又分别抑制中枢五羟色胺和去甲肾上腺素的再摄取,提高了对脊髓疼痛传导的抑制作用。两种异构体的协同作用增强了镇痛作用。曲马多有片剂、胶囊和缓释剂等口服剂型和供肌内、静脉或皮下注射剂型。用于手术后镇痛,等剂量曲马多和哌替啶作用几乎相当,与对乙酰氨基酚、NSAIDs 药物合用有协同效应。手术后镇痛,曲马多的推荐剂量是手术结束前 30min 静脉注射 1.5~3mg/kg,手术后患者自控镇痛每24h 剂量 300~400mg,冲击剂量不低于 20~30mg,锁定时间 5~6min。术中给予负荷量的目的是使血药浓度在手术结束时已下降,从而减轻手术后恶心、呕吐等并发症。主要副作用为恶心、呕吐、眩晕、嗜睡、出汗和口干,便秘和躯体依赖的发生率低于阿片类药物。此外,镇痛剂量的本品亦有防止手术后寒战的作用。

5)局麻药:在耳鼻咽喉头颈外科中,局麻药可用于浸润和区域神经阻滞。局麻药在耳鼻咽喉头颈外科手术术中、术后安全地产生镇痛效果。证据显示,利用局麻和区域阻滞可减少慢性疼痛以及痛觉过敏与中枢痛觉敏化。短效(如利多卡因、甲哌卡因)和长效(如布比卡因、罗哌卡因)局麻药均可用于耳鼻咽喉头颈外科手术。局麻药通过抑制神经纤维内门控钠离子通道发挥镇痛作用。抑制门控钠离子通道阻滞神经去极化和感觉、运动信号冲动传递。局麻药的特性如 pKa、脂溶性和蛋白结合能力会影响药物起效速度、效能、作用时间等临床特点。新型的缓释型局麻药如脂溶性布比卡因已经获批用于局部伤口浸润和部分神经阻滞。脂溶性布比卡因和普通布比卡因相比作用时间更长。目前,脂溶性布比卡因并没有在耳鼻咽喉头颈外科开展研究,而许多在研的项目已经就阻滞效果对脂溶性布比卡因与生理盐水进行了比较,而这可能并非它有效性的可靠指标。

辅助性的药物可添加至局麻药中以达到不同的临床效果。肾上腺素是常见的局麻辅助药物,可通过血管收缩和直接的 α_2 激动作用来延长感觉和运动阻滞。地塞米松是合成的糖皮质激素,它可以通过抗炎作用来延长麻醉效果。α_2 激动剂如可乐定和右旋美托咪定可以通过多种机制延长感觉和运动阻滞,如局部血管收缩和直接的局麻效果。其他的药物如阿片类,在鞘内和硬膜外内是经典的局麻药联合使用药物,但在外周神经阻滞中并没有明显延长阻滞时长和改善阻滞质量。虽然局麻药在耳鼻咽喉头颈外科使用剂量并不大,但是理解和认识局麻药的潜在并发症尤为重要。

6）NMDA 受体拮抗药：NMDA 受体抑制剂（如氯胺酮）对于急性疼痛管理具有多方面的益处，包括缓解术后疼痛、降低镇痛药物用量、预防慢性疼痛。除了抑制 NMDA 受体，氯胺酮还对多种受体产生影响，包括 μ、δ、κ 阿片受体。在扁桃体切除手术中，氯胺酮已被证实可通过静脉给药或局部给药减轻术后疼痛。虽然氯胺酮有很多优点，但是大剂量使用时副作用很常见。它的副作用包括幻觉、噩梦、认知功能障碍、唾液分泌增多。这些副作用可通过降低使用剂量（小于 1mg/kg）、服用抗毒蕈碱药物（如格隆溴铵）和苯二氮草类药物预防。

【总结】

完善的围术期镇痛不仅出于人道主义目的，更有显著的生理意义以及社会意义，因此有必要重视围术期镇痛并努力提高围术期镇痛的水平。多模式镇痛从某种程度上有效地改善了耳鼻咽喉头颈部手术整个围术期的疼痛控制情况，但是仍存在一定的问题：①术中以及术后镇痛没有形成统一的共识，临床医师并未将此类术后的患者全部视为术后疼痛的服务对象，而只有患者发生中到重度疼痛时才会引起重视，从而导致很多患者被忽略；②头颈、颜面部神经分布密集、感觉敏感，术后多伴有进食、呼吸、睡眠等障碍，因此对镇痛效果的评价提出挑战；③耳鼻咽喉头颈部手术涉及的疾病种类多、采用的手术方式各异，从而导致术后疼痛的程度差异很大，例如扁桃体切除术和喉切除术会发生中度或中度以上疼痛，而喉镜或者鼻内镜术后仅有轻微的疼痛，因此很难有统一的评价标准。通过多学科的协作，可对耳鼻咽喉头颈部手术术后疼痛进行预测、预防，做到多环节、多途径、多技术、多药物和多方法镇痛，实现全程、持续、安全、有效的管理。

（高玲玲　程　潜　孙志荣）

参考文献

1. WU C L,RAJA S N. Treatment of acute postoperative pain. Lancet,2011,377（9784）:2215-2225.

2. STEPHENSON E D,FARZAL Z,JOWZA M,et al. Postoperative analgesic requirement and pain perceptions after nonaerodigestive head and neck surgery. Otolaryngol Head Neck Surg,2019,161（6）:970-977.

3. WORRALL D M,TANELLA A,DEMARIA S J R,et al. Anesthesia and enhanced recovery after head and neck surgery. Otolaryngol Clin North Am,2019,52（6）:1095-1114.

4. DU E,FARZAL Z,STEPHENSON E,et al. Multimodal analgesia protocol after head and neck surgery:Effect on opioid use and pain control. Otolaryngol Head Neck Surg,2019,161（3）:424-430.

5. 徐建国.成人手术后疼痛处理专家共识.临床麻醉学杂志,2017,33（09）:911-917.

6. DALE R,STACEY B. Multimodal treatment of chronic pain. Med Clin North Am,2016,100（1）:55-64.

7. HERLICH A. Focused local anesthesia and analgesia for head and neck surgery. Int Anesthesiol Clin,2012,50（1）:13-25.

8. NOVITCH M,HYATALI F S,JEHA G,et al. Regional techniques for head and neck surgical procedures. Best Pract Res Clin Anaesthesiol,2019,33(4):377-386.

9. ALDAMLUJI N,BURGESS A,POGATZKI-ZAHN E,et al. PROSPECT guideline for tonsillectomy:systematic review and procedure-specific postoperative pain management recommendations. Anaesthesia,2021,76(7):947-961.

第五节 术后恶心呕吐的处理

要点

1. 术后恶心呕吐的概述　PONV 的概念、发生率、不良影响及发病机制。

2. 术后恶心呕吐的危险因素及评估　PONV 的危险因素是多方面的,主要包括患者自身因素、麻醉因素和手术因素三方面。对仅有恶心的患者进行视觉模拟评分法(NVAS),PONV 严重程度采用恶心程度语言描述评分(NVDS)。

3. 术后恶心呕吐的预防　评估 PONV 高危因素,并减少 PONV 高危因素。如联合神经阻滞镇痛,减少围术期阿片类药物使用;避免应用挥发性麻醉药物;尽可能减少新斯的明的应用;术前合理禁饮,胃肠减压;充分静脉补液;辅助使用 α₂ 受体激动药。对 PONV 中度风险的患者,应采用 1~2 种药物进行预防。

4. 术后恶心呕吐的治疗　对于未接受预防性药物治疗或者预防性治疗失败的 PONV 患者,应给予止吐药治疗。应使用与预防用药不同种类的抗呕吐药物,即多种药物联合使用,如 5-HT₃ 受体阻滞剂与氟哌利多或地塞米松复合使用。

【概述】

术后恶心呕吐(postoperative nausea and vomiting,PONV)通常用于描述手术后因各种自身、手术、麻醉及药物因素而产生的恶心、呕吐或干呕,是患者手术后最常见症状,可能是一种非常痛苦的经历。外科手术患者中 PONV 总发生率为 30%,高风险人群发生率高达 80%,主要发生在手术后 6h(早期 PONV)或 24h 内(晚期 PONV),也可能持续达 5 天甚至更久。儿童通常仅评估和讨论术后呕吐(post operative vomiting,POV),因其恶心症状受表达能力限制较难评估。

虽然近年来采取了各种防治策略,但术后 24h 内 PONV 发生率仍高达 25%~30%,可导致患者满意度下降,影响口服药物、进食,甚至可致伤口裂开、形成切口疝、误吸性肺炎、水电解质和酸碱平衡紊乱等,增加患者术后 PACU 停留时间和住院费用。及时治疗 PONV 需要医务人员保持警觉,PACU 中仅可发现 42% 的 PONV 发作,而外科病房为 29%。因此评估 PONV 发生风险并采取有效措施积极预防和治疗是极为重要的。

【机制】

目前认为有多种途径可通过作用于中枢或外周受体和神经通路引起恶心呕吐,但具体机制仍未完全阐明。恶心是胃部的一种不良感觉,由于外界刺激影响高级中枢,引起消化道的收缩-舒张紊乱,包括胃肠活动增加、平滑肌松弛、胃酸分泌减少、十二指肠逆向蠕动等,可以单独发生,也可以在干呕或呕吐之前发生。呕吐中枢位于第四脑室腹侧面极后区化学触发带和孤束核上方。化学触发带(CTZ)包括 5-HT$_3$、5-HT$_4$、阿片受体、胆碱能受体、大麻受体、多巴胺受体等多种与恶心呕吐相关的作用部位,通过神经投射到呕吐中枢而产生呕吐。此外药物直接或间接刺激胃或近端小肠黏膜、前庭系统传入信号刺激呕吐中枢、中枢神经系统的直接刺激均可引发呕吐。恶心呕吐的传出途径包括:迷走神经、交感神经、膈神经和肋间神经。吸入麻醉药和阿片类药物可能通过刺激延髓中第四脑室底引起恶心呕吐,随后通过多巴胺和 5-HT 与中枢模式发生器进行信息交换,从而触发呕吐反射。

【危险因素】

理解 PONV 风险因素,有利于更好地进行术前风险评估,并降低围术期 PONV。既往指南针对大型队列研究进行多变量分析,总结出 PONV 的独立危险因素。其中,成人患者特异性危险因素包括:女性、PONV 和/或晕动症发生史、不吸烟和年轻患者(证据级别 B1)。特定类型的外科手术可能与 PONV 风险增加有关,包括:腹腔镜手术、减重手术、妇科手术和胆囊切除术(证据级别 B1)。既往 PONV 指南也有讨论其他常见因素,经研究发现其临床价值有限(如焦虑)、不确定是否与 PONV 关联(如月经期、新斯的明和围术期禁食水)或并无关联(如鼻胃管、肥胖和吸氧,见表 9-5-1)。

表 9-5-1 成年患者 PONV 危险因素

证据级别	危险因素
总体阳性	女性(B1) PONV 或晕动症史(B1) 不吸烟(B1) 年轻患者(B1) 全麻相比区域阻滞(A1) 使用挥发性麻醉药或氧化亚氮 [a](A1) 术后使用阿片类药物(A1) 麻醉时间(B1) 手术类型(胆囊切除术、腹腔镜手术、妇产科手术)(B1)

证据级别	危险因素
存在争议	ASA 分级（B1） 月经期（B1） 麻醉医师的经验水平（B1） 围术期禁食禁水（A2）
未证实或临床相关性证据有限	BMI（B1） 焦虑（B1） 鼻胃管（A1） 偏头痛（B1） 吸氧（A1）

注：ASA. 美国麻醉医师协会；BMI. 体重指数；PONV. 术后恶心呕吐。[a] 指吸入氧化亚氮超过 1h。

（一）患者因素

1. 性别　女性是独立的危险因素，可能因为女性的激素水平与男性不同，青年女性 PONV 发生率是同年龄组男性的 2~3 倍。

2. 吸烟　非吸烟者发生率高，可能与尼古丁抑制 GABA 受体，增加突触中多巴胺能受体有关。

3. 有 PONV 史或晕动史者　发生率高。

4. 年龄　儿童术后恶心呕吐发生率是成人的 2 倍，3 岁以上发病率逐步增高，11~14 岁达到高峰，但老年患者发生率降低。

（二）麻醉因素

包括麻醉方法的选择、挥发性麻醉剂、氧化亚氮和术后使用阿片类药物（证据级别 A1）。挥发性麻醉剂导致 PONV 具有剂量依赖性，在术后 2~6h 尤为突出。阿片类药物引起 PONV 可持续存在于整个术后用药期间。使用阿片类药物后，大约 40% 的患者会出现恶心，15%~25% 的患者会出现呕吐。阿片类药物刺激中枢神经系统和前庭系统及胃肠道外周的 μ 受体引起恶心呕吐，该作用具有剂量依赖性，且与阿片类药物种类及给药途径无关。使用多模式镇痛、区域阻滞可减少阿片类药物用量。采用全凭静脉麻醉（TIVA）、围术期使用 α_2 受体激动剂和 β 受体激动剂，也可降低 PONV 发生率。既往指南认为吸入氧化亚氮可能导致 PONV。氧化亚氮引起 PONV 与其可使肠道扩张、肠积气和脑血流增加有关，且与使用时间相关。一项近期研究表明，氧化亚氮导致的 PONV 可能与麻醉时间相关。麻醉时间低于 1h 时，预防 1 例氧化亚氮引发的 PONV，需要治疗的病例数为 128；麻醉时间超过 1h，需要治疗的病例数降至 23；麻醉时间超过 2h，需要治疗的病例数降至 9。

（三）手术因素

斜视矫形术、头面部整形手术、腹腔镜手术、胃肠道手术、神经外科手术、妇产科手术发生率高。手术时间长者 PONV 发生率高，可能与导致 PONV 的麻醉药物蓄积有关。此外，有研究表明午夜后禁食水可增加 PONV 风险。考虑到 PONV 的影响，加速康复外科策略放宽了术前禁食水及相关指南的限制。

【临床评估】

（一）PONV 程度评分

PONV 程度通过视觉模拟评分法（VAS）和语言表达法进行。前者以 10cm 直尺作为标尺，一端表示无恶心呕吐，另一端表示为极其严重的恶心呕吐。4cm 以下为轻度 PONV，对日常活动影响不大，也不影响睡眠；7cm 以上为重度 PONV，导致患者不能入睡，严重妨碍日常生活。语言表达法由患者自主感觉，分为无、轻、中、重。与 VAS 相对应，1~4 分为轻度，5~6 分为中度，7~10 分为重度。

（二）PONV 风险评分

目前缺乏一种单一的、具有足够的敏感性或特异性的、可用来预测 PONV 发生风险的评估指标，因此研究者建立了多个涉及患者、麻醉及手术危险因素的评分系统对 PONV 风险进行分层，用以预测临床机构 PONV 的发生率并指导治疗。

Koiburanta 评分和 Apfel 评分是住院麻醉患者常用的 PONV 风险评分。简化 Apfel 风险评分基于 4 个预测因子：女性、PONV 和/或晕动症史、不吸烟和术后使用阿片类药物。当分别存在 0、1、2、3、4 项危险因素时，对应的 PONV 发生率约为 10%、20%、40%、60% 和 80%。将具有 0~1 项、2 项和 3 项（含）以上危险因素的患者分别定义为低、中和高风险组。Koiburanta 评分在 Apfel 评分 4 个预测因子的基础上增加了"手术时间 >60min"。风险评分是对 PONV 发生可能性的客观评价方法，其敏感性和特异性在 65%~70% 之间，用于指导 PONV 的预防，但风险评分无法做到完全预测。

【防治策略】

覆盖性地预防 PONV 的发生会增加一些止吐药的相关副作用，止吐药的绝对益处取决于风险程度，较高风险患者比较低风险患者获益更多。具有低风险的 PONV 患者预防性用药后效果不佳，并且可能使患者产生抗药性，预防性用药仅适用于 PONV 中、高风险的患者。

（一）预防 PONV 的基本原则

1. 评估 PONV 风险　识别中、高危患者，采用个体化的多模式预防措施。5-HT$_3$ 受体阻滞剂、地塞米松和氟哌利多或氟哌啶醇是预防 PONV 最有效且副作用小的药物。无 PONV 危险因素的患者不建议预防用药，低、中危患者手术结束前采用一或两种药物静脉注射预防，中、高危患者采用两种甚至三种药物联合应用。PONV 临床防治效果判定的金标准是达到 24h 完全无恶心呕吐。不同作用机制抗 PONV 药合用时，其作用相加而副作用常不相加。如防治效果不佳，加用不同作用机制的药物。

2. 优化围术期管理　尽量避免使用能增加 PONV 风险的药物或手段，见表 9-5-2，推荐的策略包括：①减少围术期阿片类药物的使用并联合多模式镇痛；②优先使用区域阻滞，随着超声技术的开展与普及，超声引导下各类神经阻滞应用于五官科手术的开展，例如耳大神经阻滞范围可以覆盖耳部绝大部分神经支配区，用于鼓室乳突手术，双侧颈浅丛神经阻滞用于颈部手术（如甲状腺手术），上颌神经阻滞用于上颌骨手术和功能性鼻内镜手术等，减轻患者术后疼痛的同时减少围术期阿片类药物的应用量,PONV发生率明显下降,对于完善耳鼻咽喉头颈外科围术期的舒适化医疗有重要意义;③优先使用丙泊酚作为主要的麻醉用药;④避免使用挥发性麻醉剂;⑤日间手术患者充分补液。

表 9-5-2　降低 PONV 基础风险的方法

降低 PONV 基础风险的方法
使用区域阻滞,避免全麻(A1)
麻醉中使用丙泊酚诱导和维持(A1)
大于 1h 的手术避免使用氧化亚氮(A1)
避免使用挥发性麻醉剂 (A2)
尽量减少术中(A2)及术后(A1)阿片类药物的使用
充分补液(A1)
使用舒更葡糖钠代替新斯的明拮抗肌松药(A1)

3. 考虑药物起效和作用时间　口服药物,如昂丹司琼、多拉司琼、丙氯拉嗪、阿瑞匹坦应在麻醉诱导前 1~3h 给予;静脉抗呕吐药则在手术结束前静注,给予负荷剂量,持续静脉给药不易达到药物有效的效应室浓度。但静脉制剂地塞米松应在麻醉诱导后给予;东莨菪碱贴剂应在手术前晚上或手术开始前 2~4h 给予。

(二) PONV 防治药物

防治 PONV 的药物按作用部位可分为五类:①作用于皮质,苯二氮䓬类;②作用于催吐化学感受区(chemoreceptor trigger zone,CTZ),吩噻嗪类、丁酰苯类、5-HT$_3$ 受体拮抗剂、神经激肽-1(NK-1)受体拮抗剂、苯甲酰胺类、大麻类;③作用于恶心呕吐中枢,抗组胺药、抗胆碱药;④作用于内脏传入神经,5-HT$_3$ 受体拮抗剂、苯甲酰胺类;⑤糖皮质激素类。常用的药物介绍如下:

1. 5-HT$_3$ 受体拮抗剂　5-HT 受体 90% 存在于消化道,1%~2% 存在于中枢神经系统,主要存在于胃肠道黏膜下和中枢化学触发带。高选择性 5-HT$_3$ 受体拮抗剂包括昂丹司琼、格拉司琼、雷莫司琼、托烷司琼等,防治 PONV 效果相近,口服和静脉给药效应相似,仅作用时间不同,等效剂量不一,常在手术结束时给予单剂。咽喉手术结束前 2h 静脉注射昂丹司琼 4mg 和地塞米松 4mg 预防 PONV 有效。常见的共同不良反应包括轻度头痛、便秘、短暂无症状的转氨酶升高,可能导致 QT 间期延长。

昂丹司琼是最常用也是研究最为广泛的 5-HT$_3$ 受体拮抗剂,被认为是 PONV 治疗"金标准"药物。单独使用昂丹司琼预防或治疗 PONV 的效果与联合用药效果相当。对于接受中耳手术的患者使用格拉司琼,术后 24h PONV 发生率低于使用昂丹司琼的患者。第二代 5-HT$_3$ 受体拮抗剂帕洛司琼具有更独特、更强的受体亲和力及更长的半衰期,对于出院后恶心呕吐的预防更为有效,且不影响 QT 间期。

2. NK-1 受体拮抗剂　阿瑞匹坦半衰期 40h,可以口服和肠道外给药,在降低术后呕吐的发生率方面比降低恶心发生率更为有效。罗拉匹坦半衰期长达 180h,因此在出院后恶心呕吐的(PDNV)治疗中可能有效。

3. 糖皮质激素 围术期使用糖皮质激素可减少 PONV 的发生,该方法在临床也已用多年。地塞米松主要作用于呕吐中枢从而发挥止吐作用,单一应用可使 PONV 发生率下降 25%,可减少围术期阿片类镇痛药需要量。在全身麻醉下行腺样体切除术中,静脉注射地塞米松 0.15mg/kg 可降低 PONV 风险而不增加出血风险。对行扁桃体切除术的患者,使用地塞米松可以减少 PONV 的发生同时减轻术后疼痛。地塞米松的推荐剂量为 4~10mg,建议在麻醉诱导后立即给药,对于长时间手术可能需在麻醉中多次用药。清醒患者快速推注时可引起瘙痒。地塞米松可能导致血糖升高,但其可改善呼吸参数、减轻疲劳、提高康复质量并缩短住院时间。其是否会导致出血、伤口感染、吻合口瘘、临床严重的高血糖症以及促进肿瘤复发仍存在争议。

4. 抗多巴胺类 氟哌利多拮抗 CTZ 中的多巴胺 D_2 受体,最初是在 20 世纪 50 年代开发的抗精神病药物,并在 60 年代批准用于麻醉和 PONV。其半衰期短(约 3h),建议手术结束前使用以优化止吐效果。其有效预防 PONV 的剂量为 0.625~1.25mg,过多使用时可能引起 QT 间期延长和尖端扭转型室速,在原有 QT 间期延长或有心脏复极化障碍的患者应谨慎使用。氨磺必利是多巴胺 D_2 和 D_3 受体拮抗剂,防治 PONV 的推荐剂量为 5mg 静脉注射。对于已接受过非抗多巴胺类预防性用药的患者,仍发生 PONV 时,其推荐剂量为 10mg。止吐剂量的氨磺必利不会导致镇静、锥体外系反应或 QT 间期延长。奋乃静是非典型性抗精神病药物和多巴胺受体拮抗剂,其对预防 PONV 有效且不增加嗜睡或镇静,推荐剂量为 5mg 静脉注射。甲氧氯普胺有中枢 CTZ 和外周多巴胺受体拮抗作用,加速胃排空,抑制胃的松弛并抑制呕吐中枢 CTZ。其抗呕吐剂量可能达到每次 40~50mg 才有效,如此大的剂量常导致锥体外系症状和困倦,其中锥体外系症状更易发生在老人和儿童。

5. 抗组胺药 组胺受体可分为 H_1、H_2、H_3 三种类型,抗组胺药主要作用于迷走神经系统,阻断前庭器的乙酰胆碱和孤束核的 H_1 受体,防治运动型眩晕和中耳手术后呕吐。异丙嗪用于预防 PONV 的研究有限,麻醉诱导时单用异丙嗪 25mg 或联合使用异丙嗪 12.5mg、昂丹司琼 2mg 可有效降低中耳术后 24h 的 PONV。异丙嗪对已发生的 PONV 也有效,6.25mg 与高剂量效果相当且镇静程度低。但静脉注射异丙嗪可能从静脉中渗出导致严重的组织损伤甚至坏疽。

6. 抗胆碱能药 抗胆碱药主要抑制 M 胆碱能受体,并抑制乙酰胆碱释放,可阻滞前庭的冲动传入。东莨菪碱透皮贴剂可有效预防 PACU 中的 PONV,并在术后 24h 内有效。起效时间为 2~4h,可在术前或手术前一日晚间用药。该药不良反应轻微,以视觉障碍、口干和头晕最常见。

7. 苯二氮䓬类 咪达唑仑是一个短效的苯二氮䓬类中枢性抑制药。麻醉诱导气管插管后,手术开始前静脉注射咪达唑仑 50μg/kg 或咪达唑仑 50μg/kg 联合地塞米松 0.5mg/kg 预防全麻下儿童斜视矫正术 PONV 效果确切且联合用药较单独使用效果更好。给予咪达唑仑后 PON、POV 和 PONV 均减少,与其他止吐药合用效果更好。该药对正常人的心血管系统影响轻微,无组胺释放作用,不抑制肾上腺皮质功能,但具有一定的呼吸系统抑制作用,其程度与剂量相关。

8. 其他药物

(1)对乙酰氨基酚作为多模式镇痛用药之一,在疼痛产生前预防性静脉注射可减少 PONV 的发生。一项回顾性研究纳入 90 例行斜视手术的儿童,地塞米松联合对乙酰氨基酚组患儿 PONV 发生率较单独使用地塞米松组显著降低。

（2）扁桃体切除术期间，静脉注射利多卡因 1.5mg/kg，然后再输注 2mg/（kg·h）的儿童 POV 发生率比生理盐水安慰剂对照组低 62%。对于儿童斜视手术，2% 利多卡因凝胶比 0.5% 多用普鲁卡因滴眼液具有更好的围手术期镇痛效果和更少的 PONV。

（3）大量系统综述和荟萃分析表明，α_2 受体激动剂如右美托咪定和可乐定，围术期使用可减少术后阿片类药物的用量并减少 PONV 的发生。

（4）此外有研究发现术中静脉注射短效 β 受体阻滞剂艾司洛尔可减少 PACU 阿片类药物用量，从而降低 PONV 的发生。

（5）手术临结束时肌内注射麻黄碱 0.5mg/kg 可显著减少术后 3h 的 PONV。麻黄碱止吐效果和需要其他药物补救的情况与肌内注射氟哌利多 0.04mg/kg 相当。存在冠脉缺血风险的患者需慎用。

（6）对于使用了肌松药的患者，与新斯的明拮抗相比，舒更葡糖钠拮抗可降低 PONV 的风险。

用于成人预防 PONV 的止吐药剂量和给药时机见表 9-5-3，PONV 预防性治疗的联合用药见表 9-5-4。儿童止吐药剂量见表 9-5-5。

表 9-5-3　成人预防 PONV 的止吐药剂量和给药时机

药物	剂量	时机
氨磺必利	5mg	诱导时
阿瑞匹坦	40mg 口服	诱导时
卡索匹坦	150mg 口服	诱导时
地塞米松	4~8mg 静脉注射	诱导时
苯海拉明	1mg/kg 静脉注射	诱导时
多拉司琼	12.5mg 静脉注射	手术结束，给药时间按可能不影响效果
氟哌利多	0.625mg 静脉注射	手术结束
麻黄碱	0.5mg/kg 肌内注射	手术结束
格拉司琼	0.35~3mg 静脉注射	手术结束
氟哌啶醇	0.5mg 肌内注射/静脉注射，不超过 2mg	手术结束前或麻醉诱导后
甲强龙	40mg 静脉注射	诱导时
甲氧氯普胺	10mg	手术前
昂丹司琼	4mg 静脉注射	手术结束
帕洛诺司琼	0.075mg 静脉注射	诱导前
奋乃静	5mg 静脉注射	诱导前
异丙嗪	6.25mg	手术结束
雷莫司琼	0.3mg 静脉注射	手术结束
东莨菪碱	透皮贴剂	术前一晚或术前 2h
托烷司琼	2mg 静脉注射	手术结束

表 9-5-4　用于成人和儿童的联合用药

不同年龄	联合用药方案	具体方案
成人联合用药	5-HT$_3$ 受体拮抗剂 + 地塞米松	昂丹司琼 帕洛诺司琼 雷莫司琼 格拉司琼 托烷司琼 + 地塞米松
	5-HT$_3$ 受体拮抗剂 + 阿瑞匹坦	昂丹司琼 雷莫司琼 帕诺洛司琼 阿瑞匹坦 + 地塞米松
	5-HT$_3$ 受体拮抗剂 + 氟哌利多	昂丹司琼 + 氟哌利多 格拉司琼 + 氟哌利多 帕洛诺司琼 + 氟哌利多
	其他 5-HT$_3$ 受体拮抗剂联合用药	昂丹司琼 + 氟哌啶醇 氟哌啶醇 + 地塞米松 + 昂丹司琼 昂丹司琼 + 倍他司汀 雷莫司琼 + 加巴喷丁 咪达唑仑 + 雷莫司琼
	其他抗多巴胺药物联合用药	地塞米松 + 氟哌啶醇 甲氧氯普胺 + 苯海拉明 氨磺必利 + 1 种非多巴胺类止吐药 氟哌啶醇 + 咪达唑仑
	其他	丙泊酚 + 地塞米松 地塞米松 + 苯海拉明 加巴喷丁 + 地塞米松
儿童联合用药		昂丹司琼 + 地塞米松 昂丹司琼 + 氟哌利多 托烷司琼 + 地塞米松

表 9-5-5　预防儿童 PONV 的止吐药剂量

药物	剂量
阿瑞匹坦	3mg/kg,不超过 125mg
地塞米松	150μg/kg,不超过 5mg
苯海拉明	0.5mg/kg,不超过 25mg
多拉司琼	350μg/kg,不超过 12.5mg
氟哌利多	10~15μg/kg,不超过 1.25mg
格拉司琼	40μg/kg,不超过 0.6mg
昂丹司琼	50~100μg/kg,不超过 4mg
帕洛诺司琼	0.5~1.5μg/kg
托烷司琼	0.1mg/kg,不超过 2mg

（三）PONV 的非药物治疗

术前禁食和肠道准备可能导致一定程度的脱水，从而导致或加重 PONV。大量研究表明，充足的补液是降低 PONV 风险的有效措施，可通过尽可能缩短围术期禁食时间或通过静脉补液维持血容量来实现。输注晶体液（10~30mL/kg）是降低 PONV 风险的有效方法，尤其是在高危患者中。持续时间大于 3h 的手术中，输注胶体更能有效地降低 PONV 风险，而小于 3h 的手术胶体则无效。术中或术后输注葡萄糖不能降低 PONV 风险。

术前饮用碳水化合物对 PONV 的影响仍有争议。Tudor Drobjewski 等人表明术前碳水化合物减少了胃内容物和降低了 PON 的发生，但没有降低 POV 的发生。其他研究发现，术前喝富含碳水化合物的饮料可以减少门诊胆囊切除术患者的 PON、POV 和疼痛。在腺扁桃体切除术前缩短术前禁食时间有助于术后早期进食，但不利于预防 PONV 的发生。

心包 6 穴（PC6）刺激可显著降低恶心呕吐和需要使用止吐药补救治疗的风险，其效果与 6 种不同类型的止吐药（甲氧氯普胺、环丙嗪、氯丙嗪、氟哌利多、昂丹司琼和地塞米松）相当。而与单独使用止吐药相比，PC6 刺激和止吐药联合应用时，可减少呕吐，但对预防恶心效果较差。无论麻醉诱导前还是之后，穴位刺激均能有效降低 PONV 的发生率。

高浓度吸氧不能降低 PONV 整体发生率。接受吸入麻醉但未给予预防性止吐药的患者中，较高的吸入氧浓度可减少晚期恶心和呕吐的发生，但效果较轻。

此外，一些研究表明，术后咀嚼口香糖、术前应用生姜、香薰疗法等也可一定程度上减少 PONV 的发生。

（四）PONV 的补救性治疗

对于未采用预防措施或预防性用药失败的 PONV 患者，排除药物因素（如使用阿片类药物）和机械因素（血液吞入咽喉部、肠梗阻等）后，应进行抗呕吐的补救性治疗。

若患者未进行预防性用药，5-HT$_3$ 受体拮抗剂是治疗 PONV 的一线药物。第一次出现 PONV 时，应开始小剂量 5-HT$_3$ 受体拮抗剂治疗，通常为预防剂量的 1/4，例如昂丹司琼 1mg、多拉司琼 12.5mg、雷莫司琼 0.3mg、格拉司琼 0.1mg、托烷司琼 0.5mg，也可给予地塞米松 2~4mg、氟哌利多 0.625mg、异丙嗪 6.25~12.5mg。此外，NK1 受体拮抗剂维西匹坦 4~36mg 的疗效与昂丹司琼相当。若患者仍在 PACU，可在监护下静脉注射丙泊酚 20mg，但持续时间短（约 30min），应谨慎使用。

对于预防性用药无效的患者，推荐使用其他种类药物治疗。如果在三联疗法（如 5-HT$_3$ 受体抑制药、地塞米松和氟哌利多或氟哌啶醇）预防后患者仍发生 PONV，则在用药 6h 内不应重复使用这三种药物，应换用其他止吐药。如果 PONV 在术后 6h 以后发生，可考虑重复给予 5-HT$_3$ 受体拮抗药和氟哌利多或氟哌啶醇，剂量同前。不推荐重复应用地塞米松，如重复应用地塞米松，其间隔时间不应少于 8h。

【出院后恶心呕吐】

在接受门诊手术的成人患者中 PDNV 的发生率约为 17%，8% 的患者发生呕吐，很多在出院后才出现，可持续 4~5 天。儿童 PDNV 总发病率为 14%，术中和出院后未接受阿片类治疗的儿童发病率 8%，低于接受短效阿片类药物治疗的 14% 和长效阿片类药物治疗的 24%。因患者不能得到及时有效的治疗,PDNV 对患者的影响比 PONV 更为严重。对于不得不采取全身麻醉的患者,若具有较高 PONV 风险,应联合多种止吐药,采用丙泊酚 TIVA,多模式镇痛减少阿片类用药等策略。适当缩短禁食时间也被证实可降低 PDNV 发生率。

【总结】

预防 PONV 应作为麻醉的组成之一,可通过风险评估、基础风险预防及药物预防来实现。对于成年患者,建议对具有 1 或 2 个危险因素的患者实施多模式 PONV 预防,根据患者和手术因素综合评估多模式预防的益处和风险。联合用药应由不同类别的药物组成,使用最小有效剂量,药物选择取决于患者因素、医疗机构政策和药物的可获得性。对于儿童,建议在中高危人群中使用多模式预防,并建议使用 5-HT$_3$ 受体拮抗剂联合地塞米松,减少阿片类药物和挥发性麻醉药的使用是最基本的干预措施。

(张 雪 孙志荣)

参考文献

1. GAN T J,BELANI K G,BERGESE S,et al. Fourth Consensus Guidelines for the Management of Postoperative Nausea and Vomiting. AnesthAnalg,2020,131(2):411-448.

2. KOVAC A L. Postoperative nausea and vomiting in pediatric patients. Pediatric Drugs,2020,23(1):11-37.

3. 吴新民,罗爱伦,田玉科,等. 术后恶心呕吐防治专家意见(2012). 临床麻醉学杂志,2012,28(4):413-416.

第十章

手术室危机事件

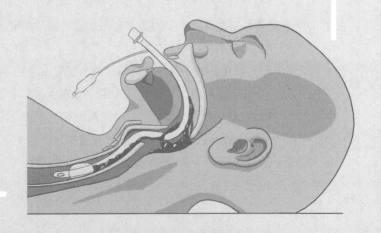

第一节　外力故障导致的危机事件

要点

1. 手术室燃烧或爆炸的发生必须具备以下三个要素——可燃物、助燃气体以及火源。咽喉部激光手术预防气道失火的措施包括使用抗激光导管、低吸入氧浓度以及气管导管套囊中注水。一旦发生气管导管燃烧，应立即中断通气，拔除气管导管，进行气道内灌洗。术后积极防治低氧血症、急性呼吸窘迫综合征和继发感染，并治疗其他合并疾病。

2. 麻醉气体输送设备使用错误较仪器故障更多见。最常见的原因是不熟悉设备和疏忽麻醉机功能检查。呼吸回路问题是最常见的单因素损伤原因，不良事件几乎都与呼吸回路的错误连接或断开有关。强调规范使用的麻醉机和呼吸回路系统的通用检查程序。

3. 手术室是医院的重点科室，加强防范，杜绝危机事件就是杜绝事故、减少差错、确保患者手术安全的保障。常见的危机事件有激光手术中气道失火、围麻醉期突发麻醉机机械通气故障以及围麻醉期突发停电停氧气等。

最常见的外力故障导致的危机事件包括激光手术中气道失火、围麻醉期突发麻醉机机械通气故障和围麻醉期突发停电/停氧气。下面将分别从这三个内容进行详细介绍。

一、激光手术中气道失火

气道燃烧或爆炸的发生必须具备以下三个要素——可燃物、助燃气体以及火源。在气道手术中，气管导管是可燃物，麻醉机通气气体氧浓度往往高于空气，是助燃气体。然而在一般气道手术中并不存在火源。激光微创手术目前常应用于 ENT 手术中，尤其是在气道内手术中使用，不仅能够精确地切掉目标组织且具有凝固止血的功能，减少出血。激光的高能量通过光导纤维束传播，具有临床价值的同时，也是高效和快速的火源，构成了气道燃烧的第三个要素，可能引起气道失火从而威胁到患者和医务人员的安全。气道激光手术导致气管内导管着火的发生率高达0.5%~1.5%。气道燃爆导致的组织伤害包括热力损伤及化学损伤，前者多发生于声门下、舌根部及口咽部，后者是指燃爆所产生的各种有害物质对肺及呼吸道产生的直接和间接的损害。

（一）预防激光手术中气道内起火

气道内起火主要是由于激光光束偏移误击气管内导管等可燃物所致。对于可能使用激光操作的气道内手术，应针对着火三要素采取相应措施预防术中气道内起火。

对于易燃物，避免选用易燃的气管导管，但临床上使用最多的聚氯乙烯（polyvinyl chloride，PVC）导管是易燃的，而红橡胶和硅质气管导管虽然不像 PVC 材质那样易燃，但是临床上并不常见。最安全的气管导管是双套囊的抗激光的金属气管导管，其金属涂层能部分反射激光能量。远端套囊充气密封气道，近端套囊内注入生理盐水。当近端套囊被激光穿破，不仅可保护远端套囊,且套囊内的生理盐水可起灭火作用。但这种导管价格昂贵。另外其套囊仍有燃烧风险,除了给套囊内充入盐水,术者还可以用湿盐水纱布覆盖套囊用于保护气道。另外也可以用反光金属胶带包裹非金属气管导管。

对于可燃气体,在保证患者充足供氧的前提下,尽量降低燃烧的风险,也就是术中将气道内氧气浓度降至可耐受的最低程度。此外,有研究报道,在气管切开手术时将手术部位充满 CO_2,可预防气道内燃烧的发生。

对于火源,最关键的是术者只有在将光束瞄准后才可释放激光能量,且激光的输出功率应当根据病变部位、病变类型做出相应的调整,术者激光操作的准确性非常关键,术中应使用肌松剂以确保声门绝对静止,以防止激光误击气管导管等可燃物。

(二) 气道起火后的紧急处理流程

手术医师往往由于发现气道内火光或套囊漏水而成为发现气道内失火的第一人,发现气道起火后必须立即告知麻醉医师,同时整个手术团队必须紧密合作,即刻采取如下措施:

1. 立即停用激光、中断氧气气源,断开呼吸回路。

2. 迅速从气道内拔除燃烧物(如气管导管) 拔出导管后立即用冷生理盐水冲洗咽部行气道降温,然后对患者进行面罩通气,必要时置入口咽通气道,整个救治过程中需要维持足够的麻醉深度。

3. 在硬质气管镜下清理灼伤创面、清除导管残片并检查气道,评估气道损伤程度。

4. 如果有明显的气道损伤需要重新插管,置入较细的导管维持通气,并持续保留气管内导管以防止气道组织水肿导致气道阻塞。

5. 如果灼伤严重,必要时行低位气管造口,延长带管和机械通气时间。

6. 取头高体位,局部喷雾激素以减轻水肿。同时使用抗生素预防或治疗呼吸道及肺部感染,行气道分泌物细菌培养。

7. 密切观察可能发生的气道出血、水肿和呼吸衰竭。气道烧伤可继发各种并发症,如支气管内膜剥脱、低氧血症、ARDS、多器官功能障碍等。

(三) 评估气道损伤程度及进一步治疗措施

目前对气道损伤的诊断及评估尚无一致标准。激光手术气道起火导致的气道损伤可能包括:上、下呼吸道受到的直接热损伤以及下呼吸道及肺实质因吸入烟雾中的化学物质或有毒颗粒物造成的损伤和代谢障碍。可以从以下几方面对气道损伤进行评估。

1. 喉镜直视下检查上呼吸道,寻找溶解的气管导管碎片,判断是否存在软组织水肿以及组织水肿可能导致的气道狭窄;通过支气管镜检查下呼吸道,确认气道壁是否有烟熏的痕迹或其他由于吸入有毒烟雾或过热气体导致的气道损伤或气道炎症的表现。

2. 放射性核素成像技术可用于吸入性气道损伤的评估,核素清除不对称或清除延迟提示可能存在气管导管碎片、气道痉挛或气道水肿导致的小气道梗阻。

3. 动脉血气分析可用来评估氧合状况,对于即刻气道评估结果正常的患者,需要在 6h 后复检,因气道水肿可能在烧伤后 6~8 小时才明显,伤后 24h 达高峰。以此来明确患者是否既有呼吸道受到的直接热损伤,又有吸入烟雾造成的继发损伤和代谢障碍。

4. 进一步治疗措施包括支气管镜检查或支气管肺泡灌洗。根据需要重新进行气管插管或行气管切开后机械通气。行胸部 X 线检查对肺损伤进行评估。热量或烟雾的吸入会造成肺损伤,可能会延长气管插管和机械通气时间,根据需要湿化气道。后续支持治疗包括呼吸功能支持和抗感染治疗,选择合适的时机拔除气管导管。

【总结】

气道内激光手术可引起气道内起火,处理不当可导致严重的气道烧伤,继发低氧血症、急性呼吸窘迫综合征(acute respiratory distress syndrome,ARDS)和多器官功能不全。需警惕并采取适当措施积极预防气道内起火,一旦发生气管导管燃烧,应立即中断通气,拔除气管导管,进行气道内灌洗。术后积极防治低氧血症、ARDS 和继发感染,并治疗其他并存疾病。

二、围麻醉期突发麻醉机机械通气故障

当前麻醉相关死亡率 1~2/万,与麻醉通气相关的问题就占到 10%。据报道,其中由于操作错误造成的意外占75%,设备故障仅占24%左右。麻醉机发生问题的部分主要是呼吸回路问题、蒸发器问题、呼吸机未开启、潮气量过大以及气道压过高等。麻醉机与患者之间相互影响可导致各种情况的报警,有的与呼吸机功能失常有关,有的则与操作失误有关。

麻醉机在围麻醉期为患者提供氧气、辅助或控制呼吸等功能。围麻醉期如麻醉机设备出现突发故障将直接威胁患者生命安全,轻则导致患者缺氧或二氧化碳潴留,重则导致患者出现生命危险。如不能及时发现或正确处理将导致无法估量的后果。

麻醉气体输送设备使用错误较仪器故障更多见,其中最常见的原因是不熟悉设备和疏忽麻醉机功能检查。不良事件几乎都与呼吸回路的错误连接或断开有关。因此必须强调使用规范的麻醉机和呼吸回路系统的通用检查程序。

(一)麻醉机使用前的全面检查

麻醉前对麻醉机的状态进行全面检查,对于预防麻醉意外尤其重要,这应该是任何麻醉实施之前麻醉医师必需开展的工作。目前推荐使用 1993 年 FDA 发布的麻醉机安全检查程序。尽管目前使用的麻醉机都配备有自检系统,使得部分检查并不必要,然而系统的自检均有其局限性,因此这一检查程序应与所使用麻醉机的用户操作手册结合起来并做出必要的修正与补充。

1. 检查紧急通气装置,证实备有功能良好的简易通气装置。

2. 检查中心供氧　检查麻醉机管道已与中心供氧连接,压力表所示压力为 3.5kg/cm^2 或 50psi。

3. 检查低压系统　检查前关闭流量控制阀和蒸发器,确认蒸发器内药液充满水平,关紧蒸发器加药口上的帽盖。在气体共同出口处接上"负压皮球"。重复挤压负压皮球直至完全萎陷。完全萎陷的负压皮球至少保持 10s。低压系统泄漏试验主要检查流量控制阀到共同输出口之间的完整性。负压试验十分灵敏,能检出 30mL/min 的泄漏。

4. 测试流量计　通过在可用范围内调节所有气流速率,观察浮标的活动情况,检查流量玻璃管有无破裂。

5. 检查 APL 阀和废气清除系统。

6. 检查呼吸环路,包括校准氧浓度监测仪,以及证实 CO_2 吸收器内已经装满吸收性能良好的钠石灰。通过关闭所有气体流量、溢气活瓣(APL)和堵闭 Y 连接管后,用快速充氧加压呼吸环路至 $30cmH_2O$,压力应该能维持至少 10s,否则呼吸环路内存在漏气。

7. 检查手控和自动机械通气系统和单向阀。

8. 检查所有监护仪的定标及其报警上下界限。

9. 最后检查机器的最终状态

(1)APL 阀开放。

(2)蒸发器关闭。

(3)转向开关处于手控位。

(4)所有流量计位于零(或最小量)。

(5)确认吸引患者分泌物的吸引器有足够的吸引力。

(6)呼吸环路立即可用。

(二)围麻醉期突发麻醉机机械通气故障的原因分析

1. 患者呼吸回路漏气

(1)故障原因:①手控时 APL 阀未关闭或手动/自动转换开关失灵;②钠石灰罐安装不严密或破损;③螺纹管损坏或接头松动;④活瓣罩未拧紧。

(2)故障维修:①关闭半紧闭 APL 阀;②重新安装半紧闭 APL 阀;③更换新管或重新安装管路;④重新拧紧活瓣罩。

2. 呼气末呼吸机折叠囊不能最大伸展

(1)故障原因:①大潮气量并选择较快呼吸频率;②患者呼吸回路漏气;③流量控制开关未打开;④溢气活瓣压力值调节不正确。

(2)故障维修:①设置合适的呼吸频率;②按前述方法检查漏气点并作相应维修;③打开流量控制开关。

3. 送气时折叠囊不压缩或压缩范围不够

(1)故障原因:①麻醉机工作方式转换开关仍处于手动位置;②快速供氧开关失灵或漏气;③风箱玻璃罩损坏;④气道阻塞。

(2)故障维修:①将工作方式转换开关调至机控位置;②更换风箱玻璃罩;③排除气道阻塞物。

4. 手动呼吸时气道内压力过大

(1)故障原因:①减压器故障,表现为空载时输出压力正常,快速供氧时,压力低于 0.25MPa;②放气阀设定值未调节正确。

(2)故障维修:①更换减压器;②流量开至 1L/min 时进行调节,将放气阀输出调节到合适的范围。

5. 气道压力上限报警。

(1)故障原因:①患者端管路不通畅;②患者气道阻塞;③气道压力上限设置偏低;④通气参数的改变。

（2）故障维修：①检查患者端管路并校正通畅；②检查患者呼吸道状态；③重新校正报警设置值；④重新计算和调整通气参数。

6. 气道压力下限报警

（1）故障原因：①患者端气体管路漏气；②报警设置值太高；③患者顺应性的改变。

（2）故障维修：①检查管路，校正漏气部分；②重新设定报警值；③检查患者顺应性状态。

7. 气道压力参数无指示

（1）故障原因：①吸气通道与压力传感器之间的连接管子松脱或接反；②气源用尽。

（2）故障维修：①重新接好吸气通道与压力传感器之间的连接管；②更换气源。

8. 负压高报警

（1）故障原因：空气过滤器堵塞。

（2）故障维修：当仪器出现负压高报警时，要特别注意仪器内负压泵的声音，可以听到负压泵负荷很大，并且声音低沉。这时，打开机器盖后可见负压泵上接着一个白色的空气过滤器，如过滤器发黑，证明空气过滤器已堵塞，更换空气过滤器，故障排除。

9. 潮气量和设定值偏差大

（1）故障原因：①流量传感器损坏；②流量传感器需要定标；③呼出气体压力采样管堵塞。

（2）故障维修：①更换流量传感器；②对流量传感器检查和重新标定；③更换呼出气体压力采样管。由于患者在呼吸时会产生水汽，这些水汽会凝结在管道内，如果进入流量传感器内就会造成监测值不准，甚至引起流量传感器的损坏，造成损失。为了避免这种情况，可以在患者管路的呼出端加一个人工鼻，这样可以很好地滤除水汽。当然人工鼻必须经常更换，否则水汽还会进入管路内。

10. 在呼吸末正压通气（PEEP）未使用的情况下出现呼吸末正压

（1）故障分析：①皮囊自身重力大；②气体补偿流量设置不当；③气道堵塞。

（2）故障维修：①减轻皮囊的自重；②采用适当的流量控制；③疏通气道各部件。

总之，麻醉机设备故障产生的原因，很多是由于使用环境潮湿、消毒气体侵蚀、使用不当和缺乏规范的定期维护保养所造成的。

【总结】

在围麻醉期麻醉机设备出现突发故障时，麻醉医师一方面立即寻找其他替换工具或者措施，同时除立即请求器械科修理人员给予帮助外，麻醉医师应对简单的机械故障有所了解，并能自行修复，以期提高防范处理突发事件的能力。与此同时，为了避免围麻醉期麻醉机机械通气故障的发生，麻醉机使用前的安全检查尤为重要。

三、围麻醉期突发停电停氧气

手术室是各种电、气、仪器、设备使用十分集中的地方，承担着全院繁重的手术治疗工作，是医院的重要技术部门，难免会遇到各种各样的意外情况发生。无论是冬天，还是在夏天，手术室的室内温度和湿度均需要保持适宜的范围，同时医疗设备(麻醉机、监护仪、电刀，等等)同时处于工作状态，这无疑导致用电量巨大。目前大多数的医院均采取中心供氧的方式为手术室提供氧气供给，部分医院无钢瓶供氧储备。在日常的临床诊疗过程中,虽然发生手术室停电停氧是偶发事件,媒体报道不多,但是在手术过程中发生停电停氧危害却巨大。围麻醉期停电会导致如呼吸机、麻醉机、监护仪、照明灯、吸引器、体外循环机等很多重要仪器设备不能工作,可造成患者出血不止、生命体征无法及时监测、无法维持正常心肺运转、无法照明等严重后果。在围麻醉期突发停氧会直接威胁患者的生命安全,特别是有心肺疾病的重症患者、氧饱和度低等缺氧患者更易发生休克,甚至死亡。且供氧中断可导致麻醉后恢复室的患者苏醒延迟,发生麻醉后并发症,不利于患者的术后安全。突发停电停氧气可明显增加手术室医务人员的工作量,导致手术室各项工作的停滞,影响手术进程。

(一)围麻醉期突发停电停氧气的原因分析

引起围麻醉期突发停电停氧气的因素有很多,总结为以下几点。

1. 手术患者的增多,工作量的加大,使电器超负荷运转,电器容易短路引起断电。

2. 线路的老化、突然加大用电负荷量。

3. 集中用电时电压不足,不能正常供电。医院所在区域(街道)发生用电故障。

4. 后勤部门供气不及时,用气中断。

5. 医院内部管道、线路发生障碍后导致的氧气供应中断。

6. 人为因素,如各级领导的失职、政策的失误、人员安排不合理;手术室各种规章制度不严谨、执行不严格、监督力度不够;各种人员的岗位不明确、责任不到位。

(二)围麻醉期突发停电停氧气的应对策略

遇到紧急情况时快速有效的应对是手术室面对的重大挑战。针对突发事件具有不确定性、不可预见性和复杂性的特点,需建立一套行之有效的手术室突发紧急情况的应对策略,以便在突发事件来临时应对自如,沉着应战,将突发事件的危害降到最低。

1. 突发停电应对策略。

(1)遇到停电时应保护好手术切口,避免污染,同时通过电话与医院供电部门联系,寻找停电原因。

(2)突然停电后,应立即启动第二电源并开启应急灯照明。所有麻醉医师启用手术间麻醉机或监护仪的蓄电池,如果监护仪没有蓄电功能的可以采用手动测量血压和摸脉搏来观察患者的生命体征,保证患者生命体征平稳。若呼吸机不能正常工作,在全麻期间,备好氧气枕及简易呼吸器等,挤压皮囊或简易呼吸器维持患者呼吸,暂时停止手术。如果是椎管内麻醉,要等平面降到安全范围才能送患者回病房。

(3)及时上报科主任及院总值班。

(4)记录好停电的时间和过程以及患者的基本情况。密切观察病情,防止跌倒或撞伤,安慰患者并做好解释工作,手术人员不得大声喧哗,以免引起患者恐慌。任何人员不得离开手术间、离开患者。

(5)关闭术中使用仪器的电源、以免突然来电时损坏仪器;恢复供电后应检查并重新调整呼吸机参数。

(6)手术室为电力负荷的最高等级负荷。在发生大范围停电事件时,应急供电的原则是首先保证手术室的供电,当发电机启动并正式发电后,配电室人员要时刻监视发电机负荷情况,同时工程部人员要巡视。如果长时间不能恢复供电,就要考虑租用应急发电车或小型汽油发电机进行发电,该工作将由电力维修的人员来完成。

2. 突发停氧气应对策略 医院供氧系统有中心供氧和瓶装氧气供氧系统。因中心供氧技术低压供氧,安全可靠、贮存运输方便、压力稳定,供氧能力强、经济效益明显增加、可改善医疗环境而成为大多数医院不可或缺的重要医疗设施,且已经成为国际上广泛使用的现代化供氧方式。但是中心供氧系统难免会因为人为操作不当、机器部件老化等原因发生故障,甚至造成氧气供应中断而影响医疗救治工作。应对策略主要有以下几点:

(1)立即通知中心供氧房及时维修。

(2)全麻手术患者,巡回护士马上将备用氧气瓶推至麻醉机旁,安装减压表接呼吸机,以保证呼吸机正常运转,这里需要考虑气源更换所需的时间,必须在患者承受范围之内;若吸氧患者较多,氧气瓶不足可用便携式氧气袋应急替代,保证患者生命安全,也可采用简易呼吸囊进行人工呼吸供氧。

(3)及时上报科主任及院总值班。

(4)停氧过程中加强巡视和病情观察,注意患者是否有缺氧症状及其他病情变化。

所有手术人员沉着、冷静,加强与相关人员的有效沟通,包括医患及医护之间的沟通,以确保患者的安全。

【总结】

由于围麻醉期突发停电停氧气可能对患者产生严重后果,预防此类事件的发生显得尤其重要。

首先,应加强排查,对手术室供电供氧管道及相关线路进行定期检查,如检查气源、备用气源及各个端口。做好日常维护,及时处理异常情况。确保供电供氧系统正常运行并得到有效监控。保障制氧设备及其输送系统的安全性,防止因天气、自然灾害、设备故障等原因造成氧气中断而影响手术麻醉的正常运行。

其次,建立健全应急通信网络,规范应急事件报告制度,将手术室人员的通信方式和地址留在科室和医院,如有意外发生时,能迅速联系,以最快的时间启动应急体系,可以最大限度地降低损失。

针对围麻醉期可能出现的紧急情况,手术室在平时应定期开展术中停电、停气等意外情况的应急演练,掌握供电中断处置的应急流程,避免在故障发生时产生慌乱。明确发生意外事件时每个人的职责及应采取的正确有效措施,为此做好防范,并定期考核。

最后,所有急救应急物品保持完好固定位置和数量。做好应急照明设备、监测仪等应急备用物品的储备,熟悉氧气瓶和简易呼吸气囊的位置,并安排专人进行日常的管理和检查,确保急救物品数量齐全、功能完好。麻醉医师术前仔细检查麻醉机功能是否正常,并常备简易呼吸气囊,在呼吸机断电、重启或者更换呼吸机时能起到关键的替代作用。呼吸机等重要仪器需要在使用后及时登记,定期维护保养。

医院需做好供电供气系统相关档案管理以备用。这样医院供电及集中供氧系统会更好地工作,风险也会降低。

另外需要注意的是,当前医患纠纷发生率高,当发生停电停氧气不良事件时,我们在保证好患者的安全后应及时与患者家属沟通,做好家属的解释工作,以防止影响患者后期的正常医疗。

(乔　晖)

参考文献

1. SHERWIN M A,EISENKRAFT J B. Anesthesia hazards:what is the role of the anesthesia machine? . Int Anesthesiol Clin,2020,58(1):27-31.

2. ROY S,SMITH L P. Preventing and managing operating room fires in otolaryngology-head and neck surgery. Otolaryngol Clin North Am,2019,52(1):163-171.

3. COWLES C E,CULP W C. Prevention of and response to surgical fires. BJA Educ,2019,19(8):261-266.

4. KEZZE I,ZOREMBA N,ROSSAINT R,et al. Risks and prevention of surgical fires:A systematic review. Risiken und Prävention chirurgisch induzierter Feuer:Eine systematische Übersicht. Anaesthesist,2018,67(6):426-447.

5. DAY A T,RIVERA E,FARLOW J L,et al. Surgical fires in otolaryngology:A systematic and narrative review. Otolaryngol Head Neck Surg,2018,158(4):598-616.

6. MEHTA S P,EISENKRAFT J B,POSNER K L,et al. Patient injuries from anesthesia gas delivery equipment:a closed claims update. Anesthesiology,2013,119(4):788-795.

7. GURUDATT C. The basic anaesthesia machine. Indian J Anaesth,2013,57(5):438-445.

8. BEYDON L,LEDENMAT P Y,SOLTNER C,et al. Adverse events with medical devices in anesthesia and intensive care unit patients recorded in the French safety database in 2005-2006. Anesthesiology,2010,112(2):364-372.

9. RINDER C S. Fire safety in the operating room. Curr Opin Anaesthesiol,2008,21(6):790-795.

第二节　心搏呼吸骤停

要点

1. 在耳鼻咽喉头颈外科的择期手术中,突发的心搏骤停主要与迷走神经反射相关,而在急诊手术中,可能引起心搏呼吸停止的急危重症则主要与出血和窒息相关。

2. 心肺复苏期间,"心泵机制"和"胸泵机制"并存。成功的复苏救治有赖于一套完整的协调行动,称之为生存链。高质量的心肺复苏按照美国心脏协会和国际复苏联合会共同制订的2020 版《心肺复苏和心血管急救指南》实施,分为成人、儿童和婴儿三类人群。

3. 室颤和无脉性室性心动过速是对电击治疗有反应的心律(也称"可电击心律")。

【概述】

在耳鼻咽喉头颈外科急诊中,患者可能因创伤、窒息、低血容量休克等原因,导致心搏骤停。心搏骤停后,有效泵血功能消失,全身脏器因缺血缺氧而功能衰竭,约 10s 左右即可出现意识丧失,4~6min 内开始发生不可逆的脑损伤,随后经数分钟过渡到生物学死亡。4min 之内是黄金抢救时间,每推迟 1min 施救,存活率就下降 10%。立刻识别出心搏骤停并及时启动高效的心肺复苏是救治成功的关键。

心肺复苏(cardiopulmonary resuscitation,CPR)是指对心搏骤停患者采取的使其恢复自主循环和呼吸的紧急救治措施,其目标是恢复患者的意识,即脑功能。2000 年,美国心脏协会和国际复苏联合会共同制订了第一个"心肺复苏和心血管急救指南",自 2015 年起,该指南的更新形式不再限于每五年一次,而是根据最新的循证医学证据每年进行一次审核更新。本章节内容主要参考 2020 年出版的指南,结合耳鼻咽喉头颈外科急诊特点,以医院内为场景,阐述救治要点。

图 10-2-1 展示成人心肺复苏救治流程,具体步骤及要点将在下文中详述。

【病因】

心搏骤停本质上是一种临床综合征,是多种疾病或疾病状态的终末表现,也可以是某些疾病的首发症状。约 90% 的心搏骤停为致命性心律失常所致,引起致命性心律失常最常见的病因是冠心病。

在 ENT 外科手术中,突发的心搏骤停主要与迷走神经反射相关,而在急诊手术中,可能引起心搏呼吸停止的急危重症则主要与出血和窒息相关,举例如下:

1. **出血** 例如鼻出血。可能导致心搏呼吸骤停的鼻出血多与手术、肿瘤、放疗引起的动脉血管损伤有关,急性大量出血不但会引起低血容量休克,而且有血液误吸引起窒息的风险。

2. **外伤** 颈部大血管破裂出血、高位脊髓损伤、喉气管分离、胸膜顶受损、气胸等。咽喉头颈部手术后出血若引流不畅,有压迫气道引起窒息的风险。

3. **喉阻塞** 炎症、肿瘤或异物引起吸气性呼吸困难,甲状腺术后双侧喉返神经麻痹,窒息。

4. **气道异物** 儿童常见。主气道的异物阻塞,包括儿童气道手术后的出血误吸,可引起严重呼吸困难,窒息。

【生理机制】

目前的研究认为,心肺复苏期间,"胸泵机制"和"心泵机制"并存。胸泵机制假设,当胸腔内血管压力超过胸腔外压力时,由胸腔内血管向胸腔外血管系统的血流随之产生。心泵机制是指,按压胸骨和脊柱之间的心脏是导致血液泵出的直接原因。CPR 期间的经食管超声心动图监

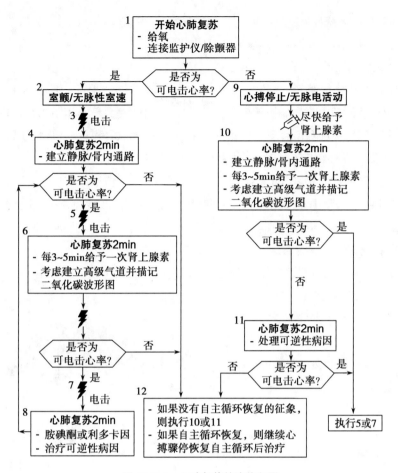

图 10-2-1　心肺复苏救治流程图

测发现,在胸外按压时,左、右心室的血容量下降,三尖瓣和二尖瓣关闭,血液射入动脉系统。在减压阶段,体循环静脉系统和胸腔之间的压力差促使血液向心腔回流。

心搏骤停后,由于左心滞留了大量的血液,胸外按压最初可能是先启动心泵机制;经长时间复苏后,伴随动静脉压力达到平衡时,肺血容量增加,这时可能较为支持胸泵机制。CPR 期间,体循环、冠状动脉和脑血流量都依赖于有效的胸外按压和回心血量。有效的、不间断的胸外按压,可以使心排血量达到正常自主循环的 25%~30%。

如果心搏骤停时没有合并缺氧因素,那么心搏骤停后肺内氧含量足以维持 CPR 最初几分钟内的动脉氧含量。针对 CPR 期间冠状动脉、脑和体循环氧供受限的因素,改善血流比增加动脉血氧含量更重要。因此,心搏骤停发生后立即实施胸外按压比进行人工呼吸更重要。

【生存链】

成功的复苏救治有赖于一套完整的协调行动,称之为“生存链”。2015 年指南把在院内和院外出现心搏骤停的患者区分开来,以确认患者获得救治的不同途径。2020 年指南在生存链中新加入了“康复”环节。生存链的概念强调了为改善结果应优化的所有关键步骤,即:监测和预防,识别和启动应急反应系统,高质量心肺复苏,快速除颤,心搏骤停恢复自主循环后治疗,康复。下文将对院内心搏骤停生存链的各个环节进行具体阐述。

（一）监测和预防

对于临床状况恶化的患者,要建立能够快速反应的紧急医疗团队(通常称作"急救小组")以提供早期干预,从而预防院内心搏骤停。在笔者所在的医院,急救小组由当日值班的耳鼻咽喉头颈外科医师、麻醉科医师和所在场所的护士组成。当医护人员发现患者病情急剧恶化时,呼叫急救小组来到患者身旁,小组会携带急救监护仪、复苏设备及药物。

对于 ENT 急诊的重症患者,如果有休克或呼吸困难的早期征象,应及时干预以预防病情进一步恶化。对于急性呼吸困难的患者,应即刻给予对症处理:监测生命体征、建立静脉输液通路并吸氧,必要时建立高级气道,最根本的措施是病因治疗。

（二）识别和启动应急反应系统

院内心搏骤停的总体结果优于院外发生的心搏骤停,其原因就在于能够更快速地开始有效复苏。当患者忽然失去反应、或接诊到一个无反应的患者时,医务人员必须迅速识别是否发生心搏骤停并呼叫救援、启动应急反应系统(类似"急救小组"的紧急医疗团队)。为尽量减少心肺复苏的延迟,应当在检查脉搏的同时评估呼吸,并且用时不超过 10s(图 10-2-2),如果在此期间无法感受到确切的脉搏和呼吸,应立即开始胸外按压。现有的证据表明,在心

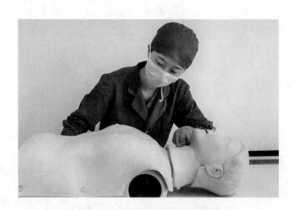

图 10-2-2　同时检查脉搏和呼吸

搏骤停中开始 CPR 的益处超过了对未发生心搏骤停的患者实施 CPR 的伤害风险,CPR 对被错误识别为心搏骤停的患者的潜在危害很低。

1. 检查脉搏　为成人检查脉搏时,触摸颈动脉搏动;为儿童检查脉搏时,触摸颈动脉或股动脉搏动;为婴儿检查脉搏时,触摸肱动脉搏动(图 10-2-3)。至少感觉脉搏 5s,但不超过 10s。

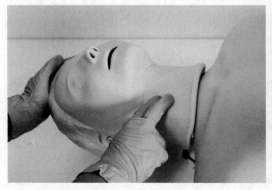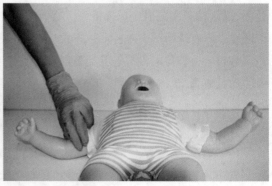

图 10-2-3　成人触摸颈动脉,婴儿触摸肱动脉

2. 评估呼吸　在检查脉搏的同时扫视患者胸部,观察胸部起伏以检查呼吸情况。如果患者无呼吸或仅是濒死叹息样呼吸,即被认为是心搏骤停的标志。如果患者脉搏存在但没有正常的呼吸(例如急性喉阻塞),则应提供急救呼吸支持和病因治疗,并给予心电监护,做好随时执行高质量心肺复苏的准备。

（三）高质量的心肺复苏

如果患者无呼吸或仅出现濒死叹息样呼吸且无脉搏,应立即从胸外按压开始进行高质量的心肺复苏。对于院内发生的心搏骤停,此时应急反应系统已启动,急救医疗团队应已到位,在实施心肺复苏的同时,连接心电监护、建立静脉通路并做好除颤准备,对可电击心律及早除颤。

有效的成人胸外按压有以下要点:

（1）确保患者仰卧在坚固平坦的表面上,若患者卧床,应在其背后插入硬质按压背板。

（2）操作者正确摆放双手和体位。将一只手的掌根放在患者胸部的中央,胸骨的下半部上(图 10-2-4),将另一只手的掌根置于第一只手上。伸直双臂,使双肩位于双手的正上方(图 10-2-5)。

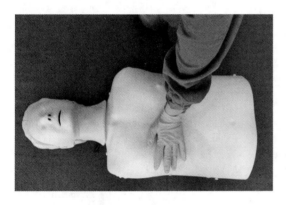

图 10-2-4　按压位置示意图

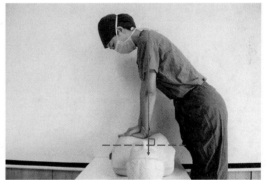

图 10-2-5　按压姿势示意图

（3）以 100~120 次/min 的速度按压。

（4）按压的深度为至少 5cm,但不超过 6cm,在每次按压时,确保垂直按压患者的胸骨。

（5）每次按压后,避免倚靠在患者胸部,以确保胸廓完全回弹。

（6）尽量减少按压过程的中断。

当有多人进行心肺复苏时,应每 5 个循环或 2 分钟交换按压者角色(如果疲劳可更加频繁),以防止按压质量下降,交换时间在 5s 以内。胸外按压的核心要义在于足够的按压深度和频率,同时最大限度地减少按压暂停。使用视听反馈设备有助于实时优化胸外按压的质量。在整个心肺复苏期间,胸外按压用时所占的比例应不小于 60%。

当高质量手动胸外按压对急救人员具有挑战性时,可以考虑使用机械心肺复苏设备,只要急救人员在部署和移除设备期间严格限制 CPR 的中断时间。不推荐常规使用机械心肺复苏设备。

要给予有效的急救呼吸,必须先打开患者的气道。打开气道的两种方法包括"仰头提颏法"(图 10-2-6)和"推举下颌法"(图 10-2-7)。如怀疑患者头部或颈部损伤时,应使用推举下颌法以减少颈部和脊椎移动。此外,有效的吸引以清除分泌物也是保持气道通畅的重要因素之一。

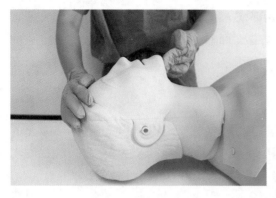

图 10-2-6 仰头提颏示意图

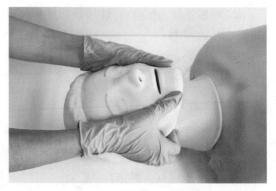

图 10-2-7 推举下颌示意图

ENT 急诊室应备有急救呼吸设备,包括球囊面罩装置、高级气道及外科气道工具,其中以球囊面罩装置最为快速可及易操作,有效的球囊面罩通气要点如下(图 10-2-8):

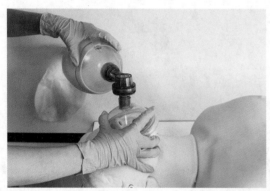

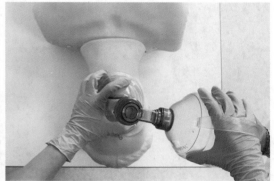

图 10-2-8 单人球囊面罩呼吸

1. 到患者头部的正上方位置,以鼻梁作参照,把面罩放在患者的脸上。

2. 当提起下颌保持气道开放时,使用"E-C 钳"技术将面罩固定到位。将一只手的拇指和食指放在面罩一侧,形成 C 形,并将面罩边缘压向患者面部,使用剩下的手指提起下颌角(3 个手指形成 E 形),开放气道,使面部紧贴面罩不漏气。

3. 挤压球囊给予急救呼吸,同时观察胸廓是否隆起,每次呼吸约 1s,应给予常规呼吸而非过度通气。

当多名施救者在场时,两名施救者比一名施救者能给予更有效的球囊面罩通气(图 10-2-9)。当两名施救者使用球囊面罩设备时,一名施救者站在患者头部正上方使用双手"E-C 钳"技术提起下颌,开放气道,另一名施

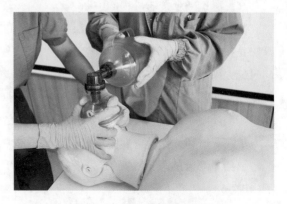

图 10-2-9 双人球囊面罩呼吸

救者在患者身体一侧,负责挤压球囊。当氧气可用时,在 CPR 期间使用最大可行吸入氧浓度可能是合理的。

口咽通气道和鼻咽通气道有助于解除上呼吸道梗阻,提高球囊面罩装置的通气效率。口咽通气道仅可用于无咳嗽或呕吐反射的无意识患者。鼻咽通气道的耐受性更好,可用于因牙关紧闭而无法放置口咽通气道的情况,但禁用于可疑颅底骨折、严重颅面损伤或严重凝血功能紊乱的患者。

2020 版指南不推荐在成人心搏骤停中常规使用环状软骨加压。目前没有足够的证据表明环状软骨加压可促进心搏骤停患者的通气或降低误吸风险,环状软骨加压也可能阻碍通气和声门上气道放置或气管内插管。

对于没有建立高级气道的成人患者,单人或双人施救均应采用 30∶2 的按压-通气比率,且中断按压的时间不超过 10s。对于已经建立高级气道的成人患者,应保持 100~120 次/min 的按压速率,同时每 6s 给予 1 次呼吸,应避免同时进行按压和通气。对于有自主循环但需要通气支持的成年患者,应以每 6s 1 次的速率给予急救呼吸支持。

儿童和婴儿的心肺复苏与成人有所区别。大多数儿童心搏骤停源于窒息,因此有效通气在儿童心肺复苏中尤为重要。美国心脏协会(American Heart Association,AHA)发布的《2020 AHA 心肺复苏和心血管急救指南》根据儿童复苏的最新数据,建议在恢复脉搏或建立高级气道后,将辅助通气频率增至每 2~3s 通气 1 次(每分钟通气 20~30 次)。下表总结了成人、儿童和婴儿高质量心肺复苏的实施要点(表 10-2-1)。对于非常小的儿童,单手按压即可达到预期的按压深度。对于婴儿,可视患儿及操作者的实际情况而选择双指按压技术(图 10-2-10),或双拇指环绕手法(图 10-2-11)。

表 10-2-1　成人、儿童和婴儿高质量心肺复苏实施要点

内容	成人和青少年	1 岁以上儿童	1 月龄以上婴儿
现场安全	确保现场环境对施救者和患者均是安全的		
识别心搏骤停	检查患者有无反应 无呼吸或仅是濒死叹息样呼吸 不能在 10s 内明确感觉到脉搏 (在 10s 以内可以同时检查呼吸和脉搏)		
启动应急反应系统	启动应急反应系统,获取 AED,立即开始心肺复苏		
无高级气道的按压-通气比率	30∶2 (施救者 1 名为 30∶2,施救者为 2 名以上时为 15∶2)		
有高级气道的按压-通气比率	以 100~120 次/min 的速率持续按压,每 6s 给予 1 次呼吸		
按压速率	100~120 次/min		
按压深度	至少 5cm,但不超过 6cm	至少为胸部前后径的三分之一,约 5cm	至少为胸部前后径的三分之一,约 4cm

内容	成人和青少年	1岁以上儿童	1月龄以上婴儿
手的位置	将双手放在胸骨的下半部	将双手或一只手(适用于很小的儿童)放在胸骨下半部	1名施救者:将2根手指放在婴儿胸部中央,乳线正下方 2名以上施救者:将双手拇指环绕放在婴儿胸部中央,乳线正下方
胸廓回弹	每次按压后使胸廓充分回弹,不可每次按压后倚靠在患者胸上		
尽量减少中断	胸外按压中断时间限制在10s以内		

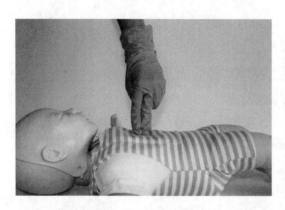

图 10-2-10 双指按压技术

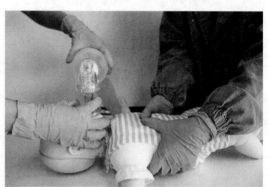

图 10-2-11 双人施救——双拇指环绕按压

(四) 快速除颤

心搏骤停时的心电图有四种类型:心室纤颤(ventricular fibrillation,VF)、无脉性室性心动过速(pulseless ventricular tachycardia,pVT)、无脉电活动(pulseless electrical activity,PEA)和心搏骤停(图10-2-12)。其中VF和pVT是最常见的类型,同时也是对除颤有反应的心律(也称"可电击心律"),另外两种心律对除颤无效。对于因VF或pVT引起的心搏骤停来说,从猝倒到除颤这段时间是影响患者存活的重要因素。见图10-2-1中的第3、5、7步,一旦判断为可电击心律,应立即除颤。

除颤器有两种:手动除颤器和自动体外除颤器。

1. 自动体外除颤器 自动体外除颤器(automated external defibrillation,AED)可以自动分析心律并识别出可电击心律,并提示对心脏给予一次电击(固定能量),2min后再次自动分析心律。AED操作简便,大众在接受培训后即可根据提示音进行有效操作。手动除颤器需要医务人员根据心电图,判断是否为可电击心律,若为可电击心律,选择能量给予电击。

如果使用AED为1~8岁儿童除颤,应使用具有儿科能量衰减器的AED,如果没有,则使用普通AED。对于婴儿,建议使用手动除颤器,如果没有手动除颤器,则优先使用有儿科能量衰减器的AED,如果二者都没有,则使用普通AED。

2. 手动除颤步骤 在使用手动除颤器时,救助者必须马上了解除颤器的性能,是单相还是双相的。施救者根据心电图识别出可电击心律后,按如下步骤操作:

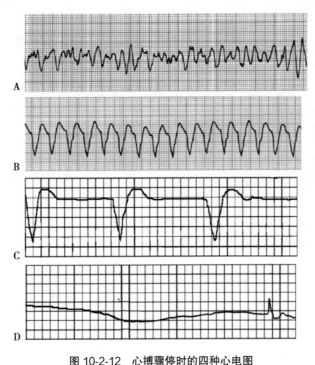

图 10-2-12　心搏骤停时的四种心电图
A. 室颤;B. 无脉性室性心动过速;C. 无脉电活动;D. 心搏停止。

（1）在准备除颤器期间,应当实施不间断的胸外按压。

（2）选择"非同步"模式。

（3）能量选择

1）成人:对于成人,单相选择 360J,双相选择 120~200J(如果不知道有效剂量范围,则使用最大剂量)。第二次和随后的除颤能量水平应至少相等,可以考虑更高的能量水平。

2）儿童:对于儿童推荐使用 2~4J/kg 的剂量作为初始除颤能量,如使用 2J/kg 的首剂量,后续电击能量级别应至少为 4J/kg,并可以考虑使用更高能量,但不应超过 10J/kg 或成人最大剂量。

（4）在电击后立即实施胸外按压。

（5）在胸外按压和人工呼吸 2min 后再次进行心脏节律分析。

(五) 高级生命支持

高级心血管生命支持(advanced cardiovascular life support, ACLS)影响生存链中的多个关键环节,包括高级气道管理、通气支持以及针对心律失常的药物治疗。ACLS 继续强调高质量心肺复苏的重要性,其干预措施是建立在基础生命支持之上的,操作不应导致胸外按压明显中断,也不应延误除颤。

1. 建立和维护高级气道　在心肺复苏期间,可以使用简易呼吸球囊通过高级气道进行通气,因为仅使用面罩有时无法通气或通气不足。建立高级气道的操作应尽量减少按压中断的时间,理想情况下应少于 10s。以下是常用的高级气道工具。

（1）气管内导管:气管插管依然被认为是 CPR 期间管理气道的最佳方法。气管内导管能够输送高浓度氧气、有效通气、吸引气道分泌物,同时气道内给药也是一种急救用药给药途径,导管套囊还可以隔离气道避免误吸。紧急气管插管的适应证为:①无法使用球囊面罩装置为患者通气;②失去气道保护性反射。如果最初的插管尝试不成功,则可以进行第二次尝试,但应尽早考虑使用声门上气道。

气管插管后必须确认导管位置。除了目视导管通过声门、通气后胸廓起伏及双肺听诊等临床判断方法外,建议监测呼气末二氧化碳($EtCO_2$)波形图,这是确认和监测气管内导管正确放置的最可靠方法。$EtCO_2$还可以作为判断预后的参考依据,若经过20min的CPR,患者的$EtCO_2$仍小于10mmHg,则复苏的可能性很低。医护人员可以把此项指标与其他因素综合考虑,帮助确定终止心肺复苏的时间。

(2)声门上气道的置入过程不需要看见声门,培训和操作都比气管插管更容易,并且置入过程无须中断按压,是面罩通气和气管插管的合理替代方案。常用的声门上气道包括喉罩、食管气管联合导管和喉管。喉罩可提供与气管插管同等的通气,缺点是并不能绝对地防止误吸,推荐在急救中首选具有胃肠道引流管的二代喉罩(图10-2-13)。

目前,尚没有足够的证据来确定复苏期间建立高级气道的最佳时机。如果提前放置气道会中断胸部按压,则提供者可以考虑推迟。

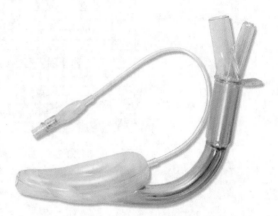

图 10-2-13　二代喉罩

急救人员应具备建立并有效使用高级气道的关键技能。培训、使用频率以及对并发症的监控比选择使用何种高级气道设备更为重要。

心肺复苏期间,通气的目的是保持足够的氧合及排出二氧化碳。复苏期间的循环灌注显著降低,需要用比正常值低得多的通气量来维持正常的通气灌注比。建立高级气道以后,每分钟给予10次呼吸,潮气量控制在6~7mL/kg,避免过度通气。短时间内提供100%的氧气,恢复自主循环后,应该将吸入氧浓度调整到需要的最低浓度,使血氧饱和度达94%~99%,并监测$EtCO_2$,避免高碳酸血症和低碳酸血症。

2. 建立输液通路　复苏期间建立输液通路的主要目的是提供药物治疗,也是为失血性休克导致心搏骤停的患者进行液体复苏的保障。应在不中断胸外按压的情况下进行操作。建议首先尝试建立外周静脉通路,如果外周静脉通路尝试不成功或不可行,可替代的给药途径有骨内通路、中心静脉和气管内给药,其中首选的替代途径是骨内通路。

3. 药物治疗　在复苏期间进行药物治疗通常会增加复苏成功率,但能否提高长期生存率尚待确定。以下为几种常用药物。

(1)肾上腺素:肾上腺素通过激动肾上腺素能受体,使外周血管收缩,增加主动脉舒张压,改善心肌及脑灌注,促进自主心搏的恢复。成人的推荐剂量为1mg(IV/IO,每3~5min一次)或2~2.5mg(气管内给药)。如果有血流动力学监测的指导,也可以考虑使用更高剂量。儿童的推荐剂量是 0.01mg/kg（IV/IO，每 3~5min 重复）或 0.1mg/kg（气管内给药）。因不可电击心律引发心搏骤停者，应尽早给予肾上腺素。

在图 10-2-1 中的第 9 步，当判断为不可电击心律时，提示"尽快使用肾上腺素"。系统回顾和荟萃分析表明，早期给予肾上腺素对不可电击心律有更明显的作用，并可能增加幸存者的数量。理想情况下，应在不可电击心律心搏骤停后 5min 内给药，而对于具有可电击心律的心搏骤停，建议在初始除颤尝试失败后给予肾上腺素。不推荐在心搏骤停中常规使用大剂量肾上腺素。

（2）胺碘酮：胺碘酮是一种广谱抗心律失常药，用于对除颤、CPR 和肾上腺素无反应的 VF/pVT 患者，与肾上腺素同为心肺复苏的一线治疗药物。成人初始剂量：300mg，静脉/骨髓内，3~5min 后再推注 150mg，维持剂量 1mg/min 持续 6h，每日最大剂量为 2g。儿童剂量为 5mg/kg，静脉注射/骨髓内给药。

（3）利多卡因：对于出现 VF/pVT 的心搏骤停患者，如果没有胺碘酮，可以考虑使用利多卡因。初始剂量为 1~1.5mg/kg 静脉注射。如果 VF/pVT 持续存在，则可以在 5~10min 的间隔内额外使用 0.5~0.75mg/kg，最大剂量为 3mg/kg。

不推荐常规给予钙剂、镁剂或碳酸氢钠用于治疗心搏骤停。

除药物治疗外，静脉输液也是一种治疗措施。如果心搏骤停与极度容量下降相关，则应怀疑低血容量性心搏骤停。这些患者表现为循环休克的体征，并易进展为 PEA。在这些情况下，应及时恢复血管内容积。

4. 监测和优化 CPR 质量　在可行的情况下，使用有创动脉血压监测或呼气末二氧化碳（$EtCO_2$）等手段来监测 CPR 质量，可使恢复自主循环的可能性提高。调整按压目标使 $EtCO_2$ 值至少为 10mmHg，理想情况下为 20mmHg 或更高。在插管患者中，在 ACLS 复苏 20min 后 $EtCO_2$ 未能达到大于 10mmHg，可被视为决定何时结束复苏努力的多种评价手段之一，但不应单独使用。

5. 寻找、处理可逆的致心搏骤停的原因　在复苏期间，救治者应识别和治疗可能导致心搏骤停病因，常见原因包括 Hs 和 Ts（表 10-2-2）。若怀疑由可逆因素导致心搏骤停，且传统心肺复苏后没有反应，可以进行体外心肺复苏（extracorporeal CPR，ECPR）。

表 10-2-2　心搏骤停的可治疗原因：6H 和 5T

6H	5T
低血容量（hypovolemia）	张力性气胸（tension pneumothorax）
低氧（hypoxia）	心脏压塞（tamponade，cardiac）
酸中毒（hydrogen ion）	中毒（toxins）
低血糖（hypoglycemia）	肺栓塞（thrombosis，pulmonary）
低/高钾（hypo-/hyperkalemia）	冠脉栓塞（thrombosis，coronary）
低温（hypothermia）	

（六）心搏骤停后治疗

患者的自主循环恢复后，综合的心搏骤停后治疗措施可以改善生存率和神经系统结局。这些措施包括：稳定循环，合适的通气和氧合，减轻脑水肿，高压氧治疗，目标温度管理，镇静治疗，纠正内环境紊乱,抗感染以及预防多器官功能衰竭。这种级别的治疗由多学科专家团队提供,可在重症监护病房进行。

（七）康复期间的治疗和支持

在"生存链"的最后增加"康复"环节是 2020 版指南的一项重要更新,突出了心搏骤停后幸存者和家属从危重症急救结束到多模式康复的需求转变。应全面评估患者的生理、认知和社会心理需求,并给予相应支持。此过程应从初次住院期间开始,并根据需要持续进行,在出院前进行多模式康复评估和指导,制订全面的多学科出院计划。

【总结】

在 ENT 手术的围术期,心搏骤停可能继发于手术刺激引起的三叉神经迷走反射、急诊出血性休克以及气道梗阻引起的窒息,也可能由于患者原有的心脏疾患恶化。高质量心肺复苏是提高救治成功率最重要的措施。推荐胸外按压的频率是 100~120 次/min,应尽量减少胸外按压中断的时间,当存在可除颤心律时(如室颤和无脉性室性心动过速),应尽早除颤。

心肺复苏相关指南在持续更新中,麻醉医师有必要及时更新知识,并接受定期培训,形成熟练的肌肉记忆和条件反射,紧急情况下才能作出快速准确的反应。

笔者所在科室是美国心脏协会认证的 BLS 和 HS 培训中心,定期进行相关培训并发放证书。本中心每年对全院新职工(医护、行政、后勤)进行培训,对证书到期的职工进行再培训,旨在使全院范围内无心肺复苏盲点。

（夏俊明　沈　霞）

参考文献

1. DUFF J P,TOPJIAN A,BERG M D,et al. 2018 American Heart Association Focused Update on Pediatric Advanced Life Support:An Update to the American Heart Association Guidelines for Cardiopulmonary Resuscitation and Emergency Cardiovascular Care. Circulation,2018,138(23):e731-e739.

2. PANCHAL A R,BERG K M,KUDENCHUK P J,et al. 2018 American Heart Association Focused Update on Advanced Cardiovascular Life Support Use of Antiarrhythmic Drugs During and Immediately After Cardiac Arrest:An Update to the American Heart Association Guidelines for Cardiopulmonary Resuscitation and Emergency Cardiovascular Care. Circulation,2018,138(23):e740-e749.

3. PANCHAL A R,BERG K M,HIRSCH K G,et al. 2015 American Heart Association Guidelines Update for Cardiopulmonary Resuscitation and Emergency Cardiovascular Care. Circulation,2015,132(suppl 2):S315-S367.

4. BERG R A,HEMPHILL R,ABELLA B S,et al. 2010 American Heart Association Guidelines for Cardiopulmonary Resuscitation and Emergency Cardiovascular Care Science. Circulation,2010,122:S639.

5. NASSAR B S,KERBER R,Improving CPR Performance. Chest,2017,152（5）:1061-1069.

6. ABELLA B S. High-quality cardiopulmonary resuscitation:current and future directions. Curr Opin Crit Care,2016,22（3）:218-224.

7. PANCHAL A R,BARTOS J A,CABAÑAS J G,et al. Part 3:Adult Basic and Advanced Life Support:2020 American Heart Association Guidelines for Cardiopulmonary Resuscitation and Emergency Cardiovascular Care. Circulation,2020,142（16_suppl_2）:S366-S468.

8. TOPJIAN A A,RAYMOND T T,ATKINS D,et al. Part 4:Pediatric Basic and Advanced Life Support:2020 American Heart Association Guidelines for Cardiopulmonary Resuscitation and Emergency Cardiovascular Care. Circulation,2020,142（16_suppl_2）:S469-S523.

附　录

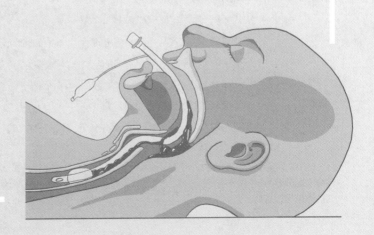

附录 1　m-YPAS 儿童术前焦虑评定量表

项目	观察内容	评分
活动	1. 环顾四周,好奇,玩玩具,阅读(或其他同年龄适当的行为);在等待区或治疗室寻找玩具或父母,也可能走向手术室设备	
	2. 对周围不关心,目光下垂,摆弄着手指,或吸吮拇指(其他随身物品);等待时紧靠父母,或玩耍时过于多动	
	3. 注意力不集中,放下玩具去找父母;无目的乱动;烦躁不安地走动和玩耍,在手术床上乱动,扭动身体,挣脱口罩或黏着父母	
	4. 试图离开,四肢挣扎或全身乱动;在等候室无目的的乱跑,不关注玩具,无法与父母分离,拼命抓住父母	
发声	1. 阅读,不断提问和评价,自言自语,大笑,快速回答问题,态度平和,或由于年龄过小不适合社交或过于专注玩具而不做回应	
	2. 回应大人很小声,"牙牙耳语",或仅仅点头	
	3. 安静,不做声,对提问者无反应	
	4. 啜泣,呻吟,嘟囔,无声哭泣	
	5. 大声哭泣或尖声喊"不"	
	6. 持续大哭、大声尖叫(带着面罩也能听见)	
情绪表达	1. 表现出明显的高兴、微笑,专注于玩耍	
	2. 面无表情	
	3. 焦虑到害怕,难过,担心,或泪眼汪汪	
	4. 悲伤、哭泣、极度不安、可能睁大眼睛	
明显的警觉状态	1. 警觉,偶尔四周张望,会注意或观察麻醉医师在做什么(可以放松)	
	2. 沉默寡言,独自安静地坐着,可能会吸吮手指或把脸埋入大人怀里	
	3. 很警惕,迅速地环顾四周,可能会被周围的声音吓一跳,睁大眼睛,身体紧张	
	4. 惊慌失措的啜泣,或大哭推开他人,转身跑开	
对父母的依赖	1. 忙于玩耍、闲坐,或与年龄相适应的活动,不需要父母;能够配合父母并与之互动	
	2. 伸手去够父母,与安静的父母讲话,主动寻求安慰,可能还会靠倚父母	
	3. 安静地看向父母,表面上注视着他们的行动,不主动寻求接触或安慰,但当父母主动给予时,会欣然接受,紧贴着父母	
	4. 与父母保持一定距离或主动离开父母,可能会把父母推开或极度紧黏着父母,不让他们离开	

　　注:本量表共五个部分,22 个项目。依据各部分的项目数赋 1~4 分或 1~6 分,再换算为 100 分制,具体换算方法:每部分实际分数为(各部分项目得分数 ÷ 项目数)×(100 ÷ 部分数),各部分实际分数的总和即为总分数,分数越高表明患儿的焦虑程度越高。

附录2 状态-特质焦虑问卷（STAI）

项目	完全没有	有些	中等程度	非常明显
1. 我感到心情平静				
2. 我感到安全				
3. 我是紧张的				
4. 我感到紧张束缚				
5. 我感到安逸				
6. 我感到烦乱				
7. 我现在正烦恼,感到这种烦恼超过了可能的不幸				
8. 我感到满意				
9. 我感到害怕				
10. 我感到舒适				
11. 我有自信心				
12. 我觉得神经过敏				
13. 我极度紧张不安				
14. 我优柔寡断				
15. 我是轻松的				
16. 我感到心满意足				
17. 我是烦恼的				
18. 我感到慌乱				
19. 我感觉镇定				
20. 我感到愉快				
21. 我感到愉快				
22. 我感到神经过敏和不安				
23. 我感到自我满足				
24. 我希望能像别人那样高兴				
25. 我感到我像衰竭一样				
26. 我感到很宁静				
27. 我是平静的、冷静的和泰然自若的				
28. 我感到困难——堆积起来,无法克服				

项目	完全没有	有些	中等程度	非常明显
29. 我过分忧虑一些事,实际可能无关紧要				
30. 我是高兴的				
31. 我的思想处于混乱状态				
32. 我缺乏自信心				
33. 我感到安全				
34. 我容易做出决断				
35. 我感到不合适				
36. 我是满足的				
37. 一些不重要的思想总缠绕着我,打扰我				
38. 我产生的沮丧是如此强烈,以致我不能从思想中排除它们				
39. 我是一个镇定的人				
40. 当我考虑我目前的事情和利益时,我就陷入紧张状态				

注:状态-特质焦虑问卷共有40个项目,进行1~4级评分。第1~20项为状态焦虑量表(S-AI),主要用于评定即刻的或最近某一特定时间或情景的恐惧、紧张、忧虑和神经质的体验或感受,可用来评价应激情况下的状态焦虑。第21~40项为特质焦虑量表(T-AI),用于评定人们经常的情绪体验。该量表是一种自评量表,有较好的信度和效度。通过分别计算S-AI和T-AI量表的累加分,最低20分,最高80分。总分值在20~80分之间,评分越高,反映患者的焦虑程度越严重。

附录3 医院焦虑抑郁量表

1. 我感到紧张(或痛苦):
① 几乎所有时候　　　② 大多数时候　　　③ 有时　　　④ 根本没有

2. 我对以往感兴趣的事情还是有兴趣:
① 肯定一样　　　② 不像以前那样多　　　③ 只有一点儿　　　④ 基本上没有了

3. 我感到有点害怕,好像预感到有什么可怕事情要发生:
① 非常肯定和十分严重　　　② 是有,但并不太严重　　　③ 有一点,但并不使我苦恼　　　④ 根本没有

4. 我能够哈哈大笑,并看到事物好的一面:
① 我经常这样　　　② 现在已经不大这样了　　　③ 现在肯定是不太多了　　　④ 根本没有

5. 我的心中充满烦恼:
① 大多数时间　　　② 常常如此　　　③ 时时,但并不经常　　　④ 偶然如此

6. 我感到愉快:
① 根本没有　　　② 并不经常　　　③ 有时　　　④ 大多数

7. 我能够安闲而轻松地坐着:
① 肯定　　　② 经常　　　③ 并不经常　　　④ 根本没有

8. 我对自己的仪容(打扮自己)失去兴趣:
① 肯定　　　　　　　　　　② 并不像我应该做到的那样关心
③ 我可能不是非常关心　　　④ 我仍像以往一样关心

9. 我有点坐立不安,好像感到非要活动不可:
① 确实非常多　　　② 是不少　　　③ 并不很多　　　④ 根本没有

10. 我对一切都是乐观地向前看:
① 差不多是这样做的　　　② 并不完全是这样做的
③ 很少这样做　　　　　　④ 几乎从来不这样做

11. 我突然发现恐慌感:
① 确实很经常　　　② 时常　　　③ 并非经常　　　④ 根本没有

12. 我好像感到情绪在渐渐低落:
① 几乎所有的时间　　　② 很经常　　　③ 有时　　　④ 根本没有

13. 我感到有点害怕,好像某个内脏器官变坏了:
① 根本没有　　　② 有时　　　③ 很经常　　　④ 非常经常

14. 我能欣赏一本好书或一项好的广播或电视节目:
① 常常　　　② 有时　　　③ 并非经常　　　④ 很少

注:本表包括焦虑和抑郁2个亚量表,分别针对焦虑(A)和抑郁(D)问题各7题。每题得分为0~3;焦虑和抑郁亚量表的分值区分为:0~7分属无症状;8~10分属可疑存在;11~21分属肯定存在;在评分时,以8分为起点,即包括可疑及有症状者均为阳性。